JN302169

臨床の肺生理学

臨床の肺生理学
PULMONARY PHYSIOLOGY IN CLINICAL PRACTICE

患者のケアと評価のエッセンシャルズ
The Essentials for Patient Care and Evaluation

Lawrence Martin

古賀俊彦 監訳

東海大学出版会

PULMONARY PHYSIOLOGY
   IN CLINICAL PRACTICE:
The Essentials for Patient Care and Evaluation
by LAWRENCE MARTIN, M.D., F.A.C.P., F.C.C.P.

Copyight © 1987 by The C.V. Mosby Company
Japanese translation rights arranged with Lawrence Martin
through Japan UNI Agency, INC., Tokyo

わが妻 Ruth へ

わが子供 Joanna, Rachel, Amy へ

わが両親 Harry と Sadie へ

序文

　一世代昔の肺疾患患者の診療には，聴診器と胸部レントゲン以外の特に複雑な道具は何も要らなかった．しかし今日では血液ガス，肺機能検査，血行動態モニタリング，さらに人工換気法を利用することができるようになった．しかし臨床家のすべてがこれをよく利用しているともいえず，あるいは十分理解しているともいえないようである．血液ガスやスパイロメトリーは今や，患者の治療や評価を行う際に，ECGや一般検血，血清電解質と同じように基本的な手段となったし，さらにまた現在では，人工換気法と血行動態モニタリングもすべての重症患者の治療分野で採用されているのである．

　以前と異なるもう1つの主な変化は，患者の診療にたずさわる医療人口の増加である．以前は医師と看護婦だけで患者の直接ケアをしていたものであった．しかし，今日では呼吸器疾患の患者の治療には呼吸療法士も胸部理学療法士も肺テクニシャンも，教育病院では医学生，看護学生もそれぞれ何らかの関連をもっている．

　医師であれ看護婦であれ，療法士であれ学生であれ，誰かが肺の生理学についてより良く知っていればいるほど，その人は患者に対してより良いケアを行うことができるのは明白である．ここにこの本の必要性がある．たくさんの優れた生理学の本があるが，肺生理学を患者のケアや評価に直接関連づけて説明した本は皆無に等しい．この本は医療にたずさわる人に対して，あらゆるレベルの教育コースで肺生理学を教えた多くの経験に基づいて書かれたものである．これらの経験からわかったことは，医学生に対してはある形式の生理学を教え，看護婦や呼吸療法士や肺テクニシャンに対しては別の形式の生理学を教えるというようなことはまったく不自然であるということである．受講生の職種には左右されない基礎的というか，肺生理学の核心とでもいうべきものがあるからである．この本『臨床の肺生理学』は肺の生理学を概説するのではなく，むしろ臨床に必要欠くべからざるものをカバーしている．すなわち，呼吸器病患者

のケアを学習している者は，誰もがこの本を読めば，この本こそ役に立ち身に付くものであることを感じとるはずである．ぶ厚い教科書や基礎科学的な教科書によく記載されている生理学の項目は，ここには書かれていない．そのような包括的な考察や基礎科学的考察について知りたいならば，付録Gに列挙されている優れた教科書を参照すればよい．

学生の多くは，呼吸生理学を理解するのは最初は難しいと感じるものが，すべて努力のみがこれを解決することを知るべきである．生理学をよく理解することが，これほどまでに直接に患者のケアに深く役立つ領域は他の医学領域では見出せない．たとえば，治療は血液ガス値やスパイロメトリーの成績，血行動態検査値などと密接に結びついていることが多い．呼吸不全患者の適切なケア，特に人工換気を受けている人達のケアは肺生理学の基本的な知識なしでは達成することは不可能である．

各ページ毎に臨床問題が盛り込まれていて，読者の理解を増すようにしてある．また，答えは付録Aに詳述してある．答えから先走らずに，自分で考えて解答することを強く奨める．要約を各章の後方に記載しておいた．各章の最後尾に10題からなる正解・誤解答問題群がある．もし読者がそれにうまく解答できたら，よく理解していることことの証拠となる．また追加付録がいくつかあり，章を補完し追加情報を提供している．IBMと互換性のあるマイクロコンピューターをもっている読者は，われわれのところに心臓肺医学領域について書いたコンピュータープログラムがあるので，それを見本にしたいと思う人は自由に手に入れることのできる．プログラムの情報を付録Hに記載しておく．

クリーブランドにて
ローレンス・マーチン

謝辞

　この本は Case Western Reserve 大学の医学生のために独自に書き下した講義録の要旨からでき上がったものである．私は以来，この本から数章を他の職種の人々，すなわち病棟のスタッフ，呼吸療法士，看護婦のために使用した．生徒を教えることがなかったら，この本は存在しなかったはずであり，彼らに特に感謝している．また，私としては，あまり多すぎて名前をすべて挙げることができないが，たくさんの学生諸君に感謝する．彼らは原稿の下書きの誤字やあるいは記載事実の誤りを指摘してくれた．
　また次の人達には特に深甚の謝意を表するものである．
　Jose Katz, M.D., Shaul Margaliot, M.D., Linda Haacke, R.R.T., M.D. に対してその周到で厳密な再評価に，Lawrence McCastle, R.R.T. には第10章の再評価に対して，Robert Martin, M.D. には第10章の評価に対して，Brian Jeffreys, R.C.P.P. にはコンピュータープログラムの開発における多大の助力に対して(付録Hに掲載)，Barbara Zaremsky には，にこやかで物惜しみのない助力に対して，Nancy Heim には素晴らしいイラストに対して謝意を表する．C.V. Mosby 社 Elizabeth Raven には出版の準備の指導に，同社の Gayle May には詳細な編集と私の多くの変更にも笑やかに対処してくれたことに対し謝意を表する．Alan Salm, M.D., Brian Jeffreys と Kristina Suchy には素晴らしい写真の協力に対して，Stephen Reich, M.D. には第7章に使われた Mencken の引用文に対して謝意を表する．終わりに，Matthew Levy 先生には，この本を出版社に紹介して戴き，それがすべての始まりとなったことに対して深甚の謝意を表する次第である．

ローレンス・マーチン

日本の読者へ

　解剖学と生化学と同じように，生理学は広い分野に亙る学問である．呼吸器患者の適切なケアは，恐らく，他の領域の患者より更により適切であるべきと思われる．原則的には他の領域と同じではあるが，これは特に肺の生理学に基礎を置いて行うべきものである．この『臨床の肺生理学』(Pulmonary Physiology in Clinical Practice) はアメリカでの医学生と医師を教えた長年の経験で書いたものである．初めの頃，私は学生が限られたわずかな肺の基礎生理学の知識で，呼吸器患者のベッドサイドに来ているのをよく見掛けた．そこで，私は，どんな基礎生理学がこれらの患者のケアに必要であるかを自らに問いかけ，そして，この本を書くことを思い立ったのである．

　医師として呼吸器患者のケアに必要な肺の生理学の芯を先ず書いた．そして，動脈血ガス，酸塩基異常，肺機能，気道圧，肺胞圧を，特に臨床との関係で強調した．現にそこにある問題を通じて，読み，考えることによって，読者は臨床に必要な基礎生理学を手堅く理解することができるのである．この問題をもっとよく助けるために，詳細な解答を付録に収録した．

　初版以来，北アメリカの多くの方々が，肺疾患の理解にこの本がどんなに役立っているか私に知らせてくれている．同じことは世界的にも真実であるべきと思われる．

ローレンス・マーチン

翻訳出版にあたって

　コ・メディカルのための教育セミナーである『呼吸療法セミナー』に招請した米国の講師，バーンズ教授とウィン教授が，我国の呼吸療法士の育成のために寄贈された図書の中から2冊の本を翻訳することになった．その第1冊目は，『レスピラトリー・ケア・レビュー，呼吸療法指針』（Steven Bishop, Neal Kelsey, The C.V. Mosby Company，東海大出版会翻訳出版）で，それは呼吸療法士の資格試験のためのワークブックであり学習指針がその内容であり，昨年，拙著として発行した．
　今回の本は第2冊目の翻訳出版となるもので，呼吸療法のための実践肺生理学とでもいうべき，今までに類を見ない好著である．
　さて，多くの同志とともに本書を翻訳出版する決意に駆り立てたものは以下のようなことである．
　人工呼吸器を使用して患者を治療するようになると，医師自身も病棟のコ・メディカルスタッフも，きっとパニックになるほどの忙しさがやって来るか，逆に無関心という対応をとることによってその状況が放置されるかである．更に，ほとんどの医師たちの肺生理学についての知識は極めて乏しいものであったりして，不正確な知識から人工呼吸器の取り扱いに明らかな間違い操作を行い，それによる治療ミスを生じてしまうことすらある．しかし，その責任を主治医にばかり負わせることは決して出来ない．原因はほかにあるからである．
　第一の原因として，臨床に則したこのような良書が我国にはなかったのである．確かに肺機能セミナーが我国の呼吸器医学医療に残した功績は絶大なものがある．しかし，それは呼吸生理"学"であって，臨床応用のノウハウから少し隔たりがあった，というよりそのような臨床に役立つものを作り上げなかったわれわれ中堅医師たちの怠慢であったというべきものであろう．さて，本書にちりばめられた生理学的原理の大半は，肺機能セミナーで取り上げられてきたものであるが，本書ではそれを臨床に役立つように組み立てられている．その見事さゆえに，また，本書の内容は医師，医学生のみならず，看護婦や臨床工学技士などのコ・メディカルの人たちにも理解できる内容となっている．

第二の原因としては，我国の医療システムの制約上の理由から，病院の医師数，職員数が著しく少ない上に，医師を補佐し協調して仕事をする看護婦以外のコ・メディカルスタッフが著しく少ないことである．このことは，医師や看護婦に過酷な労働が強られ，その場限りの対応に終始することになり，技術的集積が困難で，かつ初心者のための教育がおろそかにされてきた．近年の過度の看護婦不足に加え，労働時間の短縮など，重症患者を治療する現場はさながら戦場である．呼吸療法に携わる医師は，呼吸生理以外の習得すべき知識も膨大であり，外来診療，患者への説明，研究など超多忙の中に置かれており，人工呼吸器の操作が完全でないとしてだれが責めることができるであろうか．

　しかしながら，医療人としては患者に対して，より質の高い医療を常時提供していくのが責務である．そこには，医師とコ・メディカルが協調して働く，呼吸療法チームの結成しかないであろう．それは，それぞれの専門的知識をもち寄りながら，かつ高レベルで実用的な肺生理学の知識を各々が共有する1つの集団である必要がある．それを通して，各職域の専門性が生かされ，より質の高い医療がどの患者にも均等にもたらされ，そしてまた特定の医療職種の過度な負担も和らげられることができるであろう．

　本書はこのような意味で待望の呼吸生理学の好著であり，そのために翻訳を試みた次第である．

　終わりにのぞみ，本書の翻訳企画に賛同され，貴重な時間をこの翻訳の分担に分けて頂いた諸先生方に深甚なる感謝を捧げる．

　最期に，本書の翻訳出版にあたり編集作業に多大の御指導，御助言を賜った古賀病院附属医学研究所，中村昌弘久留米大学名誉教授に深甚の謝意を表す．

　また本書の出版にご配慮尽力下さった東海大学出版会稲英史氏に謝意を表す．

　本書は出版されてから17年が経過するが，要望が多かったため再出版することとした．

2008年7月1日

株式会社　古賀医療研究所

目次

日本の読者へ

序文（Lawrence Martin（古賀　俊彦））

翻訳出版にあたって（古賀　俊彦）

歴史的展望―――――――――――――――――――――――――（古賀　俊彦）

第1章　臨床的アプローチ――――――――――――――――――（林田　良三）　1
　1．診断と治療の図式　2
　2．病歴　3
　3．理学的検査　4
　4．胸部レントゲン検査　6
　5．スパイロメトリー　9
　6．動脈血ガス分析　9
　7．喀痰検査　10
　8．他の検査と手技　11
　9．呼吸困難（dyspnea）の評価　11
　10．ベッドサイドと臨床検査　14
　11．まとめ　15
　　　復習問題

第2章　構造と機能――――――――――――――――（渡辺　敏，廣瀬　稔）　17
　1．ガスの性質　18
　2．大気　19
　3．ガスの法則　20
　4．ATSP，BTPS，及びSTPD　21
　5．液相でのガス　22
　6．呼吸－ガス交換の概略　22
　7．肺疾患と呼吸器系　28
　8．まとめ　29
　　　復習問題

第3章　肺の換気力学――――――――――――――――――――（相澤　久道）　31
　1．呼吸－換気機能　32
　2．圧・量（ボリウム）・流量（フロー）　32
　3．気道内圧の発生　32
　4．肺コンプライアンス　33
　5．気道抵抗　35
　6．肺気量分画　36
　7．機能的残気量　37
　8．努力性肺活量（FVC）　38
　9．フローボリウム曲線とループ　40

10．呼気流量の決定　　43
    11．Small airway disease と動肺コンプライアンス　　44
    12．スパイログラムの臨床的価値　　46
    13．呼吸器疾患のパターン　　46
    14．スパイログラムの解釈　　48
    15．換気力学とガス交換－その関係？　　50
    16．まとめ　　51
       復習問題

第4章　Pa_{CO_2} と肺胞換気　　　　　　　　　　　　　　　　　（古賀　義久）　53
    1．分時換気，肺胞換気，死腔換気　　54
    2．P_{CO_2}－肺胞換気及び炭酸ガス産生との関係　　54
    3．P_{CO_2} と呼吸商　　56
    4．過換気と低換気　　57
    5．P_{CO_2} 式の臨床的重要性　　58
    6．臨床の場における P_{CO_2}　　58
    7．高炭酸ガス血症の生理学的機序　　59
    8．V_D/V_T と Bohr の死腔式　　61
    9．高炭酸ガス血症の危険性　　62
    10．Pa_{CO_2} と補助換気の必要性　　63
    11．P_{CO_2} の非観血的測定法　　64
    12．Pa_{CO_2}－酸素化及び酸塩基平衡との関係　　64
    13．まとめ　　64
       復習問題

第5章　酸素移動　　　　　　　　　　　　　　　　　　　　　　（佐尾山信夫）　67
    1．臨床側からの疑問　　68
    2．肺の酸素移動　　68
    3．酸素拡散と拡散能力　　69
    4．肺胞気酸素分圧　　70
    5．動脈血酸素分圧（Pa_{O_2}）　　71
    6．肺胞気－動脈血酸素分圧較差　　71
    7．Pa_{O_2}/PA_{O_2} と Pa_{O_2}/F_{IO_2}　　73
    8．Pa_{O_2} 低値の原因　　73
    9．非呼吸性の原因による Pa_{O_2} 低値　　74
    10．呼吸性の原因による Pa_{O_2} 低値　　75
    11．換気－血流比不均衡　　75
    12．シャントと静脈血混合　　79
    13．V/Q 不均衡がなぜ Pa_{O_2} を減少させ Pa_{CO_2} を増加させるか？　　79
    14．混合静脈血の低酸素含量が Pa_{O_2} に及ぼす影響　　81
    15．患者が有する V/Q 不均衡－酸素と二酸化炭素に及ぼす様々な影響　　82
    16．まとめ　　83
       復習問題

第6章　組織酸素化は適正か？ ──────(丸川征四郎) 85

1. 臨床評価　86
2. ハイポキセミアとハイポキシア　86
3. 酸素化サイクル　87
4. SaO_2 と酸素含量　88
5. 酸素解離曲線の移動と P_{50}　88
6. 一酸化炭素　89
7. 一酸化炭素吸入と障害　91
8. メトヘモグロビン血症とサルファヘモグロビン血症　91
9. SaO_2 低下の原因　92
10. 組織への酸素供給（酸素運搬量）　93
11. Fick の公式　93
12. 混合静脈血酸素飽和度　94
13. まとめ　96
    復習問題

第7章　酸塩基平衡 ──────(勝屋　弘忠) 99

1. 水素イオン濃度の恒常性維持　100
2. pH の概念　100
3. 緩衝系（Buffer system）　101
4. ヘンダーソン・ハッセルバルヒの方程式　101
5. 患者は酸塩基平衡異常を有しているか？　102
6. 重炭酸イオン（予測値と実測値）　102
7. 酸塩基ノモグラフ　103
8. 酸血症（acidemia）とアルカリ血症（alkalemia）　104
9. アシドーシスとアルカローシス　105
10. アニオン・ギャップ（anion gap）　106
11. 一次性変化と二次性（代償性）変化　106
12. 酸塩基マップ　107
13. 二酸化炭素の体内滴定曲線　108
14. 過剰塩基（Base excess:BE）　108
15. 呼吸性塩基平衡障害（急性及び慢性）　109
16. 代謝性酸塩基平衡障害（急性及び慢性）　109
17. 混合性酸基平衡障害　111
18. 酸塩基平衡障害の臨床的診断法　112
19. まとめ　112
    復習問題

第8章　肺循環 ──────(樗木　等) 115

1. 肺循環と体組織循環　116
2. 肺高血圧症と右心不全　116
3. 肺高血圧症の原因　117
4. 循環動態の評価　119
5. スワンガンツカテーテル法　120

6．スワンガンツカテーテル挿入－圧波形　122
7．循環動態の測定と計算　123
8．肺動脈楔入圧の測定　124
9．肺動脈楔入圧は何を意味するのか？　127
10．循環動態モニター時の落し穴と合併症　132
11．臨床に役立つ循環動態のモニター　132
12．まとめ　133
　　復習問題

第9章　酸素療法──────────────（篠崎　正博）　135

1．薬剤としての酸素　136
2．酸素療法の用語　138
3．酸素療法の開始時期　139
4．酸素療法の分類　139
5．低濃度酸素吸入療法　139
6．高濃度酸素吸入療法　142
7．酸素療法の潜在毒性　142
8．気道内陽圧と酸素療法　144
9．高気圧酸素療法　145
10．酸素療法の監視－臨床所見と Pa_{O_2}　145
11．輸血－Pa_{O_2} と酸素含量に対する効果　147
12．人工血液　147
13．在宅酸素療法の方法　147
14．在宅酸素療法の適応　149
15．まとめ　150
　　復習問題

第10章　人工換気──────────────（林　明宏）　153

1．気管内挿管と人工換気　154
2．人工換気の適応　155
3．人工換気のモードと F_{IO_2}　156
4．正常呼吸と人工呼吸器による換気の相違　156
5．調節換気（Controlled ventilation）　157
6．補助・調整換気（Assist-control ventilation）　157
7．間歇的強制換気（IMV）　158
8．人工呼吸器のセッティング（設定）　160
9．人工呼吸器のコンプライアンス　163
10．高頻度換気　164
11．終末呼気陽圧（PEEP）　165
12．持続的気道内陽圧（CPAP）　166
13．人工換気の合併症　166
14．人工呼吸器からの離脱（ウィーニング）　169
15．まとめ　170
　　復習問題

第11章　呼吸不全 ────────────────────（木山　程荘）173
1. 呼吸不全の定義　174
2. 呼吸不全の生理学的分類　174
3. 呼吸不全の臨床的分類　175
4. 急性及び慢性呼吸不全　175
5. 肺水腫　176
6. シャント式　177
7. ARDS（成人呼吸促迫症候群）　179
8. ARDS の生理学的特徴　179
9. ARDS の管理　181
10. 酸素化障害型呼吸不全の症例　181
11. 慢性閉塞性肺疾患（COPD）における呼吸不全　184
12. COPD における換気及び酸素化混合型障害の症例　185
13. まとめ　187
    復習問題

第12章　運動負荷の生理学 ───────────────（永井　寛治）189
1. 運動負荷の生理学　190
2. 運動負荷中に何が起こるか？　190
3. 運動時の代謝─好気性と嫌気性　191
4. 運動負荷中の Pa_{CO_2}　192
5. 運動負荷試験　192
6. 運動負荷中の生理学的変化　193
7. 運動負荷試験のパラメーターの正常値　197
8. 運動負荷試験の臨床的応用　198
9. 運動負荷試験の臨床的解釈　198
10. まとめ　202
    復習問題

第13章　胸水 ──────────────────────（雨宮　隆太）205
1. 胸水の動力学　206
2. 漏出液と滲出液　208
3. 診断手技　210
4. 滲出液の原因の同定　211
5. 採取した胸水の臨床検査　213
6. 胸水のアシドーシスの機序　215
7. 特定の滲出性胸水に対する臨床検査のやり方　216
8. 気胸　219
9. チェストチューブドレナージ　220
10. 胸膜腔の癒着法　223
11. 胸水，肺のメカニクス及びガス交換　223
12. まとめ　224
    復習問題

第14章　睡眠時呼吸異常 ――――――――――（安本　和正，竹村　博）227

1. 睡眠時障害の研究　228
2. 睡眠ポリグラフ検査　228
3. 正常睡眠　230
4. 睡眠時無呼吸　232
5. 閉塞型睡眠時無呼吸　234
6. Pickwickian（ピックウィッキアン）症候群　235
7. Ondine（オンデン）の呪い　236
8. 睡眠時無呼吸の治療　237
9. Cheyen-Stokes（チェーン・ストークス）呼吸　239
10. まとめ　240
    復習問題

第15章　新生児及び乳児 ――――――――――（秦　恒彦）243

1. 出生時の変化　244
2. アプガースコア　246
3. 小児の病歴　246
4. バイタルサイン　247
5. 理学的検査　249
6. 胸部レントゲン検査　251
7. 肺機能検査　252
8. 血液ガス　253
9. 換気―血流比不均衡　255
10. 酸素療法　255
11. 血行動態評価　256
12. 乳児突然死症候群　256
13. 呼吸促迫症候群（IRDS）　257
14. まとめ　259
    復習問題

付録 ――――――――――（古賀　俊彦）261

A. 臨床問題の解答　262
B. FVCとFEV$_1$の正常値　287
C. 基本的等式，公式　289
D. 略号と記号　291
E. 用語解説　292
F. 臨床的によく遭遇する疾患　299
G. 文献　306
H. マイクロコンピュータ・プログラム　307

索　引 ―――――――――― 308

イントロダクション

歴史的展望

　病院の中を見回してみよう．肺機能検査室が昔はあっただろうか？　ICUは？　心臓カテーテル検査施設は？　コンピュータ化された検査室は？　もし病棟が新設されたか，ここ数年前に建設された病院であれば，これらの質問に対する答えはすべて"イエス"である．しかし，1950年以前に建設された病院の場合は，答はすべて"ノー"である．第二次世界大戦の終戦以来，患者のケアは技術的革新を遂げた．日常業務においても，数十年前には想像もできなかった機械を使い，薬を処方し，手術を行っているのである．

　われわれが治療の対象とする疾患の大半は昔のままである．特定の微生物については新しく認知されたが（エイズウイルスやレジオネラ菌），また，ある特殊な疾患は過去に比べてより多く見られるようになったが（肺癌や心筋梗塞），基本的な疾患は少しも変わっていない．心不全や呼吸不全で，また肺炎・肺化膿症・ショックや喘息で苦しむ患者は依然として多い．200年昔は，医師たちはこれらの患者にどう対応したのだろうか？　100年前は？　50年，20年，10年前は？　これらの問に対する解答が歴史的展望である．展望とは，医学の歴史に照らしてみて，われわれに現代の状況を見直すことと定義できるのである．

　患者の治療法は唯一であるとか，最善であるとか，あるいは普遍的な方法であるとか，そう考える傾向が人にはあるものなのだ．もちろん，そうではない．過去において，病気がどのように取り扱われたかを吟味することで，われわれは今日の医学的環境が良く理解できるし，数年後にどのようになるかを垣間見ることが出来よう．治療医学は世代毎に激しく変化してきたし，今後も劇的な変化を続けていくだろう．

　治療医学のあり方がどのように変化してきたかを明らかにするために，以下に4症例をみてみよう．それぞれの症例は医学文献からとっており，その時代の最高の医療技術を表しているはずである．

症例 I .（Laennec，ラエンネック，1818年）
　29歳の男性は10月初めの強い寒さにさらされ，重症のカタルに患ったがそのまま放置していた．1週間後，カタルに引き続いて血痰が数日間でるようになり，その後に頑固な咳と呼吸困難を伴うようになり随分やせてしまった．2月初旬に彼は病院に入院した．この時点で，彼の消耗は著明であった．極度のやせ，止まらない咳，黄白色痰，呼吸困難，下痢などが見られた．
　17世紀までは，万事このような経過を辿った．その頃はひどい有熱状態の後には，肺の病気になるものだと思われていた．シリンダー（聴診器）で聴くと，胸郭の左側の前壁と側壁では呼吸音が全く聴取できなかった．一方，打診では右側胸郭よりも明瞭な音が聴かれ，そして震盪聴診法（体を激しく揺さぶる）では特徴的な波動音がした．これらの状況から，胸郭に空気と膿があることがわかり，患者の苦痛を和らげるには膿胸の手術をする以外に方法はないと提唱した．しかし手術はされず，患者はその日のうちに死亡した．
　この症例は呼吸器医学の最も初期の古典の1つから採ったもので，すなわち1818年に出版されたラエンネックの胸部疾患の論文である．1816年，ラエンネックは聴診器（この症例報告ではシリンダーとよばれている）を発明した人である．それから後，約100年間は胸部疾患の診断器具の主役は聴診器であった．1900年代の初期に胸部放射線検査が導入されるまで，聴診器よりましな検査というものはなかったのである．
　患者の剖検の結果は結核性膿胸であった．抗生物質がなければ，膿胸の手術をしても患者を助けるのは難しかったであろう．もちろん，手術の疼痛を和らげるための麻酔もまだなかった．
　ラエンネックは診断の大家で，彼はその疾患で

ある肺結核の臨床像を，聴診という手段や病理学の勉強を通して，他のすべての肺の病気からこれを区別する，しっかりとしたものにしたのであった（Walsh，1907年）．しかし，不幸なことに，すべての医師たちと同様，その時代では彼もまた，結核に対する有効な治療を施すことは出来なかったのである．次の症例は，その半世紀後のもので，肺結核に対する異なったアプローチを示すものである．

症例II．（Mackey，マッケイ，1869年）

肺結核．W夫人，31歳時に父と姉妹を消耗性疾患で失っており，1867年の12月に私の診察を受けにきた．過去6カ月間は咳があり，この3カ月間にやせが出現していた．この時，衰弱，寝汗，下痢があり，肺結核の3期の消耗を呈し，喀血は何度も起きていた．喀痰は概して膿性であった．左胸部に特に強い痛みがあり，左肺尖のかすかなラールが聞かれた．患者は通常の薬で治療をうけて，徐々に改善した．スプレーの形でアヘンが投与されると，咳を和らげ良好な睡眠をもたらすことが分かった．また，スティールチンキ，石炭酸を同様の方法で用いると，ある程度，排痰が良くなった．子宮近傍に血腫を作ったが，1868年2月，この血腫は回復した．

彼女がもう私の家まで歩いて来れなくなったのは1868年7月であった．彼女の主な症状は，衰弱・胸痛・咳・粘稠な非膿性痰であった．この時点で，彼女は酸素吸入を開始した．酸素6パイントに対して空気60パイントから（[6+0.21×60]×100/66＝28％），酸素6パイントに対して空気12パイント（訳注：[6+0.21×12]×100/[6+12]＝47.3％）を使用した（1パイントは約473cm^3）．彼女は2日間の間隔で酸素吸入をした．一時的にはすべての治療が不要な程の症状の著明な改善が見られた．彼女自身，大いに酸素の効用を認め，その時点では何ら特別な薬は必要ではなかった．それ以来，彼女はかなり元気になって，大家族の面倒も何とかやれるほどになった．肉付きもよくなり，まだ咳はよく出ていたし，痰もあるし，左肺尖にはラ音も聞かれたが，病気の進行は一時的には止まっていた．

今日では，ラエンネックの患者もこのマッケイの患者も胸部X線検査を受けるであろう．そして疑いなく異常を発見できるであろう．喀痰検査も培養検査も診断を確定できるであろう．そして抗結核剤を服用することになるであろう．しかしロベルト・コッホが結核菌を発見したのはやっと1882年のことで，有効な抗結核剤（ストレプトマイシン）が使用可能になったのは1940年代なのである．

酸素療法に関していえば，この患者が受けたような間歇的吸入の有効性は今では認められない（訳注：低 PaO_2 を伴う COPD 患者についての有名な NOTT のスタディでは24時間吸入群が夜間12時間吸入群より長期生存が有意に良好であった．一方英国の同様のスタディ，ランセット，1981，では15時間酸素吸入群が非吸入群より長期生存が良好であった．したがって，間歇的使用でも非使用より長期予後が良好という結論になる．したがってこの表現には少し問題がある．）酸素は1774年に Joseph Priestley によって発見され，すぐ後に治療目的で使用されている．しかし，酸素療法が合理的，科学的根拠に基づき確立したのは20世紀に入ってしばらくたってからであった．

19世紀中は，酸素は間歇的使用法が主であった．持続的酸素療法の最初の症例報告は1890年（Blodgett）によってなされた．もしもマッケイの患者が低酸素血症であるなら，間歇的酸素投与で患者を助けることは殆ど困難である．なぜなら，この身体は酸素を貯蔵できないからである（急性呼吸不全などの重症低酸素血症について特にそうである）．さらにいうならば，結核菌は肺胞気酸素分圧の高い部位を好むようであるから．この事実が判明したあと，しかも抗結核療法が行われる以前には，気胸療法が結核の治療として流行していた．より侵襲的手段は胸郭形成術であった．それは肺を永久に虚脱させる目的のために，肋骨胸郭の一部を除去するという弊害を残した．両治療手技のアイデアは，肺の結核病巣から空気を無しにしてしまい，結核菌を酸素欠乏によって餓死させるというものであった．これらの治療法は時としては患者を助けたが，高度の障害も引き起こした．現代の化学療法と比べると，肺の虚脱法は稚拙な治療であった．

症例III．（Barach，バラク，1927年）

50歳男性はもう2週間も発熱と咳があり衰弱していた．1年前から，気管支拡張症があることが

知られていた．入院時は高度のチアノーゼ，呼吸困難を呈し衰弱していた．肺の兆候は気管支拡張性空洞と広範な肺炎の症状を示していた．まず彼は40％濃度の酸素テントに入れられた．7日目にはチアノーゼは消失したが，中等度の呼吸困難があり，全身状態不穏で昏迷状態であった．そこでテントは外された．4時間後，彼は高度のチアノーゼを呈し，顔面も手も蒼色になった．息が止まりそうになり，興奮し，ベッドから下りようとした．脈拍は116から152に上昇し，呼吸数は36から50となった．比較的快適な環境から，彼は急性呼吸困難，不穏，そして重大な死の危険の中へ入っていったのである．酸素チャンバー（酸素治療室）に移され，3時間後は40％酸素で落ち着いた．そして，テントを外す前の状態に戻った．

酸素療法の近代の幕開けは，英国の偉大な生理学者である John Scott Haldane の仕事といわれている．彼は戦争向けの毒ガスによる障害の患者に酸素療法を用いた．そして小論文を1917年に出し，酸素の合理的な使用について概説した（Haldane）．症例IIIはこの分野のもう一人の先達である Alvan Barach が行った酸素療法についての論文から抜粋したものである．1920年代に，バラクは低酸素血症の患者を治療するために，酸素テントを開発して斯界をリードしていた．この時点になると，酸素の持続的使用が行われていたことに注目すべきであり，それは19世紀の間歇的使用法よりもはるかに優れた生理学的アプローチなのである．

興味深いことに，バラクの症例には血液ガス値が全く報告されていない．当時は最高の病院ですら，血液ガス値は日常的には測定されなかったのである．実際，このテストが臨床医学の主流となってくるにはまだ35年もあったのである．今日，血液ガス検査は，高度の低酸素血症の症例には日常的に施行されている．

最初に，ヒトに動脈穿刺を施行したのはドイツの医師ハーター（Hurter）で，1912年になってからである．1919年に初めて，動脈血液ガス分析は診断的手技として用いられた．ハーターの橈骨動脈穿刺技術を使って，W.C.Stadie（1919年）は肺炎患者の酸素飽和度を測定し，死にぎわの患者のチアノーゼが，ヘモグロビンの不完全酸素化の結果であることを示すことができた．

PO_2 と PCO_2 の測定は酸素飽和度測定よりもより難しいことがわかった．PO_2 の直接測定が日常的に容易に行われるようになったのは，クラークの白金電極が導入されてからである（Clark，1953年）．その後，PCO_2 電極が開発され，1960代までにはその電極は市販にて入手できるようになった．

バラクの患者が最終的に人工換気を受けなかったのは興味深いが，それは1927年には不可能だったのである．酸素テントは患者のチアノーゼを軽減したが，呼吸困難は相変わらず残り，全身状態不良で意識昏迷状態であった．その後の結果は報告されていない．

症例IV（Louria，ローリア，1959年）

A.Z. 21歳女性が重症の呼吸困難で1957年11月8日に入院した．入院の3日前，彼女は咽頭不快，筋肉痛，前額部の頭痛，乾咳，39.4℃に達する発熱があった．彼女を診た医師は呼吸困難にも気付かず，胸部に何ら異常な理学所見を認めなかった．入院日の前夜，患者は胸膜炎様の右胸痛と頻呼吸と呼吸困難を示した．入院当日の朝，彼女の呼吸困難は非常に増悪した．診察した医師は，著明なチアノーゼに気付き，また，かなり離れてもラ音を聞くことができた．

入院時の理学所見は，高度のチアノーゼがあり，死の恐怖を感じるほどの呼吸困難を訴え，瀕死の状態であった．体温は40.3℃で，呼吸数は60/分，脈拍160/分，血圧は130/70mmHgであった．両肺野には吸気性にクラックルと荒い気管支音が聴取された．呼気は努力性で，気道閉塞があるように見えた．また，両側下肺には陰影がみられた．最初の検査成績は以下の如くである．WBC 2000/mm³，内訳はリンパ球58％，単球8％，多形核白血球7％，9％の桿状好中球，13％のメタミエロサイト，5％のミエロサイト……．患者の動脈血のオキシヘモグロビンの飽和度は71.1％に低下していた．

見るも明らかな血痰で，無数のグラム陽性球菌が認められた．喀痰からは溶血性黄色ブドウ球菌が純粋培養された．この微生物はエリスロマイシン，クロロマイセチン，ストレプトマイシンやノボビオシンに感受性があったが，ペニシリンとテトラサイクリンには耐性であった．インフルエンザウイルス（アジア株）が咽頭ぬぐい液から検出された．入院時の胸部レントゲン写真は両側下葉に濃い浸潤影と，両肺野の中央部に散在性の小結

節性陰影を認めた．

　患者の治療には陽圧酸素マスクを用いた酸素療法と，エリスロマイシン投与，ジハイドロ・ストレプトマイシン，クロロマイセチン（2グラム，毎日）が開始された．12時間毎にハイドロコーチゾン100mgが静注された．そして，プレドニゾンが1日量100mg経口投与された．

　第4病日までに，患者の病状はかなり良くなった．オキシヘモグロビンの割合はIPPBマスクの使用で93.9％まで上昇したが，胸部の陰影は改善しなかった．そして酸素療法を中止した場合はチアノーゼと頻呼吸が残った．

　第5病日，患者は気管の著明な閉塞症状を来して気管切開と丹念な喀痰吸引を必要とした．その夜彼女の全身状態は急速に悪化し，著しい呼吸性アシドーシスを呈し，動脈血PCO_2は78mmHgまで上昇した．アセタゾールアミドを毎日1グラム投与したところ動脈血PCO_2とpHは正常化した．しかし患者の臨床経過は改善しなかった．血性下痢が始まったが，これは便培養から溶血性黄色ブドウ球菌が検出されたのでこれと関連があると思われる．第6病日には血圧はショックレベルまで低下し，死亡した．

　症例IVは1957年から1958年にかけてのインフルエンザの大流行についての1つの論文から採ったものである．その頃には，血液ガス測定法はいくつかの病院では可能になっていた．しかしこの症例で人工換気のことが言及されていないのは印象的である．今日では，症例IIIもIVも疑いもなく，入院中に人工換気を受けるだろう．

　いつから人工換気は始まったのだろう？Comroe（1977年）によれば，人工換気は動物には何世紀にもわたって動物実験に使用されていて，また，1667年には使用された報告があるという．19世紀までは，研究室では人工換気は実験によく用いられた．この研究室での経験にもかかわらず，人工換気は明らかな適応があるときでさえも用いられなかった．たとえば気胸の手術中，肺を陽圧で膨らませると気胸が予防できるような問題がある場合にも用いられなかった．

　人工換気法を思いとどまらせた1つの要因は，胸部外科のための陰圧室の使用であった．1904年，権威あるドイツの外科医Erunst Ferdinand Sauerbruchは，患者の頭部のみ外にだし患者の身体は軽い陰圧の条件下に置く手術法を発表した．外科医とスタッフもその陰圧の室内で手術するのであった（Comroe, 1977年）．このテクニックによれば，手術しないほうの肺は術中も膨らんでおり，麻酔中にもかかわらず自分で呼吸できたので，真の人工換気は必要なかったのである．

　ザウェルブルフのテクニックはかなり面倒なものであったので，気管内チューブを介した陽圧閉鎖循環式麻酔装置のような新しい手技の開発が促進されたのである（Jackson, 1927年）．

　手術室の外で人工換気をすることを開発するまでには，さらに長い時間がかかった．第2次世界大戦前は，人工呼吸器は普通は陰圧型の機械であった．すなわち，典型例が鉄の肺である（DrinkerとShaw, 1929年，DrinkerとMcKhann, 1929年）．患者の身体（頭を除く）を取り囲んだ鉄の肺は，周期的に陰圧を，胸郭の外に作り出すことによって，胸部のリズミカルな膨張を作り出したのである．胸部外圧が外気圧と等しいときは，肺は収縮した．この型の人工呼吸器は今日，使用されるのは稀である（ドリンカーとマッカン，1986年）．

　鎧型の陰圧人工呼吸器は身体の一部，すなわち，胸部だけか胸腹部のみを包み込む様に設計されたものである．一時的に鎧型の人工呼吸器は鉄の肺の代替物として流行した（CollierとAffeldt, 1954年）．今日，鎧型人工呼吸器は，在宅人工呼吸器治療を必要とする神経筋疾患患者に時々使用されている．残念なことに，この鎧型人工呼吸器は患者との適合性があまり良くない．さらに，重度の肺障害や気道疾患を有する患者にはあまり役立たないし，これらの対象には陽圧換気が有効なのである．

　陽圧人工換気法は第2次世界大戦後に次第に出現してきたが，1950年代までは，手術室外では陽圧人工呼吸器は日常的には使用されなかった．1960年代のICUの発展とともに人工陽圧呼吸はよく知れわたった技術となった．

最終コメント

　15の大きな医学の進歩が以下に列挙されている．それらは呼吸器医療に大きな影響を与えた進歩である．それらの進歩のいくつかはこの論説の中で触れた．この進歩の選択が独断的といわれてもや

むを得ないが，誰にでも納得のゆくものもないものである．

現代医学のパラドックス（逆説）とは，以下のとおりである．すなわち，われわれは過去数年よりもさらに多くを知っているが，まだまだ自然の力の前では稚拙であるということである．転移性癌，ショック，脳出血，免疫不全者の肺炎など，これらは我々が何をしようと，冷酷な悪化の道を辿るのである．麻酔とX線フィルムと抗生物質のない医療を考えてみよう．それは疑いもない稚拙な状態である．しかし，これらの3つの進歩は，1846年，1895年，1940年にやっと我々が手にしたにすぎないのである．それではそれ以前の医学は？

さらに核心に入れば，今から50年後，100年後，150年後にはわれわれの現在の医療はどのように見えるであろうか？19世紀の医療と同じ様に見えるのだろうか？たぶんそうであろう．地球的規模の大事件でもおきないかぎり，われわれの医療というものは，医療の絶え間ない進歩のほんの一瞬に過ぎないということに疑問を差し挟む余地はないのである．

医学の15大進歩*

	1774年	酸素の発見（プリーストリ Priestley）
	1816年	聴診器の発明（ラエンネック Laennec）
	1840年	スパイロメトリーの発明（ハッチンソン Hutchinson）
	1846年	全身麻酔の導入（モートン Morton，ウエルズ Wells，ジャクソン Jackson）
	1882年	結核菌の発見（コッホ Koch）
**	1895年	X線の発見（レントゲン Roentogen）
	1897年	エピネフリンの発見（アーベル Abel，高峰 Takamine）
**	1928年	ペニシリンの発見（フレミング Fleming：後にチェイン Chain，フローリ Florey はその抗生物質の開発に従事し，後年，三人とも1945年にノーベル賞を受賞した．）
	1929年	実用的な鉄の肺の導入（ドリンカー Drinker，ショー Shaw，マッカン Mckhann）
**	1949年	コルチコステロイドの医学への応用（ヘンヒ Hench，ケンダル Kendall，リィヒシュタイン Reichstein）
**	1947年	結核に対する化学療法の導入（ワックスマン Waksman）
	1953年	白金 PO_2 電極の発明（クラーク Clark）
**	1955年	ポリオワクチンの導入（エンダース Enders，ウェラー Weller，ロビンソン Robinson：ソーク Solk 及びセイビン Sabin）
	1966年	気管支ファイバースコープの導入（池田 Ikeda）
	1970年	向血流性右心カテーテルの導入（スワン Swan，ガンツ Ganz）

*　：日付は発見ないし発明が報じられた時，出版された時，あるいは臨床に応用されたときを示し，カッコ内には主だった研究者の名を記す．

**　：これらの業績に対してノーベル賞が与えられた（この賞は1901年に始まった）．ポリオワクチンの場合は，ノーベル賞はウィルスの培養に成功したものに与えられた（Enders, Weller, Robbins）．ワクチンの成就には与えられなかった（Salk と Sabin）．抗結核治療においてはストレプトマイシンの業績に対してノーベル賞が Waksman へ与えられた．イソニアジッドや他の抗結核剤の業績についてはノーベル賞は与えられなかった．それらはみな，ストレプトマイシンより遅れて紹介された．

References

Barach, A.L.: Acute disturbance of lung function in pneumonia: methods of oxygen treatment, JAMA **89:**1865, 1927. Copyright 1927, American Medical Association.

Blodgett, A.N.: The continuous inhalation of oxygen in cases of pneumonia otherwise fatal and in other disease, Boston Med. Surg. J. **21:**481, 1890.

Clark, C., Wolf, R., Granger, D., et al.: Continuous recording of blood oxygen tensions by polarography, J. Appl. Physiol. **6:**189, 1953.

Collier, R., and Affeldt, J.E.: Ventilatory efficiency of the cuirass respirator in totally paralyzed chronic poliomyelitis patients, J. Appl. Physiol. **6:**531, 1954.

Comroe, J.H., Jr.: Retrospectroscope, Menlo Park, Cal., 1977, Von Gehr Press.

Drinker, P.A., and McKhann, C.F.: The iron lung. First practical means of respiratory support, JAMA **225:**1476, 1986.

Drinker, P., and McKhann, C.F.: The use of a new apparatus for the prolonged administration of artificial respiration. I. A fatal case of poliomyelitis, JAMA **92:**1658, 1929.

Drinker, P., and Shaw, L.A.: An apparatus for the prolonged administration of artificial respiration, J. Clin. Invest. **7:**229, 1929.

Haldane, J.S.: The therapeutic administration of oxygen, Br. Med. J. **1:**181, 1917.

Jackson, D.E.: A universal artificial respiration and closed anesthesia machine, J. Lab. Clin. Med. **12:**998, 1927.

Laennec, R.T.H.: A treatise on the diseases of the chest, London, 1821, T. & G. Underwood. (Translated by J. Forbes; originally published France, 1818.)

Louria, D.B., Blumenfeld, H.L., Ellis, J.T., et al.: Studies on influenza in the pandemic of 1957-58. II. Pulmonary complications of influenza, J. Clin. Invest. **38:**213, 1959.

Mackey, E.: On the therapeutical value of the inhalation of oxygen gas, Practitioner **2:**276, 1869.

Stadie, W.C.: The oxygen of the arterial and venous blood in pneumonia and its relation to cyanosis, J. Exp. Med. **30:**215, 1919.

Walsh, J.J.: Makers of modern medicine, New York, 1907, Fordham University Press.

第1章

臨床的アプローチ

1. 診断と治療の図式
2. 病歴
3. 理学的検査
4. 胸部レントゲン検査
5. スパイロメトリー
6. 動脈血ガス分析
7. 喀痰検査
8. 他の検査と手技
9. 呼吸困難（dyspnea）の評価
10. ベッドサイドと臨床検査
11. まとめ

この本のなかでは生理学について，呼吸器病患者を理解し治療するのに何が必要かという臨床的観点から述べられている．したがって第1章は呼吸器病への臨床的アプローチで始まることになる．

1．診断と治療の図式

呼吸器病の診断と治療の図式を表1-1に示す．まず第一は基礎データを得ることである．この情報のなかには患者の病歴，理学的所見の結果，そして普通は1つかそれ以上の補助診断の結果が含まれている．一般には胸部レントゲン写真，スパイロメトリー，動脈血ガス分析（ABG），一般検査，血清電解質，心電図検査が行われるが，完全な基礎データとするために様々な手技や検査が追加して行われるのが普通である．この情報を得る手段は多種多様で，たとえば心肺停止時のように即座にデータを必要とする場合もあれば，多くの慢性疾患のように数カ月以上の期間を要する場合もある．また疾患に対するすべての評価が一度の外来受診によって済むこともあれば，数週間の入院精査を要することもある．

次の段階は疾病のタイプを決定することである．呼吸器医学ではその疾病タイプは生理学的病態と疾患そのものに分けられる．生理学的病態はさらに呼吸機能（正常，閉塞性，拘束性），ガス交換（換気，酸素化と酸塩基平衡の評価）と血行動態（肺動脈圧，血流と抵抗の評価）の異常に分類される．ガス交換については動脈血ガス分析，血行動態については右心カテーテル検査が行われる．喘息からウェジナー（Wegener）肉芽腫までの広い範囲に及ぶ疾患そのものはすべての呼吸器系の異常を含んでいる．

最終段階で，患者をこれらすべての検査データと病態のタイプにしたがって治療する．そしてそれは患者にタバコをやめるようにいうといった簡単なものから薬物療法と胸部の理学療法，気管支内視鏡や人工呼吸器を組合わせた複雑なものまで様々である．この図式は呼吸器疾患患者に実際に使用されているアプローチ法を示している．しかしながらこの枠組みのなかには数限りないバリエーションがある．生理学的検査や血液ガス分析は必要ないかもしれないし，生理学的異常は特徴的でないかもしれない，そして特定の疾患を診断することはできないかもしれない．それでもなおほとんどの呼吸器疾患患者は遅かれ早かれいくつかの生理学的検査を受けることになるのである．そのため，肺生理学を理解することは的確な診断や治療を行うために極めて必要なことである．肺生

表1-1 呼吸器疾患の診断へのアプローチと処置

データベース	病型	処置
病歴	生理学	病態により様々である
理学的検査	メカニックス（PFT$_S$ より）	以下のいろんな
胸部X線検査	正常	組合わせを含む
呼吸機能検査（PFT$_S$）	閉塞性	有害な環境から移転
努力性肺活量（FVC）	拘束性	禁煙
一秒量（FEV$_{1.0}$）	混合型	体重の減量
一秒率（FEV$_{1.0}$/FVC）	ガス交換（ABG$_S$ より）	薬剤―たとえば
ピークフロー	換気状態	気管支拡張剤
全肺気量	酸素化状態	抗生物質
拡散能力	酸塩基平衡	酸素
動脈血液ガス分析（ABG$_S$）	循環動態	ステロイド
pH, Paco$_2$, and Pao$_2$	（右心カテーテル検査より）	利尿剤
Sao$_2$	肺動脈圧，血流量	胸部理学療法
喀痰検査	抵抗	心理療法
他の検査及び検査手技	心拍出量	放射線治療
電解質，心電図	疾患名	気管内挿管と人工換気
腎機能検査，肝機能検査	例	気管支鏡
右心カテーテル検査	喘息，気管支炎，肺気腫	胸腔穿刺／胸膜生検
運動負荷試験	間質性線維化，肺癌	胸部外科手術
	肺炎，呼吸不全	
	サルコイドーシス	

理学は広範囲に及び，そして複雑な問題である．患者の治療や評価に本当に何が必要なのであろうか？ 確かに1つにはスパイロメトリーや血液ガス分析といった生理学的検査を理解することが必要ではある．しかしこれらの検査は肺のメカニクスやガス交換の情報を得るための手段にすぎない．将来，より有用な検査がスパイロメトリーや血液ガス分析にとってかわるかもしれないので，基本的には生理学の基礎的なことを学ぶことが重要である．なぜなら，このことはどのような検査が行われるかに関係なく応用できるのである．第2章から第15章までは臨床の場で有用な生理学的な基礎を述べている．この章の残りでは表1-1に概略が示された中からとくに病歴，理学的検査，胸部レントゲン検査やいくつかの基礎検査を選んで述べることにする（**表1-1**）．

2．病歴

病歴とは患者の医学的な問題の経過を示すものに過ぎない．病歴は患者自身が話すことばかりでなく，その症例に関連したその他のすべての情報も含んでいる．すべての診断の90％は病歴から得られるとよくいわれている．この数字は少しオーバーかもしれないが病歴を聞くことの重要性をよく示したものである．しかし，不幸にも患者が病歴を完全に話すことは稀である．したがって，病歴は病歴聴取者によって明白にされ，探し出されるべきものである．

病歴をとるには患者と話をするだけではまったく不十分である．入院患者の多くは重症の呼吸困難であったり，混乱していたり，意識障害があったりで病歴を話すことができないので結局，完全な病歴を得るためには患者の家族，患者がかかったことのある他の医師や薬剤師と話すことが必要になる．もし患者が以前に同じ病院に入院したことがあるのであれば古いデータをしらべることも確かに病歴をとる1つの手段である．

よい病歴を得るために医師は一覧表の空欄をうめつくすことを当然とするような自然な詮索好き，と好奇心をもち合わせていなくてはならない．患者に対する配慮と思いやりある態度もまた必要である．熟練した医師は完全な病歴を導きだせるし，病歴をとることに時間を使うのである．病歴をと

る技術を教えることはこの本の範囲ではないが少なくとも次の一点は強調すべきものである．すなわち，生理学的計測は決して病歴の代用とはならないということである．

以下の3症例は病歴をとるときにしばしばみられる2，3の落し穴を示している．それらは短いシナリオで書かれている．解答欄のコメントを読む前に落し穴がなんであるか考えてみよ．

臨床問題1

体重減少と胸部レントゲン写真で異常な腫瘤影を指摘されて来院した46歳の男性である．医師は患者の病歴をとっている最中である．
医師：タバコは吸いますか？
患者：いいえ，吸いません．
医師：酒は飲みますか？
落し穴は？

臨床問題2

進行する呼吸困難を訴えて来院した56歳の女性の病歴をインターンがとっている．
患者：3日前から風邪をひいて，咳がではじめ，うまく息つぎができません．
インターン：この病院へくる前に，だれか他の医師に診てもらいましたか？
患者：いいえ，喘息の薬は飲みましたが楽になりません．
インターン：どんな薬を飲んだのですか？
患者：それをすべて持ってきました．（数個の薬瓶をインターンへ渡す．）
インターン：（薬剤のリストと投与量を処方箋から書き写した．）
これらの薬以外になにか他の薬を飲んでいませんか？
患者：いいえ，頭痛があるとき時々アスピリンを飲むくらいです．
インターン：家庭でなにかペットか家畜を飼っていますか？
落し穴は？

臨床問題3

進行する息切れと胸部レントゲン写真で両側肺の間質陰影を指摘されて入院した60歳の男

性.
　インターン：どんな仕事をなさっているんですか？
　患者：いまは退職しています．
　インターン：退職前にはどんな仕事をしていたのですか？
　患者：私は自動車工場でボイラーマンとして働いていました．約30年間そこで働きました．
　インターン：わかりました．タバコは吸いますか？
　落し穴は？

　すべての人は病歴をとるときにミスをおかしているものだ．しかし，患者が唯一貴重な病歴の提供者であることを考えて接すれば間違いは最少におさえられる．そしてその病歴に関する話はこつこつ調べたり，裏付け調査を必要とするかもしれないが，明白にする価値があるものである．その意味でそれはよい新聞記事のようなものである．可能な限り多くの情報が得られるべきである．情報は正しくなければならないし，読者にとって意味のあるものでなければならない．編集はしても重要もしくは適切な情報は省いてはいけない．
　それではいかにしてこの情報収集を完遂できるのか？病歴をとることは芸術か技術といえる．なぜなら，それは測りしれないし容易に習えられないものだからである．実践によって学ばれるものは熟練技術である．患者がなにについて話しているのか考えなければならない．それは完全か？（患者は薬をのんでいたか）．情報は得られるのか？または決まりきった質問にたいするいい加減な答えではないか？（はいか，いいえで答える質問はしばしばいい加減な答えを導き出す）．職業歴は完全か？（職業名が実際に患者のしている職務としばしば異なっている）．病歴聴取者は探索しなければならないし，詮索好きでなければならないし，注意深くなければならない．患者は病歴をきちんと話せるようには訓練されたわけではないから，医師は情報を引き出せるよう訓練を積む必要がある．

3．理学的検査

　胸部レントゲン検査が出現する前，19世紀から20世紀初頭にかけて胸部の理学的診断の技術は頂点に達した．優れた診断力は当時，ヨーロッパやアメリカで死因の第1位であった結核の病禍によってやむなく養われたともいえる．今日では，胸部の理学検査法を詳述することはないし，しばしば胸部レントゲン検査がすぐに施行される．実際には理学的検査によって得られる情報は通常のレントゲン検査では得られないものである（つぎの節を参照）．それでもなお理学検査の基礎的な事項と落し穴については強調する必要がある．

1）視診

　視診は患者の呼吸運動から始めるべきである．患者の呼吸はめだっていないか．正常な呼吸運動は注意しなければ視診ではわからぬものである．患者の呼吸運動が即座に目立つのであればそれはおそらく異常である．呼吸を目立たせそして注意をひくサインには以下のようなものがある．
(1)補助呼吸筋の使用，(2)口すぼめ呼吸，(3)鼻翼呼吸，(4)話が中断される，(5)促迫呼吸．補助呼吸筋とは頸部と肩の筋肉で激しい運動をする時に使用される筋肉である．たとえば，患者は喘息発作時のように横隔膜や肺の機能が高度に疲労した重大な障害を受けた時に呼吸を増大するためこれらの筋肉を使うものである．急性の喘息発作時の際に補助呼吸筋を使うのは(たとえば胸鎖乳突筋)重症度の1指標となる．患者が補助呼吸筋を使用しておれば発作はコントロールされていないと思うべきである．
　重症の肺気腫の患者は呼気を助けるためにしばしば口すぼめ呼吸をして気道内圧を高める．鼻翼呼吸をするのは補助呼吸筋の使用と同様に呼吸困難の患者がより多くの空気をとりいれようとしているのである．話の途絶は患者の呼吸の蓄えが少ない時に起こる．一文を話すために十分なだけ呼吸を止めることができないのである．
　呼吸数は患者の体に接することなく計れるため，おそらくもっとも簡単に計測されるvital signである．正常の呼吸数は1分間に約8回から16回である．成人で安静時の呼吸数が20回以上のとき異常と定義している（幼児の正常呼吸数はさらに多い）．呼吸数の増加はしばしば肺水腫や他の急性の肺疾患の最初の兆候である．入院患者の呼吸数は

3. 理学的検査

表1-2 異常呼吸音

音響特性	波形	用語（ATS*）推薦	他の用語（他の教科書）より引用	英国での用語
不連続，断続的破裂音 音声大，ピッチが低い		コアースクラックル	コアースラール	クラックル
不連続，断続的破裂音 上記ほど大きな音ではなく持続が短い，コアースラールかコアースクラックルよりピッチは高い		ファインクラックル	ファインラール	クラックル
連続音 250ミリ秒より長く，ピッチは高く，250Hzかそれ以上の周波数が優位，シューという音		ウィーズ	シビラントロンカス	高調なウィーズ
連続音 250ミリ秒より長く，ピッチは低く，250Hzかそれ以上の周波数が優位，シューという音		ロンカス	ソノラスロンカイ	低調なウィーズ

Rosman, J., and Murphy, R.: J. Rspir. Dis. 3(7): 43, 1982; Murphy, R.L.H., and Holford, S.H.: Basics of R.D. March, 1980, p.3. より改変
*ATS = American Thoracic Society

体温のようにモニターされるべきである．どんな増加も異常所見の説明と密接に関連しているからである．

2) 精神状態の評価

患者の精神状態の評価は最初の2，3分の視診によって決まる．多くの患者で臨床における視診と精神状態の評価は他の理学的所見から得られるすべての情報よりはるかに重要である．患者が混乱していないか？　質問に正確に答えているか？患者は自分のおかれた状況がわかっているのか？もし患者が混乱し鈍くなっているのであれば診断は呼吸不全かもしれないし，血液ガス分析をしなければならない理由が十分にある．

視診や精神状態の評価は呼吸不全の診断に重要なだけでなく，診断がついたあとどのように次の段階へ進むかを決定するうえにも重要である．たとえば，増加した二酸化炭素分圧の評価は混乱し鈍くなっている患者と，敏捷で意識清明な患者ではまったく異なっている．

3) 打診と触診

視診と精神状態の評価の後，打診や触診をする．この2つの手技のうち打診はより有用である．打診は濁音か（胸水や硬質化の時とらえられる），反響音（肺気腫や気胸において聞かれる）かを調べるときに使う．

4) 聴診

聴診器を用いた聴診は多くの医師が日常的に行っている診断技術である．不定呼吸音あるいは異常な呼吸音はラ音（クラックルと同義語）とウィーズ（喘鳴）（ロンカイと同義語）とに分ける．**表1-2**はこれらの肺音をそれらの用語とともに図解表示したものである．ラ音（クラックル）とは通常は吸気時に聞かれる不連続音のことで，それらはセロファンを縮らせる時の音に似ている．ラ音はなかに液体や粘液または分泌物のある狭い気道，

または肺線維症の患者のように治癒過程で線維化をおこして狭くなった気道が開く時に起きるものである．

ウィーズ（ロンカイ）は声門を閉じて勢いよく空気を吐き出すことによって真似できる連続音である．ウィーズは狭くなった気道を空気が通ることで起き，閉塞性肺疾患ではよくみられる症状である．ラ音と同様，ウィーズがあるからといってそれが特定の疾患を示しているのではない．喘鳴（ウィーズ）は，気管支炎，心不全，上気道閉塞などいずれの場合でも明らかに聞かれる．

Stridor（ストリドール，ストライダー）は喘鳴の特殊なもので，高音で吸気時だけに聞かれ，上気道（気管分岐部より上）の閉塞を示している．音は肺を通して伝わるので上気道の閉塞は喘息様に聞こえる．紙面の関係で肺の検査について十分に解説することはできないが次のケースでよく陥る落とし穴を示すことにする．

臨床問題 4
34歳の女性が喘息発作のために救急処置室で処置を受けていた．数時間の点滴治療の後，処置を担当した医師は胸部を聴診したが喘鳴は聞かれなかった．この所見をもとにその医師は患者はよくなったと思い，喘息薬の処方箋をもたせて帰すことにした．
落し穴は？

臨床問題 5
喘鳴や呼吸困難の既往がある61歳の女性が喘息として 6 カ月以上治療を受けたが，よくならなかった．喫煙歴もなく喘息の既往歴もない．その 5 年前に甲状腺の外科的切除を受けていた．
落し穴は？

臨床問題 6
28歳の男性が足の骨折で入院治療を受けていた．手術の間に患者は数単位の輸血と大量の輸液を受けた．術後 2 日間以上，しばしば痛みを訴え，数回にわたって麻薬系鎮痛剤の注射を必要とした．術後第 3 病日に患者が頻呼吸であることに気付いた．熱もなく，胸部の聴診ではラ音や喘鳴は聞かれなかった．頻呼吸の原因は不安や痛みによるものと判断した．落し穴は？

4．胸部レントゲン検査

胸部レントゲン検査は呼吸器病学のなかでもっとも有用な検査である．それは診断と肺実質の異常を除外するのに有用である．**図1-1**は女性が通常の背腹方向の胸部レントゲン検査を受けているところを示しており，**図1-2**はある重要な構造物を表示した標準的な背腹方向の胸部レントゲン写真を示している．**図1-3**と**図1-4**は異常な例のレントゲン写真を示している．肺炎，胸水，気胸，肺水腫，肺癌といったような様々な病状が胸部レントゲン写真の上に写し出されている．それゆえ，いい条件の胸部レントゲン写真はこのように確に病態を写し出すものである．

呼吸器疾患の患者を扱うものは誰でも正式な結果報告を待たないで自分で胸部レントゲン写真をみる習慣をつけなければならぬ．自分でみなければこの検査の有用性を知ることはできないし，胸部レントゲン写真を解読する楽しさも味わえない．胸部レントゲン写真の解読の間違いは別として，避けなければいけない 2 つのよく陥る落し穴

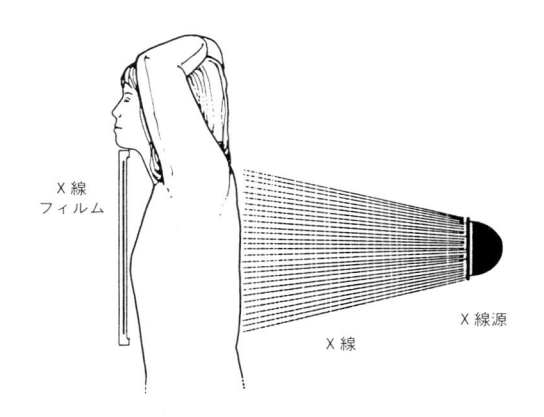

図1-1 日常の背腹方向の胸部X線検査を受けている婦人の略図．
彼女はX線写真緒向かって，手を頭の上へあげて立っている．X線（実線で示されている，実際には見えないのであるが）は背中から入り，胸部を通ってフィルムにあたる．フィルムは現像され，**図1-2**に示すような種々の構造が写った標準的な背腹方向の写真ができる．（側面の胸部X線写真では検者は側胸部をフィルムに向けて立つ）

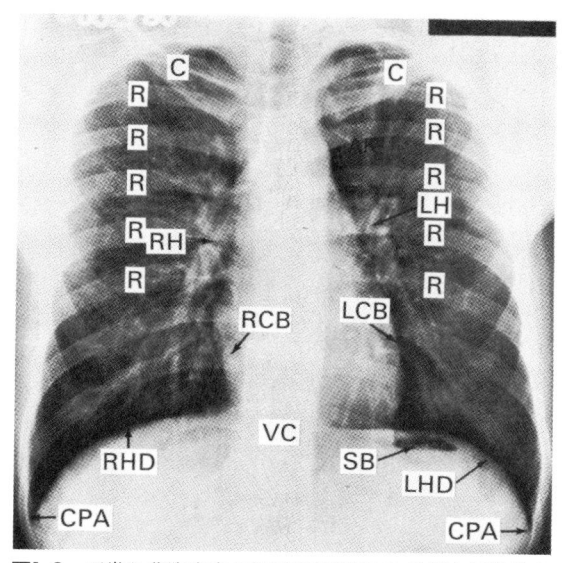

図1-2 正常な背腹方向の胸部X線写真で,重要な構造物を示している.
患者の右側は向かって左になり,左肺は右になる.(RHD, 右側横隔膜；LHD, 左側横隔膜；CPA, 胸郭横隔膜角；LCB, 左心縁； VC, 脊柱； AK, 大動脈弓； SB, 胃泡；RH, 右肺門； LH, 左肺門；R, 肋骨；C, 鎖骨)
(Wilkins, R.L., Sheldon, R.L., Krider, S.J.: Clinical assessment in respiratory care, St, Louis, 1985, The C.V. Mosby Co. より抜粋)

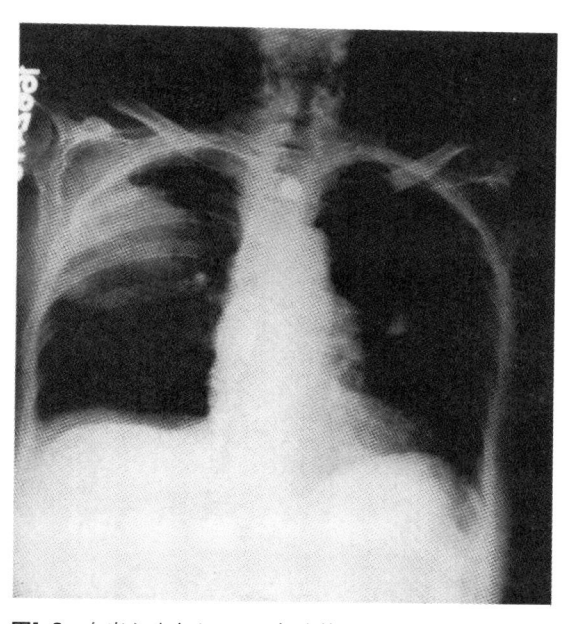

図1-3 血痰を喀出するまで無症状であった患者の胸部X線写真.
手術適応がない肺癌と診断された巨大な腫瘤がみられる.

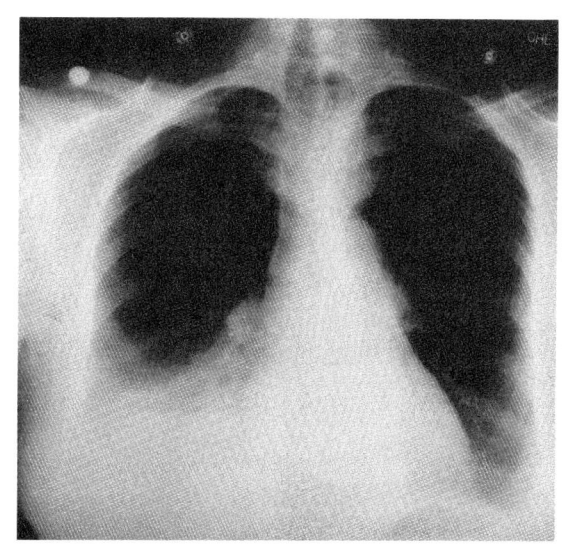

図1-4 臨床問題5で提示された患者の胸部X線写真である.
気管を取り囲む巨大な腫瘤に注目せよ.甲状腺腫切除術が施行された.右肺底部の陰影は慢性の線維化によるもので,甲状腺腫とは関係なかった.

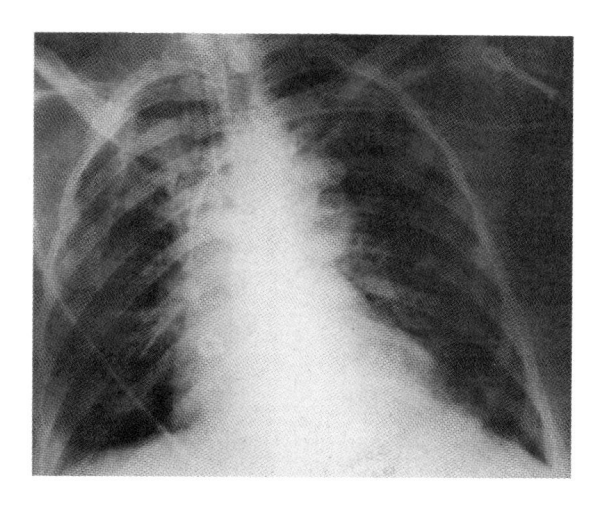

図1-5 肺水腫患者の腹背方向にとられたポータブル胸部X線写真.
心電図モニター用コード,気管内チューブ,そしてスワンガンツカテーテルに注目せよ.

(Pitfall) がある．その第一は当然それが診断の助けになるのに胸部レントゲン写真を撮ることを怠ることである．胸部レントゲン写真をとれば精力的な病歴聴取や理学的検査でさえ得られない情報を得ることができるのである．一度の2方向撮影（後前方撮影，側面撮影）は患者に危険でもないし，（2方向撮影がなされても）比較的安価な検査であるから，胸部レントゲン写真はそれが診断や治療の役にたつと思うならばいつでも撮らなければならない．

臨床問題7

次の患者のうち誰に対して胸部レントゲン検査をなすべきか？

a．37歳の女性は非喫煙者で，咽頭痛があって3日間続いた咳を症状としており上気道炎と診断された．肺は聴診では清明であった．

b．3週間持続する慢性の咳嗽を訴える45歳の喫煙者はまだ咳の治療を受けたことがない．だが，体調はいいと感じており，自覚症状はない．理学的所見は正常である．

c．新たに発症した喘鳴と呼吸困難を訴える非喫煙者の26歳女性は，救急処置室での喘息に対する吸入療法によく反応した．

d．以前に肺気腫と診断されたことのある67歳男性は足の浮腫，両肺にラ音と異常な3音（S_3ギャロップ）などが聴取され，うっ血性心不全の臨床症状があった．

第二の犯しやすい過ちは今回撮った胸部レントゲン写真を以前のものと比較する事を怠ることである．以前のレントゲン写真はすぐ院内で入手可能かもしれないし，または他の診療所や病院から取り寄せねばならぬかもしれないが，すべてのレントゲン写真を集めてそれを比較することは，ある検査手技や1日病院にいる時間あるいは入院する手間を省くことになるかもしれない．

集中治療を要する患者では，立てないために腹背方向の胸部レントゲン写真しか撮れない．背腹方向の入射と異なって，腹背方向の写真は標準化が容易でない．腹背方向の写真は手技が一定しないし，それを解読することはより困難である（**図1-5**）．心臓は腹背方向の写真では背腹方向に入射したものより通常大きく見える．なぜならレントゲンは患者から180cm以内のところで撮られるからである．心臓は前方にある臓器でレントゲンはそれがフィルムにあたる時より広がっており，結果的に少し大きな心臓を写し出すことになる．腹背方向に撮られた写真は目印で普通それとわか

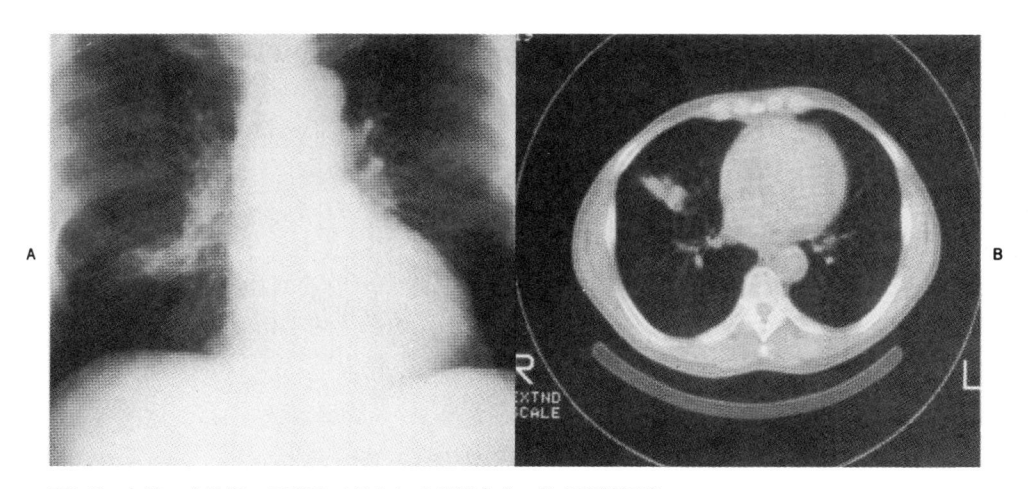

図1-6 右肺の中肺野に異常影が見られる背腹方向の胸部X線写真．胸部の病変を見る他の方法として水平断方向のCTスキャンが行われた．CTスキャンは体のいかなるレベルの横断像も得ることができる．CTスキャン像の異常影は含気のある肺に完全に囲まれた腫瘤であることを示している．腫瘤は右肺中葉に発生した肺癌で手術により完全に切除された．

るがレントゲン写真それ自体もどの方向で撮影したのかを示すことが多い。心臓カテーテルや気管内挿管チューブがフィルムに写っていれば腹背方向のポータブル写真という十分な証拠になる。歩行できる患者に対する標準的な背腹方向と側面撮影は別として、他の方向の撮影も大変有用である。斜位撮影は肺門構造や心臓との境界付近の異常をよく示すために撮られる。側臥位撮影は胸水を調べるのに有用である。肺尖撮影は肺尖部やそれに近い部位や右中葉の病変を明らかにするため行われる。最近では胸部のコンピュータ処理された軸写断層（CAT）が胸腔内病巣の診断に広く用いられている（**図1-6**）。CAT操作は特に縦隔と肺門部の腫瘤の描出や血管を血管以外の腫瘤と鑑別するのに有用である（造影剤の注入撮影により）。

　他の新しい放射線学的手技も胸腔内病変の診断における有用性が検討されている。（たとえばMRIやDSA）放射線技術の進歩はめざましいものであるが、大部分の呼吸器疾患患者は通常の胸部レントゲン検査を十分理解して使えば、それによって診断し、管理することができるというのが実際である（訳注；肺癌を別としてもCOPDなどのびまん性肺疾患における病変の広がりの診断にはCATが必要なことも多い）。

5. スパイロメトリー

　臨床の場で呼吸機能検査を行う場合には患者に努力を要求するものである。普通、患者は検査を受けるために中央検査室へ行く。呼吸機能検査の中で血液の検査だけは患者に努力を要求しないが、患者の努力とは肺の容量や流量を計測する器具へ息を吹き込む労力である。もっとも簡単で広く普及している呼吸機能検査装置はスパイロメーターであり、この検査をスパイロメトリーという。

　スパイロメトリーはハッチンソンによって1846年に紹介されたがこの検査が日常的な診断の道具になるには1世紀以上かかった。第2次世界大戦後に水封式のスパイロメーターが努力性肺活量を計る標準的機器として認められた。努力性肺活量の測定では全肺気量だけ空気を吸い込み、できるだけ全力ですばやくそれを吐き出す（**図1-7**）。吐き出された呼気はチューブを通って円筒状の容器内へはいる。そしてこの円筒状の容器にはペンが

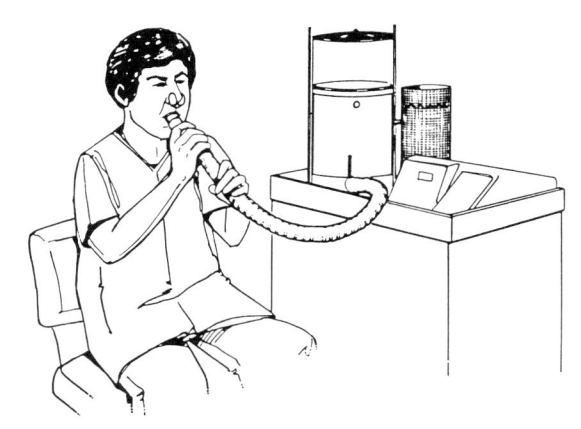

図1-7 努力性肺活量を測定している患者である。
検者は十分に、深く吸気を吸い、スパイロメトリーの下部に接続されたチューブへ全力で急速に息を吹き込む。スパイロメトリーの動きは取りつけられたペンに伝わり、回転するドラムの上に努力性呼気曲線を描く。スパイロメトリーは第3章で論じられる。

つけられている。円筒状の容器が動くとペンは回転するドラムのうえにカーブを描く。このカーブは努力性肺活量の時間容量曲線を示している。完全な努力性肺活量の曲線をいつも測定する必要はない。たとえば努力性肺活量測定時に最初の2秒間で得られるピークフローは喘息発作時に十分な情報をあたえてくれる。努力性肺活量曲線の生理学とその有用性は第3章で述べる。

6. 動脈血ガス分析

　人間で最初の動脈穿刺は1912年にHurterによって行われた。1919年にStudieは最初に動脈血の検体でガス分析を行った。動脈血ガス分析はずいぶん昔に始まったにもかかわらず動脈血ガス分析が患者の管理に日常的に用いられるまでには何十年かを要した。酸素分圧を測定するためのClarkの白金電極が1953年に紹介され、1960年台の機器によって動脈血酸素分圧や二酸化炭素分圧、pHの迅速な分析が始まった。血液ガス検査は今や救急病院においては広く用いられている。さらに、別の機器（CO-オキシメーター）が酸素化ヘモグロビンの割合（SaO_2）、一酸化炭素（CO）ヘモグロビンの割合やメトヘモグロビンの割合の測定のために使用されている。1つの動脈血の検体で血液ガス分析装置やCO-オキシメーター（**図1-8**）によ

って患者の酸素化や換気，また，酸塩基平衡についての情報まで知ることができる．右の枠内には通常の血液ガス分析から得られる基本的情報とそれぞれの検査の正常値，これらの計測によって評価される生理学的病態が示されている．酸素化は動脈血の酸素分圧（PaO_2），動脈血中の酸素飽和度（SaO_2），動脈血二酸化炭素分圧（$PaCO_2$）によって判断され，換気は二酸化炭素分圧のみによって，酸塩基平衡は二酸化炭素分圧，pHと重炭酸イオン（HCO_3^-）によって判断される．重炭酸イオンは単に計算によって算出されるものであり，血液ガス検体からの直接の計測によるものでないことを注意しなければならぬ．血液ガスの計測は動脈穿刺や動脈内留置を必要としており，侵襲的検査といえる．

この10年，血液ガスの非侵襲的計測が開発される傾向にある．より一般的な計測のなかにはオキシメーターによる PaO_2，SaO_2 の経皮的計測や呼気ガス分析による肺胞 PCO_2 の計測があるが，おそらく試験管内での動脈血ガス分析にまさるその最大の利点は持続的な生理学的モニターが可能な点であろう．しかし現在まで，これらの検査は少なくとも2つの理由で動脈血ガス分析にとって代わることができなかった．第一には経皮的電極によって計測される PaO_2 や耳や指に装着されたオキシメーターで計測される SaO_2 のように1回に

動脈血液ガス*		
PaO_2	70-100mmHg	酸素化
SaO_2	93-98 %	
換気　$PaCO_2$	36-44 mmHg	
pH	7.36-7.44	酸・塩基
HCO_3^-	22-26 mEq/l	

* 海面位での正常値．PaO_2 の正常値は年齢によって変化．PaO_2 の詳細は第5章参照．

1つのことしか計測できない点，第二には非侵襲的分析の機器は一般的に一度に1人の患者にしか使用できず，したがって1回の動脈血ガス分析による検査より費用がかかるという点である．たとえばオキシメーターには数千ドルの機器が必要であるが，それは一度に1人の患者に1つの事しか（SaO_2）計測できない．非侵襲的検査が動脈穿刺を行ってする動脈血ガス分析にとって代わるにはまだまだ改良が必要である．血液ガス分析によって評価される生理学的局面は第4章から第7章までに述べる．

7．喀痰検査

顕微鏡を使った喀痰検査はよく急性の肺感染症，特に細菌性肺炎の原因検索へ応用される．喀痰は

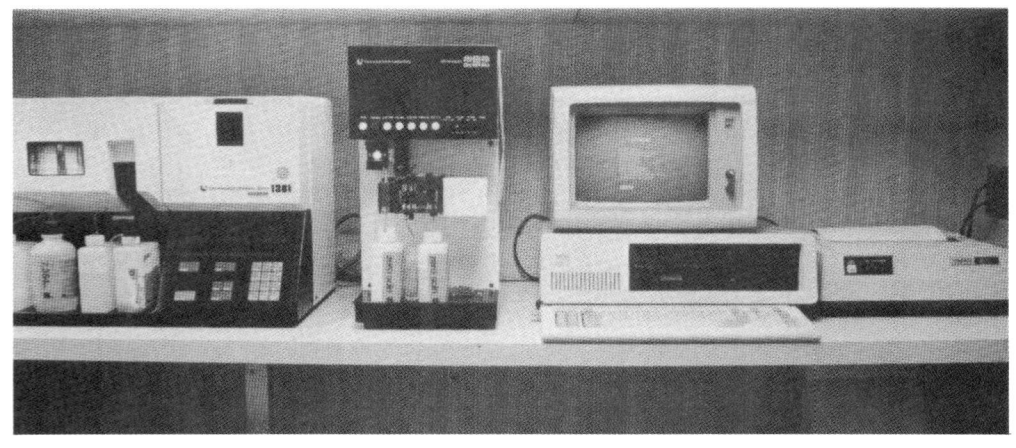

図1-8 動脈血液ガス分析装置．
いちばん左の装置（Instrumental Labolatories' Model 1310）は PaO_2，$PaCO_2$ と pH の測定に使われる．中央の装置（Instrumental Labolatories' Model 282）は CO-オキシメーターで酸素飽和度と CO ヘモグロビンを測定する．コンピュータ（IBM XT）は動脈血液ガス分析装置に接続され，動脈血液ガスデータを蓄積，検索そして解釈する．小プリンターがもっとも右に置かれている．

原因菌検索のためにグラム染色する．もし結核菌が疑われれば，特殊な抗酸菌染色を用いる．もし喀痰検査で白血球だけで細菌が証明されなければ，原因生物はウイルスかマイコプラズマが考えられる．いずれのケースでも顕微鏡を使った喀痰検査は有用である．喀痰培養には数日間を要し（結核菌培養はもっと日数を要する）しばしば最初の染色の結果を確認する回顧的なものとなる．

　喀痰検査の感染症の診断のほかに他の疾患も喀痰検査によって診断できる．原発性肺癌の患者はよく腫瘍細胞を喀出する．わずかな腫瘍細胞でも顕微鏡で見れば，肺癌は確定診断できるのである．

　ある症例では患者は喀痰検査だけで侵襲的検査を受けなくて済むことがある．

　喘息発作の間，患者の喀痰には通常多くの好酸球が見られる．好酸球は白血球の一種でその細胞質の顆粒は特徴的なオレンジ色に染まる．喘息の診断で心不全の可能性が強く考えられるような時は，臨床検査でははっきりしないことがある．このようなときは心不全の患者では喀痰に好酸球は認められないはずであるから好酸球増多があれば喘息が強く示唆されることになる．喘息発作に対する治療が適切ならば好酸球は喀痰から消失するであろう．

8. 他の検査と手技

　最近の病院や診療所には実際にはたくさんの有用な検査や手技がある．そのいくつかは心電図や電解質の計測のようにどこででも一般的に使われている検査である．一方，右心カテーテル検査や運動負荷試験（この2つの検査は第8章と第12章参照）のように特殊な状況下でのみ行われる検査もある．どんな検査や手技がデータを集めるために行われようと，目指すところはいつも1つである．すなわち正しい診断を下して患者を治療するということである．呼吸困難を評価することはこの章で述べる臨床診断法のよい例題になる．

9. 呼吸困難（dyspnea）の評価

　dyspneaはギリシア語の"息がしにくい"という言葉に由来している．患者はそれをよく息切れがするという（右の枠内を参照）．呼吸は人が無意識に行うものだから呼吸が困難な時にそれがどの程度のものかを正しく評価することはむずかしいかもしれない．誰でも活発に運動すればある程度呼吸困難を覚えるものだし，この反応は当然のことである．当然でないことは患者が安静時やちょっとした労作で息切れを感じることである．呼吸困難は普通，症状であると教えられている．すなわち患者が訴えるものである．兆候としても現われる．呼吸困難があることは患者が声にだして訴えなくてもわかるかもしれないが，この判断は普通，患者の呼吸数や補助呼吸筋を使っているかによってわかるものである．呼吸困難のもっとも一般的な臨床上の原因は心臓や呼吸器の異常である．しかしながら，他の病態でも呼吸困難は起こる（下の枠内を参照）．

　ヘモグロビン量の減少（貧血）や異常ヘモグロビン症（酸素親和性の変化，第6章を参照）などの他の血液異常も呼吸困難を引き起こすことがある．呼吸困難を引き起こす代謝異常には甲状腺機

呼吸困難

自覚症状として
　「息切れがする」
　「空気が入らない」
　「胸部緊縛感」「胸が堅い（重い）」
　「息が十分吸い込めない（吐けない）」

兆候（他覚的所見）として
　「患者は呼吸困難に見える」
　「呼吸がおかしい」
　「呼吸がスムーズでない」

呼吸困難をきたし得る臓器系統やその他の病態

心臓系（例，うっ血性心不全）
呼吸器系
　　　―中枢神経系
　　　―胸郭と筋
　　　―肺
血液疾患（例，貧血）
代謝性疾患（例，甲状腺機能亢進症）
高地（低酸素血症に由来する）
身体的不適合
妊娠
心理的異常

能亢進症やケトアシドーシスなどがある．高地も低酸素により呼吸困難の原因となる．適応出来ない事が労作時呼吸困難の一般的な原因である．妊娠は呼吸困難の普通の生理的原因（いいかえれば正常）である．最後に極端な場合，呼吸困難は臓器の異常でなくて純粋に心因性の原因でも起こることがある．そのような患者はよく過度の深呼吸をするし，十分に満足のいく呼吸ができないと訴える．それらの胸部レントゲン写真，動脈血ガス，スパイロメトリーは正常である．

臨床的に呼吸困難は急性と慢性に分類できる．急性の呼吸困難のある患者は安静時の息切れがあり，普通は即座の医学的処置が必要である．普通，急性の呼吸困難に関わるものは肺水腫，喘息発作，肺塞栓症，気胸，肺炎や急性の不安反応などである．一方慢性の呼吸困難は通常，労作時の呼吸困難として現れてくる．そのような患者では安静時にはめったに呼吸困難はない．慢性の呼吸困難は普通，慢性閉塞性肺疾患（肺気腫，慢性気管支炎），間質の線維化，及び慢性うっ血性心不全と関わっている．**図1-9**は呼吸困難の患者を評価するための臨床的アプローチの概略を示したものである．この図式は呼吸困難の鑑別診断や治療の概略である．

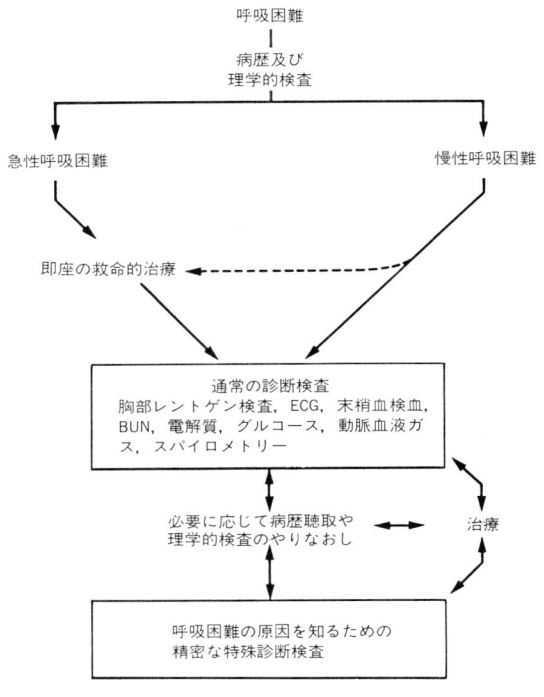

図1-9 呼吸困難の評価と処置の図

呼吸困難の原因を推測するにも重症度を判断するうえにも病歴の聴取は重要である．急性と慢性の区別は病歴と医師の疾患に対する認識による．

呼吸困難の診断における日常検査の有用性について

胸部X線検査：もし異状があれば，胸部X線検査は質的検査が可能なこともある（たとえば，肺炎・肺癌）．胸部X線検査で異状がなければ多くの診断を除外でき，かつ，他の原因を示唆する（たとえば，喘息や慢性気管支炎では肺野は普通きれいである）．

心電図（ECG）：心電図は心筋虚血や梗塞，不整脈の診断に有用である．洞性不整脈は多くの呼吸困難の患者によくみられる非特異的所見であり，重大な不整脈がないことを示す以外肺の診断の手助けになるものではない．

一般検血：一般検血には，白血球，ヘマトクリットまたはヘモグロビン量の測定がある．ヘマトクリットやヘモグロビン量は貧血の診断のための検査である．低値であれば，貧血が呼吸困難の原因か促進因子になっている可能性がある．

電解質：電解質異状は呼吸困難の原因とはならないが，呼吸困難には電解質異状を伴うことが多い．ナトリウム，カリウム，クロールと重炭酸イオンは，血中尿素窒素，血糖とともに同時に測定されるのが普通になっている．これら6つの値は水バランスの異常（脱水，水過剰），酸塩基の異常，腎不全状態の診断に貴重である．

動脈血液ガス分析：動脈血液ガス分析は酸素化，換気，酸塩基平衡それぞれの評価に用いられる．これは第4章から第7章にかけ詳述してある．

スパイロメトリー：スパイロメトリーは閉塞性気道疾患の診断に貴重である．努力性肺活量曲線が正常ならば臨床的にも明らかな気道閉塞は除外できることも多い（たとえば，ピークフローか一秒量）．スパイロメトリーは第3章で詳述される．

9. 呼吸困難 (dyspnea) の評価

呼吸困難の原因診断のための特殊な，そして/あるいは特異性の高い検査法

利尿剤の試験的投与
肺機能検査室
  気管支拡張剤投与前後でのスパイロメトリー
  （病状安定時のスパイログラムが異常の時，可逆性を見る）
  気道誘発試験，喘息誘発試験
  （病状安定時のスパイログラムが正常の時，気道閉塞の有無を見る）
  拡散能力
  肺気量
  生理学的運動負荷試験
肺循環検査
  潅流/換気肺スキャン
  肺動脈造影
  右心カテーテル検査
心機能検査
  非侵襲的：心エコー図，核医学検査，運動負荷試験
  侵襲的：右心・左心カテーテル検査，冠動脈造影
血液検査，代謝面の検査も含む
  ヘモグロビンの電気泳動
  P_{50} 測定
  カルボキシヘモグロビン測定（一酸化炭素ヘモグロビン測定）
  メトヘモグロビン測定
  甲状腺機能検査
  薬物分析（例，シアン化合物の血中濃度）
その他
  喀痰細菌塗抹・培養検査
  胸腔穿刺と胸水検査
  心理面の評価
  アレルギー検査
  テンシロン検査
  筋電図
  睡眠時検査（呼吸数，SaO_2，脳波，他の睡眠時パラメーター）
  肺生検
  その他の呼吸困難の原因診断法

発作を起している患者が喘いでいるか，冷汗をかいているか，一文を一息でいえないか．もしそうであれば，問題は急を要する．診断は緊急を要するし，治療は同時に行われることが多い．たとえば，急性の喘息発作をおこしている患者には胸部レントゲン写真，スパイロメトリーや血液ガス分析を受けている間に気管支拡張剤の投与が必要であるかも知れぬ．慢性の呼吸困難の診断にはもう少し余裕があり，同時の治療はそれほど必要ではない．病歴聴取と診断のための検査により多くの時間を使うべきである（図1-9）．

いつ呼吸困難が始まったのか？　呼吸困難はずっとあるのか？　それとも労作時だけなのか？　1日のうちで決まった時間に悪くなるのか？　患者に意識はあるか？　そのような質問は確定診断を得るというより呼吸困難が患者にどのような影響を与えているのかを知ることで意味がある．たとえば起座呼吸や発作性夜間呼吸困難は肺疾患と同様に心疾患でも起こる．咳と関連した呼吸困難は肺気腫でも起こり，喘息でも起こるからである．

視診は普通，理学的検査のもっとも重要な部分を占める．補助呼吸筋を使っているか？　または

前述したような他の呼吸困難の兆候はないか？呼吸数はいくつか？ 聴診では呼吸音は正常の大きさか？ それとも減弱していないか？ 呼吸音に左右差はないか？ 喘鳴やラ音はないか？ 不整脈や心音のギャロップはないか？

病歴聴取や理学的検査が重要なことは明らかだが臨床検査なくしては確定診断はなかなか得られない．ルーチンの検査を図1-9にあげた．これらの検査は比較的安価で，診断と治療の両方に有用な情報を与えることが多い（12ページの枠内を参照）．前ページの枠内では診断が困難な場合，さらに診断をはっきりさせるための補助検査を示している．運動負荷試験はスパイロメトリーや血液ガス分析ほどにはしばしば使われないために，あまり知られていない生理学的検査の1つである．運動負荷試験は患者の訴える呼吸困難が他の検査で説明されないときに役に立つ．運動は一度に1つの臓器系ではなく全身に負荷をかけるので，肺は過剰の酸素や二酸化炭素のガス交換を行わなければならないし，心臓は心拍出量を増し，循環系は末梢組織への血液供給を増加させねばならない．これらのいずれかがうまく機能しなければ，患者は呼吸困難を感じるか運動を続けることができないのである．第12章では運動時に何を測定するかそして結果をどのように解釈するかを述べる．

10. ベッドサイドと臨床検査

図1-9と12ページと13ページの枠内に呼吸困難の治療の概略を示した．図1-10では呼吸器疾患への臨床的アプローチのエッセンスが要約されている．呼吸困難，あるいはどんな呼吸器の病態の評価にも病歴や理学的検査とともに，臨床検査をうまく組み合わせる必要がある．病歴と理学的検査だけでも，また検査室での検査だけでも，呼吸器の問題に対して十分な診断や治療を行うことはできない．

検査室での検査を誤用することや過剰に使用することはいつでも避けなければならない．前述したように，そして以下の章でたえず強調されるように，臨床検査はベッドサイドでの患者の評価にとって代わるものではない．生理学的計測の結果は患者の状態を考慮しながら評価されなければならない．検査の結果はそれが血液ガス分析であれ，スパイロメトリーであれ，右心カテーテル検査であれ，患者が異なれば，異なった意味をもつことになるのである．おそらくこの哲学をもっともよく表しているのはしばしばベッドサイドで聞かれる以下のような教訓であろう．

"医師よ，多数の患者を扱うのでなく，患者個人を扱え"

11. まとめ

呼吸器疾患に対する臨床的アプローチは概念的には医学の他の分野と同じである．すなわち，基礎データを収集し，診断をつけ，患者を治療する．病歴や理学的検査から得られる情報はもちろんのこと，胸部レントゲン写真，呼吸機能検査，動脈血ガス分析，そして他のいくつかの基礎的検査の結果も重要なデータである．診断とは単に特異的な疾患そのものを決定することだけでなく，患者のおかれている生理学的状態（メカニクス，ガス交換や循環動態）の評価をすることも含まれている．患者の治療は疾患の質的診断と生理学的異常の程度によってなされるものである．

生理学的計測はしばしば非常に有用ではあるが，病歴聴取にまったくとって代われるものではない．病歴をとるには時間と，自然に身についた好奇心が必要である．さらに，理学的検査は疾患の重症度を評価するのに有用である．頻呼吸，補助呼吸筋の使用，鼻翼呼吸などは普通，呼吸不全を示すものである．

胸部レントゲン検査は多くの呼吸器疾患の診断

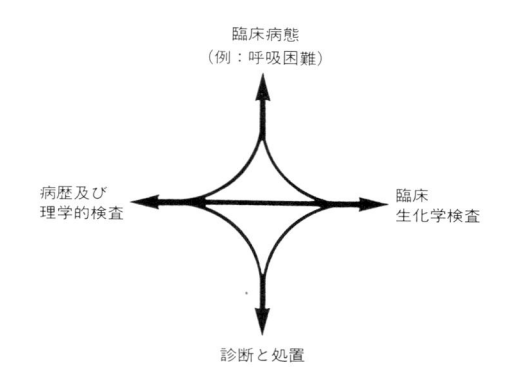

図1-10 診断と処置

と除外診断のために，なんといっても一番有用な検査である．動脈血分析とスパイロメトリーはそれぞれ，ガス交換とメカニクスの情報を与えてくれる．病歴と理学的検査にこれら3つの検査を加えれば呼吸器に異常のある患者を十分治療することができるはずである．

呼吸困難の評価は臨床的アプローチの例題として使われる．息がしにくいとか困難であるという意味の呼吸困難は心臓や肺や血液を含めた様々な疾病によって引き起こされる．臨床的にはまず急性（即座の治療を要する）か慢性かで表わす．ルーチンに行われる検査は胸部レントゲン検査，心電図，一般検血，電解質，血液ガスやスパイロメトリーであり，その中のいくつかまたはすべてが患者に行われることがある．病歴，理学的検査，そしてこれらの検査のいくつかがあれば，呼吸困難の患者の大部分を診断し，治療するには十分である．他の多くの特別な，そして特殊な診断のための検査は通常の検査で診断が困難なときに役にたつのである（たとえば，生理学的運動負荷試験，肺シンチや超音波検査など）．呼吸困難，またはどのような呼吸器の病態であれ，その評価には病歴と理学的検査に臨床検査の結果を巧みに統合することが必要である．

復習問題

以下の文でいずれが正しいか誤っているか述べよ

1．ラ音は不連続な呼吸音で，胸水貯留や肺の線維化を示唆することがある．
2．チアノーゼがなければ臨床的には重症の低酸素血症を除外できる．
3．ストライダーとは気管支喘息に特有なハイピッチのウィーズ（喘鳴）である．
4．コンソリデーションは胸部打診時の過剰な共鳴音により明かとなる．
5．スパイロメトリーでは検者が最大に息を吸い込み，器械に息を吹き込むとで流量や流速をうちだすことができる．
6．動脈血分析では通常に重炭酸塩濃度の計測を含んでいる．
7．右中葉の肺炎では背腹方向の胸部レントゲン写真で右心縁が明確である．
8．低ナトリウム血症はよく，呼吸困難を引き起こす．
9．コンピュータによる病歴聴取は患者が昏睡状態でなければ，呼吸器の軽い病気の診断に役にたつといわれている．
10．ウィージング（喘鳴）がなければ臨床的に重症な喘息は除外できる．

Reference

Rosman, J., and Cugell, D.: Chest physical examination: seeing what you hear, J. Respir. Dis. **3**(7):43, 1982.

Suggested readings

Felson, B., Weinstein, A.S., and Spitz, H.B.: Principles of chest roentgenology, Philadelphia, 1965, W.B. Saunders Co.

Heitzman, E.R.: The lung: radiologic-pathologic correlations, ed. 2, St. Louis, 1984, The C.V. Mosby Co.

Loudon, R., and Murphy, R.L.H., Jr.: Lung sounds: state of the art, Am. Rev. Respir. Dis. **130**:663, 1984.

Squire, L.F., Colaiace, W.M., and Strutynsky, N.: Exercises in diagnostic radiology, Philadelphia, 1981, W.B. Saunders Co.

The Occupational and Environmental Health Committee of the American Lung Association of San Diego and Imperial Counties: Taking the occupational history, Ann. Intern. Med. **59**:641, 1983.

付録Gの一般文献（生理学）も参照されたし．

第2章

構造と機能

1. ガスの性質
2. 大気
3. ガスの法則
4. ATPS, BTPS 及び STPD
5. 液相でのガス
6. 呼吸―ガス交換の概略
7. 肺疾患と呼吸器系
8. まとめ

1. ガスの性質

呼吸器系の主な機能はガス交換である．ガス交換とは大気と血液との間で酸素(O_2)と炭酸ガス(CO_2)の受け渡しが行われることである．ガス交換を理解するために，それぞれのガスの性質やガスに関する基礎的な法則を理解する必要がある．ガスは固体または液体と同じような物質であり，一定質量の分子で構成されている．分子は一定の運動をしているため，圧力をもち，熱あるいは温度を発生させている．すなわち，ガス分子は必要な空間を占め，容積をもつことになる．

質量は物体の基本的な特性であり，重力に関係なく存在する．ガスについては，質量はその分子の大きさと数によって決まる．重力が作用した時，分子は重量を持つ．したがって地球上と大気圏外では，酸素の分子は同じ質量であるが，地球上でのみ重量をもつわけである．

温度(T)は，すべてのガスが有する物理的な特性の1つである．その温度が高いほど，ガス分子はより速く動く．ガスの法則においては，温度の尺度はKelvin(K，摂氏の温度に273度を加えたもの)を使う．Kelvin(K)の尺度においては，0度は絶対0度または摂氏－273度である．すなわち，$0°C = 273°K$，$37°C = 310°K$ である．

圧力(P)は，ガス分子が外部表面に対して作用するランダムな動きの頻度により決まる．呼吸生理学においては，ガスの圧力はミリメーター水銀柱(mmHg)で表される（mmHgの代わりにtorrと呼ばれる単位を使っている教科書もあるが，1 torr＝1 mmHgである）．海面位における空気の圧は，水銀柱で760mmの高さに相当する．したがって，海面位での大気圧は760mmHgとなる（図2-1）．

ガスは液体に溶かした時にも，圧力を示す．液体中のガスの圧力は，時にガスの張力ともいわれる．実際に，圧力と張力は同義語と考えてよい．

水蒸気は気相状態の水をいう．他の乾いたガスのように，水蒸気も圧力をもつ．水蒸気圧は温度によって変化する．水蒸気圧と温度の関係は表2-1のごとくである．

吸入された空気は上気道において，水蒸気により完全に飽和される．健常者の体温37℃での水蒸気圧はおよそ47mmHgである．個々の乾燥ガスの

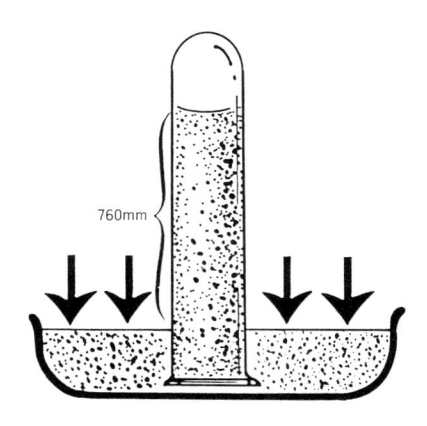

図2-1 海面位において，空気の圧は水銀の柱を760mmの高さに維持する．一端が閉じられた長いガラス管に水銀を満たし，そして水銀の入った皿の上に逆さにする．水銀柱の高さは空気圧に等しい（矢印）．水銀柱の先端とガラス管の間の空間は，真空である．その真空は水銀の落ちが大気と平衡になることで作り出されたものである．

表2-1 水蒸気圧と温度の関係

温度（℃）	水蒸気圧(mmHg)*
20	17.54
21	18.65
22	19.83
23	21.07
24	22.38
25	23.76
26	25.21
27	26.74
28	28.35
29	30.04
30	31.82
31	33.70
32	35.66
33	37.73
34	39.90
35	42.18
36	44.56
37	47.07
38	49.69
39	53.44
40	55.32

* 水蒸気で完全飽和した時の値．完全に乾燥した環境では水蒸気圧はゼロである．

圧力を計算する場合には，すべてのガスの圧力の総和から水蒸気圧を引けばよい．たとえば，海面位での乾燥した空気の圧力は760mmHgである．気道は大気に開放しているため，気道の圧力もまた760mmHgとなる．吸入された空気が水蒸気で飽和されると，その分だけ乾燥ガスの圧力は低くなる．気道における乾燥ガスの圧力は大気圧から水蒸気圧を引いたものになる．この値は，海面位では760から47引いた713mmHgとなるわけである．容積（V）はガスによって占められた空間である．液体や固体と異なりガスは圧縮性があるので，ガスの容積はそれが収容される容器により決まる．ガス分子は一定の運動をしているため，一定量のガスは容器内で膨らんで充満している．ガスは膨張あるいは収縮により容積が変わるため，その時の圧力と温度はガスの法則にしたがって変化する．

2．大気

地球は数百マイルの大気層で囲まれている（図2-2）．大気は複数のガスの混じった空気で地球を包んでいる．その中でも，とくに窒素と酸素はより豊富に含まれている．その他のガスはすべてをまとめても1％にもならない．これらのガスが大気中で自由に動いているのかどうか，肺内に封じ込められているのかどうかのガスの動きは，一定の法則により決まる．混合ガス中では，個々のガスはそのガス単独の圧力（分圧という）をもつので，混合ガス全体の圧力は個々のガスの分圧の総和に等しいことになる．これをダルトンの分圧の法則という．

表2-2 空気の組成

ガス	乾燥ガスの％*	海面位での乾燥ガスの分圧	水蒸気圧47mmHgでの海面位の分圧
窒素	78.084	593.44	556.74
酸素	20.948	159.20	149.36
アルゴン	0.934	7.10	6.66
炭酸ガス	0.031	0.24	0.22
その他のガス**	0.003	0.02	0.02
水蒸気	0	0	47
総％	100		
乾燥ガスの総圧		760	713
総気圧		760	760

* ％は生存可能な大気では同じである
** ネオン，ヘリウム，クリプトン，キセノン，水素，オゾン，亜酸化窒素，メタン

ダルトンの法則により，空気中の個々のガス圧の合計は大気圧の合計に等しい．酸素は空気の約21％を占め，海面位で乾燥状態にある空気に占める酸素の分圧は159mmHgとなる（**表2-2**）．もし，窒素が大気から取り去られたとしても，残った酸素の分圧が159mmHgであることには変わりはない．

空気は物質より成り立っているため，固体あるいは液体のように重力による影響を受ける．空気は地球の表面に近いほど，空気の重さは大きくなる．すなわち，地球に近いほど空気は濃厚になり，より大きな圧力を示すことになる．逆に高地に行くほど空気の重さは軽く，その圧力は小さくなり，ガス分子密度はだんだん小さくなる．デンバー（標高1マイル：1.6km）では，大気圧は海面位よりも1マイル分だけ少ない．ここでの大気圧は640mmHgしかない．酸素の圧は0.21×640で，134mmHgとなる（**図2-3**）．

人間が居住するもっとも高い所である18000フィート（5526m）の高地では，大気圧は380mmHgとなり，酸素の圧は0.21×380で，80mmHgとなる．

空気中の個々のガス（分画）は，少なくとも呼吸できる大気のところでは標高とともに変化することはない．大気圧は標高に伴って減少するため，個々のガスの圧もまた減少することになる．標高とともに酸素の圧が減少することは，人間が標高数マイル以内でしか生存できないことを物語っている（**図2-3**）．

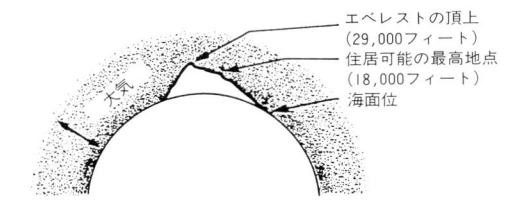

図2-2 地球は大気という空間の層で囲まれている（図中の高さは厳密には縮尺はされていない）．標高の増加に伴い酸素の圧が減少するため，人間の住居は18,000フィート（訳注：5,526m）の高地より低地しか不可能である．空気は地球の表面に近いほど，より重くなり，より大きい圧力をもたらすことになる．空気の圧が大きいほど，酸素をはじめとして構成ガスの圧が大きくなる．

臨床問題1

エベレストの頂上(29,028ft，8912m)での大気圧は253mmHgであるが，その時の大気中の酸素分圧はいくつか？人間は酸素の補給なしで頂上に登ることができるか？

空気中の乾燥ガスの組成は変化しないが，通常空気中にはいくらかの水蒸気が存在する．定義によれば，乾燥空気は水蒸気を含まないことになっているが，完全に乾いた空気は珍しく，主に砂漠のような区域にのみ見られる．空気が水にさらされて水蒸気により完全に飽和される場合，水蒸気圧は温度によってのみ変化する（**表2-1**）．乾燥ガスの分圧を測定する前に，ガス圧から水蒸気圧を引くことを忘れてはならない（**表2-2**）．

3．ガスの法則[*1]

ガスの法則の1つであるダルトンの法則についてはすでに述べた．数学的にダルトンの法則を示すと

$$P_T = P_1 + P_2 + P_3 + \ldots + P_n \quad (1)$$

のようになる．ここでの P_T は混合ガス全体の圧で，P_1，P_2，P_3，と P_n は混合ガスを構成する個々のガスの圧をそれぞれ示す．

大気に関しては，総圧は大気圧(P_B)であり次のように示される．

$$P_B = P_{N_2} + P_{O_2} + P_{H_2O} + P_{CO_2} \quad (2)$$

ここでは，P_{N_2} は窒素にその他のすべての不活性ガスを加えたものの分圧を示す．P_{O_2}，P_{H_2O} と P_{CO_2} はそれぞれ酸素，水蒸気と炭酸ガスの分圧を示す．

もう1つの法則はアボガドロ定数 6.02×10^{23} に関連するものである．これは1モルの質量に相当するガス中の分子の数（1モルのガスの分子の数）である．たとえば，酸素の分子量は32であるから，32グラムの酸素は 6.02×10^{23} 個の酸素分子を含み，28グラムの窒素（分子量＝28）もまた 6.02×10^{23} 個の窒素分子を含む．アボガドロの法則は，温度，圧力及び容積が等しければ，その中に含まれる分子の数も等しいことを示している．273°K，760mmHg の圧では，この分子の数は常に22.4 l を占める．

次の3つの法則はガス圧，温度及び容積の間で起こる関係を示す．

1）ボイルの法則[*2]

もし温度が一定であるならば，ガスの示す圧はガスの容積に反比例して変化する．

$$P \simeq 1/V \quad (3)$$

ボイルの法則の結果：もし温度が一定のまま圧，あるいは容積のどちらかが変化するならば，圧と容積の積は一定で，次の式で示される．

$$P_1 \times V_1 = P_2 \times V_2 \quad (4)$$

2）シャルルの法則

もし圧が一定ならば，容積は温度に比例して変化する．

$$V \simeq T \quad (5)$$

シャルルの法則の結果：もし温度または容積のどちらかが変化しても，圧が一定であるならば，

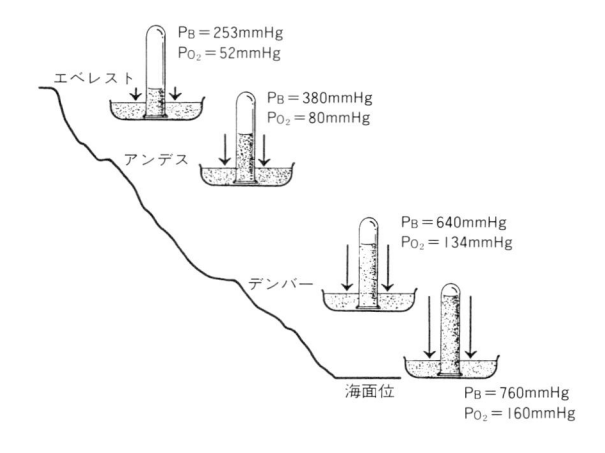

図2-3 気圧に対する標高の影響
水銀柱の高さは，標高の増加に伴い空気の圧が減少するため低くなり，大気圧(P_B)が減少することになる．P_{O_2} は乾燥空気中での酸素分圧を示す．$P_{O_2}=0.21 \times P_B$ であるから，高地に行くほど P_{O_2} も減少する．

エベレスト： $P_B = 253$mmHg，$P_{O_2} = 52$mmHg
アンデス： $P_B = 380$mmHg，$P_{O_2} = 80$mmHg
デンバー： $P_B = 640$mmHg，$P_{O_2} = 134$mmHg
海面位： $P_B = 760$mmHg，$P_{O_2} = 160$mmHg

[*1] これらのガスの法則は，ガスの質量（分子の数）がつねに一定で，その温度が室温(25℃)から体温(37℃)までの生理的状態の範囲に限ると仮定してある．この範囲から離れた極端な温度では，ガスの動きはガスの法則から外れた動きをすることになる．

[*2] $\simeq$ は比例することを意味する．(4)式及びその後の式で，P，V及びTの後の数字1は初期の圧，容積及び温度を示し，数字2は最終の値を示す．

$$V_1 / T_1 = V_2 / T_2 \tag{6}$$

という関係が成り立つ．

3) ガスの一般法則

ボイルとシャルルの2つのガスの法則を結合させることにより，次のような一般的なガスの法則にすることができる．

$$P_1 \times V_1 / T_1 = P_2 \times V_2 / T_2 \tag{7}$$

4. ATPS，BTPS，及び STPD

ガスの一般法則は，ある条件下のガスの容積を別の条件に換算するときに便利である．たとえば，スパイロメーターで肺活量を測定した時，それは室温で計測された容量で，生体の温度でのものではない．体温と水蒸気圧は普通それぞれ37°Cと47mmHgであるが，患者の体温及び大気圧下で，水蒸気により飽和された状態のものをBTPS (body temperature and pressure, saturated) という．室温及び大気圧下で，水蒸気により飽和された状態のものをATPS (ambient temperature and pressure, saturated) という．通常よく見られる典型的なATPSの状態での温度と水蒸気圧は，それぞれ25°Cと24mmHgである．BTPSとATPSでの空気全体の圧は同じで，ガスが集められた時の大気圧になる．

スパイロメーターで集められた空気の容量をBTPSに換算するには，ガスの一般法則の式(7)を使う．海面位，ATPS下で集められたガスについて考えてみよう．これをBTPSに換算するにはどのようにしたらよいだろうか？

1) ATPS 状態

$V_1 = $ スパイロメーターによって集められたガスの容量

$T_1 = 25°C + 273° = 298°K$

$P_1 = T_1$ において大気圧から水蒸気圧を引いた圧（海面位での大気圧は760mmHg，25°Cでの水蒸気圧は24mmHgである）

$= 760mmHg - 24mmHg = 736mmHg$

2) BTPS 状態

$V_2 = $ 測定したガスの容量

$T_2 = 37°C + 273° = 310°K$

$P_2 = T_2$ において大気圧から水蒸気圧を引いた圧（海面位での大気圧は760mmHg，37°Cでの水蒸気圧は47mmHgである）

$= 760mmHg - 47mmHg = 713mmHg$

BTPSでの容量 V_2 を計算するには，得られた情報を一般的な法則の式(7)に代入する必要がある．式(7)を展開することにより，V_2 を次のように求めることができる．

$$\begin{aligned}
V_2 &= (V_1 \times P_1 / T_1) \times (T_2 / P_2) \\
&= V_1 \times (T_2 / T_1) \times (P_1 / P_2) \\
&= V_1 \times (310 / 298) \times (736 / 713) \\
&= V_1 \times 1.07
\end{aligned}$$

室内温度と水蒸気圧は一般に体内のそれより少ないため，体外で集められたガスの容積は，肺内にある時より少ない．前に述べたようなATPS状態で求められたスパイロメーターの測定値を，BTPSに換算するためには1.07倍しなければならない．

臨床の現場では，もしコンピュータでも使用しないかぎり，スパイロメーターでガスを集める度毎に，換算に必要な係数を計算することはできない．もしATPSの状態が日毎に大きく変化しなければ，同じ換算係数（たとえば，1.07）をいつも使用してもよい．しかし，特別な研究所での測定の場合には，ATPSとBTPSの違いと同時に，ガスの容積が温度変化によっていかに影響を受けるかを絶えず念頭においておく必要がある．

臨床問題 2

ある医学生はスパイロメーターにより自分の肺活量を測定し，肺気量曲線をコンピュータで打ち出して結果を得た．肺気量曲線より計算すると，自分の肺活量は5.4 l であった．一方，コンピュータで出力された肺活量は5.8 l であったが，どちらの値が正しいか？

酸素や炭酸ガスのように体内において化学反応を受けたガスは，標準の温度と圧力で，乾燥状態で報告されている．このような状態をSTPD (standard temperature and pressure, dry) といい，これは温度が0°C，気圧が760mmHgそして水

蒸気圧が0である状態である．たとえば，健常人の安静状態での酸素消費量は，1分間あたりSTPD状態で250mlである．STPD，BTPS及びATPS間での換算は，ガスの一般法則の式(7)を用いることで容易に行うことができる．

臨床問題3

室温25℃，気圧747mmHgのある研究所で測定された患者の酸素消費量が327ml/分であった．その患者の体温が正常と仮定する時，STPDの状態でのこの患者の酸素消費量はいくらか？

5．液相でのガス

前に述べたガスの法則では，ガスは乾燥しているか，あるいは水蒸気で飽和されているかである．液体がガスにさらされ，両者の間に拡散を妨げるものがない時，ガスの分子は液体中へ動き，液体中に溶解（溶存）した状態で存在することになる．ガスの液体中への溶解は，液体中のガスの分圧が液体に接するガスの分圧と等しくなるまで続き，両者が等しくなって平衡状態になった時に溶解は止まる．

ヘンリーの法則は，平衡状態において，ある温度下で単一液体中に溶けるガスの量は，ガス相でのそのガスの分圧に比例することをいう．この法則はいかに多くのガスが液体に溶解するかを示しているのではなく，溶解するガスの量がガス相での分圧に比例するということを示しているだけである．ヘンリーの法則はガスの化学的結合を示しているのではない．たとえばヘモグロビンと酸素との関係において，酸素はヘモグロビンと結合すると，もはやガス分圧を示さなくなる．

圧と容積の区別は非常に重要で，しばしば混乱の原因となることがある．今ここで，P_{O_2} 100mmHgの血液のサンプルについて考えてみよう．この血液サンプルの中には酸素はどれくらいあるだろうか．この質問に答えるためには，まず次の2つのことを考慮する必要がある．1つは液体中に溶解するガスの量で，もう1つは化学的に結合した状態にある量である．液体中に溶解したガスの量は，そのガスの圧とその液体に溶け込むガスの溶解度により決まる．溶解度は，その時の温度及び液体中のガスの溶解係数により決まる．この関係は，次のように示すことができる．

溶解したガスの容積/液体の容積 ＝ P × K　ここで，Pはガスの分圧，Kは溶解係数をそれぞれ示す．たとえば，正常な体温下でので血漿中(100ml)への酸素の溶解度は，酸素分圧1mmHgあたり0.003mlである．

臨床問題4

次のような条件下で空気呼吸時，血漿100ml中の酸素分圧と酸素含量はいくらか？
気圧760mmHg，水蒸気圧27mmHg，
酸素濃度　21%
もし，血漿中に10g%のヘモグロビンが付け加えられたとすると，P_{O_2}はいくつになるだろうか．ヘモグロビンの濃度が15g%になった場合，P_{O_2}は変化するだろうか．

表2-3は，ガス相及び液相でのガスの分圧と含量の大きな違いを示している．

6．呼吸—ガス交換の概略

呼吸は生体がもつ生理機能の1つで，これが障害されると生体は影響をこうむるのはもちろんである．『息がとまる』，『息が切れる』及び『息苦しい』などは，通常の呼吸異常の際によく使用される言葉である．幸いなことに，通常の呼吸は自動的に行われ，それを行うことについてあらためて考える必要はない．呼吸器系は安静時または運動時のいずれの場合にも，生体の代謝面での要求に合わせて機能するようになっているからである．

表2-3　ガス圧とガス含量の区別

	ガス圧	ガス含量
ガス相	ガス分子の運動の結果	単位容量あたりの分子数；ガス圧に直接比例する
液相	ガス相におけるガス圧に等しい（ガス相と液相が平衡状態において）	液体に溶解した分子数と化学的に結合した分子数の総計
		溶解度は温度と溶解係数により変わる
単位	ガスと液体の両方ともmmHg(torr)	mlガス/単位ガス体積（ガス相）
		mlガス/100ml液（液相）

6．呼吸—ガス交換の概略

　生体の代謝面での要求には，持続的な酸素の供給と炭酸ガスの排出がある．これを満たすために，呼吸器系は3つの主要な部分から構成されている（**図2-4**）．1番目は呼吸を調節するコントロール部で，呼吸中枢を含む中枢神経系とそこへ情報を伝達する末梢神経系からなっている．2番目は胸郭内へガスを出し入れする装置で，内部に肺を含み，それを膨らませたり，縮ませたりしている．3番目は肺と気道である（**図2-5**）．

　呼吸を調節する中枢神経系は脳幹にあり，脳皮質よりも発生学的には古い（図2-4）．脳幹による呼吸の調節は自動的に行われるが，薬剤や疾病により影響を受ける．たとえば，比較的よく見られる呼吸不全の原因として，麻薬や鎮静剤の過量投与がある．

　胸郭内へガスを出し入れする装置は次の3つのものから構成されている．1つは胸郭で内部に肺を含んでいる．次は横隔膜で，呼吸運動で重要な働きをしている筋肉である．最後は胸膜で，これは肺の表面及び胸郭の内表面を被っている．胸郭は以下のようなものから構成される．すなわち，肺を外力から守る肋骨，肋骨を互いに結び付けている筋肉及び結合織，そしてこれらの筋肉に関係するすべての神経と血管から構成されている．**図2-6**は吸気及び呼気での筋肉及び胸郭の動きを示す．

　肺ではガス交換が行われる．肺には代謝面及び内分泌面での働きがあることがわかっているが，これらの機能はガス交換機能ほど重要でないと考えられている．生体では体内に酸素を貯えておくことができないので，呼吸不全が起これば数分以内に患者は致命的な障害をこうむることになる．

　ガス交換は圧較差により受動的に行われる．ある意味では，この受動的な変化はガス交換をかなり簡単なものにしている．しかし，肺は単に血管に接続された2つの大きな袋ではないのである．ガス交換は約3億の肺胞で行われていて，それぞれの肺胞は網目状の毛細血管で囲まれている．何百万の肺胞−毛細血管単位における換気と血流の

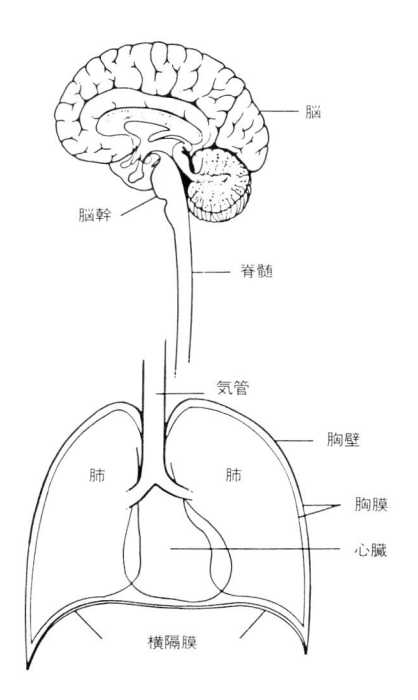

図2-4 呼吸器系を構成する因子
換気をコントロールする中枢神経系，胸郭内へガスを出し入れする装置，そして肺と気道から構成される．

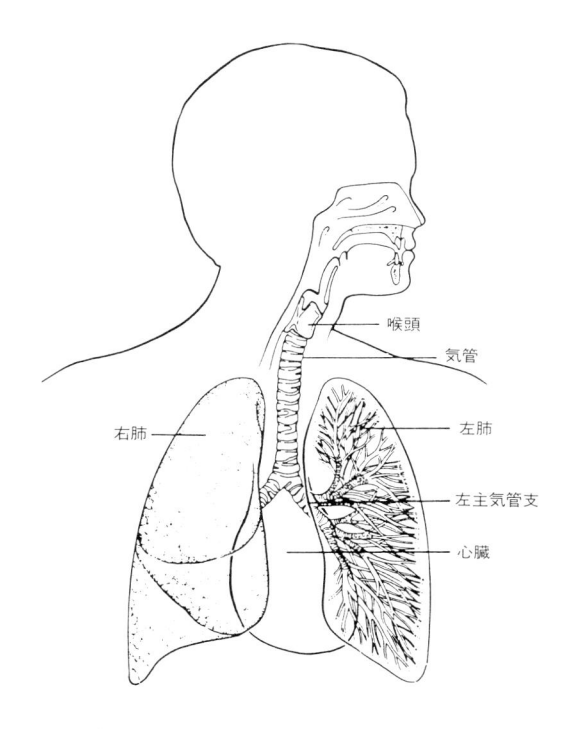

図2-5 気道の構造
口及び鼻から入った空気は喉頭を通って気管さらに気管支へと運ばれる．気管支は最終的に肺胞となり，毛細血管により取り囲まれる．肺胞及び肺毛細血管の詳細は**図2-10**を参照のこと．

関係はガス交換の効率を決める．この肺胞ー毛細血管単位が病的状態になると，換気血流比が障害され，したがってガス交換も重大な影響を受けることになる．

ガス交換の詳細については，換気，拡散及び肺循環の順に説明する．

1) 換気

安静時，1分間に約10回から16回，中脳の呼吸中枢は脊髄を介して横隔膜及び外肋間筋に刺激を送る（図2-6）が，この刺激により筋肉は収縮する．この収縮は胸腔の容積を増加させ，これが肺の膨張をもたらす．肺の膨張により，21%の酸素濃度でほとんど炭酸ガスを含まない新鮮な外気が吸い込まれる（図2-7）．安静な呼気（努力しないでしかも強制されない呼気）では，筋肉の収縮は起こらない．安静な呼気とはすでに収縮した筋肉と膨張した肺がそれぞれもとの位置に戻る受動的な過程をいう（努力性吸気及び呼気では他の筋肉が重要な働きをするようになる．（図2-7参照））．

ガス交換が行われるためには，吸入した空気が枝分かれした気道（図2-5）を通って肺胞に到達しなければならない．空気は，まず口及び鼻を通って入ってくるが，ここでは塵などの細かい粒子が除去され，空気は清浄化される．口及び鼻から入った空気は喉で一緒になり，ここから肺胞への長い道のりが始まる．空気は喉頭から気管に入るが，気管は気管分岐部で左右の主気管支に分かれる．気管と主気管支の壁には軟骨輪があって，吸気及び呼気時にその内腔を維持しているのである．

気管分岐部より上部の気道はまとめて上気道または上部呼吸器系と呼ばれている（図2-5）．上気道に入ってくる空気は体温まで温められ，水蒸気で加湿されるが，その時の水蒸気圧は，健常人の体温で47mmHgである（表2-1参照）．

気管と主気管支は塵やその他の異物が肺胞に到達しないようにも働いている．咳嗽は有害な物質を上気道から排除する1つの方法である．この咳嗽反応以外に，気管支は塵などの異物を自動的に排除する機能をもつ．気管支の内面は粘液ブランケット（毛布）で被われている（図2-8）．この下には線毛上皮があり，表面の粘液を異物と一緒に動かし，気道の外へ運び出す働きをしている．粘

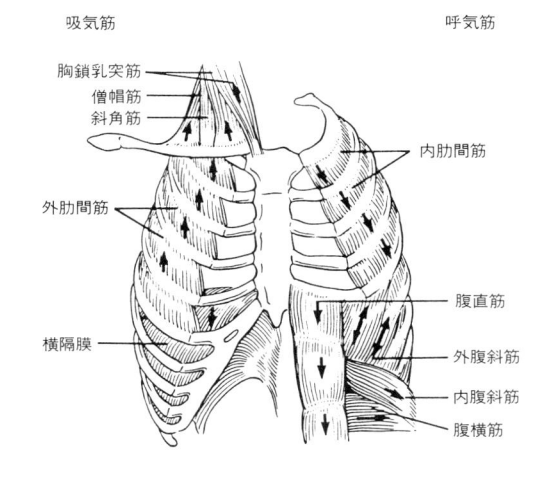

図2-6 吸気及び呼気で働く呼吸筋をはじめとする胸郭の構造
安静時，吸気では横隔膜及び外肋間筋が収縮し胸郭及び肺が拡張する．努力性の吸気では，補助の吸気筋，すなわち胸鎖乳突筋，僧帽筋そして斜角筋が動員される．努力性の呼気では内肋間筋及び腹筋が用いられる．

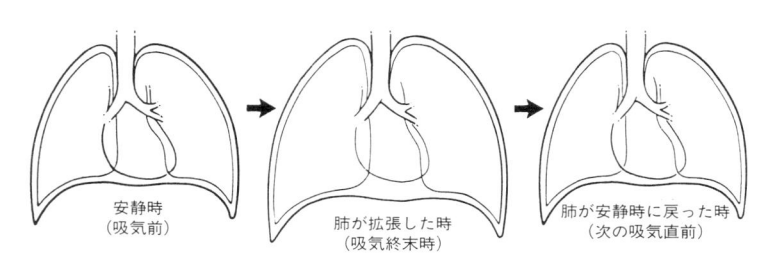

図2-7 吸気と呼気
正常の安静吸気のサイクルを示す．このサイクルは1分間にほぼ10から16回繰り返される．吸気時には，21%の酸素と無視できる位の微量の炭酸ガスを含む外気が吸入される．その時に用いられる筋肉は，横隔膜と外肋間筋である．呼気時には，17%の酸素と，4%の炭酸ガスを含むガスが呼出されるが，これは受動的に行われる．

6. 呼吸—ガス交換の概略

液は普通，気管入口部に到達すると嚥下される。

外から入ったバクテリアや塵などの異物が上気道で除去されずに中に入った場合，肺胞のマクロファージが動員されてこれを除去する。これらの正常に存在する防御機構は長期間の喫煙により影響を受けるため，喫煙者は吸入された異物により障害をより受けやすくなる。これはアスベスト肺，珪肺及び塵肺のような疾患が喫煙者ではより重篤な症状を呈する理由の１つである。疾患があって

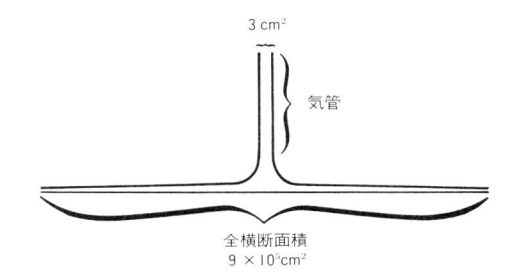

図2-9 気道の横断面
気道は分岐するとともに狭くなるが，その全横断面積は等比級数的に増加する．

ガスの肺内への流れ，拡散，あるいは肺循環が影響を受けると，ガス交換も当然障害される。

左右の主気管支は20代以上に分岐する（**図2-5**）。それぞれの分岐で気道の内腔は狭くなるが，気道の数は等比級数的に増加する（**図2-9**）。20代目までの分岐で気道の数は著明に増加する。20代目の分岐では気道の内径は１mm以下となり，ここから肺胞が表れる。

毎分，生体は安静時６lの外気を肺から出し入れしていて，これを分時換気量という。この分時換気量の1/3は口腔，咽頭，喉頭及び気道の上部に留まり，ガス交換には参加しない。これらをまとめて解剖学的死腔というが，ここでは酸素または炭酸ガスの移行は起こらない。分時換気量のうち，解剖学的死腔を差し引いた残りの４lは約３億の肺胞に分布しガス交換が行われる。分時換気量のうち，ガス交換に参加する部分を肺胞換気量という。肺胞換気量は臨床医学で非常に重要で，第４章で詳細に説明する。

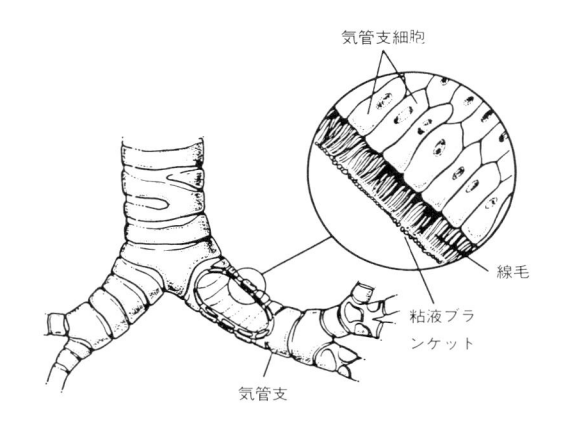

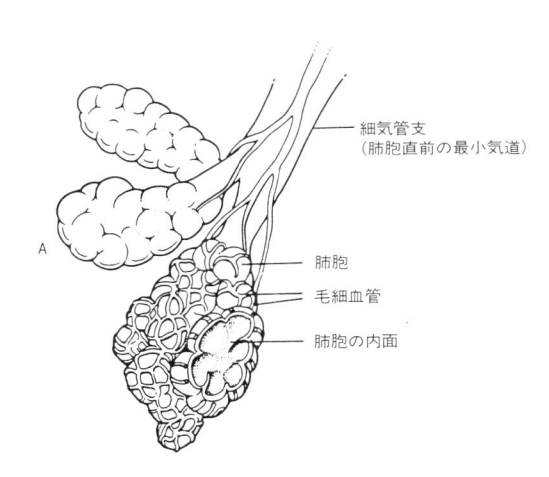

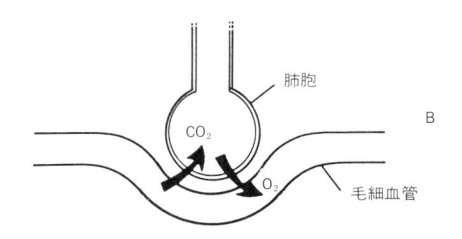

図2-8 気管支の構造
気管支の内面は先端を内腔に向けた小さな線毛で被われている。線毛は塵などの異物を集める粘液ブランケットにより被われている。この粘液ブランケットは集められた塵などの異物とともに，線毛により気道の外に掃き出される．

図2-10
A．肺胞—毛細血管単位
それぞれの肺胞嚢は１つまたはそれ以上の肺毛細血管で取り囲まれている。この肺胞—毛細血管単位は酸素と炭酸ガスが外気との間で交換されるところである．

B．単一の肺胞と毛細血管の断面図
血管が肺胞を通る際には，炭酸ガスが排出され，酸素が取り込まれる．

肺胞でのガス交換は肺胞と毛細血管の間で行われ、酸素は毛細血管に供給され、そこから炭酸ガスが除去される（**図2-10**. AとB）。ガス交換により、毛細血管に入ってくる酸素の少ない血液が酸素化された血液に変わる。

安静時、毎分250mlの酸素と200mlの炭酸ガスが交換される。酸素摂取量に対する炭酸ガス排出量の比は0.8で、これを呼吸商という。ガス交換及び呼吸商の大きさは生体の代謝面での要求により影響を受ける。すなわち、組織が代謝のためにどれだけ酸素を必要としているか、また代謝産物として炭酸ガスがどれだけ作られているかにより変わってくるのである。呼吸商は呼吸生理学で重要な概念で、後に再び説明する。

臨床問題5

安静時、分時換気量が6 l/分、肺胞換気量が4 l/分、酸素消費量が250ml/分そして炭酸ガス排出量が200ml/分とする。もし、分時換気量及び肺胞換気量が2倍になるように過換気をした場合、酸素消費量及び炭酸ガス排出量はどうなるか？　それらは安静時の2倍になるだろうか？

肺が十分に膨らむと、中枢神経系から指令が出て吸気活動が止まり、胸郭と肺は受動的にそれぞれの安静位に戻る。呼気時に排出されるガスの組成は、17％の酸素と4％の炭酸ガスからなる（**図2-7、表2-4**）。

表2-4 乾燥した空気を吸入したときの体内での組成の変化*

ガス	大気		気管		肺胞		呼気	
	%**	圧***	%	圧	%	圧	%	圧
N_2****	79.02	600.6	79.02	563.4	80.1	571	79.2	584
O_2	20.95	159.2	20.95	149.4	14.3	102	17.2	127
CO_2	0.03	0.2	0.03	0.2	5.6	40	3.8	28
H_2O		0		47		47		21
合計圧		760		760		760		760

*　　　この表で示す値は、健常人の海面位での値を示す。実際の値は、大気圧、肺胞気炭酸ガス分圧、水蒸気圧、そして呼気ガスに関しては肺胞内と気管内の空気の混合の程度により影響される
**　　乾燥ガスの%
***　ガス分圧，mmHg
****　N_2、アルゴン、そしてその他のガスは**表2-2**に示されている

2) 拡散

肺胞中の酸素は肺胞膜を通って、肺胞を取り囲む毛細血管の中に拡散する（**図2-10**）。空気を含む1つの肺胞とそれを取り囲む血液を含んだ毛細血管の組合せを肺胞−毛細血管単位（ユニット）という。毛細血管では、酸素は血漿にまず入り、次いでヘモグロビンをもつ赤血球の中に移行する（**図2-11**）。この時、同時に炭酸ガスは毛細血管から肺胞中に拡散し、呼気とともに肺から排出される。拡散が行われる肺胞膜の全表面積は非常に大きく（**図2-9**）、もし健常人の肺胞膜をすべて平面上に広げた場合、テニスコート一面を被うことができるという。

物理学的に障害がないかぎり、ガス分子は一定の不規則な運動をしているため、高い圧の部分から低い圧の方へ拡散する。血液との間でガス交換を行う能動的な方法はない。拡散は酸素と炭酸ガスが交換される唯一の方法である。拡散に必要な圧勾配は毛細血管中で異なり、肺動脈に近い始めの部分ではもっとも高く、肺静脈に近い終りの部分ではもっとも低くなる。酸素に関して、圧勾配は肺胞気と混合静脈血の酸素分圧の差になるが、これは102−40＝62mmHgとなる。炭酸ガスに関

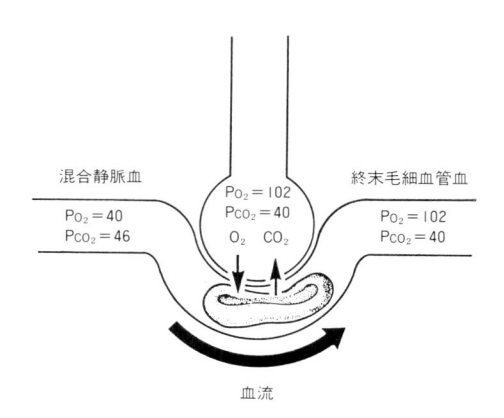

図2-11 酸素と炭酸ガスの拡散
ガス交換は拡散によって行われる。すなわち、ガスは高い圧の方から低い圧の方へ移動する。酸素に関して、圧勾配は肺胞気と混合静脈血の酸素分圧の差になるが、これは102−40＝62mmHgとなる。炭酸ガスに関しては混合静脈血と肺胞気の差になり、46−40＝6mmHgとなる。それぞれのガスの圧勾配は血液が毛細血管を通ると小さくなる。毛細血管に入った酸素の大部分は、赤血球中のヘモグロビンと結合する。一方、炭酸ガスの大部分は血漿中に溶解するか、あるいは重炭酸イオンとして運ばれる。

しては,混合静脈血と肺胞気の差になり,46－40＝6mmHgとなる.

　ガス交換が完全に行われるためには,酸素は次のようないくつかの組織を通らなければならない.それは肺胞細胞,間質組織,毛細血管膜,血漿,及び赤血球である(**図2-11**).同じことは炭酸ガスでもいえるが,この際には酸素と逆方向に拡散する.炭酸ガスは酸素よりも20倍も拡散しやすいため,臨床的にはそれが障害されることはない.

　次の問題は動脈血及び混合静脈血での血液ガス測定に関するものであるが,すでに述べたガス拡散の考え方を用いれば容易に解くことができる.

臨床問題6

　一連の血液ガスのデータを示す.すべて橈骨動脈と肺動脈から得られたデータが対になっている.橈骨動脈からは動脈血の酸素分圧(Pao_2)と炭酸ガス分圧($Paco_2$)が,肺動脈からは静脈血の酸素分圧(Pvo_2)と炭酸ガス分圧($Pvco_2$)がそれぞれ得られるが,普通,後者を混合静脈血という.3つの組のうち,測定上(技術的)で誤っているデータはどれか.なお値はすべて mmHg で示す.

a． Pao_2　120　；　$Paco_2$　40
　　Pvo_2　 40　；　$Pvco_2$　46
b． Pao_2　 36　；　$Paco_2$　33
　　Pvo_2　 41　；　$Pvco_2$　37
c． Pao_2　 61　；　$Paco_2$　40
　　Pvo_2　 43　；　$Pvco_2$　36

　肺での酸素の拡散能力も非常に大きく,毛細血管血の酸素化はほとんど制限されない.肺胞腔と毛細血管内の赤血球の間に介在する組織の肥厚は拡散障害を引き起こすが,血液中の酸素レベルを低下させるほどの障害とはならない.低酸素血症が拡散障害で起こるという誤った考え方がよく見られる.多くの研究が安静時にはこのようなことが起こらないことを示している.しかしながら,労作時には肺を通る血流が安静時よりも速くなるため,拡散障害が著明な低酸素血症をもたらすものである.安静時及び労作時の低酸素血症のもっとも多い原因は肺胞換気と毛細血管血流の不均等分布である(第5章参照).

　肺拡散能力は少量の一酸化炭素ガスを吸入させることにより測定することができる.この検査方法及びそれと酸素拡散についての関係は第5章で述べられている.

3) 循環

　新鮮な外気が肺胞に運ばれ,肺胞膜を介して血液中に移行する過程,すなわち肺胞換気及び拡散はガス交換の重要な2つの部分であるが,もう1つ大切なのは肺循環である.心臓は毎分,ほぼ5lの血液を肺に送り出している.これが心拍出量で,これらの血液は3億の肺胞に配分される.ある時点での肺毛細血管中の全血液量は約75から100mlで,これは心拍出量の約2％に当たる.

　1つの肺胞嚢は多くの毛細血管により網目状に取り囲まれている(**図2-10**).肺胞とそれに付随する毛細血管は1つのガス交換単位を作っている.効果的なガス交換が行われるためには,十分な心拍出量が肺に送り込まれるだけでなく,心拍出量が肺胞換気に適合していなければならない.もし,肺胞の回りにまったく血流がなかったり,あるいは血流が肺胞をバイパスしていると,その肺胞ではガス交換は行われなくなる.血流と換気の適合が不十分な場合には,それが低酸素血症の大きな原因となり得る(第5章参照).

　血液循環はその名の示すごとく,血液が全身を循環していることである(**図2-12**).肺への血流,そして肺からの血流はこの血液循環の一部を構成している.血液循環を理解する際には,4つの心室の1つである右心房から始めると良い.右心房から静脈血が右心室に行き,そこから肺へ拍出されるが,肺では十分な酸素が供給される.

　右心室からの血液は肺動脈を通って肺に運ばれる.肺動脈は左右の肺動脈に分かれ,それぞれの肺に行く.左右の肺動脈はそれぞれ枝分かれして約3億の肺胞に分布する.肺胞と毛細血管の距離は非常に接近しているため,炭酸ガスが毛細血管から出てくる間に,酸素も容易に毛細血管に拡散することができるのである(**図2-11**).ガス交換後の肺胞内のガスは呼出され,次の呼吸で新鮮な外気が吸入される(**表2-4**).

　約3億の肺胞で酸素化された血液は肺静脈を通って左心房,そして左心室へと運ばれる.(肺動脈

は静脈血，すなわち酸素化されていない血液を，また肺静脈は動脈血，すなわち酸素化された血液をそれぞれ運んでいて，肺循環では全身循環と逆になっていることに注意する）．酸素化された血液は左心室から拍出され，血液は全身の筋肉，組織及び臓器に送られるが，これが全身循環である（図2-12）．

動脈は臓器や組織に入ると，枝分かれして壁の薄い細い血管になるが，それのもっとも小さいのが全身の毛細血管である．この毛細血管は構造的に肺毛細血管に似ている．また肺毛細血管と同じ機能をもち，拡散によりガス交換が行われる．肺毛細血管では酸素が血管の中に，炭酸ガスが血管から外へそれぞれ拡散するが，全身の毛細血管では，逆に酸素が血管から外へ，炭酸ガスが血管の中へそれぞれ拡散する．全身の毛細血管から拡散した酸素は細胞の代謝に使われ，代謝産物として産生された炭酸ガスは毛細血管により運ばれ除去される．

全身の毛細血管（肺毛細血管ではない）に入ってくる血液は酸素化されている．全身の毛細血管を出て行く血液は脱酸素化されている（静脈血）．毛細血管から来た多くの血管は次第に統合され，より大きな静脈を形成するようになる．静脈は最終的には2つの大静脈となる．1つは頭頸部からの血液を運ぶ上大静脈で，もう1つは体の残りの部分から血液を運ぶ下大静脈である．両大静脈は右心房を通って右心室に運ばれ，そこから肺へ拍出され再び酸素が供給される．これで血液循環が完成されたことになる．

上で述べたように，ガス交換は肺のみならず全身の組織でも起こっているわけである．このように，ガス交換には，十分な量の空気を出し入れする換気，圧勾配により行われる拡散，そして心臓により行われる肺及び全身組織への血液循環の3つが必要であることが判るであろう．

7. 肺疾患と呼吸器系

健常状態では，肺胞換気，拡散及び肺循環からなる呼吸器系の働きは静かに，自動的，かつ努力なしで行われる．この過程で，酸素は外気から血液に運ばれ，炭酸ガスは血液から外気に排出される．

呼吸器疾患はしばしば肺疾患と同義語に考えられるが，呼吸器系を構成する因子のどれが異常をきたしても，呼吸器系の問題となりえる．たとえば，中枢神経系の抑制は，たとえ肺が正常に機能していても呼吸器系全体の障害をもたらす．ポリオ（予防接種ができる前はよく見られる疾患であった）では，呼吸筋への下位運動ニューロンの障害で呼吸不全が起こる．すなわち，脳及び肺は正常であるが，胸郭が麻痺するのである．

正常な呼吸機能を維持するためには，呼吸器系のすべての部分が適正に機能しなければならない．呼吸器系を構成する因子がすべて重要であるにもかかわらず，呼吸器疾患の際にすぐ肺のことが考

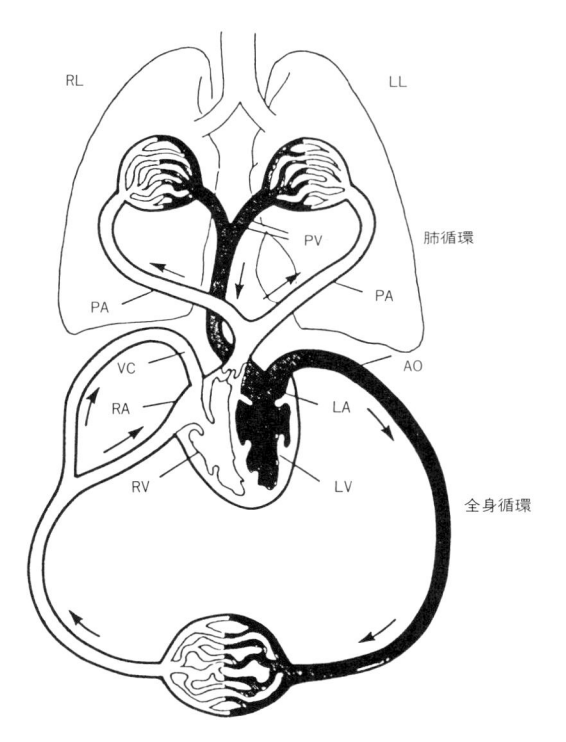

図2-12 肺循環と全身循環
黒く塗った部分は動脈血（酸素化された血液）を，また明るい部分は静脈血（脱酸素化された血液）をそれぞれ示す
（RL：右肺，RV：右心室，RA：右心房，VC：大動脈，PA：肺動脈，PV：肺静脈，AO：大動脈，LL：左肺，LV：左心室，LA：左心房）．
(From Martin, L.,: Breath easy: a guide to lung and respiratory diseases for patients and families, 1984, Prentice-Hall, Inc. Reprinted by permission of the publisher, Prentice-Hall, Inc., Englewood Cliffs, New Jersey.)

えられるのには理由がある．すなわち，呼吸器疾患の大部分が肺疾患であるからである．肺気腫，気管支炎，喘息，肺炎そして肺癌，すべて肺に生じた異常である．肺は直接外気に接する唯一の内部臓器で，タバコの煙り，空中にあるウィルスや細菌などの大気中の異物により障害を受けやすい．低酸素症のほとんどが肺疾患によりもたらされる．実際は，大多数の呼吸器疾患は肺疾患であり，肺疾患の多くは呼吸機能の異常を伴っている．

8．まとめ

呼吸器系の主要機能はガス交換である．ガス交換とは大気と血液の間で酸素と炭酸ガスの交換が行われることである．大気は約78％の窒素，21％の酸素及び1％の微量ガスから構成されている．この組成は呼吸可能な大気中では変化しないが，高度が上がると，大気圧が低下するため個々のガスの分圧は減少する．したがって，高度が上がれば上がるほど，吸気ガス中の酸素分圧は低下する．人間は酸素吸入なしでほぼ18,000フィート（5,526m）までの高地で生きていくことができる．

ガスの法則は理想的状態でのガスの動きを示している．ガスの一般法則では，一定質量のガスでは，圧と量の積を温度で除したものは常に一定であることを示している．したがって，そのガスの圧が上昇すれば量が減少するか温度が上昇することになる．この法則はある条件下のガス容量を他の条件下に換算する際に役立つものである．たとえば，スパイロメーターで集められたガスの容量（室温及び大気圧下）を患者の肺内での容量（患者の体温及び大気圧下）に換算する場合などである．

ガス圧はガス含量とは異なる．ガス含量とは一定容量あたりの分子の数をいい，それがガスであっても液体であってもいい．一定容量中何mlのガスがあるかで示されている．ガスの圧はそのガスの分子の運動によりもたらされ，mmHgで示される．ガス（気相）と液体（液相）が接していて両者が平衡状態にあるとき，液相中でのガス圧は液相に接している気相中のガス圧に等しい．

呼吸器系は，呼吸運動を調節するコントロール部，胸郭へガスを出し入れする装置及び肺の3つの主要因子から構成されている．このうちどれが障害されても，生体に換気とガス交換の異常をもたらすことになる．ガス交換は換気，拡散及び肺循環の3つの生理的過程にわけられる．健常者では，呼吸はこれらの3つが適切に働き，静かに，自動的に努力なしで行われているものである．

復習問題

次の文が正しいか誤っているか述べよ．
1．肺のガス交換と代謝性のガス交換が等しいときには定常状態となる．
2．ボイルの法則とは，その圧力が一定の時一定の質量のガスの温度と容積は反比例することをいう．
3．分圧の法則によれば，混合ガス中の1つのガスの圧力は他のガスと関係なく生じる．
4．拡散障害は低酸素血症の一般的な原因である．
5．ガス交換の1つの単位は，1つの肺胞とそれを取り囲む毛細血管からなる．
6．高度が高くなるほど，吸気ガス中の酸素濃度は低くなる．
7．肺胞の内面の総面積は約2m^{2}である．
8．肺胞換気量とは，1分間当たり肺胞に到達する空気の容積をいう．
9．真の肺活量を求めるには，肺活量の実測値に1より大きい係数をかけなければならない．
10．ATPSでは，海面位の大気圧は760mmHgである．

References

Pulmonary terms and symbols: a report of the ACCP-ATS Joint Committee on Pulmonary Nomenclature, Chest **67**:583, 1975.

付録Gの一般文献（生理学）も参照されたし．

第3章

肺の換気力学

1. 呼吸―換気機能
2. 圧・量（ボリウム）・流量（フロー）
3. 気道内圧の発生
4. 肺コンプライアンス
5. 気道抵抗
6. 肺気量分画
7. 機能的残気量
8. 努力性肺活量（FVC）
9. フローボリウム曲線とループ
10. 呼気流量の決定
11. Small airway disease と動肺コンプライアンス
12. スパイログラムの臨床的価値
13. 呼吸器疾患のパターン
14. スパイログラムの解釈
15. 換気とガス交換―その関係？
16. まとめ

1. 呼吸—換気機能

前章では，正常の呼吸についてガス交換を主にして概説した．新鮮な空気を吸入するため，肺・胸郭系は拡張と収縮を繰り返す．すなわち，呼吸運動である．この章でのべる肺の換気力学とは，胸郭・肺の動きとともに，その結果として起こる肺へ出入りする空気の流量（フロー）を解析することである．

肺の換気力学の説明を，まず大気中での呼吸から始めることにする．地球は空気に囲まれており，一定の高度では一定の気圧を示すことは周知のとおりである[*1]．人間の気道は大気に開かれているので，平均の気道内圧は大気圧に等しいはずである．たとえば，海面位では760mmHgである．気道内圧が大気圧より高くなれば当然空気は押し出され，低くなれば吸い込まれ，そして気道内圧は大気圧と等しくなる．

空気は約78％の窒素，21％の酸素及び約1％の炭酸ガスとその他の希少ガスからなっている（**表2-2**参照）．気体分子の運動だけでは空気を肺内に送り込むことはできない．大気と肺胞の酸素分圧には約60mmHgの差があるけれども，拡散だけでは酸素は充分に気道には入らない．空気が肺胞に到達するには別の方法が必要である．

呼吸は気道内圧が一過性に変化することによって起こる．障害によって妨げられない限り，空気は圧の高いところから低いところへと移動するが，この動きが気道において起こる．吸気時，気道及び肺胞内圧は大気圧より低くなり，空気は肺へ流れ込む．呼気時は，反対に気道・肺胞内圧は大気圧よりも高く，空気は肺から出るのである．

2. 圧・量（ボリウム）・流量（フロー）

肺の換気力学とは，基本的には圧と量と流量を検討することである．

圧は，単位表面積当りに働く力である．気体では，無秩序に連続的な気体分子の運動によって圧力が生ずる．海面位では圧は760mmHgである（図2-1参照）．大気圧は普通mmHgで表されるが，気道内圧は通常cmH$_2$Oで記録される．したがって混乱を避けるため，単位は常に明記する必要がある．水銀の重さは水の13.6倍であり，1cmは1×10mmであるので，mmHgからcmH$_2$Oへの変換係数は1.36である．つまり，760mmHgは1034cmH$_2$Oに等しいことになる．

換気力学での量（ボリウム）は空気の量を表わす．ある気体の量は，圧と温度に左右される（ガスの一般法則，第2章）．肺気量は一般的に，ATPSの状態で測られBTPSやSTPDに変換される（第2章）．測定時の状態にかかわらず，ボリウムの単位はmlかlで表すことになる．

流量（フロー）は単位時間当りのボリウムの変化であり，単位時間にある点を流れる空気の量である．肺生理学では，時間は秒または分を用いるので，フローの単位は，ml/sec, ml/min, l/sec, l/minである．

3. 気道内圧の発生

肺生理学では大気圧を0とする．したがって大気圧より小さい圧はマイナス，大きい圧はプラスである．すべての圧を0と比較することにより，絶対値で記録するよりずっと少ない数字ですむことになる（例：770mmHgは大気圧と比較すれば＋10mmHgと表される）．

肺の換気力学を理解するためには，呼吸器系の

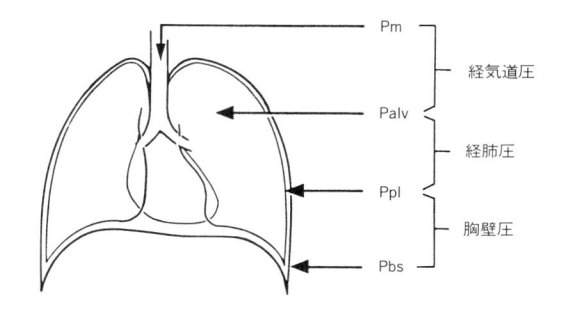

図3-1 呼吸器の圧—胸部の経壁圧（transmural pressure）経気道圧（Pm－Palv）は空気を肺の内外に駆動する圧で，経肺圧（Palv－Ppl）は肺を膨らませたり縮ませたりする圧である．静的な状態で（気流のない状態），経肺圧は肺の弾性収縮力と同じである．胸壁圧（Ppl－Pbs）は胸郭を拡げたり縮めたりする圧で，経胸郭圧（Palv－Pbs）は肺と胸壁を一緒に拡げたり縮めたりする圧である．（Pmは口腔内圧で普通は大気圧である．Palvは肺胞内圧，Pplは胸腔内圧，Pbsは体表面の圧で大気圧である）．

[*1] 一定の高度でも，気圧にはわずかな変動があるが，臨床的には重要でない．

4. 肺コンプライアンス

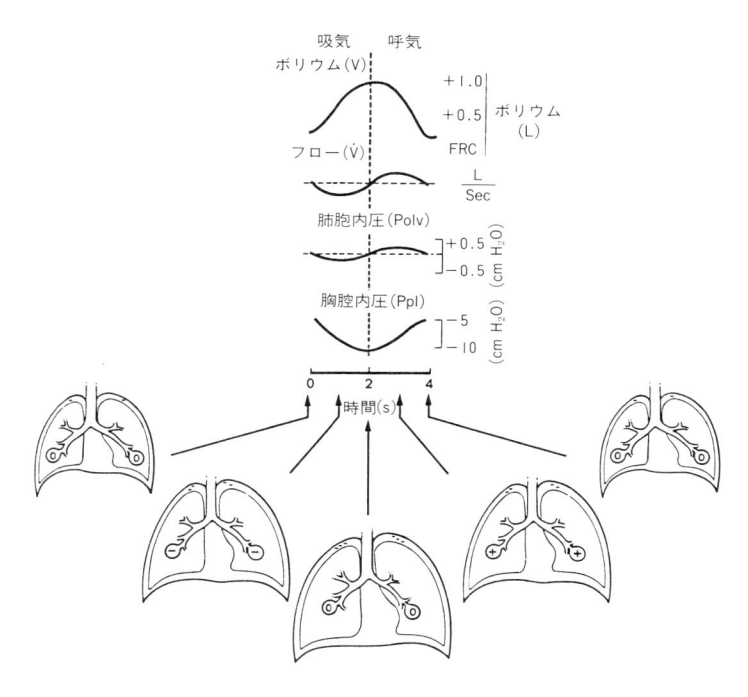

図3-2 1呼吸サイクル中の圧, ボリウム, フローの変化.

圧較差を理解する必要がある．これらの圧較差の定義と説明は**図3-1**に示してある．安静呼吸時の圧変化とそれに伴う空気の流れを**図3-2**に示す．

1回の呼吸の間に（新鮮な空気が入り，古い空気が出る），肺胞と肺毛細血管の間で酸素と炭酸ガスの交換が起こるのである．

通常の安静呼吸時, 肺胞内圧は吸気中間ではわずかにマイナスで, 呼気中間ではわずかにプラスである（**図3-2**）. 肺胞内圧の変化により吸気時には新鮮な空気が入り, 呼気時には古い空気を出すことが出来る. 気道内圧の変化は大気圧に比べると比較的小さい. そのため気道内圧の変化がいくら大きくとも, 自発呼吸時の平均気道内圧はつねに大気圧に等しいことになる.

大気圧と等しくない唯一の場所が胸腔である[*2]. 胸腔は大気に開かれておらず, その圧は胸膜に作用する牽引力を反映している. 安静時には, 胸郭は拡がろうとし肺は縮もうとする. その結果, 正常の安静呼吸では吸気時も呼気時も胸腔内圧はつねにマイナス（大気圧より低い）になる. 胸腔内圧は, 呼気終末の約 $-5\,cmH_2O$ から吸気終末の約 $-10\,cmH_2O$ まで変化する（**図3-2**）. 胸腔内圧がさらにマイナスになり肺が拡がると, 気道・肺胞内圧は減少し, その結果, 空気は肺に流れ込むのである.

4. 肺コンプライアンス

圧, ボリウム, フローは2つの重要な生理学的概念である肺コンプライアンス（C_L）と気道抵抗（R_{aw}）の構成因子である. これらの定義を**表3-1**にまとめる.

肺コンプライアンスは, 一定の圧変化に対するボリウムの変化を表わす. C_L は肺の膨らみ易さすなわち伸展性, または逆に肺の硬さを反映する. C_L が大きい程一定の圧変化に伴い吸入される空気は多くなり, 肺はより伸展性に富むことになる.

肺コンプライアンスの測定

肺コンプライアンスの測定に必要なボリウムは, 一定の圧変化に伴って吸入される空気の量である.

[*2] 実際には, 空間を形成しているのではない. 2つの胸膜は薄い胸水の層を介して接している. 実験的に胸腔内圧を測るには, 2つの胸膜の間に小さな針をいれる.

圧は経肺圧である．すなわち，肺を横切る圧であり，胸腔内圧と肺胞内圧の差である（**図3-1**）．コンプライアンスはフロー0の点，つまり一時的な呼吸停止状態で測定される．フローがないとき肺胞内圧は0であり[*3]，経肺圧は胸腔内圧に等しい．つまり，静的状態では次の関係である．

$$C_L = \frac{肺気量の変化}{胸腔内圧の変化} \qquad (1)$$

検査室では，胸腔内圧は普通，食道内圧を測ることにより間接的に得られる．バルーンを先端につけたチューブを被検者に飲み込ませ，食道に留置し，圧トランスデューサーに接続し食道内圧を記録する．この圧は胸腔内圧にきわめて近いことが分かっている．この検査は多くの患者にとって楽なものではないので，研究目的以外では滅多に行われない．この方法で得られた圧量曲線を**図3-3．A**に示す．

図3-3．Bは，肺気腫と肺線維症のコンプライアンス曲線と健常者のそれを比較したものである．肺気腫の患者では肺胞毛細管膜の破壊のため弾性収縮力は低下し，その結果，肺はある一定の圧に対しより膨らみやすい．一方肺線維症の患者では，

[*3] 呼吸停止の間，声門は開いていなければならない．

肺間質は瘢痕組織で埋められているので，健常肺に比べるとこの線維化肺は硬く，一定の圧変化に対しより少量の空気しかはいらない．

臨床問題1

患者が3 l の空気を吸い，声門を開いたままで1秒間息を止める．吸気開始時の食道内圧は－5 cmH$_2$Oで，呼吸停止時の食道内圧は－30cmH$_2$Oである．この患者のコンプライアンスは？　この値は正常か？

臨床問題2

重症の肺線維症の患者が40回/分で呼吸し，分時換気量は10 l である．肺コンプライアンスの知識で，この呼吸パターンを説明せよ．

測定するのは難しいが，コンプライアンスは多くの臨床上の問題を理解するための重要な概念である．コンプライアンスは肺のみでなく伸展性のある臓器の性質を示すものである．たとえば，胸郭は伸展性に富むので，そのコンプライアンスは心臓や肺の疾患にしばしば重要な影響を与える．人工呼吸を行っている患者では，人工呼吸器，チューブ，患者の肺と胸郭を合わせたコンプライアンスの変化が肺疾患の改善や悪化を示す指標とな

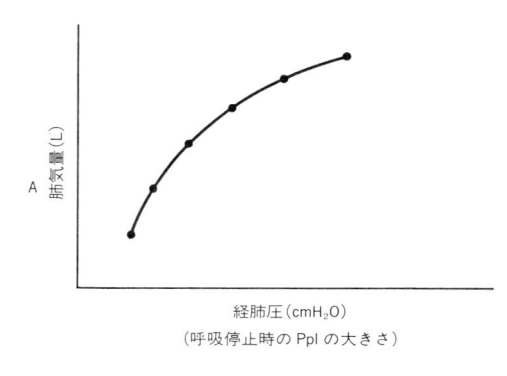

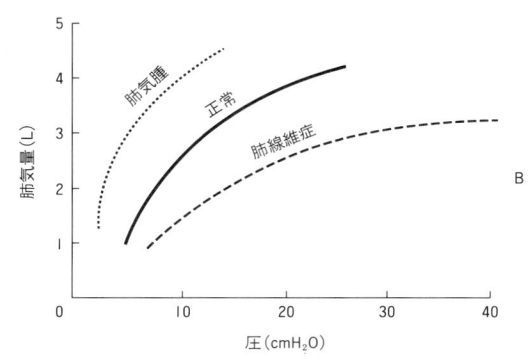

図3-3
A．コンプライアンスの測定
　食道バルーンを飲んだ後，患者はある肺気量位まで息を吸い，肺胞内圧を0にするため声門を開いたまま息を止める．吸った空気の量（ボリウム変化）を食道内圧の変化で割ったものが，その点でのコンプライアンスである．いくつかの異なった肺気量位で測定を行えばコンプライアンス曲線が得られる
B．コンプライアンス曲線
　正常の肺コンプライアンスは約0.2 l/cmH$_2$Oである．（10cmH$_2$Oの圧で2 l の肺気量が得られる）コンプライアンスは肺気腫で高く，肺線維症で低い．

5. 気道抵抗

表3-1 肺コンプライアンスと気道抵抗

定義	正常範囲	測定状態	測定に必要なもの
C_L：圧変化に対するボリウム変化	0.1-0.4 l/cmH$_2$O	静的：気流なし	経肺圧 肺にはいる空気量
R_{aw}：気流量の変化に必要な圧差	0.5-2.5cmH$_2$O/l/sec	動的：気流あり	経気道圧 気流量

る．気道内圧と1回換気量は人工呼吸器から直接得られるので，全体のコンプライアンスの測定はここでは容易である（第10章）．

5．気道抵抗

一般に，抵抗とは駆動圧をフローで割ったものである（**表3-1**）．管腔内での駆動圧は，管の初めの端の圧から終わりの端の圧を引いたものである．したがって肺での駆動圧は経気道圧であり，すなわち口腔内圧（Pm）と肺胞内圧（Palv）の差である．気道抵抗（R_{aw}）の式は

$$R_{aw} = \frac{Pm - Palv}{\dot{V}} \qquad (2)$$

ここで$\dot{V}$は単位時間当りの気体量の変化（フロー）である．

駆動圧は Pm － Palv なので，空気の流れは Pm が大きくなった時（人工の陽圧換気中，第10章），あるいは Palv が小さくなった時（正常呼吸中，**図3-2**）に起こる．

R_{aw} は空気が気道を流れる時の流れにくさを測定するものである．成人の R_{aw} は0.5から2.5 cmH$_2$O/l/sec である．通常，R_{aw} の約半分は上気道で生ずる（鼻腔，咽頭，喉頭）．鼻腔は口腔よりはるかに抵抗が高い．つまり，純粋な口呼吸では鼻呼吸よりも R_{aw} が低い．

ある管の抵抗は，その管の長さに正比例し，半径の4乗に反比例する．つまり，管が太くなればなるほど抵抗は小さくなる．肺が膨むと気道の直径が大きくなるので，これは，肺が膨らむにつれ R_{aw} が低下することを示している．**図3-4**は R_{aw} と肺気量の逆相関関係を示している．R_{aw} は気道の直径が最大である高肺気量位ではもっとも低く，肺気量が減少するにつれ双曲線を描いて上昇する．

R_{aw} と気道の半径の関係はまた，一定の肺気量では細い気道の抵抗が，太い気道の抵抗より大きいことを示唆している．1本の細気管支は同じ長

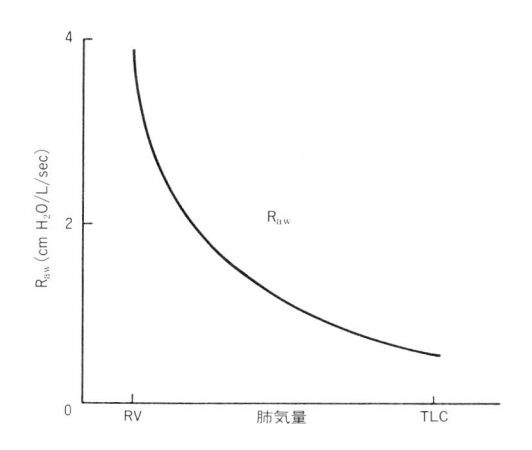

図3-4 肺気量の変化にともなう気道抵抗（R_{aw}）の変化
本文参照．

さの大きい気管支よりも抵抗が高い．しかしながら，気道が分岐するにつれて気道は短くなる．さらに，全体の気道の断面積は分岐とともに幾何学的に増加する（**図2-9**参照）．

気道が分岐するにつれて，個々の気道の直径は減少するが，全肺抵抗はほんの少ししか増えない．その結果，2 mm 以下の細い気道は全肺抵抗の約10%しかならない．これを知っておくことは，small airway に限局する炎症ないしは，狭窄である small airway disease を理解する上で非常に大切である．

small airway disease では，全体の気道抵抗があまり上がらないため，しばしば発見するのが困難である．small airway disease についてはスパイログラムの章でさらに述べることとする．

気道抵抗の測定

肺コンプライアンスと同様，気道抵抗は呼吸器病学では重要な概念であるが，ルーチンに臨床で測定されているわけではない．気道抵抗の測定には，体プレチスモグラフ（ボディボックス）を必要とするが，これは高価な機器であるため，どこ

の病院でも使われているわけではない．ボディボックスは電話ボックス位の大きさの機密な箱で，被験者は箱の中に座りニューモタコメーター（フローを測る器具）を通して呼吸する．ボディボックスの原理は $P_1V_1 = P_2V_2$ という Boyle（ボイル）の法則に基づいている．患者が呼吸すると，箱内のボリウムが変化し，圧はその反対の変化をするが，この圧変化は気道抵抗の測定に必要な経気道圧を反映したものである．

臨床問題 3

駆動圧（Pm − Palv）が $1 cmH_2O$ で，流速時間流量が $0.5 l/sec$ の時，気道抵抗はいくらか．それは正常か．同じ流速で，駆動圧が $5 cmH_2O$ の時の気道抵抗はいくらか？

臨床問題 4

正常呼吸時の吸気時間と呼気時間は大体等しい．気管支喘息のような気道抵抗が増加した状態では，吸気と呼気時間の比率はどのように変化するか？

直接測定する代わりに，気道抵抗はスパイログラムで間接的に評価される．スパイログラムに反映されるほどに気道抵抗が増加すると，患者は気道閉塞があるといわれる．気道閉塞（気道抵抗の増加）はいろいろな病理学的変化で起こるが，これについては後述する．

6．肺気量分画

肺気量という用語は肺の中の空気の量を表すのに用い，ここで扱う量には volume（気量）と capacity（容量）とがある（**図3-5**）．volume は4つに分けられる．すなわち，1回換気量（tidal volume），予備呼気量（expiratory reserve volume），残気量（residual volume），予備吸気量（inspiratory reserve volume）である．

capacity は2つ以上の volume から構成される空気の量である．すなわち，全肺気量（total lung capacity），肺活量（vital capacity），機能的残気量（functional residual capacity），最大吸気量（inspiratory capacity）の4つである．volume と capacity は ml か l で表される．volume と capacity とその間の関係をもう一度（**図3-5**）に整理する．volume は重複しないことに注意する．

すべての volume と capacity の測定は基本的に異なった2つの方法を必要とする．努力性肺活量（最大吸気位から力一杯はいた空気の量）とその分画は比較的簡単なスパイログラムで測定できる．これはすべての病院と多くの内科医がもっている標準的な装置である（第1章）．

最大呼気の後に肺内に残る空気の量は残気量（RV）と呼ばれる．RV はスパイログラムでは測定できず，不活性ガスの希釈法か，体プレチスモグラフで測定される．どちらの方法もスパイログラムとは異なった複雑な装置を必要とする．残気量（RV）はガス希釈法か体プレチスモグラフで測定されるが，普通は FRC から予備呼気量（ERV）を引いて求める（**図3-5**）．いずれにしても，FVC と RV からなる全肺気量の測定にはスパイログラム以上の装置が必要である．

全肺気量（TLC）とは最大吸気時に肺内に含ま

図3-5 肺気量分画
1回換気量（TV），予備呼気量（ERV），残気量（RV），予備吸気量（IRV），機能的残気量（FRC），肺活量（VC），最大吸気量（IC），全肺気量（TLC）．数値は平均的な体格の若年者のものである．
(Spearman, C.B., Sheldon, R.L., Eagan, D.F.: Eagan's fundamentals of respiratory therapy, ed. 4, St Louis, 1982, The C.V. Mosby Co.)

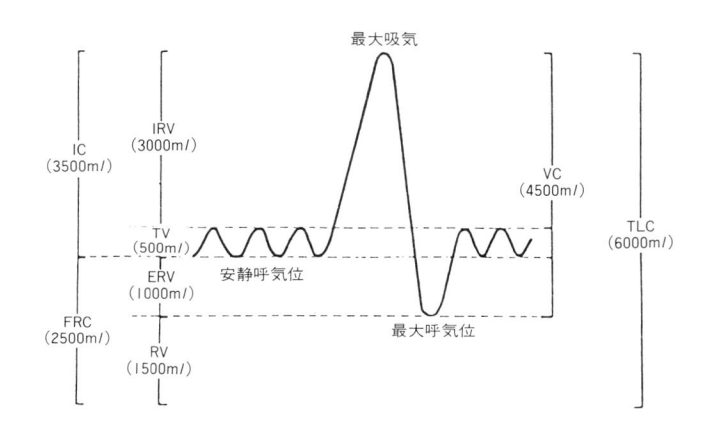

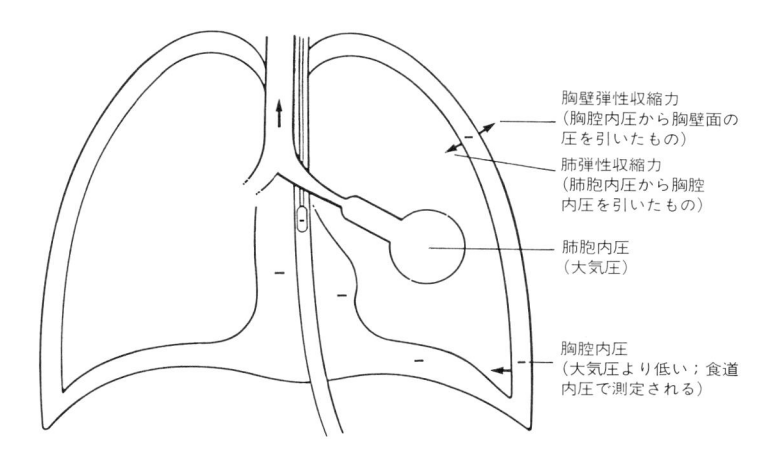

図3-6 機能的残気量（FRC）
吸気の初めまたは呼気の終わりの肺はFRCの位置にある（図3-2）．FRCでは呼吸筋は静止し，肺が縮まろうとする力と胸郭が拡がろうとする力は釣り合っている．FRCではすべての気道内圧は大気圧に等しく，気流はない．この図は，胸腔内圧を反映する食道内圧を測定するための，バルーンが先端に付いたチューブを示している．

れるすべての空気の量である．定義では，TLCはすべてのvolumeとcapacityを含むことになっている．全肺気量は通常FRC（不活性ガス希釈法か体プレスチモグラフ法で測定）に最大吸気量（スパイログラムで測定）を加えて求める．肺の膨張が制限されるすべての状態でTLCは減少する．すなわち，肺の拘束性障害は，肺線維症から胸郭の筋麻痺まで多くの疾患で起こるが，拘束性換気障害という場合は，必ずTLCの減少がある．TLCの減少によりFVCは常に減少する．拘束性障害についてはこの章の後半で述べる．

7．機能的残気量

肺の換気力学を理解する上でもっとも重要な肺気量は，たぶん，機能的残気量（FRC）であろう．FRCは肺と胸郭の自然の静止位のことであり，胸郭が拡がろうとする力と肺が縮まろうとする力の相互作用で決められる．この反対方向の力を図3-6に示した．胸郭の拡張・収縮と肺の拡張・収縮が連動できるように，肺は普通，胸郭の内面に接している．

胸郭の筋肉系は，静止時には拡がろうとする方向に働き，反対方向に作用する肺がないときは胸郭はFRCより大きくなる．逆に，肺の間質は弾性組織を含むので，肺には縮んだり巻戻されたりするような力（弾性収縮力）が働く（肺の弾性収縮力は経肺圧として測られる．図3-1参照）．胸郭がないと肺はFRCよりずっと小さくなる．FRCでは肺の弾性収縮力は胸壁の弾性収縮力と正確につり合っているのである．

肺と胸郭に反対方向の収縮力が働いていることを理解するには，肺から胸腔へ空気が漏れ肺が虚脱する気胸を考えればよい（図3-7）．気胸の時には，胸腔はもはや大気から隔絶されていない．そのために胸壁の圧と肺の弾性収縮力はつり合わず，肺は虚脱する．

平均的な体格の人で，FRCでは肺の中に約2.5 *l* の空気が残るのが普通である．FRCは空気のリザーバーとして働いている．FRCには1回の呼吸で毛細血管に取り込まれる酸素や排出される炭酸ガスの量よりもはるかに多くの量の酸素や炭酸ガ

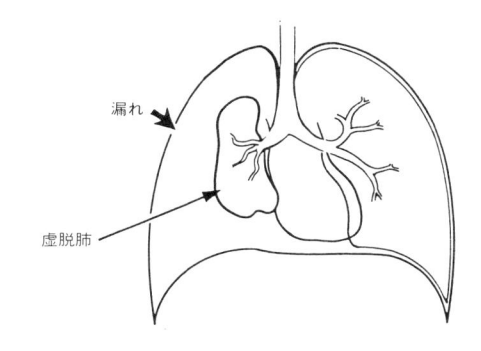

図3-7 気胸による一側肺の虚脱
気胸はこの図に示したように胸壁の穿刺か，肺や縦隔が破れることによって起こる．どちらの場合も，空気が胸腔に入りマイナスだった胸腔内圧は大気圧に等しくなる．この変化が起こると，肺が縮まろうとする弾性収縮力に拮抗するものがなくなるので，肺はつぶれる．左右の胸腔は縦隔によって物理的にわけられているので，空気の漏れは1側に起こるだけで，他側肺はつぶれない．

スを含んでいる．そしてFRCリザーバーは血液中の酸素や炭酸ガスの濃度が呼吸中に大きく変動するのを防いでいる．高度の肺水腫では，非常にFRCが減少するが，FRCの増加は改善の兆候の1つである．

臨床問題 5

FVCが3.5 l，TLCが5.4 lの患者のRVはいくらか？ ERVが1.3 lならFRCはいくらか？

臨床問題 6

TLCが6 l，FVC4.2 lの患者で，TLCの変化を伴わずにFVCが1/3に減ったら，RV/TLCはどうなるか？ この変化は拘束性，閉塞性のどちらの変化を示しているか？

8．努力性肺活量（FVC）

FVCは最大吸気の後，力いっぱいはいた（呼出）ときの空気の量である．健常成人ではFVCは大体3 l から5 l であり，年齢，性別，身長によってもちろん異なる（付録B，正常値の範囲）．FVCとその因子である最大呼気流量，1秒量（FEV_1），1秒率（FEV_1/FVC）は特に閉塞性肺疾患の診断に役立つ．FVCは，患者に説明する時間を含めてもほんの数分でスパイログラムで測定できるので，

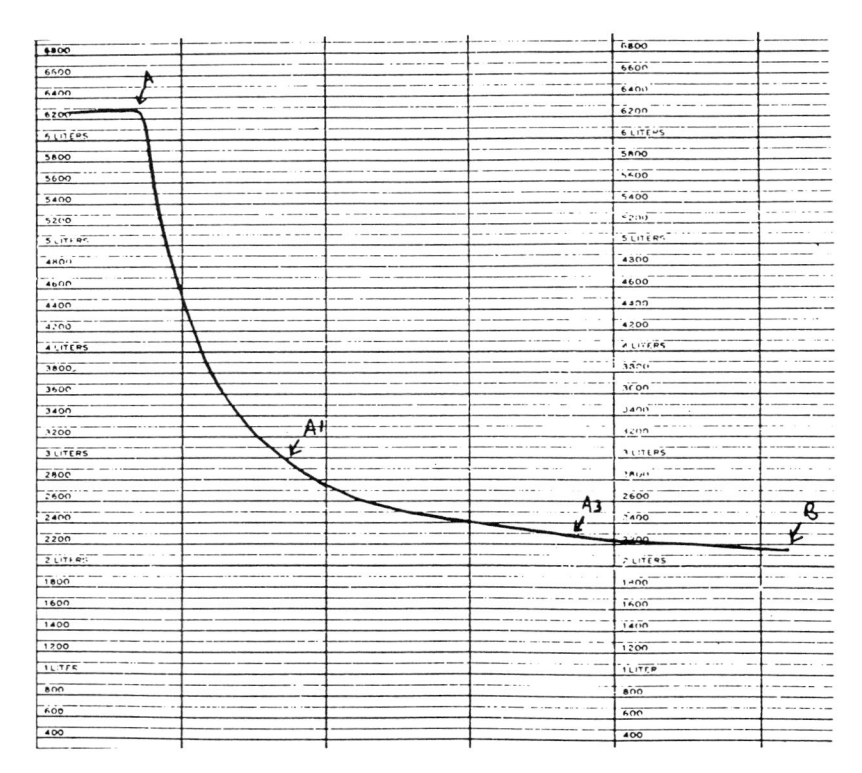

図3-8 正常の努力性肺活量曲線（FVC）
患者はTLCまで息を吸い（A）できるだけ速く，力一杯息を吐く．曲線は32mm/秒で回転している標準のスパイログラムに記録される．縦の線の間隔は1秒である．ボリウムは上から下まで読む．FVCはA点からB点までである（6300−2150＝4.15 l），FEV_1はA点からA_1点までのボリウムである（6200−3000＝3.2 l）．FEV_3はA点からA_3点までのボリウムである（6200−2300＝3.9 l）．これらのボリウムはBTPSに換算される．典型的な検査室では，BTPS値は測定値に約1.08をかけて得られる．FEV_1/FVCとFEV_3/FVCはBTPSに換算してもしなくても同じである．

　$FEV_1/FVC＝3.2/4.15＝0.07$
　$FEV_3/FVC＝3.9/4.15＝0.94$
時間・ボリウム曲線からのフローの測定については後で述べる．

8. 努力性肺活量（FVC）

スパイログラムは肺換気力学測定のもっとも優れた検査であるといえる．

図3-8は正常のFVCをボリウムと時間の座標で示している（RVはFVCの測定では測れないので示していない）．**表3-2**は普通に測定される，ボリウムやフローやボリウムの比率に関するFVCの要素を示す．

FVCの一部としてつねに測定され，閉塞性，拘束性どちらの疾患でも低下するのはFEV_1である（**表3-3**）．このためFEV_1は呼吸障害の優れたスクリーニングテストである．正常のFEV_1であるならば，臨床的に問題のある換気障害を除外できるのである．もし患者が充分な努力をし，FEV_1が低下していたら，換気障害を示すことになる．ただし，閉塞性，拘束性障害の区別はできない．FEV_3はFEV_1よりも非常に大きな努力を要するが，FVCよりも有用だということはない．

最大呼気流量（ピークフロー）は，FVCのフローの指標の中でもっとも有用なものである．そしてピークフローはいくつかの理由から喘息発作中の適切な検査である．ピークフローは最初の1秒以内に起こるので患者は最初の呼気努力だけでFVC全部を吐く必要がない．したがって，患者がすでに息切れで苦しんでいるときに繰り返す検査としては，これは重要なものである．ピークフローはまたピークフローメーターといわれる携帯用の器具で簡単に測れる利点がある（**図3-9**）．普通のスパイログラムはこれより大きく，持ち運びできない．さらに，ピークフローは他のFVCの指標，とりわけFEV_1と相関する．たとえば，喘息患者では，FEV_1の低下はピークフローの低下を予測させ，またその逆もいえる．

臨床問題7

鉛筆と定規を使って，**図3-8**のFVC曲線からピークフローを概算せよ．

他のフローの指標の中で，FVCの25％と75％の間の最大呼気中間気流量（MMF_{25-75}）の減少はsmall airway diseaseのある病期の指標になるかも知れないが，これについては後述する．肺活量の25％，50％，75％の時のフローはフローボリウム曲線を測定したときのみわかるが，これについても後で述べる．

FEV_1とFVCの比は気道閉塞のもっともよい指標である．この比は，70％以上であるのが普通である（この値は年齢により変わる）．FEV_1/FVCはFEV_1とFVCが比例して減少する高度の気道閉塞では，たまたま正常になるかも知れない[*4]．ま

[*4] この状態で気流障害があることを見つけるにはいくつかの方法がある．
(1) TLCの測定．TLCは喘息やその他の過膨張状態で大きくなる．
(2) 胸部X線はTLCに関して良い質的診断を与えてくれる（非常に低いFVC，FEV_1で正常FEV_1/FVCの患者が胸部レントゲンで過膨張所見を呈したら，高度の気道閉塞を疑う）．
(3) 気管支拡張剤吸入に対する反応．気管支拡張剤によってFVCとFEV_1が，不均衡に増加するとFEV_1/FVCは低下することがある（気管支拡張剤が隠れていた気道閉塞を明らかにしたことになる）．

表3-2 FVCとその要素

要素	単位
ボリウム	
FVC	ml または l
FEV_1	ml または l
FEV_3	ml または l
フロー	
最大呼気流量	l/sec または l/min
FEF25％，FEF50％，FEF75％	l/sec または l/min
MMF_{25-75}*	l/sec または l/min
ボリウムの比	
FEV_1/FVC	％
FEV_3/FVC	％

* MMF_{25-75}，FVCの25％と75％の間の最大中間呼気流量

表3-3 呼吸障害のスクリーニング検査としてのFEV_1の有用性*

障害	FVC	FEV_1	最大呼気流量	MMF_{25-75}	FEV_1/FVC
拘束性	D	D	D, NまたはI	D, NまたはI	NからI
閉塞性	DまたはN	D	DまたはN	D	DまたはN*

* FEV_1は唯一の常に測定されるFVCの要素であり，いずれの障害でも減少する．（D，減少；N，正常；I，増加）

た，R_{aw} の変化がスパイログラムの変化を起こすほどでもない small airway disease で FEV_1/FVC は正常になりうる．しかしながら，FEV_1/FVC の低下は気道閉塞の確かな兆候である．

臨床問題8

次のどの患者がもっとも気道閉塞がありそうか？（ボリウムの単位は l である）
患者A：FVC = 5.5；FEV_1 = 4.0
患者B：FVC = 4.6；FEV_1 = 1.4
患者C：FVC = 2.3；FEV_1 = 2.0

9．フローボリウム曲線とループ

一般的なスパイログラムの曲線は時間に対してボリウムを記録したものである（**図3-8**）．この時間とボリウム曲線上の各点はフローの性質を持つものである（**図3-10．A**）．たとえば，図3-10．Aのどの点でも，時間の変化に対するボリウムの変化はその点でのフローである．これは，どの点でも接線を引くことによって測定できる．

フローの変化は，人差し指を口の前に置き努力性の呼出を行うことで評価できる．**図3-10．A**のい

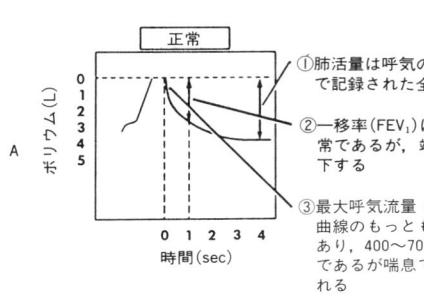

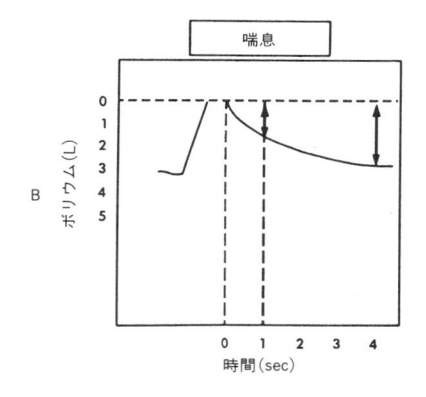

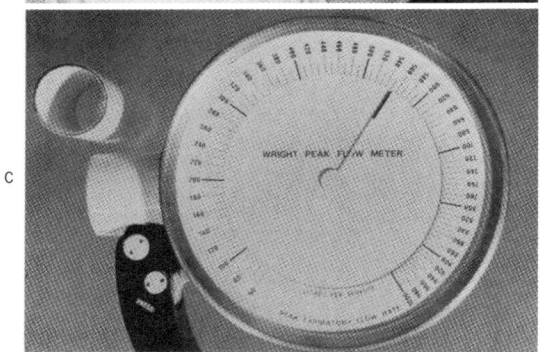

図3-9 最大呼気流量（ピークフロー）とその測定
A．健常者の FVC 曲線
　肺活量は呼気の最後のところで記録された全量．一秒率（FEV_1）は 3〜5 l が正常であるが，喘息発作では低下する．最大呼気流量（PEFR）は FVC 曲線のもっとも急峻な傾斜であり，400〜700 l/分が正常値であるが喘息ではまた低下が見られる．
B．喘息患者の FVC 曲線
　FVC 曲線のもっとも急峻な傾きである最大呼気流量は正常では400から700 l/分の間である．最大呼気流量は FVC 曲線より測れるが，携帯用のピークフローメーターではもっと簡単に測れる．
C．ピークフローメーターの使い方
　TLC まで息を吸い厚紙の筒を通してできるだけ速く力一杯息を吐く．息を吐く前に，メーターの針をゼロにする．
D．呼出のあと針は550 l/分を指しており，これがこの人の最大呼気流量である．

9. フローボリウム曲線とループ

ろいろな点をA，B，C，Dとする．A点では，呼出の直前でありフローは0である（指は空気の流れを感じない）．その直後1秒以内にフローは最大に達する（B点）．指に感じる空気の流れは，努力性呼出中最大である．B点の後フローは急速に減少する．肺活量の終わり近く，最低2秒後にはフローはかなり遅くなる．これがC点である．最後に，FVCの終わり（D点）ではフローは再び0になる．

フローはFVC曲線の性質とはいうものの，時間とボリウムの曲線よりフローを読みとるのは簡単ではない．そのため，努力性呼出を視覚的に判断する別の方法がよく用いられる．すなわち，実際のフロー（l/sec）を呼出したボリウムに対して記録する．これがフローボリウム曲線（**図3-10**．B）である．患者は，同じ努力呼出を行うが，結果は異なった装置，XYコーダーかグラフィックプロッターにより記録される（ある種のスパイロは同一の呼出努力から同時に，ボリウムと時間，ボリウムとフローの記録が出来る）．フローボリウム曲線は新しい情報ではなくてFVC曲線の別な見方であることに留意すべきである．

フローボリウムのループは努力性の呼気と吸気を表わしている．努力性の呼出の最後（つまりRV）では，被験者は可能な限り速く強く息を吸う．その結果は吸気性肺活量曲線となる．呼気と吸気の曲線が一緒になりフローボリウムのループを形成するのである（**図3-11**）．

フローボリウム曲線とループは気管より上の上気道閉塞の診断に役立つものである．上気道閉塞の位置によって，フローボリウム曲線の特徴的なパターンがあるので，その例を**図3-12**に示す．これらは，実際にはこの様にまっすぐな線にはならないが，理想的なパターンとして示してある．第1章の臨床問題5の患者のフローボリウム曲線を**図3-13**に示す．手術中，胸郭外から胸郭内気管を圧迫する巨大な甲状腺腫が発見され，取り除かれたものである．

実際には，上気道閉塞の正確な病型はフローボリウム曲線からは診断できず，レントゲン，気管

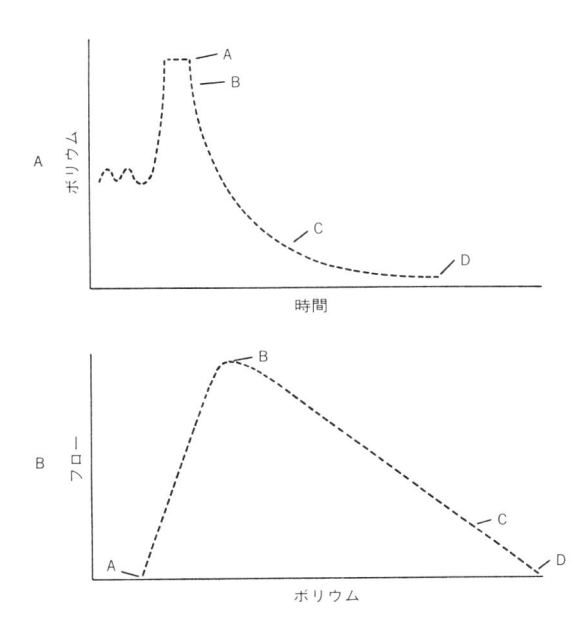

図3-10 正常の努力性肺活量（FVC）
A．時間に対するボリウムの記録．
B．ボリウムとフローの記録．本文参照．

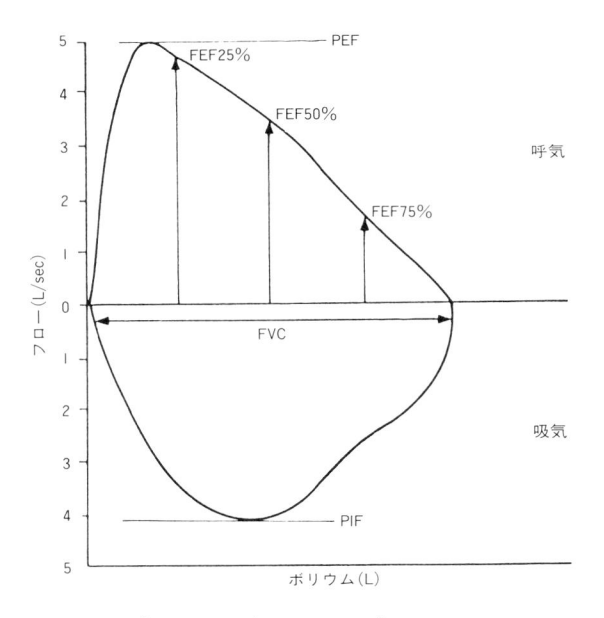

図3-11 正常のフローボリウムループ
フローボリウムループは吸気と呼気のフローボリウム曲線よりなる．FVCは横軸から直接読める．ピーク及び他のフローは縦軸から読める．（PEF：最大呼気流量，PIF：最大吸気流量，FEF25％，FEF50％，FEF75％：FVCの25％，50％，75％での努力呼気流量．
(Spearman, C.B., Sheldon, R.L., Eagan, D.F.: Eagan's fundamentals of respiratory therapy, ed. 4, St Louis, 1982, The C.V. Mosby Co.)

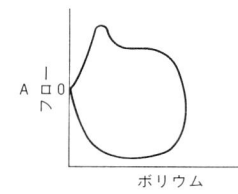

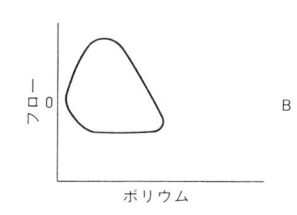

図3-12 上気道閉塞のフローボリュームループ
呼気はフローゼロより上に，吸気は下に示す．
A．可逆性の胸郭内の上気道閉塞
B．可逆性の胸郭外上気道閉塞
C．固定性の胸郭外上気道閉塞

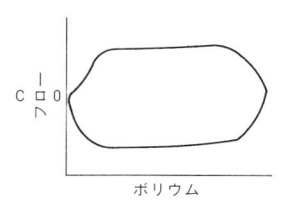

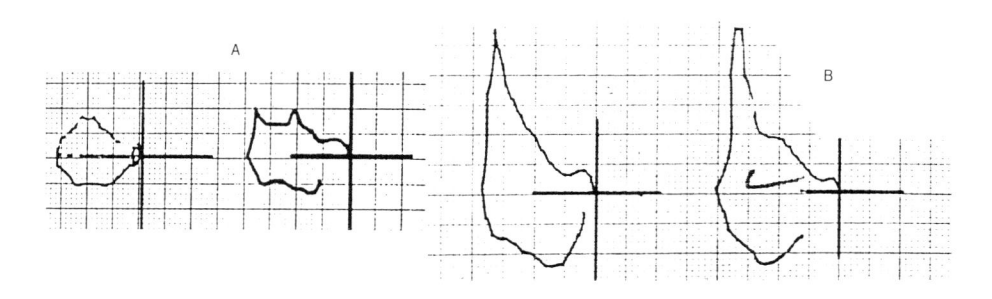

図3-13 第1章の患者のフローボリューム曲線
A．甲状腺腫摘出前
B．摘出後

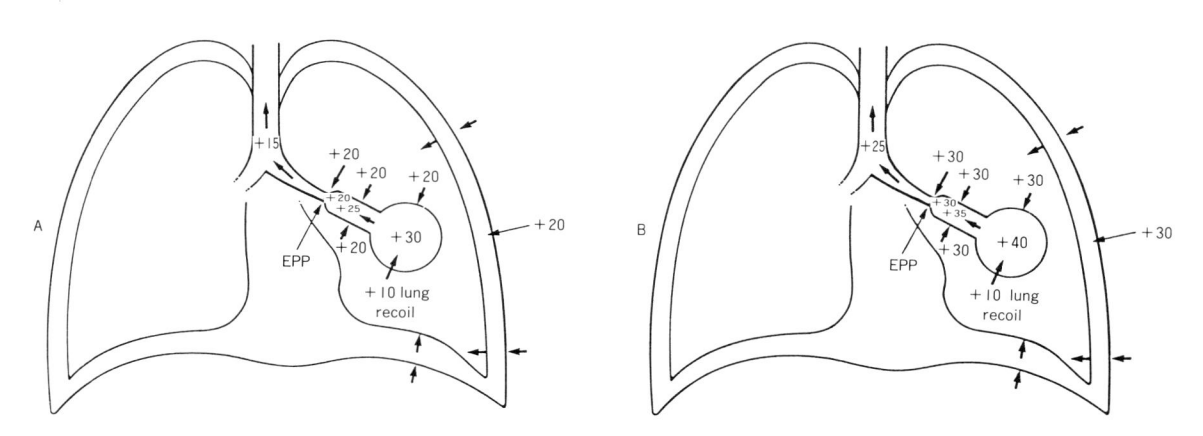

図3-14
A．正常肺での等圧点（EPP）の発生．胸腔内圧（Ppl）は20cmH$_2$O．この図は，胸腔内圧20cmH$_2$Oで努力呼出した時のEPPの発生を示している．肺胞内圧はPpl（20cmH$_2$O）と肺の弾性収縮力（10cmH$_2$O）の合計なので30cmH$_2$Oである．気道内圧は肺胞から口まで連続的に低下する．EPPでは，気道内圧とPplとが等しい．これより口側では，気道内圧はPplより低くなり気道は狭窄しフローは制限される．
B．Ppl 30cmH$_2$Oの時．呼気時にPplが30cmH$_2$Oまで上がるとEPPが発生する．ここで肺胞内圧は40cmH$_2$Oである（30cmH$_2$OのPplと10cmH$_2$Oの肺弾性収縮力を加えたもの）．肺胞内圧はAより高いが，EPPの場所は変わらない．

支鏡，そして多くの場合は手術を含む徹底した検査ではじめて診断されるが，それにもかかわらず，フローボリウム曲線は上気道閉塞をまず発見したり，その疑いを確かめたりするのに価値ある検査である．

10. 呼気流量の決定

空気の流れの閉塞は呼吸器疾患をおこす主な原因である．気道閉塞は喘息，慢性気管支炎，肺気腫の基本的な徴候である．この節では呼気流量の決定因子について述べることにする．

図3-14．Aは努力呼出時の圧変化を示す．これらはすべてプラスの圧であり，安静呼吸とははっきりと異なっている．安静呼吸時は，胸腔内圧は常にマイナスであるから肺胞内圧は吸気時マイナスとなる．

肺胞内圧は，+20cmH$_2$Oの胸腔内圧（Ppl）と+10cmH$_2$Oの肺弾性収縮力の和である．Pplと肺弾性収縮力は共に+30cmH$_2$Oの最初の駆動圧を作る．気道の圧は，空気が肺胞から口まで流れるにつれて低くなり，口では大気圧（つまり0）となる．気道の内側と外側の圧が等しくなる点を等圧点(EPP)という．これより口側では，Pplは気道内圧を上回り，気道を圧迫し虚脱させる傾向にある．肺気量が低くなるにつれて気道は狭窄するので，気道の虚脱傾向は肺気量減少に伴い促進される．一方，軟骨や他の支持組織によって形成される気道の剛性は気道の虚脱を防いでいる．

呼出努力を増すと，Pplは増大する（図3-14．B）．肺の弾性収縮力は変わらないので，肺胞内圧からEPPまでの気道内圧の低下とEPPの場所は同じである．しかし，Pplの増加の結果，気道はさらに狭窄し，フローは制限される．つまり，ひとたびEPPが気流を制限すると，いくら呼出努力を増やしてもフローは増加しないことになる．

EPPは努力呼出の間だけ出現し，安静呼吸の時は起こらない．また健常者では，EPPはFRC以下の肺気量の時にのみ出現し，普通の1回換気量では出現しない．

ある状態，特に肺の弾性収縮力が低下する肺気腫では，EPPは1回換気の範囲でも起こる（図3-15）．肺気腫患者の気道が非常につぶれ易い理由のひとつはこのためである．すなわち，肺気腫患者

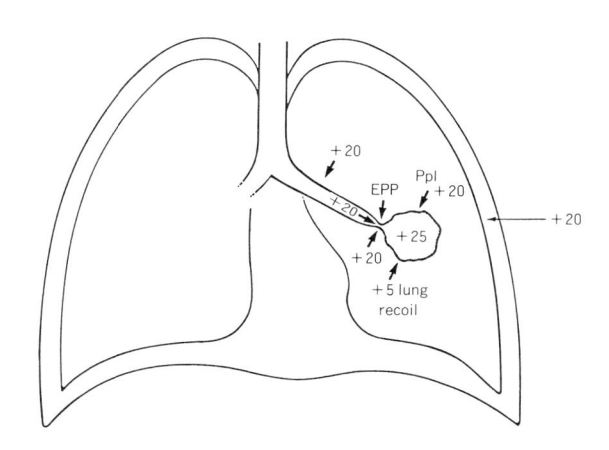

図3-15 肺気腫でのEPP
TLCからの最大呼気努力にもかからず，Pplは20cmH$_2$Oであるが肺弾性収縮力は5cmH$_2$Oにしか過ぎない（図3-14．Aと比較せよ）．その結果，肺気腫の肺では駆動圧は25cmH$_2$Oである．駆動圧は気道を下るにつれさらに低くなり，健常肺よりも早くPplと等しくなる（EPP）．その結果，気道は正常より早く狭窄する．肺気腫の患者では，気道壁の脆弱性も気道のつぶれ易さに関係している．

の気道は，弾性支持組織の破壊による肺の弾性収縮力の喪失のためつぶれ易くなる．弾性収縮力が低下すると駆動圧は低下する．同時に，肺気腫では太い気道も弾性支持組織の喪失により弱くなる．駆動圧の低下と気道の脆弱性の結果，EPPは正常よりずっと肺胞に近く生じ，患者は比較的高肺気量位でも気道狭窄を起こす（これは，肺気腫患者が気道閉塞を起こすいくつかのメカニズムの1つにしか過ぎない）．

臨床問題9

高度の肺気腫患者は息をするときにしばしば口をすぼめる．この呼気時にのみ行う自然の動作は，唇を寄せ口を狭くするものである．
EPP理論の立場から，この動作を説明せよ．

EPP理論は，努力呼出のもう1つの重要な点である努力依存性(effort-dependent)を説明するのに役立つ．図3-16は努力呼出時の圧・フロー曲線を示している．胸腔内圧は最初はマイナスだが，フローが増すにつれてプラスになる（反対に，安静呼吸時は胸腔内圧はつねにマイナスである．図3-2）．VCのパーセントとは，患者が自分自身の

VCの何%のところから努力呼出を始めたかという肺気量位を表している．呼気流量(l/秒)は呼出努力によって作られる．

VCの25%から50%の間では，努力呼出によって作り出されるフローは胸腔内圧が上昇するにつれて一定の値となる．たとえば，VCの25%のところから15cmH$_2$Oの陽圧の胸腔内圧を生ずるように呼出を行った際，約2.5 l/秒のフローが得られる．同じ肺気量から，胸腔内圧を25cmH$_2$Oまで増やしながら，呼気を繰り返しても，フローの増加はえられない．同様に，VCの50%のところからの努力呼出でも胸腔内圧が約15cmH$_2$Oを越える辺りから，フローは一定になる．

図3-16の曲線は低肺気量位では，ある胸腔内圧に達するとフローは努力とは無関係になり，さらに努力しても胸腔内圧が高くなるだけでフローは増えないことを示している．これは，気道をつぶそうとするプラスの胸腔内圧が気道の開口を保とうとする気道内圧を上回り，その結果，気道が狭窄し，大きな努力にもかかわらずフローの増加を妨げるからである．

フローの制限される現象を説明するためにしばしば用いられる努力非依存性（effort-independent）という用語は，残念ながら意味が誤解されている．フローが一定に達するまでの努力は明らかに必要なのであるが，いったん，一定になると，それ以後のフローは努力非依存性なのである．VCの75%のところでは，胸腔内圧が大きくなればなる程（被験者の呼出努力が大きい程）大きなフローが生ずる．つまり，TLCの近くでは（75%VC以上），胸腔内圧を上げる程フローは上がるので努力依存性であるといえる．

図3-17は，いろいろな肺気量での呼出と呼出努力の程度がフローボリウム曲線にどう影響するのかを見たものである．実際に，呼吸筋の訓練により呼出早期のフローを増やすことは出来る（TLCの近くでの）．今まで述べた気道の力学動態のため，低肺気量位でのフローは訓練しても増えない．つまり，努力性呼出の最初の約1/4は努力依存性といえるが，その後の約3/4は努力非依存性といえる．

11. Small airway disease と動肺コンプライアンス

前述したように，small airway（直径2mm以下）は全体の気道抵抗（R_{aw}）の約10%を占めるに過ぎない．したがって患者の正常のR_{aw}が1

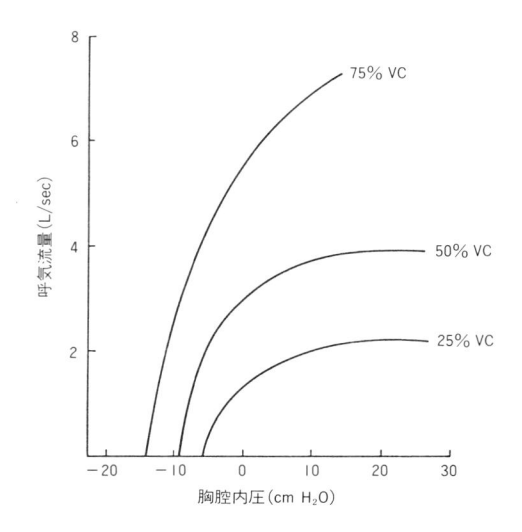

図3-16 圧・フロー曲線
本文参照．

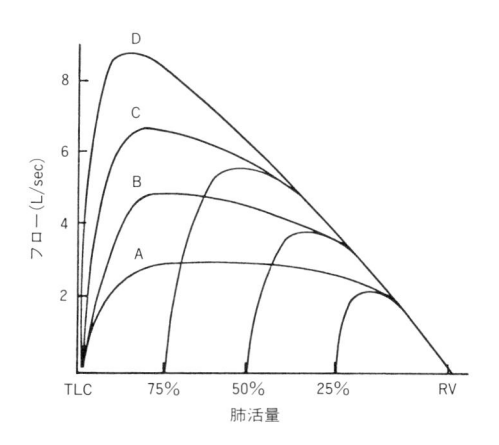

図3-17 いろいろな肺気量と呼出努力で測定されたフローボリウム曲線

図3-16の3つの圧・フロー曲線は，FVCの25%，50%，75%から始まるフローボリウム曲線の初めの部分として示されている．FVCの初めのフローは，肺気量が大きいほど増加するが，肺気量が小さくなるとフローは小さな曲線になる．図にはTLCから開始される4つの曲線も描かれている（A-D）．患者はTLCまで息を吸いFVC全体を吐くが，最小（曲線A）から最大（曲線D）までいろいろな呼出努力で呼出したものである．FVCの最初の部分では，呼出努力を増せばフローは増えるが，肺気量が小さくなれば努力を増してもフローは増えないことに注意する．

cmH$_2$O/l/秒とすると，small airway disease の R_{aw} が最大に上昇しても約0.1cmH$_2$O/l/秒であり，この時，全体の R_{aw} は1.1cmH$_2$O/l/秒にしかならず，この値は正常範囲でしかない．

small airway disease は気道閉塞に関する通常の指標が正常の時にのみ問題になる．もし，FVC，FEV$_1$，FEV$_1$/FVC が減少していれば，気道抵抗は明らかに増大しており，small airway の関与は少ないと考えられる．喘息，気管支炎，肺気腫などのほとんどの閉塞性疾患では，太い気道から細い気道まですべての気道に病変があり，気道閉塞に対する small airway のわずかな関与をとりたてて分けて考える必要は臨床的にはない．

FVC，FEV$_1$，FEV$_1$/FVC が正常範囲にある患者での場合は，small airway disease を発見することが問題となる．どうしたら small airway disease を発見することが出来るのか？ 生理学的にはいくつかの方法がある．1つの方法はコンプライアンスの周波数依存性といわれるもので，これは研究的な手段である．別な方法は，実際の臨床でもっとも広く使われているスパイログラムで，FVCの25％と75％の間の最大呼気中間気流量を測るものである（MMF$_{25-75}$）．

コンプライアンスの周波数依存性

コンプライアンスは本来フローがない時点で静的に測られる．しかし，呼吸中の圧変化に対する肺気量の変化より"動肺"コンプライアンスを計算することができる．動肺コンプライアンスは，被験者の呼吸中に測定される経肺圧で1回換気量を割って求められる．これは，空気の流れのある状態で測定されるので本来の意味でのコンプライアンスではないが，圧・量関係を表している．それゆえ"動肺コンプライアンス"は有用な指標である．

動肺コンプライアンスは，正常では，呼吸数を1分間60回にまで上げても変わらない．呼吸数60回/分の時，動肺コンプライアンスが低下するなら，周波数依存性があるといわれ，small airway disease の指標となる（図3-18）．周波数依存性は small airway disease の鋭敏な検査である．たぶん，呼吸回数が増えるにつれて，1回換気量は狭窄した気道にまで入っていく充分な時間がなくな

る．つまり，ある気道内圧の変化に対し1回換気量が正常より小さくなり，動肺コンプライアンスは低下することになる．これに対して，健康な肺では，small airway が開いており1回換気量は非常に短時間に通るので，1回換気量が小さくなるという現象は起こらない．

最大呼気中間気流量

動肺コンプライアンスの測定は，静肺コンプライアンスの測定と同様，食道バルーンを必要とするので，臨床的には一般的でない．FVC 曲線から得られる最大呼気中間気流量（MMF$_{25-75}$）と動肺コンプライアンスの間には相関がある．他のスパイロの指標は正常で，MMF$_{25-75}$ の低下がある場合は small airway disease の存在を示唆してい

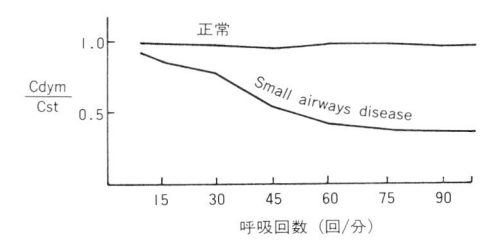

図3-18 動肺コンプライアンス
正常では，呼吸数が増えても，動肺コンプライアンス（Cdyn）は静肺コンプライアンス（Cst）とほぼ同じである．Small airway disease があると，動肺コンプライアンスは静肺コンプライアンスに比べ小さくなる．本文参照．

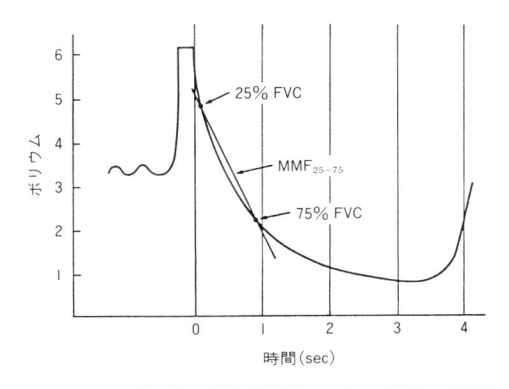

図3-19 最大中間呼気流量（MMF$_{25-75}$）は FVC の時間・ボリューム記録より計算される．FVC の25％と75％の点の間に線をひく．この線の傾き（1/秒）が MMF$_{25-75}$ である．この例では，MMF$_{25-75}$ は約3.2 l/秒である．

る（図3-19）．

このスパイロのパターン（正常FVC，FEV_1，FEV_1/FVC と MMF_{25-75} の低下）は喫煙者や症状のない喘息患者（喘息寛解期）によく見られる．これらの患者では，動脈血酸素分圧（PaO_2）の軽度低下をみることがあるが，これは small airway での換気・血流比の変化を反映している．喫煙者で small airway disease のある人が，後になって高度な気道閉塞を起こしてくるかどうかは判らないが，煙草の有害性についてはよく知られているので（肺癌，冠動脈疾患等），必ずしも small airway disease を発見しなくても，患者に禁煙の必要性を信じさせることはできる．

臨床問題10

図3-8のスパイロの曲線より MMF_{25-75} を計算せよ．

12. スパイログラムの臨床的価値

スパイログラムはいろいろな点で心電図（ECG）と相似している．どちらの検査も，非侵襲的で，比較的安く，価値ある情報を引き出し，しかも比較的持ち運び易く，熟練した検査技師には簡単に扱える機器で測定される．これらの検査は一般的に固有な疾患名を診断するのではなく，障害のパターンを示すものである．循環器科医に対するECGと同様，スパイログラムは呼吸器科医にとって有用なものである．

たぶん，ECGとのもっとも大きな違いは，ECGは患者の努力を必要としないが，スパイログラムの測定には患者の努力と患者・検査技師とのよい関係が必要である．

スパイログラムは努力性肺活量の時間・ボリウム関係を測定する．同じ情報はボリウムに対してフローを記録することでも得られるが，実際には時間・ボリウム記録の方がもっと一般的に得やすい．ボリウム対時間はFVC上でより伝統的な方法で，装置もフロー対ボリウムを記録するより安価である．

空気を力一杯はこうとする努力は，スパイログラムの，標準の速度にセットされたドラムに貼り付けたグラフ用紙に記録される．標準の有水式スパイログラムのドラムの回転速度は32mm/sec で

ある（図1-7）．用紙が回転している間，患者が管を通して息を吐くと水槽の中にあるベルが押し上げられる．ベルにはペンが付けられており，患者の呼吸努力は回転する用紙に記録される．

有水式のスパイログラムの他にもいくつかの種類がある（たとえば電気式，ウェッジ式）が，いずれも同じ情報を与えてくれる．スパイログラムが正確で検査が正しく行われる限り，スパイログラムの型式は重要な問題ではない．

13. 呼吸器疾患のパターン

呼吸器科医は，多くの肺疾患を拘束性と閉塞性の2つの換気障害パターンのいずれかとして表現する．これらの用語は，もちろん呼吸器の障害が患者の呼吸パターンにどのように影響するかを述べているにすぎず，原因，症状，胸部レントゲン所見，治療，予後については何も述べているわけでない．また，2つの換気障害パターンは1人の患者に同時に存在することもある（たとえば高度の肺線維症患者）．拘束性，閉塞性という用語は，ただ個々の患者について記載するのみである．そ

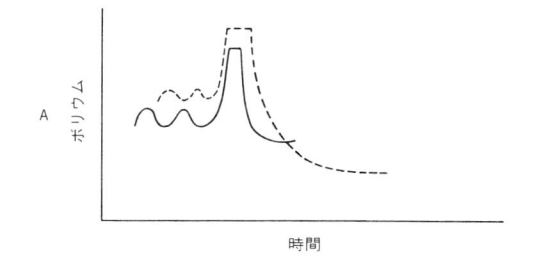

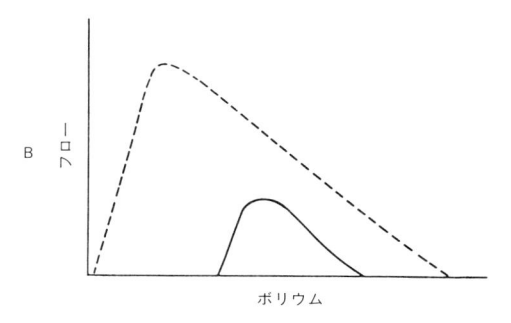

図3-20 拘束性障害にみられるスパイログラムのパターン
A．FVCの時間・ボリウム記録
B．フローボリウム記録（破線は正常曲線で，実線は異常曲線）

拘束性呼吸機能障害

拘束性とは患者が充分に深い呼吸が出来ない状態を意味する．この状態はいかなる状態でもよく，肺，胸郭，神経系いずれの疾患でも起こる．ある人の胸の回りに鋼鉄の輪がはめられており，小さい息は出来るが大きな深い息は出来ない状態を思い浮かべればよい．この人の呼吸は拘束性である．FRC での安静呼吸時にも輪が締め付けるようになればなるほど，少ししか息が吸えなくなり肺の拘束性障害はより重くなるわけである．

肺が充分に拡張しない状態はまたすべて拘束性障害である．拘束性障害の患者では，吸い込まれた空気は閉塞なく吐くことが出来るので，FEV_1/FVC は正常かそれ以上である．それゆえ，拘束性，閉塞性肺障害の主な相違は，息を吸う障害か（拘束性）息を吐く障害（閉塞性）ということである．各々の状態のスパイログラムのパターンを**図3-20**と**3-21**に示した．

拘束性障害を示す肺疾患や状態を**表3-4**にあげた．これらの一部の状態では閉塞性障害も伴うが主体は拘束性障害である．

閉塞性肺疾患

喘息，慢性気管支炎，肺気腫は閉塞性肺疾患で

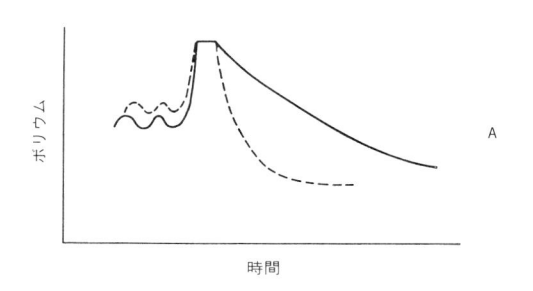

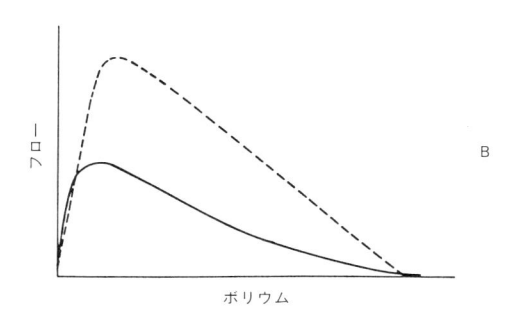

図3-21 閉塞性障害にみられるスパイログラムのパターン
A．FVC の時間・ボリウム記録
B．フローボリウム記録（破線は正常曲線で，実線は異常曲線）

表3-4 拘束性換気障害を伴う呼吸器疾患

胸郭の疾患	肺の疾患
重症筋無力症	無気肺
ギラン・バレー症候群	サルコイドーシス
胸水及び胸膜疾患	肺線維症
フレイルチェスト	肺水腫
（多発性の肋骨骨折）	肺炎
高度肥満	うっ血性心不全
横隔膜痲痺	

表3-5 閉塞性障害を呈する疾患

閉塞の部位	病理学的変化
上気道（気管分岐部より上）	
異物	気道の物理的閉塞
クループ，気管炎	上気道の粘膜浮腫
喉頭蓋炎	喉頭蓋の腫脹
気道を障害するいろいろな腫瘍や異物	気道の物理的閉塞
神経筋疾患：例　パーキンソン病	上気道の筋肉の脆弱化
下気道（気管分岐部より下）	
喘息	気道攣縮，粘膜浮腫，粘液栓子
慢性気管支炎	粘膜浮腫，粘液栓子：喘息の要素があれば気道攣縮
のう胞性線維症	慢性気管支炎と同じ
肺気腫	肺弾性収縮力の減少
サルコイドーシス	気道内のサルコイド結節
異物	気道の物理的閉塞

ある．閉塞性肺疾患は米国では呼吸器疾患による死因の中で大きな原因を占めている．閉塞性肺疾患の重症度はFVCとその要素から判定する（表3-2）．図3-21に示したように，気道閉塞をもつ患者は深吸気は出来るが，呼気時の空気の流れは遅い．この呼吸のパターンは，充分には吸えないが容易に吐くことの出来る拘束性障害の患者と明らかに異なっている．

表3-5に気道閉塞を示す臨床例をその病理学的変化とともに掲げる．気道閉塞の主な原因は気管支攣縮，粘液栓子，粘膜浮腫であり，これらは喘息や慢性気管支炎の主な病理学的所見である．いま1つの重要な閉塞の原因は，高度の肺気腫で普通にみられる肺組織の破壊による肺弾性収縮力の低下である．表3-6は通常みられる臨床状態を例に，2つの換気障害のパターンのスパイログラムと生理学的変化の関係を示している．

14. スパイログラムの解釈

スパイログラムは肺の換気力学の検査の中でもっとも重要なものである．多くの検査室では，肺気量（TLC，FRC，RV）も測るが，スパイログラムは肺機能検査の基礎である．

スパイログラムの解釈は，1つの重要な点において他の検査と異なる．それは，この検査が努力依存性ということである．患者は協力的に，楽に自己の最大の努力をしなければならない．同じくらい重要なのは，検査を行う技師が患者とよい関係をもち，患者から最大の反応を引き出すようにすることである．正しい解釈のためには，常に目に見えない検査の"質"を考慮にいれる必要がある．正しい患者の誘導と技師・患者関係がないと肺機能検査は役に立たなくなる．

また，検査の正常範囲が大きすぎるため（たとえば，肺気量の±20％），解釈が困難なことがときどきある．さらに，正常範囲は患者の年齢，性別，身長，人種によって変わる（付録B）．つまり，ある患者の肺機能を注意深く，その患者に近い集団の正常値と比較しなければならない．

呼吸器科医はしばしば，肺機能で示された障害を軽度，中等度，高度と表現する．残念ながら，これらの用語は標準化されていない．つまり，あ

表3-6 拘束性・閉塞性障害とスパイログラム及び生理学的関係

臨床例	スパイログラムの値	肺気量	肺コンプライアンス	気道抵抗
拘束性障害				
肺線維症	FVCの減少 FEV_1の減少 FEV_1/FVCの増加	TLCの減少 FRCの減少 RVの減少	低下	低下
神経筋疾患	FVCの減少 FEV_1の減少 FEV_1/FVCは正常	TLCの減少 FRCは正常 RVの増加	正常	正常
閉塞性				
喘息 （発作中）	FVCの減少 FEV_1の減少 FEV_1/FVCは減少	TLCの増加 FRCの増加	正常	上昇
肺気腫	喘息と同じ	喘息と同じ	上昇	上昇

表3-7 スパイログラムの呼吸障害判定基準*

検査	正常	軽度	中等	高度
		予 測 値 の パ ー セ ン ト		
FVC	>80%	61%−80%	50%−60%	<50%
FEV_1	>80%	61%−80%	50%−60%	<50%
最大呼気流量 （ピークフロー）	>80%	61%−80%	50%−60%	<50%
		パ ー セ ン ト		
FEV_1/FVC**	70%−75%	60%−69%	50%−59%	<50%

* 正常，軽度，中等度，高度は障害の程度を示す．FVC，FEV_1及び最大呼気流量の判定基準は予測値に対するパーセントで，FEV_1/FVCは実際のパーセントである．　**　FEV_1/FVCは加齢とともにわずかに減少する．

る医師のある値に対するこの形容は他の医師のものと異なることがあるからである．**表3-7**は，他の医師は異なる値を選ぶかも知れないが，障害の程度を表す（著者自身の）基準である．肺気量とフローは予測値のパーセントに基づいていることに注意すべきである．これに対し，FEV_1/FVC は実際の値の下限に基づいている．正常では，1秒間に FVC の70％から75％吐ける．これは習慣として受け入れられているが，残念ながら，しばしば混乱している．たとえば，FVC 予測値に対して90％の FVC は正常である．同様に，75％の FEV_1/FVC もまた正常である．この場合，75％は予測値に対する％ではなく，実際の値である（FEV_1 は FVC の75％である）．

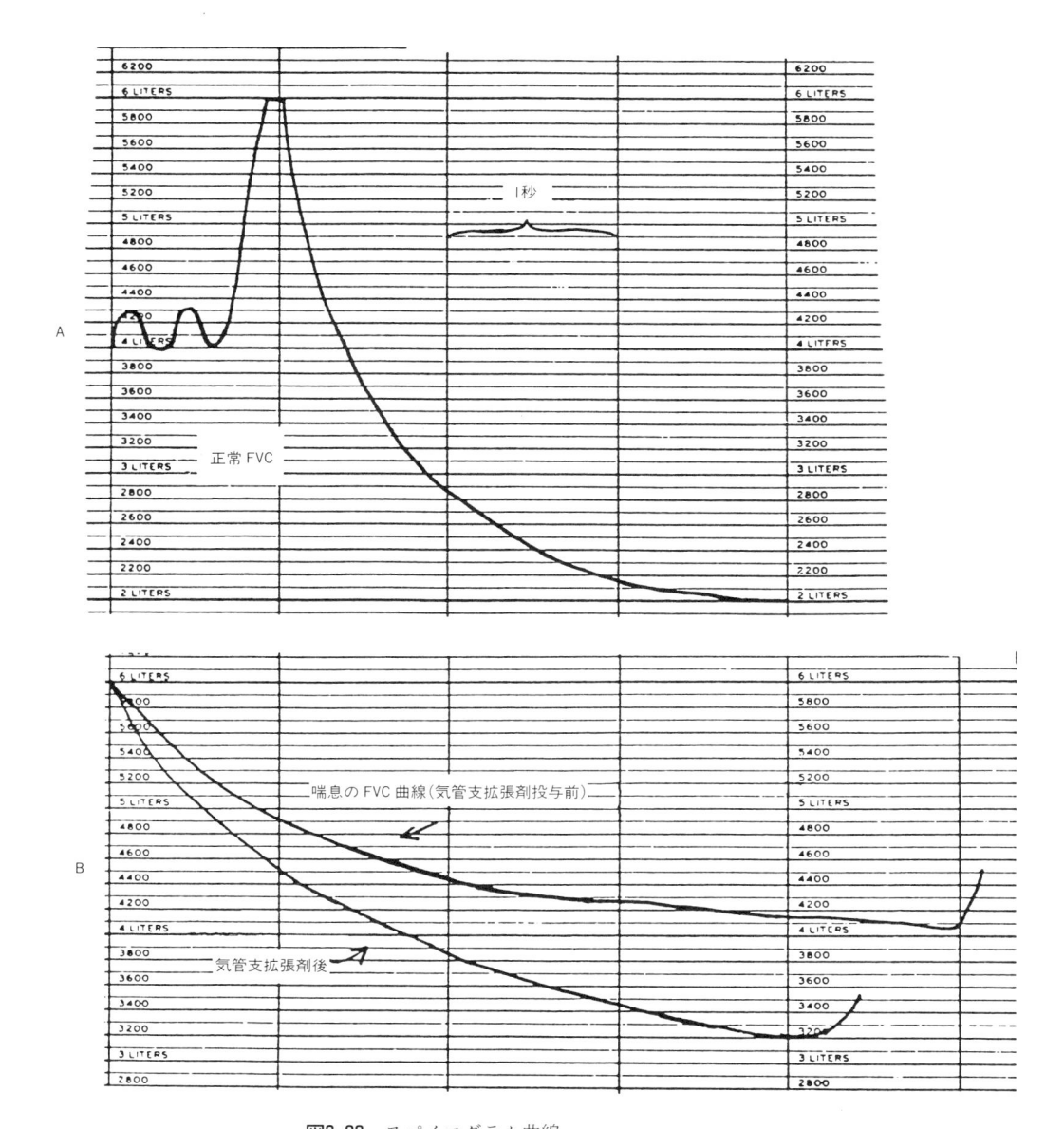

図3-22 スパイログラム曲線
　A．寛解期の喘息患者のものでスパイログラムは正常
　B．喘息発作中の患者のもの．気管支拡張剤の前後

もし，FEV_1/FVC の予測値が75%で，実際の FEV_1/FVC が65%であったとすれば，この FEV_1/FVC は65/75で予測値の87%となる．これは $FEV_1/FVC = 75\%$ という値が下限であるので，異常値である．スパイログラムを解釈するとき，単純な比をパーセントで表現するのと（例：$FEV_1/FVC = 75\%$），予測値のパーセントで表現（例：$FEV_1 =$ 予測値の75%）する違いをを常に注意しなければならない．不必要な混乱を避けるため，FEV_1/FVC の予測値のパーセントは臨床問題の12と13から除く．

ためしばしば目がさめる．1週間抗喘息薬の吸入を使ったが，ある程度改善するだけで，労作時の呼吸困難には無効であった．診察では，安静時にも軽度の息切れがあり，両肺で呼気時に喘鳴（ウィージング）を聴取する．胸部レントゲンでは軽度の過膨張所見をみるのみである．スパイログラムの結果を本ページの下方に示す．投与前，投与後とは気管支拡張剤投与前後でスパイログラムを行ったことを意味する．投与前後の間隔は10から15分である．

臨床問題11

図3-22．Aは正常のスパイログラムのパターンを示す．図3-22．Bは喘息患者の気管支拡張剤吸入前後の記録を示す．BTPSに換算せずに，正常曲線，気管支拡張剤投与前後の曲線より，FVC，FEV_1，FEV_1/FVC，最大呼気流量（ピークフロー）を計算せよ．

臨床問題12

46歳の男性で数週間，発作性の呼吸困難と咳がある．仕事も充分出来ず，最近では動いたときの呼吸困難のためラケットボールもやめた．夜間に咳，喘鳴（ウィーズ），呼吸困難の

臨床問題13

2週間の治療の後，臨床問題12の患者は大変良くなった．スパイログラムは次の通りである．

15. 換気力学とガス交換―その関係？

次の3つの章は，ガス交換，肺胞換気の生理的過程，酸素化について述べる．FVCで判定される換気障害と血液ガス分析で見つかるガス交換障害の間に相関があると思っている人もいる．たとえば，FEV_1 が予測値の50%の時，酸素分圧も同じように下がっているのだろうか？

個々の患者では，換気力学の検査とガス交換の

臨床問題12の表

測定	気管支拡張剤投与前			投与後	
	実測	予測値	%予測値	実測	%予測値
FVC(l)	2.07	4.67	44	3.12	67
FEV_1(l)	1.23	3.52	35	1.70	48
FEV_1/FVC(%)	60	75		54	
MMF_{25-75}(l/sec)	0.67	3.64	18	0.77	21
最大呼気流量(l/min)	216	535	40	368	69

これらの肺機能検査を，どう解釈するか？

臨床問題13の表

測定	気管支拡張剤投与前			投与後	
	実測	予測値	%予測値	実測	%予測値
FVC(l)	4.73	4.67	101	4.81	103
FEV_1(l)	3.28	3.52	93	3.54	100
FEV_1/FVC(%)	69	75		73	
MMF_{25-75}(l/sec)	2.06	3.64	56	2.54	70
最大呼気流量(l/min)	589	535	110	611	114

これらの検査を，どう解釈するか？

検査の間には有意な相関はない．したがって，換気力学の検査をガス交換に関する情報を得るためには用いることは出来ないし，逆もまたいえる．

図3-23は100例の患者の肺機能検査の結果を図に描いたものである．FEV_1は40%以下に低下するまでは酸素分圧や炭酸ガス分圧の異常とも相関しないし，40%以下でもその相関は少ない．肺の換気を傷害する疾病が，必ずしも同じ程度にガス交換に影響するわけではない．反対に，換気の障害がなくてもガス交換が著しく傷害されることもある．

16. まとめ

肺の換気力学とは，肺への空気の出入りと呼吸中の圧，ボリウム（量），フロー（流量）の変化を取り扱うものである．安静呼吸中の胸腔内圧は常にマイナスである（すなわち，大気圧より低い）．吸気時には，胸郭が拡がり胸腔内圧はよりマイナスになり，一過性にマイナスの気道内圧を作り出す．その結果，新しい空気が肺に流れ込む．これに対して呼気時には胸郭が縮み胸腔内圧のマイナスは小さくなり，気道内圧はわずかにプラスになる結果，空気は肺から流れでるのである．

コンプライアンスは圧変化に対するボリウムの変化を測定することである．健常肺の動きと比べるとコンプライアンスの高い肺(たとえば肺気腫)では肺は容易に膨らみ，コンプライアンスの低い肺（たとえば肺線維症）では肺は膨らみにくい．

気道抵抗はフローの変化に対する圧変化として測定される．気道抵抗は喘息などの閉塞性肺疾患で高くなる．気道抵抗とコンプライアンスは臨床検査室で日常的に測られるわけではないが，多くの肺疾患を理解する上で重要な概念である．

胸郭内の空気はいくつかの volume（肺気量）と capacity（肺容量）に分けられる．FVC は最大吸気の後，力一杯吐いた空気の量である．FVC はス

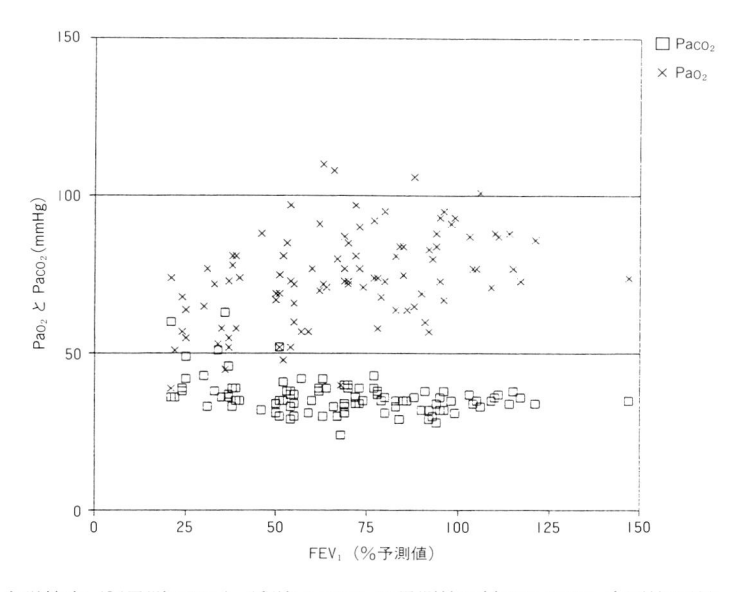

図3-23 換気力学検査（%予測 FEV_1）（釈注；FEV_1 の予測値に対する FEV_1 実測値の比）とガス交換検査（PaO_2 と $PaCO_2$）の間には有意な相関はない．100人の患者の肺機能検査からのものである．横軸は FEV_1 の値を%予測値で示している．測定された FEV_1（%予測値）上に対応する PaO_2（×）と $PaCO_2$（□）を記録したものである．すべての血液ガスは約747mmHg の大気圧下で室内気を呼吸時に採取されたものである．FEV_1 が低くなるにつれ PaO_2 は少し下がるが，そのばらつきは大きい．FEV_1 が50%から52%の間では PaO_2 は48から81mmHg であり，FEV_1 が21%から25%の間では PaO_2 は39から74mmHg である．$PaCO_2$ との間には，FEV_1 が高度に低下するまでは相関がない．FEV_1 が予測値の40%以下では，炭酸ガスが蓄積する傾向が少しあるが，これも患者間のばらつきが大きい．これらのデータに基づいて，血液ガスから換気機能を予測することはできないし，その逆も予測できない．低い FEV_1 の患者は高炭酸ガスや低酸素血症があることも，ないこともある．

パイログラムの一部としてルーチンに測定され，最も役立つ換気力学的検査である．FVC は使う装置によって，時間に対してボリウムを記録するか，ボリウムに対してフローを記録する．患者の努力はどちらも同じである．

FEV_1，FEV_1/FVC，ピークフロー等の FVC の一部は，呼吸障害のパターンについての情報を与えてくれる．正常では，最初の 1 秒間に FVC の 70％から 75％吐くことが出来る．予測値より小さい FEV_1/FVC は気道閉塞を示す．また，FEV_1/FVC の増加をともなった FVC と FEV_1 との両方の低下は拘束性の呼吸障害を示す．

> 復習問題

次の各文は正しいか，誤りか．
1．FVC は肺と気道に含まれる全部の空気量である．
2．正常の安静呼吸中，胸腔内圧は常に大気圧より低い．
3．肺コンプライアンスは呼気量をフローで割ったものである．
4．RV は，胸郭と肺の弾性収縮力がつり合った点での，静止肺気量である．
5．気道の直径が増えるにつれ，気道抵抗は減少する．
6．もっとも良い気道閉塞の単一の検査は FEV_1 である．
7．フローボリウム曲線と時間・ボリウム曲線の唯一の相違は記録の仕方である．
8．small airway disease は最大呼気中間気流量（VC の25％と75％の間のフロー）で診断される．
9．呼吸障害を発見するためのスパイログラムのもっともよい単一の測定値は FEV_1 である．
10．最大呼気流量は，呼気が開始された肺気量によって変わる．

References

American Thoracic Society: ATS statement: snowbird workshop on standardization of spirometry, Am. Rev. Respir. Dis. **119**:831, 1979.

Robinson, D.R., Chaudhary, B.A., and Speir, W.S.: Expiratory flow limitation in large and small airways, Arch. Intern. Med. **144**:1457, 1984.

Ruppel, G.: Manual of pulmonary function testing, ed. 3, St. Louis, 1982, The C.V. Mosby Co.

Zamel, N., Altose, M.D., and Speir, W.A.: ACCP scientific section recommendations. Statement on spirometry: a report of the section on respiratory pathophysiology. Chest **83**:547, 1983.

付録 G の一般文献（生理学）も参照されたし．

第4章

Pa_{CO_2} と肺胞換気

1. 分時換気，肺胞換気，死腔換気
2. P_{CO_2}―肺胞換気及び炭酸ガス産生との関係
3. P_{CO_2} と呼吸商
4. 過換気と低換気
5. P_{CO_2} 式の臨床的重要性
6. 臨床の場における P_{CO_2}
7. 高炭酸ガス血症の生理学的機序
8. V_D/V_T と Bohr の死腔式
9. 高炭酸ガス血症の危険性
10. Pa_{CO_2} と換気補助の必要性
11. P_{CO_2} の非観血的測定法
12. Pa_{CO_2}―酸素化及び酸塩基平衡との関係
13. まとめ

1. 分時換気，肺胞換気，死腔換気

日常の会話では"換気"という用語は人によって種々の意味に用いられている．この曖昧さのために，とくに"過換気"や"低換気"という用語を用いる時など，しばしば聞く人に混乱を招くことがある．そこでこのような混乱を避けるために，まず用語の定義づけを行う必要がある．

換気とは単に空気が肺へ出入りすることを意味する一般的用語であり，肺胞とか分時とかの先行する形容詞がなければそれ以外の特別な意味をもつものではない．換気を示す文字には$\dot{V}$があり，Vとは容量を意味し，ドットは"単位時間当たり"のことである．

分時換気とは1分間当たりの空気の肺への出入量を指す．量的には1分間に吸入される空気の量（$\dot{V}_I$）は，呼出量（$\dot{V}_E$）よりやや多い．臨床的にこの違いはさほど重要ではなく，分時換気量といえば慣習的に呼出量が測定され，$\dot{V}_E$と表示される．$\dot{V}_E$とは1分間当たりの呼吸回数（f）と1回換気量（V_T）の積であると覚えておくと便利である．

$$\dot{V}_E = f \times V_T \tag{1}$$

$\dot{V}_E$は肺胞換気量（$\dot{V}_A$）と死腔換気量（$\dot{V}_D$）の和でもある．これらの関係を，正常値とともに図4-1に示す．

肺胞換気（$\dot{V}_A$）とは1分間に吸入される空気の量であり，(1)肺胞に達し，かつ(2)ガス交換に携わるものである．肺胞換気は単に肺胞まで達する空気の量であるかのようにしばしば誤解されているが，生理学的には$\dot{V}_A$とは肺毛細血管との間でガス交換（酸素と炭酸ガスの運搬）にあずかる1分間当たりの肺胞気の量のことである．肺胞に達する空気のうち何らかの理由でガス交換に携わらない場合，たとえば血流のない肺胞に行く空気などは$\dot{V}_A$とはみなされない．このようなガス交換を行なわない肺胞の部分を肺胞死腔と呼ぶ．臨床的に過換気とか低換気という用語は肺胞換気だけのことを指している（下記参照）．

死腔換気とは分時換気の一部でありガス交換に携わらないものをいう．すなわち，無効換気ともいわれる．死腔（無効）換気（$\dot{V}_D$）は(1)気道（解剖学的死腔と呼ばれる）にだけ入る空気と，(2)肺胞には到達するが毛細管血との間の酸素や炭酸ガスの交換には関与しない空気を含む．これら2つの領域を合わせた量を，よく生理学的死腔と呼ぶ．

これらの定義に基づくと，

$$\dot{V}_E = \dot{V}_A + \dot{V}_D \quad \text{あるいは} \tag{2}$$
$$\dot{V}_A = \dot{V}_E - \dot{V}_D \quad \text{となる．}$$

実際には$\dot{V}_E$をスパイロメーター（または1回換気量を測れるいかなる方法でもよい）で測定することは比較的容易である．しかし$\dot{V}_A$あるいは$\dot{V}_D$を臨床上測定することは稀であり，困難でもある．しかもそれらの値を実測することは必ずしも有用ではない．

2. Pa_{CO_2}—肺胞換気及び炭酸ガス産生との関係

分時換気量（$\dot{V}_E$）は簡単に測定できるが，それはガス交換に携わる肺胞換気量（$\dot{V}_A$）が適正であるか否かを十分に反映するものではないので，1回換気量と呼吸数から肺胞腔と死腔がそれぞれどの位の空気で換気されているかを知る手がかりはえられない．たとえ死腔換気量（$\dot{V}_D$）と$\dot{V}_A$が測定可能であったとしても，その値は体内でどの位の炭酸ガスが産生されるとか，あるいは産生された炭酸ガスを排出するにはどの位の$\dot{V}_A$が必要であるかを教えてくれるものではない．

必要な情報は動脈血の炭酸ガス分圧（Pa_{CO_2}）から得られ，血液ガス測定値のうち，唯一このPa_{CO_2}のみが$\dot{V}_A$に関する情報を提供してくれる．さらにPa_{CO_2}こそが，少なくともサンプルの取られた

気量　　　　死腔　　　換気

$V_D = 150 ml$　　　　　　$\dot{V}_D = 12 \times 150 ml$
　　　　　　　　　　　　　　　$= 1.8 L/min$

$\dfrac{V_A = 350 ml}{V_T = 500 ml}$　　肺胞腔　　$\dfrac{\dot{V}_A = 12 \times 350 ml}{ = 4.2 L/min}$
　　　　　　　　　　　　　　　$\dot{V}_E = 12 \times 500 ml$
　　　　　　　　　　　　　　　$= 6 L/min$

　　　　　　　　　　　　　　　*Respiratory rate
肺循環　　　　　　　　　　　 $= 12/min$

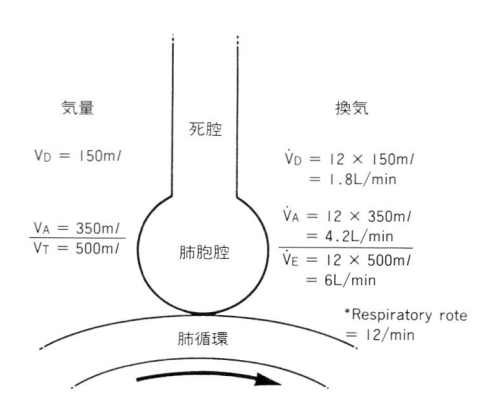

図4-1 肺気量と換気．肺と肺循環の関係 本文の説明参照．

時点で$\dot{V}_A$と炭酸ガス産生との関係を直接的に示している．なぜそうであるのかは体内での炭酸ガスの動態を考えるとよい（**図4-2**）．炭酸ガスは食物代謝の副産物である．炭酸ガスは大量では有毒であり，生体が正常に機能するためには排出されなければばならない所謂無用な産物なのである．しかし，炭酸ガスは血液中の最大の緩衝機構である重炭酸系の一要素でもあり，それゆえ酸塩基平衡の重要な決定因子である．さらにPa_{CO_2}は動脈血酸素分圧（Pa_{O_2}）の決定因子でもあり酸素化において大きな役割を果たしている（第5章，肺胞気式を参照）．つまり代謝により生じた炭酸ガスは絶えまなく排出されなければならないと同時に，血中である程度のレベルが保たれねばならない．

体内で運ばれる炭酸ガスの総量は動脈血でおよそ49ml/100mlであり，静脈血では約54ml/100mlである（**図4-2**）．血液中で炭酸ガスは3つの形で運ばれる．重炭酸として（もっとも多い），ヘモグロビンあるいはカルバミノ化合物のような他の蛋白質と結合した形として，そして最後に血中に溶存した形として．これらの形態は互いに平衡を保っている．この内，Pa_{CO_2}として測定されるのは血中に溶存した成分である．Pa_{CO_2}の正常値は36から44mmHgの間にあり，混合静脈血の炭酸ガス分圧（Pv_{CO_2}）はこれより約6mmHgほど高い．

平均的体形の成人では安静時1分間に約200mlの炭酸ガスを産生する（**図4-2**）．もちろん炭酸ガス産生量（$\dot{V}_{CO_2}$）は酸素消費量と同様，時々刻々変化する．運動時の$\dot{V}_{CO_2}$は増加するが睡眠時にはやや減少するので，平均すると1日に産生される炭酸ガスの量は288 l（1440分 × 200ml CO_2/分）となる．これは実にすごい量の炭酸ガスである！正常なPa_{CO_2}を維持するためにこのような大量の炭酸ガスが一体どのようにして排泄されるのであろうか？

炭酸ガスの排出は新鮮な空気を肺に取り入れることにより達成される．これ以外に排出する方法はない（1％未満の微量の炭酸ガスは腎臓から重炭酸として排泄される）．

肺内では新鮮な空気は肺毛細血管のすぐ側まで運ばれ，そこで肺胞－毛細血管間のガス透過性の薄い膜1枚を隔てて混合静脈血に接する（第1章

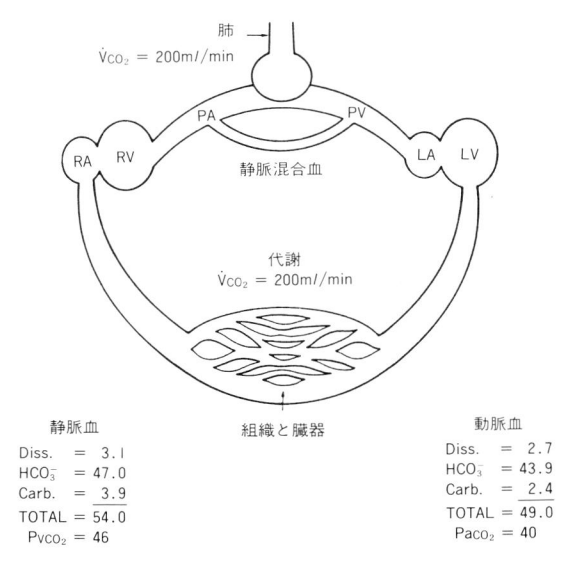

図4-2 肺と循環における炭酸ガスの産生，運搬，排出
代謝の副産物である炭酸ガスは次の3つの形で運ばれる：溶存した形（Diss.），ヘモグロビンや他の蛋白質と結合した形（Carb.），重炭酸イオンとして（HCO_3^-）．溶存した部分のみが分圧を呈する．炭酸ガス分圧（P_{CO_2}）はmmHgで表され，その他の値は，全血液中の炭酸ガスの量を表す（ml CO_2/100ml）．1分間に約5ml CO_2/100mlが排出される．静脈血混合はすべての正常な生理学的シャントを表す．（Pv_{CO_2}；混合静脈血P_{CO_2}，Pa_{CO_2}；動脈血P_{CO_2}，RA；右房，RV；右室，PA；肺動脈，PV；肺静脈，LA；左房，LV；左室．）

参照).新鮮な空気を最初に吸う時点では炭酸ガスはほとんど含まれていない.肺胞では炭酸ガス分圧（P_{ACO_2}）は,その値にかかわらずP_{aCO_2}とほとんど同じである.炭酸ガスは,混合静脈のP_{CO_2}と肺胞のP_{CO_2}（通常はそれぞれ46と40mmHg）との間の圧較差の力で肺胞－毛細血管間膜を透過して運ばれる.肺胞腔内に入った炭酸ガスは換気によって排出される.定常状態では代謝によって生産される炭酸ガスの量は肺で排泄される量と一致する.

ここで臨床医学全般においてもっとも重要な生理学的関係の1つ,P_{CO_2}と$\dot{V}_A$の関係式が導かれる.死腔はガス交換に携わらないので,呼気中の炭酸ガスはすべて肺胞気に由来する.したがって肺から排泄される$\dot{V}_{CO_2}$の量は,$\dot{V}_A$に肺胞気中の炭酸ガスの割合（F_{ACO_2}）を乗じたものと等しい.

$$\dot{V}_{CO_2} = \dot{V}_A \times F_{ACO_2} \qquad (3)$$

P_{ACO_2}はF_{ACO_2}に総肺胞気圧を乗じたものであるから,

$$\dot{V}_{CO_2} = \dot{V}_A \times P_{ACO_2} \times K \qquad (4)$$

となり.ここでKはF_{ACO_2}をP_{ACO_2}に転換すると同時に,単位も変換するための定数であり,1/K = 0.863である.

これを変形すると次のようになる.

$$P_{ACO_2} = \frac{\dot{V}_{CO_2} \times 0.863}{\dot{V}_A} \qquad (5)^{*1}$$

(5)の式は肺胞気のP_{CO_2}（P_{ACO_2}）と$\dot{V}_A$との関係を示したものである.炭酸ガスは非常に拡散しやすいので,肺胞気P_{CO_2}は動脈血P_{CO_2}と同じとみなされる.しかも定常状態では肺から排出される炭酸ガスは代謝によって産生される炭酸ガスと等しい.このような点を勘案すれば,(5)式をP_{aCO_2}に関する式とみなすことは有用である.

いま,炭酸ガス産生が一定で200ml/分であるとする.もし肺胞換気がなければ,血中炭酸ガスは他に出口がないので血中に充満し,その結果,過度のアシドーシスから速やかに死に至る.同様なことは$\dot{V}_A$がほんの少ししかない時にも生じる.この場合は$\dot{V}_A$がまったくない時ほど早くはない

---

*1 定数0.863を含むこの式本来の導き方は付録Cに掲げる.

けれど,やはり炭酸ガスが蓄積する.逆に,もし$\dot{V}_A$が正常$\dot{V}_A$を越えた場合は,血中から過剰の炭酸ガスが排出されP_{aCO_2}は低下する.このように$\dot{V}_{CO_2}$が一定である限り,P_{aCO_2}は$\dot{V}_A$の量に反比例する.

$$P_{aCO_2} \simeq \frac{1}{\dot{V}_A} \qquad (6)$$

いま,仮に$\dot{V}_A$を4l/分で一定としておく.たとえば,もし運動中で代謝が亢進したとすると炭酸ガスは正常より高い率で循環に入っていく.そして,それに伴う$\dot{V}_A$の増加がなければP_{aCO_2}は上昇するであろう.逆に,もし代謝が遅いのに$\dot{V}_A$が不変であればP_{aCO_2}は低下するであろう.このようにP_{aCO_2}は直接$\dot{V}_{CO_2}$に相関する.このことを式(6)にあてはめると,

$$P_{aCO_2} \simeq \frac{\dot{V}_{CO_2}}{\dot{V}_A} \qquad (7)$$

P_{aCO_2}はmmHgで測定され,$\dot{V}_{CO_2}$はml/分（STPD）,そして$\dot{V}_A$は1l/分（BTPS）で示されるので,これらの単位はmmHgに変換しなければならない.これは定数0.863によって次のように転換される.

$$P_{aCO_2} = \frac{\dot{V}_{CO_2} \times 0.863}{\dot{V}_A} \qquad (8)$$

ここで

$$\dot{V}_A = \dot{V}_E - \dot{V}_D \qquad (2)$$

この本の中のすべての関係式の中で,(8)式がもっとも重要である.

3. P_{CO_2}と呼吸商

P_{CO_2}は肺胞換気に対する炭酸ガス産生量（$\dot{V}_{CO_2}$）の比で決まる（前項参照）.炭酸ガス産生量はいくつかの因子によって決定される,すなわち摂取する食物の種類や運動量,体温そして甲状腺ホルモンのようなホルモン活性などに影響される.基本的な$\dot{V}_{CO_2}$は平均的体形の成人ではおよそ200ml/分であるが,運動中はこれが数倍に増加しうる（第12章参照）.

$\dot{V}_{CO_2}$の酸素消費量（$\dot{V}_{O_2}$）に対する比は呼吸商と呼ばれる（RQ）.

$$RQ = \frac{\dot{V}_{CO_2}}{\dot{V}_{O_2}} \qquad (9)$$

通常の食事（適度な脂肪と炭水化物そして蛋白質の混合）を摂取している人の安静時における$\dot{V}_{O_2}$は約250ml/分であり，RQはおよそ0.80である．炭水化物のみの食事ではRQは1.0に増え，炭酸ガス産生の量はそのまま酸素消費の量に一致する．もし脂肪のみが摂取されたとしたらRQは0.71となる．

組織での代謝と肺でのガス交換に対してそれぞれ1つのRQがある．定常状態では代謝性RQ(組織における炭酸ガス産生と酸素消費)は，呼吸性RQ(肺における炭酸ガス排出と酸素取込)に正確に一致する．事実，呼吸器系の定常状態を定義すると，

$$RQ(代謝性) = RQ(呼吸性) \qquad (10)$$

となる．*2

正常な換気は生体の代謝性要求によって制御される．たとえば安静中より運動中の方がより多くの酸素を消費し，多くの炭酸ガスを産生するので，分時(肺胞)換気は代謝性要求に見合うように増加する．

(8)式からいえることは，もし$\dot{V}_{CO_2}$が$\dot{V}_A$の増加以上に増えたとしたらPa_{CO_2}は上昇するであろうということである．このことは健康人で起こりうるのであろうか？たとえば人は$\dot{V}_{CO_2}$が呼吸器系の炭酸ガス排出能を越える程度まで運動出来るであろうか？これは明らかに不可能である．事実，健康的な人が運動すればするほど代謝性アシドーシスの亢進に対応した代償性過換気を行うのでPa_{CO_2}はむしろ低下するであろう(第12章参照)．もし$\dot{V}_{CO_2}$が増加し，それに比し$\dot{V}_A$が増えなかったらPa_{CO_2}は上昇する．このような場合における高炭酸ガス血症の原因は，肺から排出されるべき炭酸ガスの量に対し$\dot{V}_A$が不十分であるためと考えられる．この不十分性については高炭酸ガス血症の項で論じる．

4．過換気と低換気

過換気と低換気はPa_{CO_2}によって定義される．低いPa_{CO_2}(低炭酸ガス血症)は過換気の状態であり，高いPa_{CO_2}(高炭酸ガス血症)は低換気の状態であると定義している．この用語は次の2つの理由から初心者に対してしばしば混乱を招く．まずPa_{CO_2}のレベルによって接頭語が反対になることで，すなわち，低炭酸ガス血症や低Pa_{CO_2}に対する過換気であり，高炭酸ガス血症や高Pa_{CO_2}に対する低換気であること．次に，これらの用語は一見，換気の頻度や深さを物語っているように見えることである．結局のところ，速く深く過換気をしている人を指し示す用語ではないのであろう．このような呼吸をしている人は生理学的意味においても過換気をしている(Pa_{CO_2}が低い)かも知れない．しかしまた低換気の状態にある(Pa_{CO_2}が高い)のかも知れない．

後者の状況はもし分時換気量の大半がごく一部を$\dot{V}_A$に残して死腔に行ったとしたら生じるであろう．つまりこのような状況は，重症慢性閉塞性肺疾患で換気－血流の不均衡から大量の死腔が生じた場合に見られるであろう(第5章参照)．

このように過換気や低換気は炭酸ガス産生に対する$\dot{V}_A$の関係を反映し，これはPa_{CO_2}の測定のみから明らかとなる．この用語は呼吸器内科で用いられているような，呼吸の頻度や深さ，あるいは呼吸しようとする，いかなる努力とも関係しない．より良い用語は肺胞性過換気と肺胞性低換気であろうが，短い用語の方が臨床上定着しやすいのかも知れない．

---

*2 代謝性のRQと呼吸性のRQがある事実は，これらが非特異的用語であるためまぎらわしいことがある．Rはしばしば代謝性のRQをさし，RQは呼吸性のRQを示すように用いられている．しかしこの慣習は普遍的ではない．つねにどのRQを論じているのかを明確にすることがもっとも大事であり，省略語に基づいて安易な判断を下すべきではない．臨床上，RまたはRQの用語は肺内ガス交換を反映する肺胞気式(第5章参照)の中で最も頻繁に用いられる．

臨床問題1

いま不穏で呼吸の速い患者のベッドサイドに呼ばれたとする．呼吸数は24回/分で，1回あたりの換気量も十分であるように見える．果たして過換気をしているのであろうか？

臨床問題2

一人の患者が昏睡状態でアパートに居るとこ

ろを発見されたのち救急室に運ばれたとする．呼吸は浅く見え，10回/分位で血圧や脈拍は安定している．しかし依然昏睡状態である．低換気状態にあるといえるのであろうか？

|臨床問題3|

健康な女子学生が近所をジョギングすることにした．仮に，安静時の炭酸ガス産生量（$\dot{V}CO_2$）は200ml/分，肺胞換気量（$\dot{V}_A$）は4.3l/分と正常であったとする．走り終える直前の値としてもっとも可能性があるのは次のどれか？

 a．$PaCO_2$ 25mmHg，
  $\dot{V}_A$ 8.6l/分，$\dot{V}CO_2$ 400ml/分
 b．$PaCO_2$ 40mmHg，
  $\dot{V}_A$ 8.6l/分，$\dot{V}CO_2$ 400ml/分
 c．$PaCO_2$ 40mmHg，
  $\dot{V}_A$ 4.3l/分，$\dot{V}CO_2$ 400ml/分
 d．$PaCO_2$ 40mmHg，
  $\dot{V}_A$ 8.6l/分，$\dot{V}CO_2$ 200ml/分
 e．$PaCO_2$ 50mmHg，
  $\dot{V}_A$ 8.6l/分，$\dot{V}CO_2$ 400ml/分

5．PCO_2式の臨床的重要性

$PaCO_2$方程式（式8）によって表される単純な関係は，呼吸器疾患患者を理解する際のカギとなる．

$PaCO_2$の定義から(8)式は何が$PaCO_2$を決定し，何がそうでないかを物語っている．$PaCO_2$は，炭酸ガス産生量を肺胞換気量で除した値（×定数）に相当し，それ以外の何物でもない．$PaCO_2$は呼吸数や深さ，不穏の程度，精神状態そして呼吸困難感などの臨床上の諸因子とは決して同等ではないのである．

確かに$\dot{V}_A = \dot{V}_E - \dot{V}_D$であり（$\dot{V}_E$；分時換気量，$\dot{V}_D$；死腔換気量），$\dot{V}_E$は呼吸数に1回換気量を掛けたものであるが，これらの値は$PaCO_2$を決定するものではない．$\dot{V}_E$は，$\dot{V}_A$あるいは$\dot{V}CO_2$になんら情報を提供しないので$\dot{V}_E$だけから$PaCO_2$を推断してはならない．さらに，$\dot{V}_A$や$\dot{V}CO_2$は臨床的に決定されることはないので臨床所見だけから安易に$PaCO_2$を決めつけてはならない．もし患者の$\dot{V}_A$値を知りたいのであれば，$PaCO_2$に取って代わる臨床的測定手段はない．

患者管理におけるこのような見方の重要性はいいすぎることはない．動脈血ガス分析が広く普及するまでの長い間，多くの医師たちは$\dot{V}_A$のレベル（ひいては$PaCO_2$）がベッドサイドで十分予測されるものと思っていた．血液ガス分析の出現で臨床的目算がいかに不正確であるかが，公式の研究（Mithoefer, Bossman, Thibeault, et al., 1968）そして毎日の経験によって示されたのである．この生理学的根拠は明らかであって，それはわれわれが$\dot{V}_A$を正確に予測出来ないし，患者の$\dot{V}CO_2$を知ることも出来ないからである．

|臨床問題4|

2人の患者が次のような測定値ならびにPCO_2を示した．
 患者A：呼吸数＝10回/分，
   1回換気量＝600ml，
   $PaCO_2$ ＝ 35mmHg
 患者B：呼吸数＝10回/分，
   1回換気量＝600ml，
   $PaCO_2$ ＝ 45mmHg

この2人の患者が異なった$PaCO_2$を示した理由として次のどの説明がもっとも正しいか？

 a．彼らは異なった年齢であり，$PaCO_2$は年齢に左右されている．
 b．1人は男性で，もう1人は女性であり，$PaCO_2$は性に依存性である．
 c．彼らの酸素消費量が異なっている．
 d．彼らの死腔換気量が異なっている．
 e．彼らの分時換気量が異なっている．

6．臨床の場におけるPCO_2

もちろん$PaCO_2$を測定するだけでは肺胞換気を評価するのに十分とはいえない．$PaCO_2$は臨床像の全景を映すものとして説明され，かつ理解されなければならない．

たとえば，気管支喘息患者が急性気管支痙攣の発作で補助呼吸筋を使用している時は，過換気して炭酸ガスを吐き出そうとする（この呼吸刺激は低酸素血症のためではなく，狭くなった気管支における肺受容体の刺激によるのである）．もしこの

ような患者の $PaCO_2$ が"正常"すなわち40mmHgであったとすると、$\dot{V}_A$ は炭酸ガス産生に見合っており（定義に基づいて）適切なのである。しかし、急性喘息発作中の $PaCO_2$ が正常範囲にあることは非常に重篤な気道閉塞をも暗示しており、呼吸しようとする努力にもかかわらず過換気が不可能であることを物語っている。これは呼吸不全が窮迫していることを意味しており、遅からず挿管と人工呼吸が必要となりかねない。つまり、このような状況では、40mmHg の $PaCO_2$ は必ずしも"正常"ではなく、決して安心できるものではない。

もう１つの例として、糖尿病性ケトアシドーシスの患者は酸血症（acidemia）を代償するため過換気する必要がある。アシドーシス患者の $PaCO_2$ が40mmHg で、pH が7.25という所見は、何か他に原発性の呼吸障害が存在し、そのために酸血症に対する換気応答が抑制されていることを示唆する。この患者の $PaCO_2$ は炭酸ガス産生に対しては適切だけれども、代謝性アシドーシスを考慮するととても適正とはいえない。

血液ガス分析の成績が出た時はいつでも、(単なる数値としてではなく) $PaCO_2$ を臨床像の反映と考えることは、良好な患者管理にとって基本的なことである。このような考え方はしばしば挿管や人工呼吸器を使用するか否かなどのような重大な決定を下すことにつながるものである。

臨床問題 5

臨床上次にあげる因子は１つの例外を除きすべて $\dot{V}_A$ が臨床的に適切であるか否かを判定するのに重要である。どの１つがその例外か？
- a．患者の精神状態
- b．呼吸数と呼吸の深さ
- c．炭酸ガス産生量/分
- d．動脈血 PO_2
- e．動脈血 pH

臨床問題 6

次に５人の患者についての病態を示す。炭酸ガス産生との関係という観点から、各症例が過換気か、低換気かまたは正常な換気かを述べよ。各状況における $PaCO_2$ 値についても説明せよ。
- a．糖尿病性ケトアシドーシスの患者（血糖値は異常に高く830mg/d*l*）で動脈血 pH は7.27、$PaCO_2$ は25mmHg、血清重炭酸イオン（HCO_3^-）は11mEq/L である。
- b．患者は急性喘息発作を起こしており、補助呼吸筋を使っている。１秒量（FEV_1）は予測値の30%で、$PaCO_2$ は38mmHg である。
- c．重症の慢性閉塞性肺疾患（COPD）で安静時は落ち着いているが、努力性肺活量（FVC）は予測値の25%しかなく、血液ガス分析では pH が7.34で、$PaCO_2$ は55mmHg である。
- d．重症 COPD の患者が突然呼吸促迫となり、チアノーゼを示したが、胸壁の運動からは大きな換気をしているように見える。動脈血ガスは空気呼吸下で pH が7.25、$PaCO_2$ は68mmHg、PaO_2 は29mmHg である。
- e．患者は嗜眠傾向のようだが、見たところどこも苦しそうではない。$PaCO_2$ は38mmHg、pH は7.42、PaO_2 は40mmHg で、酸素飽和度は75%である。

7．高炭酸ガス血症の生理学的機序

炭酸ガスを排出するに足りる新鮮な空気を肺に取り入れることが出来ないタイプの呼吸不全を換気不全と呼ぶ（第11章参照）。このように、換気不全の目安は高炭酸ガス血症で、すなわち $PaCO_2$ の上昇である。

ところで、臨床上、高炭酸ガス血症の唯一の根本的原因は、炭酸ガス産生に比べて肺胞換気量（$\dot{V}_A$）が少な過ぎる場合である。これはすべての炭酸

炭酸ガス貯留の生理学的機序
—$\dot{V}_{CO_2}$ に比し $\dot{V}_A$ の相対的減少

これは次の３つの状況のいずれかで説明がつく。
1. 分時換気量（$\dot{V}_E$）の減少（あるいは不適正）によって生じた $\dot{V}_A$ の減少
2. 死腔換気量（$\dot{V}_D$）の増加によって生じた $\dot{V}_A$ の減少
3. 1と2の両方

ガス貯留に関していえることである．*3

　高炭酸ガス血症のすべての臨床例は，この生理学上の広い概念の中に含まれ，分類される（前ページの枠内参照）．この分類は方程式2と8で表される生理学的関係から直接的に求められる．

1）分時換気量の減少や不適切な分時換気量によって生じる肺胞換気量（$\dot{V}_A$）の減少

　$\dot{V}_A$の減少は，$\dot{V}_E$を減少させるすべての要因，すなわち呼吸中枢の抑制（薬物の過量投与）や胸壁の機能障害（神経筋疾患による麻痺）などによって生じる．実際の原因が何であれ，$\dot{V}_E$は$\dot{V}_A$を下げるだけの減少をきたし，動脈血炭酸ガス分圧（Pa_{CO_2}）を上げる．

　1回換気量や呼吸数の変化から，この$\dot{V}_E$の減少に気付くことがある（等式1）．

臨床問題7

　38歳の女性が睡眠薬の過量摂取で入院してきた．昏睡状態で呼吸数は1分間に約10回であった．血液ガス施行後，挿管をし従量式の人工呼吸器につないだ．もし炭酸ガス産生量が200ml/分で，Pa_{CO_2}が80mmHgであったとしたら，挿管前の$\dot{V}_E$はいくらであったと考えたらよいか？

　$\dot{V}_E$が不十分であると（炭酸ガスの産生量に比べて）$\dot{V}_A$が減少することもありうる．つまり，$\dot{V}_E$が患者の安静時の正常値より減少するわけではないが，適切には増加しないのである．たとえば，運動中炭酸ガス産生（$\dot{V}_{CO_2}$）が増えても$\dot{V}_E$が増えなかったらPa_{CO_2}は上昇するであろう．このような現象は重症肺気腫で$\dot{V}_E$を安静時のレベルよりも増やすことの出来ない患者にしばしば見られる．その場合，基本的には$\dot{V}_{CO_2}$のレベルに対しやはり$\dot{V}_A$が不十分だからである．炭酸ガス産生が極端に亢進した場合（非常に激しい運動中）でも健常者は$\dot{V}_E$と$\dot{V}_A$を適切に増加させるのでPa_{CO_2}は上昇しない．

＊3　高炭酸ガス血症は炭酸ガスを直接吸入しても発生するが，これは臨床領域を外れた問題となる．

臨床問題8

　自発呼吸のない患者が集中治療室で，1回換気量700cc，換気回数10/分の人工呼吸を受けており，Pa_{CO_2}は38mmHgである．いま，代謝性の$\dot{V}_{CO_2}$が200ml/分であったとすると，もし$\dot{V}_{CO_2}$が300ml/分に増加したらPa_{CO_2}はいくらになるであろうか？
　また，何がこのような$\dot{V}_{CO_2}$の増加をもたらし得るのであろう？

2）死腔換気量の増加によって生じた肺胞換気量の減少

　生理学的死腔の増加は分時換気量の減少よりもっとありふれた高炭酸ガス血症の原因である．事実，閉塞性，拘束性肺疾患における炭酸ガスの蓄積は死腔換気量（$\dot{V}_D$）の増加によってもたらされる．$\dot{V}_D$の増加の仕方には2通りある．もっとも一般的なのは換気－血流（V/Q）分布の不均衡によるものであり，これはまたほとんどの低酸素血症の原因でもある（さらに第5章でも論じられる）．

　V/Qの不均衡は肺の構造を変えて，死腔を増加させ，ガス交換を行う肺胞を減少させることがある．このような患者が十分な肺胞換気量を得るためには深呼吸をさせるか，呼吸数を増やして死腔の増加を補い，ガス交換する肺胞へ十分な空気を送り込まなければならない．そして，ほとんどの患者はこれが可能なのだが，疲労していたり，筋力が低下していたり，換気ドライブが低下している患者ではこれが出来ない（第5章で詳述）．

臨床問題9

　重症慢性閉塞性肺疾患の患者が安静時，次のような肺機能と血液ガス値を示した．1秒量は予測値の37％，FVCは予測値の43％，Pa_{CO_2} 62mmHg，Pa_{O_2} 67mmHg，pH 7.36（空気呼吸下）であり，1回換気量は550mlで，呼吸数は16回/分であった．この患者の高炭酸ガス血症をどのように説明したらよいか？

　$\dot{V}_D$増加のもう1つの起こり方は重症拘束性肺疾患患者にしばしば見られる．これらの患者は浅く速い呼吸をするのが特徴的である．たとえ解剖学的死腔が不変でも1回換気量が少ないので相対

的に死腔量が増加することになる．解剖学的死腔は肺胞腔より手前にあるので $\dot{V}_A$ は低下するのである．

これら2通りの例（重症閉塞性及び拘束性肺疾患）で注目してほしいのは，$\dot{V}_E$ が正常かあるいは正常以上であっても $\dot{V}_E$ の分配が異常であることである．換言すれば，死腔量と1回換気量の比（V_D/V_T）が異常に高く，これが高炭酸ガス血症の原因なのである．

3）両方の原因で生じた肺胞換気量の減少

最後に，患者が $\dot{V}_E$ の減少と $\dot{V}_D$ の増加の両方の原因を有す場合がある．これは，たとえば重症肺疾患患者が"疲れ切って"，筋疲労や胸郭障害により $\dot{V}_E$ を維持できない場合に起こり得る．

臨床問題10

49歳の女性，体重160kg，身長155cm で肺機能はほぼ正常範囲であるが，肥満のため軽度の拘束性障害を有している．空気呼吸下の Pa_{CO_2} は39mmHg，Pa_{O_2} は74mmHg，pH は7.39であった．1回換気量は750ml，呼吸数は21回/分で酸素消費量は500ml/分（正常量の約2倍）であった．

1年後，呼吸不全の状態で入院してきたが，この時の体重は 210kg であった．経鼻的酸素吸入中の動脈血ガス分析値は pH 7.30，Pa_{CO_2} 60mmHg，Pa_{O_2} 58mmHg であった．1回換気量は平均300ml で，呼吸数は28回/分，胸部レントゲン写真では心肥大と胸水貯留が見られた．この患者の低換気をどのように説明したら良いか？

8．V_D/V_T と Bohr の死腔式

死腔と1回換気量の比（V_D/V_T あるいは V_D/V_E）の正常値は，約150ml V_D/500ml V_T すなわち0.30である．V_D/V_T の正常範囲は約0.28から0.33である．

すでに指摘したように V_D/V_T の上昇は，V_T の低下か V_D の増加によって起こり得る．V_D/V_T 上昇のいずれの原因も肺胞気量（V_A）を減少せしめ，肺胞換気量（$\dot{V}_A$）が減少することになる．

V_D/V_T 上昇の原因が肺の疾患であれば，換気の順応性は $\dot{V}_A$ と Pa_{CO_2} を正常に維持しようと働く（**表4-1**）．もちろんこのような順応が働くには中枢神経系や胸郭系が正常でなければならない．もしも換気順応が十分でなかった場合は，$\dot{V}_A$ は低下し Pa_{CO_2} は上昇するであろう．V_D/V_T を測定してみることも時には有用である．これは Bohr の死腔式を用いて計算できる．

$$\frac{V_D}{V_T} = \frac{Pa_{CO_2} - P\bar{e}_{CO_2}}{Pa_{CO_2}} \qquad (11)$$

ここで $P\bar{e}_{CO_2}$ は呼気炭酸ガス分圧の平均であり，数分以上かけて集めた呼気ガスのサンプルから得られる．$P\bar{e}_{CO_2}$ の正常値はおよそ28mmHg であり，V_D/V_T は40－28/40＝0.30となる．

臨床問題11

人工呼吸中の患者にウイーニングを試みている際の Pa_{CO_2} と $P\bar{e}_{CO_2}$ を測定したところ，それぞれ Pa_{CO_2} 56mmHg，$P\bar{e}_{CO_2}$ 26mmHg であった．V_D/V_T はいくらか？他の因子を無視して考えた場合，この V_D/V_T 値は人工呼

表4-1 死腔換気率（V_D/V_T）上昇に対する換気の順応

生理学的パラメーター	正常値	V_D/V_T の上昇		
		V_T 増加	V_T 正常	V_T 減少
V_D/V_T	0.33	0.60	0.60	0.60
V_T	500ml	300	500	700
V_D	150ml	180	300	420
V_A	350ml	120	200	280
f*	10	30	18	13
$\dot{V}_A$	3.50l/分	3.60	3.60	3.64
Pa_{CO_2}	40mmHg	39	39	39

f*：呼吸数

吸器からの離脱の適応となり得るか？

9．高炭酸ガス血症の危険性

$Paco_2$ の上昇が危険というのは，通常は炭酸ガス自体の過剰が危険なのではない．事実炭酸ガスは $Paco_2$ が非常に高く（90mmHg かそれ以上）なるまでは呼吸刺激物であって，この高い時点で初めて炭酸ガスは呼吸を抑制する．さらに，呼吸不全を示す他に，$Paco_2$ の上昇に関連した3つの明らかな危険性がある．

1) $Paco_2$ 上昇による Pao_2 の低下

吸入気酸素濃度（Fio_2）が一定の場合，$Paco_2$ が 1 mmHg 上昇すれば肺胞気酸素分圧（PAo_2）は大体 1 mmHg 低下する．この変化は肺胞気式（第5章で詳述）における $Paco_2$ と Pao_2 の関係から理解することが出来る．そして PAo_2 の低下は Pao_2 の低下につながる．この種の低酸素血症は，安全を期して行われる酸素投与によって補正されてしまうことが多いが，$Paco_2$ がさらに上昇して Pao_2 が危険なレベルにまで低下する場合もある．

2) $Paco_2$ 上昇による pH の低下

$Paco_2$ の上昇が pH の低下に結びつくこともある．これは，$Paco_2$ と pH の関係（Henderson-Hasselbalch の式：図4-5 と第7章参照）に見ることが出来る．酸血症はしばしば不整脈を誘発する動機となり得る．水素イオン濃度がどのレベルまで低下すれば危険かということは個々の状況によって異なるけれど，pH が7.30未満でかつ改善に向かっていない場合は，生命に危険が及んでいると考えてよい．

3) 換気予備力の低下

最後に，高い $Paco_2$ は換気予備力の低下を示す．健常人では取るに足らないような肺胞換気量（$\dot{V}_A$）の小さな変化も炭酸ガスの貯留した人では悲惨なことになり得る．これは $\dot{V}_A$ と $Paco_2$ の間の双曲線関係（図4-3）を見れば理解できる．

たとえば炭酸ガス産生量（$\dot{V}co_2$）が200ml/分で，$\dot{V}_A$ が500ml/分減少した場合（これは中枢神経系の抑制で起こり得る），$Paco_2$ は正常値の40 mmHg（$\dot{V}_A$ = 4.3 l/分）から45mmHg（$\dot{V}_A$ = 3.8 l/分）と，わずか5mmHg上昇するに過ぎない．一方，もとの $Paco_2$ が60mmHg（$\dot{V}_A$ = 2.9 l/分）であったとして，$\dot{V}_A$ が同様に500ml/分減少したとすると，$Paco_2$ は12.5mmHg上昇し，72.5 mmHg（$\dot{V}_A$ = 2.4 l/分）となる．この結果，Pao_2 と pH の低下も同様に増幅される．

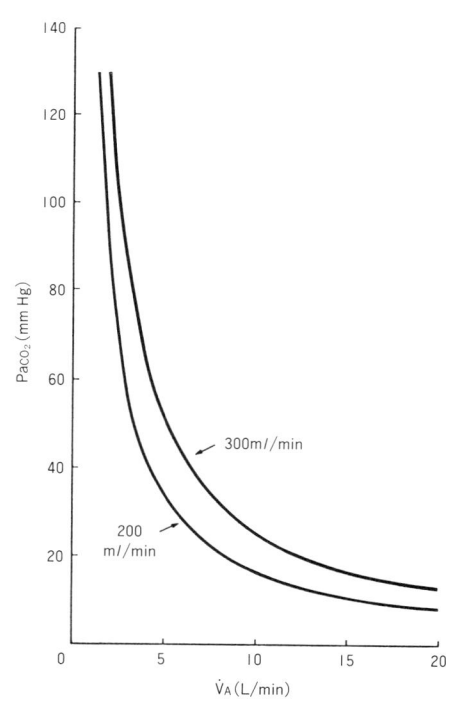

図4-3 $Paco_2$ と肺胞換気量（$\dot{V}_A$）の関係
200ml/分と300ml/分の炭酸ガス産生率における関係を示す．高炭酸ガス血症患者における肺胞換気量（$\dot{V}_A$）の減少に関して，本来の $Paco_2$ が正常かまたは低い場合よりも高い場合の方が，肺胞換気量（$\dot{V}_A$）の減少が $Paco_2$ の上昇に及ぼす影響は大である．また，$\dot{V}_A$ が変わらずに炭酸ガス産生量が増加しても，$Paco_2$ は上昇する．

臨床問題12

次の2人の患者について $\dot{V}_A$ と $Paco_2$ の初期値が示されている．$\dot{V}co_2$ を200ml/分で一定と仮定して，$\dot{V}_A$ が下記のように変化したとしたら，$Paco_2$ はいくらになるか？

患者 A：$\dot{V}_A$ = 6 l/分，$Paco_2$ = 29 mmHg，麻酔により $\dot{V}_A$ が 1 l/分減少

患者 B：$\dot{V}_A$ = 3 l/分，$Paco_2$ = 57.5 mmHg，肺水腫により $\dot{V}_A$ が

1 *l*/分減少

10. $Paco_2$ と換気補助の必要性

　過換気は肺胞換気量（$\dot{V}_A$）を過剰にするので，もし $Paco_2$ が低ければ $\dot{V}_A$ を増加させるための挿管はまったく必要ない（ただし，$Paco_2$ が低い患者であっても，低酸素血症や高度のアルカローシスなど他の問題を正常化するために人工呼吸が必要となることはあり得る）．

　換気補助は $Paco_2$ の上昇した患者か，あるいは $Paco_2$ は正常範囲であっても致命的な低換気に陥る危険性が迫っている場合にのみ必要となる．[*4]

　換気補助は通常，気管内挿管と人工呼吸器の装着を必要とする．

　$\dot{V}_A$ を直接的に増やすその他の方法，すなわち気密度の高い顔マスクを用いた間欠的陽圧呼吸などは換気補助を必要とする成人に対してほとんど効果は得られない．

　$Paco_2$ が高い場合，臨床的原則としては高炭酸ガス血症（のみ）では挿管すべきではない．高炭酸ガス血症の経過の長短，代謝性代償の有無，Pao_2 のレベルその他多くの因子が換気補助の必要性に影響を与えるからである．高炭酸ガス血症がある場合は，以下の項目の1つまたはそれ以上に該当し，かつ生命を脅かすと判断された時にのみ挿管や人工呼吸の適応となる．

1．精神状態が低下し，改善せず悪化する可能性が高い時．
2．疲労が増し，改善せず明らかに悪化している時．
3．pH が低下して（普通は7.30以下），改善が見られず悪化する可能性が高い時．
4．動脈血酸素分圧（Pao_2）が低下し，$Paco_2$ を下げる以外に改善が見られない時．
5．分泌液や粘液が上気道の開通性を危険にさらしている時．

　確かに，患者に挿管するか否かを決断するには十分な臨床的検討を必要とする．いったん，患者に挿管した場合の $Paco_2$ は前述した理由から特殊な測定法によってのみ得られる．たとえ，1回換気量と呼吸数が人工呼吸器によって設定され，それゆえ，分時換気量が分かっていようとも肺胞換気量（$\dot{V}_A$）と炭酸ガス産生量は依然不明である．さらに，安定していない患者では，1回換気量や呼吸数，そして（V/Q比を変化させる）急性の肺実質疾患の経過などは患者の死腔換気量（$\dot{V}_D$）を刻々変化させる．

　人工呼吸器からの離脱に際しては動脈血ガスの注意深い観察と，時には肺機能の検査も必要である（第10章参照）．どれくらいの頻度で血液ガスを観たら良いかという特別の指針を打ち出すことは不可能であり，これは個々の患者の経過の違いによる．挿管後1回だけの血液ガス測定では安定した $Paco_2$ を知ることは出来ない．患者の換気が定常状態に達しているかを確認するためには，通常2回以上の血液ガスを測定すべきである．

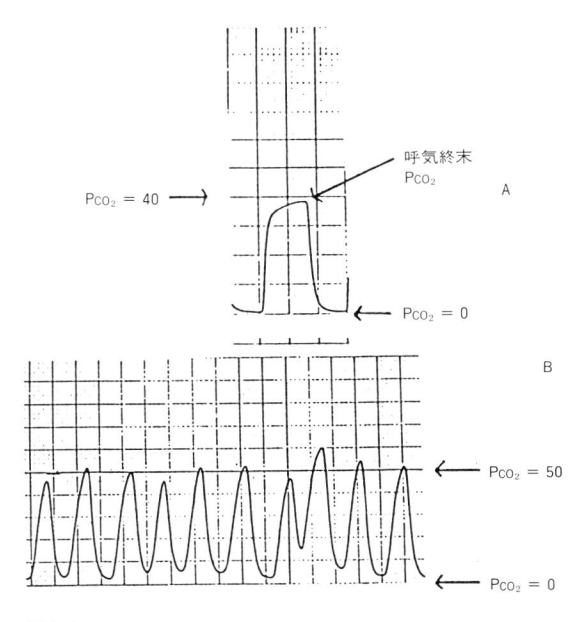

図4-4
A．1回呼吸中の炭酸ガス測定．この例は健康人のもので，呼気終末の部分は肺胞気の炭酸ガス分圧ならびに動脈血炭酸ガス分圧を反映する．
B．終末呼気炭酸ガス分圧（$Petco_2$）の持続的監視記録．これは高度の閉塞性肺疾患患者のものである．安静呼吸時いくらかの変動は見られるが，平均 $Petco_2$ は約50 mmHg である．同時に測定した $Paco_2$ は74mmHg であった．

[*4] 換気補助のもう1つの適応は全身麻酔中である．全身麻酔中の患者は高炭酸ガス血症と低酸素血症に陥らぬように通常は人工呼吸を受けている．

11. P_{CO_2} の非観血的測定法

炭酸ガスは拡散の障壁がないので，肺胞気炭酸ガス分圧（P_{ACO_2}）は動脈血炭酸ガス分圧（P_{aCO_2}）とほとんど同じとみなされる．すべての症例に当てはまるというわけではないが，理論上 P_{ACO_2} の測定は P_{aCO_2} で代用され得る．

図4-4のAは赤外線炭酸ガス分析計で測定した1回の呼気中の炭酸ガス分圧の正常な動きを示したものである．呼気の最初の部分は前の呼吸で吸入された最後の部分と同じである（それは上気道の死腔からの空気であり，炭酸ガスをほとんど含んでいない）．一部の肺胞から出る空気がこの死腔からの空気に徐々に混入し始め P_{CO_2} は上昇する．呼気の終末までには死腔からの空気はすべて肺から出て行き，最後の数 ml は肺胞のみに由来する．この図において，呼気終末の P_{CO_2}（P_{etCO_2}）はおよそ38mmHgであり，P_{aCO_2} が正常であることを示している．

P_{etCO_2} は連続的な測定が可能だが（図4-4．B），その測定法には制約がある．呼気を炭酸ガス分析器まで運ぶカヌラの中に空気が入り込まないようにしなければならない．これは挿管された患者では人工呼吸器の呼気側にカヌラが挿入されているので，さほど問題ではない．

主な欠点としてはおそらく高度な肺疾患患者の本当の P_{aCO_2} を得ることが難しいという点であろう．このような症例では高度な換気血流比の不均衡とそれによる生理学的死腔の著明な増加により P_{etCO_2} は必ずしも肺胞と動脈血の P_{CO_2} を反映しない（第5章参照）．図4-4．Bに示したのは，高度な慢性閉塞性肺疾患の症例で P_{etCO_2} の平均は50mmHgであるが，P_{aCO_2} は74mmHgであり，したがって P_{aCO_2}-P_{etCO_2} 較差は24mmHgとなる．このような状況下では病的肺胞は均等に空とはならず，終末呼気は依然死腔からの空気をかなり含んでいる．P_{aCO_2} と P_{etCO_2} の較差は生理学的モニターとしての呼気終末の測定価値を無にするものではない．つまり，P_{etCO_2} の上昇はやはり P_{aCO_2} の上昇を示唆する．しかし，P_{etCO_2} の実測値をそのまま P_{aCO_2} と同一視することは出来ない．重篤患者に使用する場合，P_{etCO_2} を連続モニターする前に1～2度 P_{aCO_2} と比較しておくべきである．

P_{aCO_2}-P_{etCO_2} 較差の絶対値は診断上の目的で意味をもつこともある．特に，急性肺塞栓ではしばしばこの値が慢性肺疾患よりかなり大きいことがある．肺塞栓は一群の肺胞への血流を遮断することによって新たな死腔をつくるのである．しかしながら，特異性を欠くという理由でこの方法は臨床上あまり広く用いられていない．

12. P_{aCO_2}—酸素化及び酸塩基平衡との関係

ガス交換に関するどのような議論も P_{aCO_2} から始めるべきである．というのは，P_{aCO_2} は換気と酸素化とそして酸塩基平衡に関する情報を提供してくれる唯一の血液ガス分析値だからである．図4-5に示すのは P_{aCO_2} と肺胞換気との関係（P_{aCO_2} 式），P_{aCO_2} と肺胞気酸素分圧との関係（肺胞空気方程式，第5章参照）そして P_{aCO_2} と pH との関係（Henderson-Hasselbalch の式，第7章参照）である．

13. まとめ

ガス交換を行うためには新鮮な空気を肺胞まで送り込まなければならない．肺胞換気量（$\dot{V}_A$）とは，肺胞に入りガス交換に携わる新鮮な空気の量と定義される．それは分時換気量（$\dot{V}_E$）からガス交換に携わらない空気の量（死腔換気量 $\dot{V}_D$）を差し引いたものである．

$\dot{V}_A$ は動脈血炭酸ガス分圧（P_{aCO_2}）に反比例し，代謝性の炭酸ガス産生量（$\dot{V}_{CO_2}$）に正比例する．$\dot{V}_A$ が $\dot{V}_{CO_2}$ に対して相対的に増加した場合，

$$P_{aCO_2} = \frac{\dot{V}_{CO_2} \times 0.863}{\dot{V}_A}$$

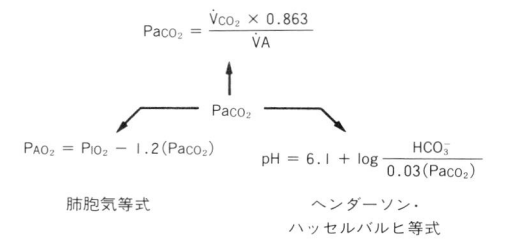

$$\uparrow$$
$$P_{aCO_2}$$

$$P_{AO_2} = P_{IO_2} - 1.2(P_{aCO_2}) \qquad pH = 6.1 + \log\frac{HCO_3^-}{0.03(P_{aCO_2})}$$

肺胞気等式 　　　　　ヘンダーソン・ハッセルバルヒ等式

図4-5　換気と酸素化そして酸塩基平衡における動脈血炭酸ガス分圧（P_{aCO_2}）．P_{aCO_2} の上昇は $\dot{V}_{CO_2}$ に比し $\dot{V}_A$ の相対的減少を意味し，また，P_{aO_2} と pH の低下につながる．第5章と第7章参照．

$PaCO_2$ は低下して過換気状態を呈する．逆に $\dot{V}_A$ のレベルが相対的に低下したら，$PaCO_2$ は上昇する（低換気状態）．

$PaCO_2$ と $\dot{V}_A$ そして $\dot{V}_{CO_2}$ における異なった単位を統一するための定数（0.863）を用いると，この3つの測定値の間には次のような関係が得られる．

$$PaCO_2 = \dot{V}_{CO_2} \times 0.863/\dot{V}_A$$

通常，$\dot{V}_A$ は $\dot{V}_{CO_2}$ の増加に応じて上昇する．軽度から中等度の運動時では，$\dot{V}_A$ と $\dot{V}_{CO_2}$ は同程度に増加するので $PaCO_2$ は同じ値に留まる．つまりこの程度の運動中の人は過換気でもなければ低換気でもない．

この式に基づけば高炭酸ガス血症は，つねに $\dot{V}_{CO_2}$ に見合わないレベルの $\dot{V}_A$ によって引き起されることになる．さらに，$\dot{V}_A = \dot{V}_E - \dot{V}_D$ なのですべての高炭酸ガス血症は $\dot{V}_E$ の減少か不適切，または V_D の増加（あるいは両方）によって生じ得る．たとえば，薬物の過量投与によって生じる高炭酸ガス血症は，$\dot{V}_E$ の減少によって説明される．また，慢性閉塞性肺疾患における高炭酸ガス血症は，$\dot{V}_D$ の増加による．

$\dot{V}_D$ の増加の原因のうちもっとも一般的なのは換気と血流の不均衡である．死腔換気は速く浅い呼吸状態でも増加する．1回換気量のうち解剖学的死腔に入る量の比率は異常に増大している．

$PaCO_2$ は重要な血液ガス測定値である．これは $\dot{V}_A$ が適正かどうかを判定する基準となるのみならず，肺胞気式と Henderson-Hasselbalch の式の構成要素でもある．

復習問題

次の各項は正しいか誤りかを述べよ．

1. ベッドサイドで $PaCO_2$ を評価するとき，40mmHg の値から始め，10回/分を越える1回の呼吸数毎に2mmHg づつ引けばよい．
2. $PaCO_2$ は肺胞換気量に反比例する．
3. $PaCO_2$ は炭酸ガスの産生量に正比例する．
4. もし肺胞換気量が安静時の2倍であったら $PaCO_2$ は常に低い．
5. 通常，意図的に過換気して $PaCO_2$ を10mmHg 以上下げることが出来る．
6. 通常，意図的に低換気をして $PaCO_2$ を10mmHg 以上高めることが出来る．
7. 死腔換気量は肺の構造を変えなくとも，単に呼吸パターンの変化で増加し得る．
8. 炭酸ガスの多くは重炭酸イオンの形で運搬される．
9. Bohr の式を用いて死腔量と1回換気量の比を計算するには，1回換気量と $PaCO_2$ のみを計測すれば良い．
10. $PaCO_2$ が上昇すると，肺胞内 PO_2 は下降する．

References

Mithoefer, J.C., Bossman, O.G., Thibeault, D.W., et al.: The clinical estimation of alveolar ventilation, Am. Rev. Resp. Dis. **98**:868, 1968.

Suggested readings

Goldring, R.M., Heinemann, H.O., and Turino, G.M.: Regulation of alveolar ventilation in respiratory failure, Am. J. Med. Sci. **269**:160, 1975.

Javaheri, S., Blum, J., and Kazemi, H.: Pattern of breathing and carbon dioxide rentention in chronic obstructive lung disease, Am. J. Med. **71**:228, 1981.

Thomas, H.M.: Ventilation and P_{CO_2}: make the distinction, Chest **79**:617, 1981.

付録Gの一般文献（生理学）も参照されたし．

第5章

酸素移動

1. 臨床側からの疑問
2. 肺の酸素移動
3. 酸素拡散と拡散能力
4. 肺胞気酸素分圧
5. 動脈血酸素分圧（Pa_{O_2}）
6. 肺胞気—動脈血酸素分圧較差
7. $Pa_{O_2}/P_{A_{O_2}}$ と $Pa_{O_2}/F_{I_{O_2}}$
8. Pa_{O_2} 低値の原因
9. 非呼吸性の原因による Pa_{O_2} 低値
10. 呼吸性の原因による Pa_{O_2} 低値
11. 換気—血流比不均衡
12. シャントと静脈血混合
13. V/Q 不均等がなぜ Pa_{O_2} を減少させ Pa_{CO_2} を増加させるか？
14. 混合静脈血の低酸素含量が Pa_{O_2} に及ぼす影響
15. 患者が有する V/Q 不均衡—酸素と二酸化炭素に及ぼす様々な影響
16. まとめ

1. 臨床側からの疑問

臨床の立場から見れば，酸素化という生理学的事項について大きな疑問が2つある。第一の疑問は患者にとって酸素化が適正であるかどうかということである．病歴と理学的検査に血液酸素含量，心拍出量，酸素供給及び酸素摂取の測定値を加えた臨床像を対象とした問である．この問題は第6章で述べる．

第二の疑問は肺が酸素を適正に血液内へ移送しているかどうかということである．それは肺胞気－動脈血の酸素分圧較差を予測値と比較することで判断出来る[*1]．もし，この較差が大きくなった時には答は「否」である．この点を理解することがこの章の目的である．

2. 肺の酸素移動

第4章ではCO_2排出のガス交換機能を検討したが，もう1つのガス交換は肺を介して大気酸素を血中に取り込む機能である．ガス交換は肺を介して受動的過程で行われ，能動的に輸送されるものではない．

それは高圧から低圧へと，ガスの単純な拡散によって行われるものであり，**図5-1**は大気から動脈血への酸素移動を酸素分圧の変化で表わしたものである（海面位での条件）．以下図5-1参照

1．乾燥状態の空気の酸素分圧は

吸気入酸素分画（F_{IO_2}）×大気圧である．

$0.21 \times 760 mmHg = 160 mmHg$

高度が増すごとに大気圧は減少するがF_{IO_2}は一定である．

2．上気道（鼻腔，喉頭，気管）では吸気ガスに水蒸気が付加される．正常体温時（37℃）の水蒸気分圧は47mmHgで，乾燥ガス分圧（O_2，N_2，CO_2）に影響を与える．気管内の酸素分圧は：

[*1] 肺胞気－動脈血の酸素分圧較差は厳密にいえば，不正確な用語であり，個々の肺胞での圧較差に起因するのではなく全体としての較差であり，むしろ正常な解剖学的シャントとか換気－血流比不均衡によるものである．本書では，gradient（勾配）よりむしろ difference（較差）を使うこととする．

$(A-a)D_{O_2} = P(A-a)O_2$

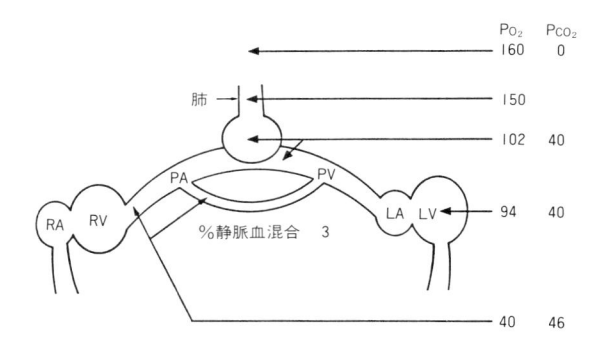

図5-1 酸素が大気から動脈血へ移動する時のP_{O_2}とP_{CO_2}の変化を示したものである．P_{O_2}，P_{CO_2}は大気圧760 mmHg，F_{IO_2} 0.21として算出した．すべての圧はmmHgで表示してある．
（RA：右心房，RV：右心室，PA：肺動脈，PV：肺静脈，LA：左心房，LV：左心室）

$P_{O_2} = 0.21 \times (760 - 47) = 150 mmHg$

となる．

3．吸気中の炭酸ガスは無視でき，臨床的には0と考えてよい．吸入気（空気）が肺胞へ進むにつれて，CO_2は増加する．肺胞気炭酸ガス分圧は動脈血炭酸ガス分圧に等しく，恒常状態では40mmHgである．

$P_{ACO_2} = P_{aCO_2} = 40 mmHg$

4．肺は常時，大気に開放されているので，全肺胞気圧は大気圧に等しいはずであるが，吸気中の炭酸ガス分圧は0であるのに肺胞気炭酸ガス分圧は40mmHgとなるため，その他のガスの分圧は減少するであろう．そこで水蒸気圧は一定の体温下では変化しないが窒素と酸素はどうであろうか．窒素は不活性ガスなので代謝されず吸収も排泄もされないが，これに反して酸素は肺毛細管内へ運搬され，同時に炭酸ガスが肺胞へは入るので肺胞気に炭酸ガスが加わることになり，吸入気酸素分圧の低下が起きるのである．

5．気管から肺胞への酸素分圧の降下は肺胞気炭酸ガス分圧（P_{ACO_2}）によってほぼ説明可能であるが，P_{AO_2}とまったく同じにはいかないのである．というのは酸素は炭酸ガスが排泄される量よりも多い量が肺へ取り込まれるのである．恒常状態では，肺循環により，ほぼ250ml/分（$\dot{V}_{O_2}$）の酸素が取り込まれ，200ml/分（$\dot{V}_{CO_2}$）の炭酸ガスが排出されている．$\dot{V}_{CO_2}/\dot{V}_{O_2}$は呼吸商と呼ばれる（RあるいはRQ）が，正常なRは

0.8である．このように，吸気ガス（空気）が気管から肺胞へ移動するにしたがって，動脈血炭酸ガス分圧の1mmHgの増加に対して肺胞気酸素分圧は1.2mmHgの割合で降下する．もし気管内酸素分圧が150mmHg，肺胞気炭酸ガス分圧が40mmHgなら肺胞気酸素分圧は102mmHgとなる．

6．初期の酸素拡散勾配は肺胞気酸素分圧から混合静脈血酸素分圧を引いた差である．

$$P_{AO_2} - P_{VO_2} = 102 - 40 = 62 mmHg$$

この大きな圧勾配と肺胞－毛細血管間膜を介する迅速な酸素拡散によって，終末毛細血管内酸素分圧は肺胞気酸素分圧とほぼ等しくなる（図5-2）．

7．肺がまったく正常な器官の場合は動脈血酸素分圧は終末毛細血管内酸素分圧や肺胞気酸素分圧と等しい．しかし，普通は肺胞レベルでの解剖学的あるいは生理学的血流バイパスがわずかにみられるので，酸素化を受けなかったシャント血液が酸素化された血液と混合し，動脈血酸素分圧は終末毛細管血酸素分圧よりいつも低く

なるのである．図5-1で動脈血酸素分圧は終末毛細管血酸素分圧より8mmHg低いことを示している．以上のように生理的な酸素分圧の概略から，次のように考えることができる．肺全体としての酸素摂取の適正さは肺胞気酸素分圧と左心房内血酸素分圧の両者を，その正常値と比較することにより判断される．酸素は肺からのみ血液に取り込まれるので，肺胞気－左心房血酸素分圧較差の増加は酸素拡散能の障害または静脈血混合の増加を示すことになる．

実際には左心房内血液酸素分圧の測定は不可能であるので，肺胞気酸素分圧と動脈血酸素分圧の較差が適正な酸素取り込み能の評価に使用される．肺を通らない非酸素化血液が左心系へ流入する状態を除けば，$P_{AO_2} - P_{aO_2}$の較差は肺の酸素取り込みの適正度を示すものである．この較差は$P(A-a)O_2$で表記される．P_{aO_2}は血液ガスを測定することで，P_{AO_2}は肺胞気式から計算することで得られ，$P(A-a)O_2$は容易に決定することができる（肺胞気式はこの章の後半でのべる）．もし$P(A-a)O_2$が正常範囲を超えたなら，肺は酸素移動を適切に行っていないことになる．[*2]

3．酸素拡散と拡散能力

肺胞気や動脈血の酸素分圧を検討する前に酸素拡散能力の概念を明らかにすることは今後の説明の助けになる．酸素は拡散により肺胞から肺毛細血管内へ取り込まれる．肺酸素拡散能力（D_{LO_2}）は肺胞から血液へ移送することができる酸素総量であり，D_{LO_2}の単位は$ml\ O_2/分/mmHg$で表わされる．もし毎分250mlの酸素が移送され，$P(A-a)$

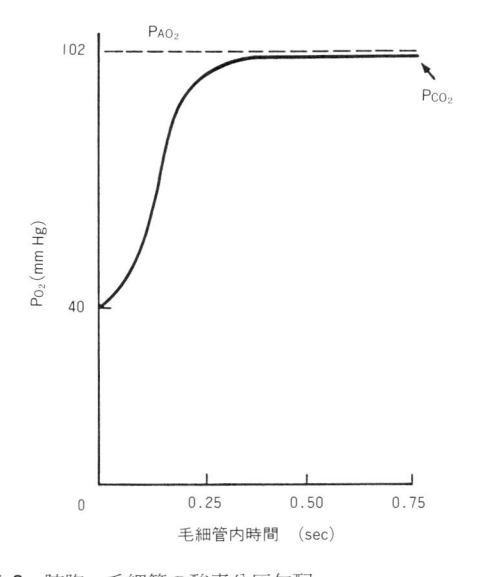

図5-2 肺胞－毛細管の酸素分圧勾配
肺毛細管内赤血球通過時間の正常値はほぼ0.75秒である．肺毛細管内へ流入する血液の酸素分圧は40mmHgである．酸素拡散は急激に起こり，毛細管内酸素分圧は肺胞気酸素分圧にほぼ近い値まで毛細管内通過途中で急速に近づく．毛細血管終末のP_{O_2}（P_{CO_2}）とP_{AO_2}の較差はわずかに残るけれども，実際上はシャントの計算の時には$P_{CO_2}=P_{AO_2}$と仮定している．

[*2] 右から左への解剖学的肺外シャントを伴った患者の異常な状態はこの記述に対する唯一の例外である．一般的に，心拍出量の3％以下が解剖学的シャントである．このシャントはThebesian血管で生ずるもので，この血管は左室筋へ酸素化した血液を送り，そして左室腔へ脱酸素化された血液を送る．また気管支動脈は主気管へ酸素化した血液を送り，脱酸素化血液を左房へ送り込む．このシャント血液は正常な$P(A-a)O_2$の部分とみなされる．これらを別にして，右から左への解剖学的シャントは成人では稀ではあるが，卵円孔や心室中隔欠損孔から生ずることがある．これらの短絡性心疾患では左から右へのシャントがより発生しやすい．それは左室が右室より圧が高いからである．純粋な左から右シャントではP_{aO_2}は減少しない．

O_2 が25mmHgの時，D_{LO_2}は10ml O_2/分/mmHgとなる．

　D_{LO_2}の測定は技術的に難しい．それは毛細血管に沿って拡散勾配がつねに変化しているためである．前節で述べたように初めの拡散勾配は62mmHgであるが，終わりには0mmHgとなる．毛細血管に沿った拡散勾配の減少は非線形であって，複雑な計算によってのみ決定されるものである．

　実際には肺拡散能力は害にならない程度の少量のCOガス（一酸化炭素）を吸入させることにより測定する．正常のD_{LCO}は年齢，性別，身長に関係するが，普通には20〜30ml CO/分/mmHgである．COを使用する理由はガスとしての性質を利用したもので，たとえ血液が肺を速やかに流れ出たとしても，血流には関係なく，COはヘモグロビンと簡単に速やかに結合する．他方，肺胞膜が厚くなると血液への移行が遅れ，COの拡散能力は制限される．

　COを吸気させるもう1つの理由は正常では血中COヘモグロビンが1.5%以下とごく僅かであるためである．実際，吸入したCOはヘモグロビンにすべて取り込まれるので，血漿のCO分圧は非常に低いものである（ひとたびCOが化学的にヘモグロビンに結合したなら，もはや分圧としては作用しない）．全毛細血管に沿った血漿のCO分圧は0と考えてよいので，肺胞でのCO分圧はCO拡散の圧勾配となるのである．吸気と呼気のCO量が分かれば，平均肺胞CO分圧と血液へ入ったCO移行量が計算できる．平均肺胞CO分圧は拡散のための圧勾配であるから，肺のCO拡散能力を計算するのは比較的容易である．*3

　ここに，D_{LCO}検査の解釈についてのいくつかの問題と落とし穴をあげる．

＊3　D_{LCO}テストには種々の方法がある．もっとも単純で広く使用されているものは1回呼吸法である．患者は0.3％一酸化炭素ガスと10％ヘリウムの混合ガスを1回呼吸でTLCまで吸い込み，10秒間の息こらえの後に勢いよく呼出させる．この10秒間に一酸化炭素ガスは毛細血管に取り込まれるがヘリウムは不活性ガスで非溶解性であるため取り込まれない．吸気時と呼気時の一酸化炭素ガスとヘリウムガス濃度を測定し，その時の一酸化炭素ガスの取り込まれた量と肺胞濃度が決定される．ヘリウム濃度の変化で一酸化炭素ガスの分布量を知ることができる．これらのガスの測定値を適切な等式に代入すれば，D_{LCO}は容易に計算できる．

1．CO拡散能力はD_{LO_2}と同じものではない．それでD_{LCO}測定からD_{LO_2}の特定の値を推定することはできない．
2．CO拡散能力は肺胞膜の肥厚以外の条件によっても減少する．COの拡散にはヘモグロビンが必要で，貧血は患者のD_{LCO}を低下する．ヘモグロビンを除いた血漿ではCO濃度が急速に上昇し拡散を傷害する．肺胞膜が減るとD_{LCO}の低下を招き，肺気腫の患者はしばしばD_{LCO}が減少する．喫煙者にみられる過剰な血中COはまたCO拡散を障害する．最後に換気－血流不均等はD_{LCO}の減少を来すようになる．
3．D_{LCO}の減少だけで安静時低酸素血症を説明することは出来ない．肺の拡散予備能力は非常に大きく，D_{LCO}ないしD_{LO_2}が著しく低下しても，Pa_{O_2}の低下がないことがある．D_{LCO}の低下を来す疾患には間質性肺線維症などがあるが，拡散障害ではなく，換気－血流不均等によって低酸素血症がおこる．実際には，D_{LCO}が正常であることは酸素拡散能も正常であることを意味するので，D_{LCO}が正常であることには意味がある．もし，D_{LCO}が減少したなら，前に述べた理由を考えなければならない．そして肺の本質的なO_2拡散が減少しているというような早まった結論は避けなければならない．

　肺の拡散能力の低下は安静時の明かな低酸素血症の原因とはならないので，D_{LCO}測定はガス交換能の高度障害を評価するのにあまり役立たない．D_{LCO}と安静時動脈血液ガス値の間には相関がない．それにもかかわらず，肺機能検査の1つとしてD_{LCO}測定は広く行われ，完全な肺機能検査が要求される時には測定されるのが普通である．しかしD_{LCO}測定が正しく行われ，適切な意味づけがされた場合にはD_{LCO}は有用な情報を提供してくれるものである．この測定は間質性肺疾患患者の治療時に，病状の進行の徴候として，あるいは治療に反応した証拠として有用である．また，D_{LCO}は運動時の酸素不飽和と関連しており，その応用については第12章で述べる．

4．肺胞気酸素分圧

　肺胞気酸素分圧（Pa_{O_2}）は肺全体の個々の肺胞気酸素分圧のすべての平均を示している．それは，

肺胞気式を臨床的に応用する場合の仮定条件

F_{IO_2} は正確に知ることができること．実際にはマスクとか他の方法による酸素投与で，いつも正確に F_{IO_2} を知ることができるとは限らない．
大気圧も正確に知ることができること．しばしば測定せずに推計される．
水蒸気分圧は47mmHgであること．この値は体温に依存し，熱発患者では増加する．
P_{ACO_2} は P_{aCO_2} に等しいとする．換気不均等が強い時には適当ではない．
Rは0.8である．呼吸商は幅の広いもので，たとえば0.8とするが，過呼吸の状態や炭水化物の過摂取の患者まである．

吸気ガス分圧（F_{IO_2}），大気圧（P_B），呼吸商（R），肺胞気炭酸ガス分圧（P_{ACO_2}）に左右される．もし，肺が正常に機能しているなら，肺胞気酸素分圧（P_{AO_2}）の計算から，結果として動脈血酸素分圧はどうあるべきかの理想的な考えを得ることができる．もし計算した P_{AO_2} と測定した P_{aO_2} の較差が増加しておれば，肺の酸素取り入れが適正でないことを意味するものである．

肺胞気酸素分圧は以下の肺胞気式を使って計算する．

$$P_{AO_2} = P_{IO_2} - P_{ACO_2}[F_{IO_2} + (1-F_{IO_2}) \div R] \quad (1)$$

P_{IO_2} は大気圧から水蒸気圧を引いたものに F_{IO_2} を掛ける．P_{ACO_2} は肺胞気炭酸ガス分圧で P_{aCO_2} に等しいと仮定する．Rは呼吸商で普通は0.8とする．空気呼吸では $F_{IO_2} = 0.21$ であり，(1)式は以下のように省略出来る．

$$P_{AO_2} = F_{IO_2}(P_B - 47) - 1.2(P_{aCO_2}) \quad (2)$$

臨床医は等式(1)を臨床に応用する目的で，いくつかの仮定をたてている（上の枠内を参照）．

この理由から，F_{IO_2} が0.21より高い時はP(A-a)O_2 には厳密な正常値がないという事実を考慮して，(2)式は臨床での使用に適している（Martin, 1986）．枠内に仮定を示したが，日常臨床で用いられているこれらの仮定は P_{AO_2} の計算を簡単にするためのものに他ならない．すなわち，複雑なままの P_{AO_2} 式が偽りの値を生み出すことも報告されている．[*4]

[*4] F_{IO_2} が0.6以上では，(2)式から1.2を無視することにより，いくぶんか正確な値が得られる．これは100%酸素を吸入した場合(1)式のカッコ内の補正因子が F_{IO_2} が1.0へと増加するにつれ減少して，この時点では $P_{AO_2} = P_{IO_2} - P_{ACO_2}$ となる（Martin, 1986）．

5．動脈血酸素分圧（P_{aO_2}）

動脈血 P_{O_2} は，それが何の原因なのか，何の反応あるいは結果なのかの両方を判断することができる．それはヘモグロビンの酸素飽和度を支配しその結果酸素含量の大部分を決定するものである（第6章）．しかし P_{aO_2} だけをみていると他の重要な情報を見逃してしまうことになる．

動脈血酸素分圧は肺胞気酸素分圧の結果，即ち反応であり，肺胞気と毛細血管境界面を反映しているものである．この境界面は肺胞毛細血管の無数の機能単位（以下ユニットと略す）での換気・血流比によって決定される．酸素が血液に入るのは圧勾配により受動的に拡散するだけであり，肺胞気と毛細血管血流の分布が変化しなければ，P_{AO_2} の上昇は，P_{aO_2} の上昇となり，P_{AO_2} の降下は，P_{aO_2} の降下となる．P_{aO_2} のみでは酸素移動の適正な指標としては不十分である．P_{AO_2} が不明であれば，P_{aO_2} が換気－血流不均等の反映なのか，単に P_{AO_2} の減少なのかを言及することはできない．

6．肺胞気－動脈血酸素分圧較差

正常な P_{aO_2} は年齢により変化し，加齢とともに僅かずつ減少する（図5-3）．この減少は加齢による肺での換気－血流比（V/Q）の変化を反映したものである．これに反し，P_{AO_2} は単に吸入気酸素分圧（P_{IO_2}），呼吸商（R），P_{ACO_2} に左右されているだけである．これらの値が年齢に依存しているとは誰も考えないように，P_{AO_2} も年齢により変化するものではない．図5-3に示すように海抜0mでの空気呼吸（$F_{IO_2} = 0.21$）時には平坦な線であり，斜線と平坦な線の間の O_2 分圧の差がP(A-a)O_2 である．空気呼吸時では，正常な老人でも30 mmHg にまで達する．F_{IO_2} が増せば $P(A-a)O_2$ は増すが，少なくとも F_{IO_2} が0.6までは $P(A-a)O_2$ は増加する（**図5-4**）．

正常な $P(A-a)O_2$ は年齢と F_{IO_2} の両方に影響される．右から左への肺外シャントを除外すれば，どんな正常値であっても $P(A-a)O_2$ の増大は肺疾患あるいは O_2 移送の妨げのどちらかを示唆するものである．$P(A-a)O_2$ は F_{IO_2} が0.21の時にもっとも有用である（**図5-4**）．

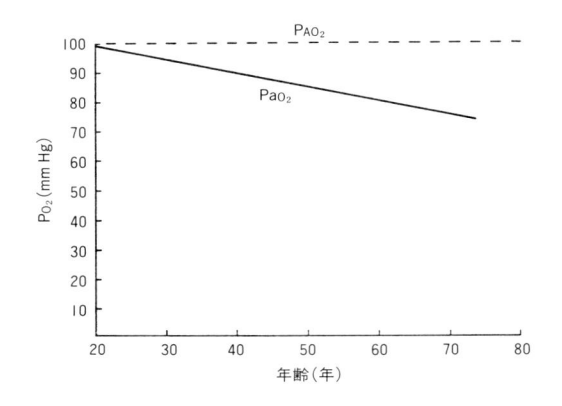

図5-3 PaO_2 と $P(A-a)O_2$ の加齢に伴う変化
PaO_2 のラインは $PaO_2 = 109 - 0.43$（年齢）の回帰式に基づくもので，P_{AO_2} は大気圧下で測定する．
(Sorbini, C.A., Glassi, V. Solinas. E, et al: Respiration 25: 3, 1968)

臨床問題 1

35歳の患者，PaO_2 が90mmHg である．肺では酸素の取り込みが充分であろうか？もっと情報が必要か？

臨床問題 2

35歳の患者，海面位での大気圧下における PaO_2 が85mmHg である．どの F_{IO_2} と $PaCO_2$ の組み合わせが酸素取り込みが適正であることを示すか？ $R = 0.8$ と仮定する．

a．F_{IO_2}　0.21, $PaCO_2$　25mmHg
b．F_{IO_2}　0.21, $PaCO_2$　40mmHg
c．F_{IO_2}　0.21, $PaCO_2$　50mmHg
d．F_{IO_2}　0.40, $PaCO_2$　30mmHg

臨床問題 3

以下のどれが $P(A-a)O_2$ を増す原因か？患者はその病態のほかは正常であるとする．

a．肺胞毛細血管間膜の肥厚
b．$PaCO_2$ の上昇
c．換気－血流不均等
d．貧血
e．右から左の肺内シャント
f．右から左の心内シャント
h．高地
i．CO の吸入

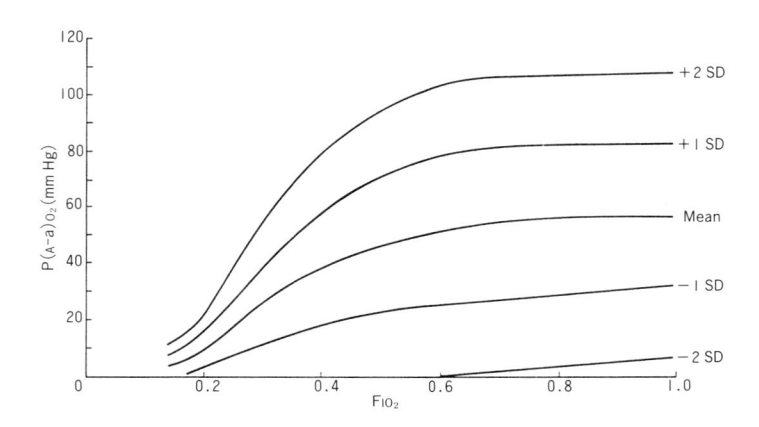

図5-4 40～50歳の健常者16例で F_{IO_2} が0.21から1.00までの変化で得られた正常な $P(A-a)O_2$ の範囲である．実線は平均値とそれぞれの ±2 SD（SD：標準偏差）．$P(A-a)O_2$ は F_{IO_2} が0.6までは増加するが，それ以上では平坦となる．F_{IO_2} が1.0では $P(A-a)O_2$ は正常でも100mmHg を越えることもある．
(Harris. E.A, et al, Reprinted by permission from Clin. Sci. Mol. Med., vol.46, pp.89-104, copyright (c)1974, The Biochemical Society. London. よりデータを引用した)

8. PaO_2 低値の原因

臨床問題 4

次の各々の患者で $P(A-a)O_2$ を計算せよ。R 0.8, P_B 760mmHg と仮定する。これらの患者でもっとも肺疾患が疑われるのはどれか？ 測定値ミスないしは記録ミスを示す値はどれか？

a. 35歳の患者, $PaCO_2$　50mmHg,
　　　　　　　　 PaO_2　150mmHg,
　　　　　　　　 F_{IO_2}　0.40

b. 44歳の患者, $PaCO_2$　75mmHg,
　　　　　　　　 PaO_2　95mmHg,
　　　　　　　　 F_{IO_2}　0.28

c. 精神不安定の若い患者, PaO_2　120mmHg,
　　　　　　　　 $PaCO_2$　15mmHg,
　　　　　　　　 F_{IO_2}　0.21

d. ICUの患者, PaO_2　350mmHg,
　　　　　　　　 $PaCO_2$　40mmHg,
　　　　　　　　 F_{IO_2}　0.80

e. 患者, PaO_2　80mmHg,
　　　　　　　$PaCO_2$　72mmHg,
　　　　　　　F_{IO_2}　0.21

7. PaO_2/PAO_2 と PaO_2/F_{IO_2}

F_{IO_2} が増加するにつれて，正常者でも $P(A-a)O_2$ は増加するので，F_{IO_2} に変化があると効果的な検査法とはならない．そこでより安定した指標として PaO_2/PAO_2 すなわち，動脈血・肺胞気酸素分圧比を用いる (Gilbert and Keighley, 1974).

$P(A-a)O_2$ に反して，PaO_2/PAO_2 は F_{IO_2} が増加しても相当安定したもので，肺の状態に変化がない間は，F_{IO_2} を増しても PAO_2 は一定に保たれている．この理由は F_{IO_2} の上昇と同じ要因で PaO_2 も PAO_2 も上昇するからである．正常の PaO_2/PAO_2 は高齢者で0.74，若年者で約0.9の範囲である．もし，患者により F_{IO_2} が変化しても，PaO_2/PAO_2 は V/Q が変化しない限りは変化をしない．F_{IO_2} の増加が $P(A-a)O_2$ や PaO_2/PAO_2 に及ぼす影響について図5-5に示す．

最近あるグループでは，酸素化の指標として，PaO_2/F_{IO_2} を使っている (Hess and Maxwell, 1958). この比は PAO_2 の計算をしない利点をもつが，$PaCO_2$ を無視しており，酸素化の指標として PaO_2/F_{IO_2} が PaO_2/PAO_2 より良いという証拠はない．

8. PaO_2 低値の原因

PaO_2 低値を来す生理学的原因を呼吸性及び非呼吸性に分類して表5-1にあげた．完璧を期すために人工産物の原因も列記しており，ここでは非呼吸性，呼吸性の原因より前にまず述べる．

白血球が10万をこえると（たとえば白血病），PaO_2 を測定している間に過剰の白血球は酸素をひどく消費し，かなり低い PaO_2 が測定されることになる．生体内の真の PaO_2 は白血球が多数でも，酸素が常に大気から補給されているので影響は受

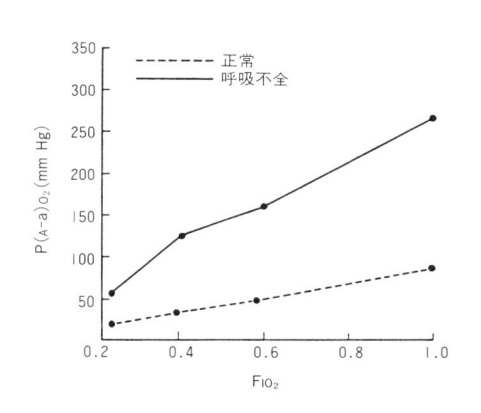

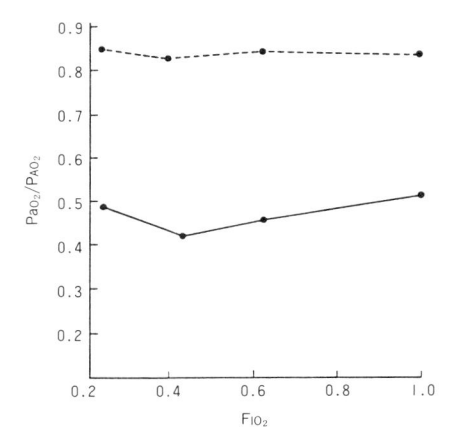

図5-5 健常者及び呼吸不全において F_{IO_2} が増加した時の $P(A-a)O_2$ と PaO_2/PAO_2 の変化．F_{IO_2} の増加時には PaO_2/PAO_2 は $P(A-a)O_2$ よりずっと安定した一定の値をとる．

けない．

高体温の患者では，生体内 PaO_2 は測定値より高い．高体温では生体内 PaO_2 は高いが，血液はいつも正常体温37℃に保った水槽内で測定されている（訳注；採血器に体温を記入しておくと良い）．たとえば体温39℃の患者では PaO_2 測定値は生体内 PaO_2 より 8 mmHg ほど低くでる．このような理由で，血液ガス値のレポートを書く時に体温補正をしている検査室もある．

9．非呼吸性の原因による PaO_2 低値
（表5-1）

右から左の心内シャントは成人には稀で，病歴，理学的検査，胸部写真でその存在は疑われるが，確認にはカテーテル検査が必要である．

吸入気酸素分圧（PIO_2）の減少は稀であるが，入院患者の低 PO_2 の原因となり得る．PIO_2 は吸入気酸素分画と大気圧の両方の作用である．FIO_2 の減少は麻酔中に酸素供給ラインの接続ミスの時，また適性な換気がなされていない密室内でおきる．低気圧下では高地と同様で PIO_2 が減少する理由となり，肺胞気酸素分圧の低下は高地肺水腫をひきおこすことがある．高度が増しても FIO_2 に変化がないことは留意すべきことである（表5-2）．

臨床問題 5

高地順応のできない40歳の男性がコロラド山にハイキングに行った．6時間後には息切れがみられ，コロラドのリードビルの病院に入院した（表5-2）．入院時の $PaCO_2$ 27mmHg，PaO_2 40mmHg，pH 7.52（室内気）であった．これをどう解釈するか？
また，$P(A-a)O_2$ の増加の原因は？

血液透析下での呼吸商（$R = \dot{V}_{CO_2}/\dot{V}_{O_2}$）の減少は，患者の血液から炭酸ガスが透析液へ拡散する結果である（Aurigemma, Feldman, Gottlieb, et al, 1977；Martin, 1980；Hunt, Chappell, Henrich, et al 1984；Quebbeman, Maierhofer, and Piering, 1984）．炭酸ガスの拡散は透析が酢酸透析液の時におこり，重曹透析液の時にはおこらない．患者の血液から炭酸ガスは酢酸塩へ拡散され肺からはほとんど排泄されず，結果として肺胞換気量は減少する．しかしながら $PaCO_2$ は変化しない（肺から排泄されるべく肺に持ち込まれた二酸化炭素の量に応じただけの肺胞換気しか生じな

表5-1　PaO_2 低値の生理学的原因

原因	$P(A-a)O_2$ に及ぼす効果
非呼吸性	
右から左の心内シャント	増加
PIO_2 の減少大気圧低下，FIO_2 の低下	正常
R の減少	正常
混合静脈血酸素含量低下*	増加
呼吸性	
拡散障害	増加
低換気（$PaCO_2$ 増加）	正常
右から左への肺内シャント	増加
肺実質性，肺血管性	
V/Q 不均等	増加
アーチファクト	
白血球の異常高値	増加
高体温	増加

* 静脈血混合が増加している場合に限られる

表5-2　いろいろな高地での吸気及び肺胞気の酸素分圧*

場所	高地(m)	P_B (mmHg)	P_{IO_2} (mmHg)	P_{AO_2}** (mmHg)
マイアミ	0	760	160	102
デンバー	1,609	629	132	74
飛行機客室内	1,829	608	128	70
メキシコ市	2,239	578	121	64
リードヴィル・コロラド	3,109	517	109	51
エベレスト山頂***	8,848	253	53	−5
巡航中の飛行機の外気	10,668	160	34	−24

* FIO_2 はすべて 0.21 とした．P_B；大気圧，P_{IO_2}；大気の酸素分圧（乾燥空気），P_{AO_2}；肺胞気酸素分圧
** P_{AO_2} は，$P_{AO_2} = F_{IO_2}(P_B - 47) - 1.2(P_{CO_2})$ の式より計算した．$P_{CO_2} = 40$ mmHg として計算した．高度が増すにしたがって代償的に過換気となるので，過換気の程度に依存して普通は P_{AO_2} は表示値より高くなる
*** エベレスト山の計算は West, J. B., Hackett. P. H, Maret, K.H., et al.：J. Appl. Physiol 55:678, 1983. に基づく
エベレスト山の頂上では $PaCO_2$ は 7.5mmHg，PaO_2 は 35mmHg，酸素吸入なしでは計算上 P_{AO_2} は 28mmHg となる

いからである). $P(A-a)O_2$ もまた変化しない.*5

透析下では CO_2 と O_2 の代謝は変化しない. そこで, 肺は透析前の正常な酸素消費状態 ($\dot{V}O_2$) においておかねばならない. しかし肺に運ばれた炭酸ガス排泄量は減少するのでR値は減少する. 結果は肺胞気酸素分圧の低下 (したがって PaO_2 も低下) となる. この減少がどのようにしておきるかを知るため以下の問題で新しいR値を計算してみよう.

臨床問題6

患者は酢酸透析液で透析している. 透析前で PaO_2 84mmHg, $PaCO_2$ 38mmHg, pH 7.36 であった. もし透析前の炭酸ガス産生量と酸素消費量はそれぞれ200ml/分と250ml/分で, 透析時には50ml/分の炭酸ガスが透析液へ拡散されたら PaO_2 はどうなるだろうか? 患者は空気呼吸下 ($F_{IO_2}=0.21$) にあり, $PaCO_2$, pH, $P(A-a)O_2$ は透析中には変化しないと仮定する.

混合静脈血の酸素含量低値は, 静脈血混合 (Venous admixture) がある場合にのみ低酸素血症を促進する. 肺水腫及び他の疾患で相当な静脈血混合をもつ患者では, これはかなり重要となる. 酸素拡散の予備力は非常に大きいので, 正常な肺胞換気を1回通過すると $PO_2=0$ の混合静脈血はほぼ完全に酸素化される. 低酸素血症のこの重要な原因は81ページで述べる.

10. 呼吸性の原因による PaO_2 低値

非呼吸性の原因に比較して, 呼吸性による PaO_2 低値は一般的なものである. 生理学的に4つの呼吸性原因がある (表5-1). 拡散障害が安静時の PaO_2 低値の原因となるのは稀であるが, 運動時の低酸素血症の原因にはなりうる (第12章を参照).

安静時の生理的な呼吸性 PaO_2 低値の原因として, 他には換気一血流不均等, 右から左への肺シャント, 低換気がある.

低換気 ($PaCO_2$ の上昇) は本質的には $P(A-a)O_2$ の増加を来すものではない. これは $PaCO_2$ の増加が PAO_2 と PaO_2 の両者を共に低下させるからである. したがって低換気が低 PaO_2 の原因かどうかはいつも診断可能である. というのは, 単に $PaCO_2$ をチェックすればよく, もし高い値であるならば PaO_2 の低下の理由の1つは低換気であるということになる. もし $PaCO_2$ 上昇時に $P(A-a)O_2$ が正常なら, 低換気が PaO_2 減少の唯一の理由である. 低換気の原因は肺ではなく脳幹部抑制及び胸筋の麻痺のためでる. 一方, $P(A-a)O_2$ の上昇を伴った高炭酸ガス血症は常に, 肺疾患及び酸素取り込みにかかわる肺の異常な病態を示唆している.

臨床問題7

73歳の女性が昏睡状態で救急室へ搬入された. 家人のいうところによれば, 取り乱していて, 多量の睡眠薬を飲み込んでしまった. 空気呼吸下 (F_{IO_2} 0.21) で, PaO_2 42mmHg, $PaCO_2$ 74mmHg, pH 7.10, なぜ, PaO_2 は減少したのだろう?

右から左への肺シャントは肺実質の構造的変化か, あるいは肺内血管系の異常によりおこる. いずれの場合もシャントは換気か血流のうちの一方の換気一血流不均衡の, 極端な例を示している. このような肺の領域では換気/血流比は0である.

11. 換気―血流比不均衡

V/Q不均衡は PaO_2 低値をもっともよく説明できる生理学的現象である. これはすべての肺実質性疾患, たとえば, 喘息, 無気肺, 気管支炎, 肺気腫, 肺炎, 肺塞栓症に実際に見られる生理学的機序である. V/Q不均衡とは一体どういうものだろうか?

換気―血流不均衡は無数の肺胞―毛細血管単位の間の正常なV/Q分布の乱れである. 正常では肺の各単位は換気に等しいか, それに近い血流量を受けている (たとえば1mlの空気に対して1mlの血液). そこではユニットはV/Q比が1ないしはそれ近くに保たれている. もし肺胞―毛細管単位に血液より多い空気がある時はV/Q比は1より大きく, 逆の時のV/Q比は1より小さい. 図5-6はV/Q比を示したものである. 血流より

---
*5 $P(A-a)O_2$ は透析時には, 肺毛細血管内に白血球が停滞するような別の機序により増加することがある.

換気が非常に大きい場合は，図の上方の2つのモデルで，無効換気あるいは肺胞死腔になっている．逆に換気が血流より非常に少ない場合は，混合静脈血は換気されず酸素化されない．普通に換気され，酸素化された血液と混合静脈血が混合した時は動脈血酸素含量とPaO_2はともに低値を示す．

肺疾患が換気・血流比の正常分布から偏位を来して，過度の無効換気と過度の静脈血混合の両方を生じると，V/Q不均衡が現れる．その結果PaO_2は減少する．V/Q不均衡は酸素交換の効率を低下する．実際にはV/Q不均衡は炭酸ガス交換をも障害する．V/Q不均衡はすべてのガス交換を障害するが（O_2とCO_2），PaO_2への影響は$PaCO_2$への影響より強く，その理由はこの章の後半で述べる．

臨床医学で使用されているV/Q不均衡という用語は異常な状態を指すもので，これは無数の肺胞毛細管ユニットの換気・血流の正常な分布からのずれを表している．しかしながら正常でもある程度のV/Qミスマッチはある．正常でも肺のあるユニットでは主に重力の影響を受ける過換気であったり過剰血流であったりする．立位の状態では，換気も血流も下肺において増加する（**図5-7**）．しかしながら血流は換気より増加する割合が大きく，V/Qは肺底区で1より小さく，肺尖部で3より大きい．これらのことは肺内で，いかに血流が重力に影響されているかが容易に理解できる．血液には重さがあり，重力に逆らって心臓は血液を肺胞まで送り出さなければならない．心臓から肺底区への血液の移動にはさらに重力により静水圧が付加される．立位とか座位では血流のほとんどを肺底区が受けることになる．この重力効果は人の姿勢の如何にかかわらず，肺血流分布を予想するために用いることができる．たとえば，肺の背部は仰臥位でもっとも大きな血流を受けることになる．

重力がいかに肺底区の換気に影響を及ぼすかの理由はもっと複雑である．**図5-8.A**は肺がコイル状のスプリングにより縦方向にぶら下がっており，上方が下方よりより引き延ばされているのを表している．立位肺でもまた，このように吊下げられているので，肺尖は肺底区の肺胞より引き延ばされた状態にある（**図5-8.C**）．肺尖から肺底区まで肺コンプライアンスは変化するが，これは肺の引っ張り度合の違いである．肺尖部の肺胞は実際は

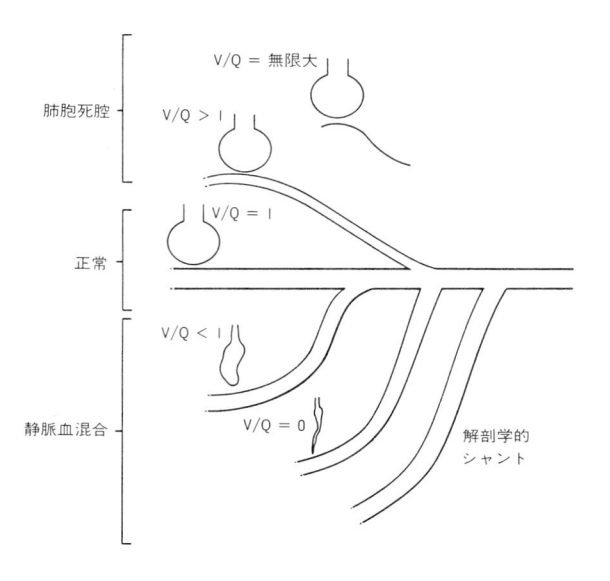

図5-6 V/Q比のいろいろ（本文参照）

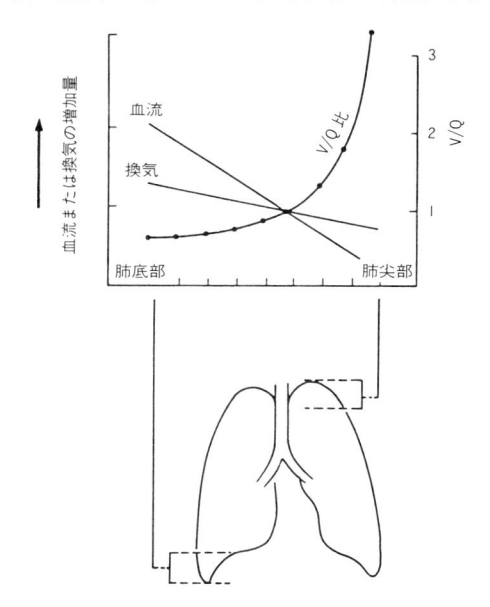

図5-7 立位肺でのV/Q比の変化
肺尖部で換気は血流より大きいので，結果としてV/Q比は高くなる．肺尖部から肺底区へは，次第に換気と血流両方とも増加する．換気より血流の増加が大きく，V/Q比は減少し，肺底区ではもっとも小さくなる．
(West, J.BのVentilation/blood flow and gas exchange. Oxford, 1980, Blackwell Scientific Publications, Ltdより引用)

図5-8 重力の肺の局所換気に及ぼす影響
A．コイル状のバネが垂直に吊下がった状態である．コイル間の開きはスプリングの上方で大きく，底部では狭くなる．立位肺では肺胞はこの様な状態である．
B．肺のP-V曲線を肺尖部と肺底部の位置関係で示した．（肺収縮圧［肺のリコイル圧］，経肺圧あるいはPpl［図3-3］参照）
C．立位肺での肺尖部と肺底部肺胞破線円は吸気終末，実線円は呼気終末である．肺収縮圧の一定の変化に伴う肺底部肺胞の容量変化は大きく，それで換気量も大きくなる．
（Gibson, G.J. Clinical tests of respiratory function, New York, 1984, Raven Press より引用）．

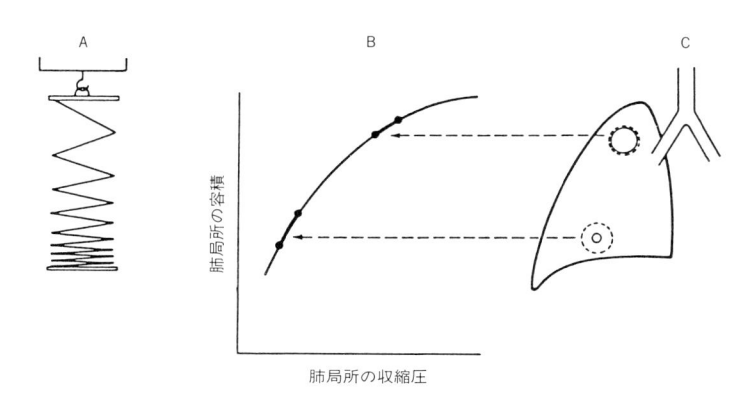

肺底部の肺胞よりコンプライアンスが小さい．肺尖部肺胞はかなりの容量をもっているけれども，一度の呼吸で交換されるガス量は肺底区肺胞ほど大きくない．**図5-8**．Bから，経肺圧（recoil pressure）の等しい変化が，肺尖部肺胞より肺底区肺胞のガス量の変化を大きいものにしているのが理解できる．したがって，普通の呼吸下では肺尖部より肺底区の方へより多くのガスが流入する．片側性肺疾患の患者では重力依存性の局所換気の差がガス交換へ著明な影響を及ぼすことが示されている（Remolina, Khan, Santiago et al, 1981）．

臨床問題 8

54歳男性，脳卒中で左側の不全麻痺と昏睡で入院した．重症の低酸素血症があった．胸部写真で右側肺には肺炎像が見られたが，左肺は異常なかった．患者は気管内挿管後に人工呼吸器を装着し，動脈内へカテーテルを挿入し，血液ガスをモニターした．人工呼吸器操作上，いくつか調整した後，吸気酸素濃度70％が必要であった．
褥瘡予防のため，2時間毎に体位交換をした．その間に呼吸器の調整はせず，以下の血液ガス所見が得られた．

 1PM 右側臥位 pH 7.45,
 $PaCO_2$ 30mmHg,
 PaO_2 76mmHg
 2PM 左側臥位 pH 7.43,
 $PaCO_2$ 32mmHg,
 PaO_2 123mmHg

この血液ガス値をどう説明するか？

Westらは健常肺と疾患肺で換気と血流の分布をプロットして，V/Q比の分布を図で示し，視覚的によく理解できるようにした（**図5-9**には，22歳と44歳の症例でV/Q比の分布を示す）．換気と血流のほとんどはV/Q比が1の周りに集中している．この分布を**図5-10**の異常曲線と対比して見よう．

図5-10は慢性閉塞性肺疾患の2例から得たV/Q曲線を示している．**図5-10**．Aの曲線は肺気腫の患者から得たものである．この患者のV/Qの問題は血流がないか，あるいは血流が少ない肺胞があることで，結果として大量の肺胞死腔量を生じている．この患者の肺血流量は肺胞換気量とマッチしているので血液ガスは正常，ないしはそれに近いものとなる．しかしながら過剰なガスを，増加した肺胞死腔を満たすために送り込まれなければならない．低酸素血症は認めないが，呼吸困難が著しい．臨床的に"pink puffer"（ピンクパッファー）と呼ばれる患者はこのタイプに属し酸素は満ち足りているが（したがって，チアノーゼは呈さない），しかし呼吸努力をしなければならない．典型的な血液ガス所見は PaO_2 79mmHg, $PaCO_2$ 38mmHg, pH 7.43, R 30回/分であった．

図5-10．Bは低酸素血症，チアノーゼとたぶん右心不全のある慢性気管支炎の患者で"blue bloater"（ブルーブローター）と呼ばれる患者の曲線である．この患者には浮腫があり（しばしば下肢の浮腫と腹水が現われる），これは右心不全によ

るものである．**図5-10**．Bで大きな血流量が換気の少ない領域へ集まっている．それで比較的酸素化されていない血液が肺を通り，酸素化された血液と混合し著しく低いPaO_2となる．このような患者の血液ガス所見は，PaO_2 45mmHg, $PaCO_2$ 48 mmHg, pH 7.36である（ほとんど理由は不明だが，ブルーブローターは肺気腫患者より安静時呼吸困難を示さない傾向にある）．

V/Q不均衡は低酸素血症のほとんどの症例を説明できるが，疾患がどのようにしてこの不均衡を惹起するか，明瞭に説明できるわけではない．

臨床問題 9

激しい胸痛のある患者がCCUに入院した．
胸部でラ音がわずかに聴取され，動脈血液ガスは経鼻的に2 l/分の酸素投与下で，PaO_2

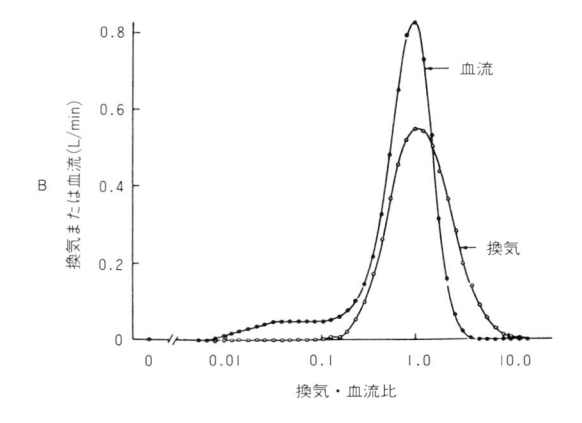

図5-9 健常人における換気・血流比の分布
A．22歳の男性の V/Q の分布
B．44歳の男性の V/Q の分布．より年長者では血流の10%は V/Q 比が0.1以下の領域へ分布している．
(Reprinted from West, J.B., and Wagner, P.D. Bioengineering aspects of the lung. P405 N.Y., 1977, by Courtesy of Marcel Dekker, Inc.)

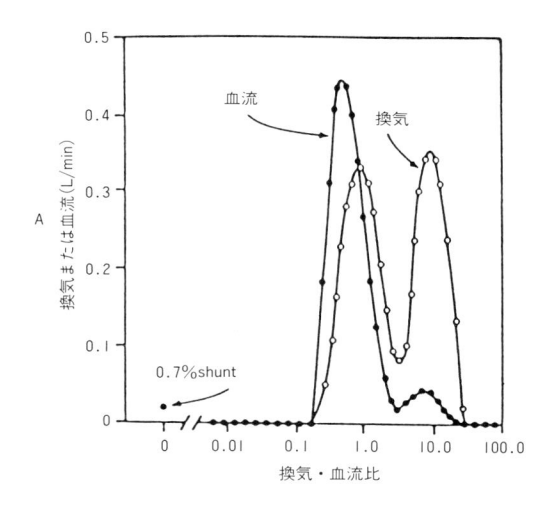

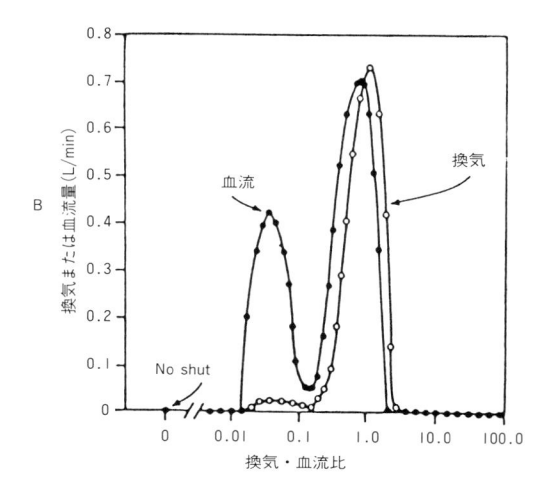

図5-10 慢性閉塞性肺疾患の換気・血流比の分布
A．肺気腫患者の V/Q 分布
B．慢性気管支炎患者の V/Q 分布
(From Wagner, P.D., et al, J. Clin. Invest. 59: 203-206. 1977 より引用)

77mmHg，$PaCO_2$ 36mmHg，pH 7.45であった．胸部写真には異常を認めない．

最初の24時間は安定していた．しかし右側胸痛はひどくなり，繰り返し撮った胸部写真では，わずかに横隔膜が上昇していたが，浸潤影とか他の異常は認められなかった．経鼻的に２l/分の酸素投与時の再度の血液ガス所見は，PaO_2 45mmHg，$PaCO_2$ 28mmHg，pH 7.51であった．肺血流スキャンで右肺下野で血流が著明に減少していた．

この血液ガス値をどう説明できるか？

12. シャントと静脈血混合

シャントは肺生理では使い古された用語であるが，いろんな人により違った意味で使われている．単純な定義としては１つのものをバイパスして他方へすり抜けた時の現象をシャントと呼んでいる．肺内ではシャントは静脈血混合の極端な型として考えることができる．すなわち，換気がまったくなくて酸素化されない血液と換気されて酸素化された血液との混合を静脈血混合と呼ぶ[*6]．

静脈血混合は次の３つの状態のどの１つでも発生する可能性があり，２つだけが以前からシャントと呼ばれているものである．

1. "Anatomic shunt"は特別な解剖学的血流路を通り肺をバイパスした血液であり，つまり心室中隔欠損孔を通り右から左へのシャント及び肺動脈枝から肺静脈への直接のシャントなどである．
2. "Physiologic shunt"は肺胞気と接触することなしに正常な肺血管床を通り抜ける血液のことである．血管に異常があるのではなくて，むしろ肺血流の再配分に問題がある．生理的シャントは肺水腫，肺炎，肺葉無気肺のような状態の時に見られる．
3. 低いV/Q比は，肺胞気が肺毛細管血を完全に酸素化できる量よりも多くの血液が肺毛細血管

[*6] 専門的には，これは血液シャントという．血流のない肺胞への換気もまた，シャントしていると考えることができる．というのは肺循環をバイパスしているからである．しかしながら，シャントという用語は特定されずに使用された時はシャントした血液を意味する．

内にある時に見られる．肺血流はある程度は再配分されるが，血液の一部はまだ乏しい肺胞気に曝されている．低酸素血症のほとんどの症例は低V/Q比で説明される．

生理学的シャントがその酸素化に与える影響は解剖学的シャントと違いはない．どちらにしろ，ある一定の血液は肺胞をバイパスして，酸素化された血液と混合する．両タイプのシャントとも静脈血混合を示すが，低いV/Q比によって生じている静脈血混合と重要な一視点において違っている．シャント血は空気と接触しないので，たとえFIO_2が増加しても酸素化は改善しない（正常に酸素化された血液へ溶存酸素が付加されない限り）．これに反して，低いV/Q領域からの血液の酸素化はFIO_2を増せば改善される．なぜなら低いV/Qユニットの血液はある程度は空気に接触しているからである．FIO_2が増すことは低いV/Qユニットの肺胞気から窒素を除去し，100％酸素換気でこのユニットの血液は完全に酸素化される．

低酸素血症が低いV/Qユニットからのものか，もしくはシャントからのものかを決めるために，かって100％酸素投与が薦められたことがある．100％酸素投与は低いV/Q領域を0のV/Q領域に変化させることによってシャントを作ることは，現在では周知のことである．この変化は換気の乏しい肺胞内の純酸素は毛細血管内血液と肺胞虚脱により完全に吸収されることにより生じるものである．換気の良好な肺胞（正常ないしは高いV/Q）は解剖学的に大きくて虚脱しにくい．100％酸素を投与し正確に％シャントを測定したとしても，普通は直接治療には結び付かない（シャントと計算は第11章で詳しく述べる）．

13. V/Q不均衡がなぜPaO_2を減少させ$PaCO_2$を増加させるか？

PaO_2：V/Q不均衡は低酸素血症のもっとも一般的な原因であり，低いV/Q比の肺ユニットの結果であるといわれている．低酸素血症の機序は現在ではより詳しく調べられている．図5-11でPaO_2は横軸に，酸素含量が縦軸に表されている．この酸素解離曲線は15g％のヘモグロビン含量の時のものである．曲線の形がPaO_2とヘモグロビンの酸素飽和度の曲線と似ている（第6章）．この曲

線は生理的なPaO_2のレベル（70mmHg以上）では平坦であり、60mmHg以下では急速に低下する。3つのタイプの肺胞－毛細管単位における酸素含量が点で示してある。これらのV/Q比は0.1、1、10である。低いV/Qユニットが原因の毛細管血の酸素化の減少は、高いV/Qユニットによって代償されないことに留意すべきである。

低いV/Q比のユニットは低い肺胞気PO_2をもつ。この領域を潅流する血液は終末毛細管血の低いPO_2（P_cO_2）を示す。もし、ユニットのV/Q比が1.0から0の範囲に分布しているならば、結果として低酸素血症となる。その理由は低い酸素含量の血液が正常の酸素含量の血液と混合するためである。V/Q不均衡の意味するところは、少なくともあるユニットは過剰換気（高いV/Q比）の部分で、残りは低換気（低いV/Q比）の部分であること を意味する。酸素解離曲線の型は、高いV/Q比は低いV/Q比と相殺できないことを示している（図5-11）。

最終的なPaO_2は酸素分圧の平均で決定されるのではなくて、酸素含量の平均によって決定されるものである。最初は混乱するように思われるかもしれないが、この点はすでに示したようにPaO_2は酸素飽和度を決定し、酸素飽和度は酸素含量を決定するからである。しかしながら、酸素解離曲線は酸素含量の異なった血液が混合した時、結果としてのPO_2は種々の血液のPO_2の平均ではなく、種々の酸素含量の平均を示している。種々のガス分圧は血液の平均ではなく、それは混合し、平均化したガスの含量で決まるものである。（この例ではO_2とCO_2）。

こう考えればよい。肺胞気O_2分圧は肺毛細血管のPO_2と酸素飽和度を決定する。酸素飽和度とヘモグロビン含量は酸素含量を決定する（さらに第6章で述べる）。種々の酸素含量の血液が混合した時、酸素含量の平均でPaO_2は決定される。解離曲線を詳細に検討すればこの点が明確になる。

ある過剰換気のユニットでは低換気ユニットでの低い酸素含量を相殺できるほどに十分な酸素を血液に賦与することはできない。高いV/Qユニットでは過剰換気はPaO_2を増すが、しかしPaO_2が70mmHg以上では、これらのユニットでの血液酸素含量はそれほど増加しない。最終的な酸素含量は主として低いV/Q領域により決定され、その結果PaO_2は各々の肺毛細血管からのPO_2を平均して予測するより低くなる。V/Q不均衡が進行するにつれてPaO_2が減少し静脈血混合が増加する有様が図5-12に示されている。この図はコンピューターでシュミレートした肺モデルであり、心拍出量、分時換気量、酸素摂取量を一定としてV/Q不均衡がガス交換に与える影響を分析したものである。

$PaCO_2$：長い間、V/Q不均衡は$PaCO_2$の上昇（高炭酸ガス血症）をきたすことはないと教えられ、かつ、二酸化炭素の保持のためには低換気（換気を抑える）にすべきだといわれてきた。炭酸ガスの蓄積に関してV/Q不均衡の重要な役割については何の記述もなかった（West, 1971）。実際のところは、低換気と$PaCO_2$の上昇が意味する所は

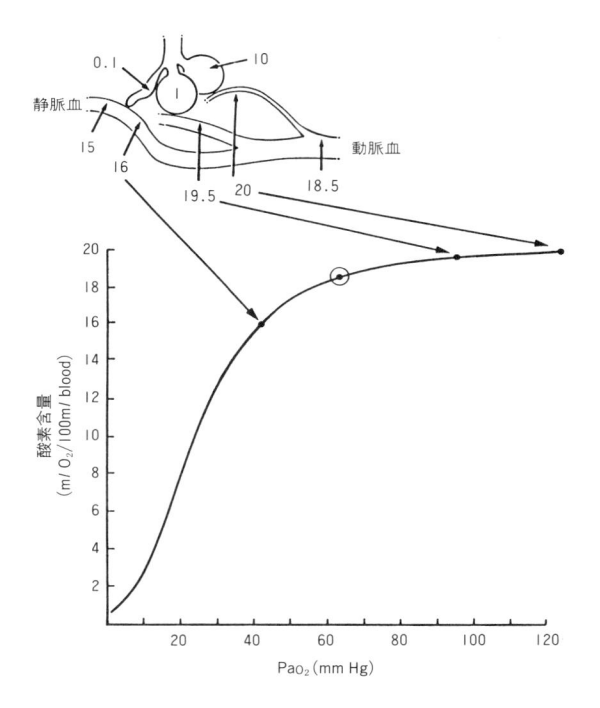

図5-11 酸素解離曲線；PaO_2と酸素含量
V/Q比が0.1、1、10の肺胞－毛細管ユニットからの血流の酸素含量はそれぞれ、16、19.5、20ml O_2/100ml 血液の酸素含量のそれぞれは酸素解離曲線上の点へ線で引かれている。平均酸素含量は18.5ml O_2/100ml で解離曲線上のサークルで示した。すべての血液が混合した後の動脈血酸素含量（18.5ml O_2/100ml）は正常なユニットからのそれ（19.5ml O_2/100ml）より低い。

同じである．それは二酸化炭素産生量に比較して肺胞換気量が減少していることであり，それはまた，分時換気量（$\dot{V}_E$）の減少や死腔換気（$\dot{V}_D$）の増加でもおこる（第4章）．

死腔換気が増加する主な要因はV/Q不均衡である．V/Q不均衡が$Paco_2$を増加させることは直観的には理解しにくい．コンピューターによる計算はV/Q不均衡が減少するにつれて，また，他の因子を一定とした場合に肺胞死腔と$Paco_2$が増加することを示している．臨床的に見るとV/Q不均衡はPao_2，$Paco_2$に対してモデルで予測するものより違った影響を与える．なぜなら実際の患者で他の因子が一定であることは決してないからである．V/Q不均等の種々の影響はこの章の最後で検討する．

14. 混合静脈血の低酸素含量が Pao_2 に及ぼす影響

動脈血酸素分圧が低下する非呼吸性の要因の1つとして混合静脈血低酸素（含量）を初期段階に述べた（**表5-1**）．この機序についての解説はシャントと静脈血混合の概念が理解できるまで，意図的に遅らせたのである．混合静脈血低酸素がPao_2の上昇を抑制するのはシャントと低いV/Q比の存在下だけなのである．

混合静脈血酸素含量（Cvo_2）に影響を与える要因として，心拍出量，ヘモグロビン含量，酸素消費量が含まれる．心拍出量及びヘモグロビン含量が減少した時，全身の毛細血管へ送られる酸素の総量は減少する．もし酸素消費量が一定であるならば，右心系へ帰って来た血液の酸素含量は減少しているだろう．組織へ送られる酸素の総量が一定で，酸素消費量が増加した時にもまた，混合静脈血酸素含量は減少するだろう．

もし静脈血混合がなければ混合静脈血は肺を1回通過することで完全に酸素化されるであろう．静脈血混合があれば（低いV/Qかシャント）一部分の混合静脈血は肺を素通りし，一方で酸素化された血液が肺静脈へ帰り，これらが混合される．酸素含量は酸素の乏しいシャント血液と，酸素に富んだシャントしていない血液との相対的な関係で決定される．一定の静脈血混合があれば，Cvo_2が低ければ低いほど（混合静脈血酸素分圧も低い）動脈血酸素含量（Pao_2）は減少する．

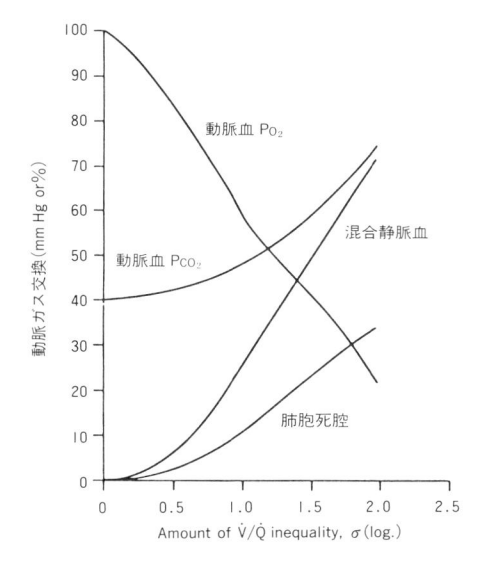

図5-12 V/Q不均等が増加した時のガス交換への影響
コンピューターモデル肺での換気血流不均等とガス交換の全体像．このモデルでは酸素摂取量と炭酸ガス産生量は一定に保たれている．V/Q不均等の増加の結果（横軸のスケールはlogで表わされている），Pao_2は減少し$Paco_2$は増加する．この変化は静脈血混合と肺胞死腔の両者の増加によりV/Q不均等が増加するからである．

表5-3 ：静脈血混合＊の存在下で貧血がPao_2に与える影響

ヘモグロビン 含量（g%）	混合静脈血酸素含量 （ml O_2/100ml）	混合静脈血 Po_2（mmHg）	動脈血 Po_2 （mmHg）
15	13.9	36	70
12	10.0	32	67
10	7.4	29	64
7.5	4.1	24	59
5	0.9	14	52

＊ 上の値は以下のものを一定にして計算した
静脈血混合率15%，F_{IO_2} 0.21，$Paco_2$ 40mmHg，心拍出量5 l/分，酸素消費量250ml/分，動・静脈血酸素含量較差5ml/100ml血液

低い静脈血酸素含量（Cvo_2）に基づくPao_2の減少は**表5-3**に示され，貧血時のPao_2への影響が計算されている．この例においては，静脈血混合率，吸入気酸素分圧，$Paco_2$，心拍出量，酸素摂取量が一定として計算してある．ヘモグロビンが減少するにつれ，Pao_2はさらに低下する結果となる．それは貧血が動脈の酸素輸送能を減少させるという単純な理由に基づく．酸素摂取量は変化しないので，静脈の輸送量は減少し，それでCvo_2（Pvo_2も）は低下する．低い混合静脈血酸素含量（Cvo_2）は正常に酸素化された血液の酸素含量を低下する．もし静脈血混合がなければ，肺動脈の静脈血は肺を1回通過するだけで完全に酸素化され，そしてヘモグロビン含量はPao_2へ影響しないであろう．

　貧血で混合静脈血酸素含量の低下している患者では，主に心拍出量の増加と過換気により代償しようとし，この代償はPao_2の低下を予防，ないしは改善しようとする．混合静脈血酸素含量（Cvo_2）減少の影響は第6章で詳述する．

15. 患者が有する V/Q 不均衡—酸素と二酸化炭素に及ぼす様々な影響

　図5-12は V/Q 不均衡の増加がPao_2の低下と$Paco_2$の上昇の原因となることを示している．臨床的には，V/Q 不均衡による低酸素血症のある患者はほとんどがPao_2の低下を示すが，$Paco_2$は低下，ないし正常である．この外見上の矛盾はなぜなのか？

　それは，「酸素に比較して炭酸ガスの拡散能は極めて大きい」と一般に考えられているような理由ではない（少なくとも安静時では，拡散障害は炭酸ガス，もしくは酸素運搬の障害因子とはならない）．主な理由は酸素と炭酸ガスの解離曲線の生理学的な相違による（**図5-13**）．

　この2つの曲線の形と位置の違いは，肺胞換気量が増加すればPco_2は低下するがPo_2は増加することの説明になる．

　V/Q 不均衡があると，相対的に過換気の肺胞—毛細管ユニットと低換気のユニットができる．これらの種々のユニットを通過した血液は肺静脈で混じり合う．すでに指摘した通り，これらの過換気ユニットは，低換気ユニットの低い酸素含量の

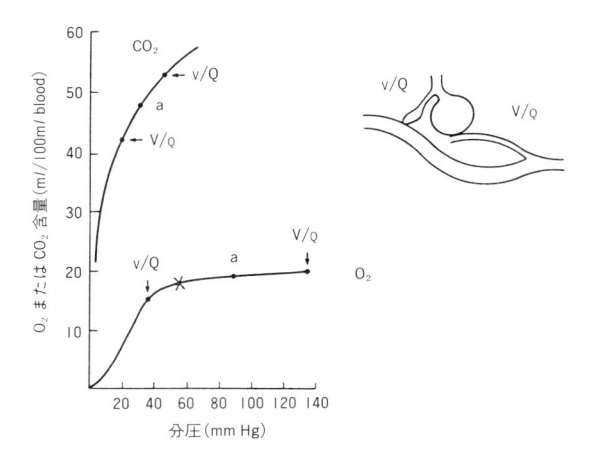

図5-13　V/Q 不均等と炭酸ガス及び酸素の解離曲線
v/Q は低い V/Q ユニットを，V/Q は高い V/Q ユニットを示している．（テキスト参照）

血液を相殺するほど十分なO_2を賦与することはできない．

　図5-13は同じスケールで酸素と炭酸ガス解離曲線を示した．上方の炭酸ガス解離曲線は，生理的範囲では斜線の型である．下方の酸素解離曲線は，生理的範囲ではほとんど平坦である（これは**図5-11**と同じ酸素解離曲線である．）．横軸は酸素及び炭酸ガス分圧で，縦軸は酸素及び炭酸ガス含量である．それぞれの曲線の a 点は正常な動脈血の含量と分圧である．

　グラフの右には2つの肺ユニットが示されており，1つは V/Q の低いもの，他者は V/Q の高いものである．各々のユニットでの酸素と炭酸ガス含量が解離曲線上に示されている．

　低い V/Q ユニットはPo_2を低下させPco_2を上昇させることに注意を払おう．解離曲線の形は，それぞれの含量が分圧と同じ方向に変化することを示している．高い V/Q ユニットはPo_2を上昇させ，Pco_2を低下させる効果がある．この高い V/Q ユニットは高いPco_2を下げるが低いPo_2を上げることはできないということを解離曲線の型が示している．このような訳で低い V/Q ユニット由来の高いPco_2は，高い V/Q ユニット由来のPco_2の減少によって相殺される．これらの高い V/Q ユニットが酸素含量の減少を代償できないのは，酸素解離曲線が高いPo_2の範囲ではほとんど平坦のためである．

最終的な二酸化炭素含量の図5-13中の位置は二酸化炭素解離曲線上のa点であり、二酸化炭素曲線上の高V/Qと低V/Qの平均によって得られた点である。最終的な酸素含量が点xに、これは酸素曲線上の高いV/Q点と低いV/Q点の酸素含量の平均によって得られた点である。点xは酸素曲線上の低いV/Q点と動脈血の点の間にあり、P_{O_2}は正常よりかなり減少している。重要な点は、過換気ユニットは低換気ユニットのP_{CO_2}の増加を代償することができることである。このように低換気ユニットでのP_{CO_2}の増加は過換気ユニットで代償することができるのであり、それは生理的な範囲内では二酸化炭素解離曲線(P_{CO_2}に対するCO_2含量)がほとんど直線的だからである。この機序の利点をあげると、患者は分時換気量と肺胞換気量を増加すればよいのである(図5-14)。V/Q不均衡に対して分時換気量を増加させることができる患者は普通、低酸素血症を示すが、Pa_{CO_2}は正常ないしは低下している。

V/Q不均衡のある患者では明白な高炭酸ガス血症を呈することはほとんどないが、特にV/Q不均衡のひどい時とか慢性に経過した時に高炭酸ガス血症を示す。このような患者では分時換気量の必要な増加分を維持することが不可能なのである。臨床的に見て、もっとも一般的な例にV/Q不均衡の結果として大きな肺胞死腔を生じた重症な閉塞性肺疾患の患者がある。患者は正常なPa_{CO_2}を維持するためには分時換気量を増加させ、これを維持しなければならない。しかしながらこの高い分時換気量を維持に必要な仕事量があまりに大きすぎたら、仕事量を少なくするだろうし、結果としてPa_{CO_2}は増加する。重症な慢性肺疾患の患者の多くでこのようなことが起こる。このような例では、高炭酸ガス血症の基本的な原因はV/Q不均衡による死腔量増加である。V/Q不均衡はPa_{O_2}の減少のみならずPa_{CO_2}の増加をしばしば示すが、その原因はこのような機序により説明される。

16. まとめ

酸素化の生理学的過程は(1)大気から肺へ、肺では肺毛細血管へ酸素を取り込み、(2)肺循環から全身の組織へ酸素を運搬する。これらの2段階の基本的な生理学を理解することは2つの重要な臨床側からの疑問に答える助けとなる。(1)肺が血液へ適切な酸素移送をしているか? (2)患者にとって適正な酸素化であるか?

最初の疑問には、肺胞気―動脈血酸素分圧較差$P(A-a)O_2$によってその是非を答えることができる。$P(A-a)O_2$は、$Pa_{O_2} = P_{IO_2} - 1.2 \times Pa_{CO_2}$から得られる肺胞気酸素分圧から動脈血酸素分圧測定値を引算して得られる。空気呼吸時の患者では$P(A-a)O_2$は年齢に左右されるが、大体5〜30mmHgの範囲である。

正常な$P(A-a)O_2$はF_{IO_2}が増せば増加し、100%酸素では、ほぼ100mmHgまで増加する。もし、$P(A-a)O_2$が正常より増せば、肺は適正な酸素取り込み(酸素移送)ができていないことになる。

$P(A-a)O_2$の増加は肺実質の異常を表わし、それはほとんどつねに換気―血流不均等により惹起される。

V/Q不均衡は無数にある肺胞毛細管ユニットの換気―血流の正常な分布の乱れによる。ガス交換(肺胞と肺毛細管の間での酸素と炭酸ガスの輸送)は、V/Q不均衡の存在下ではつねに妨害される。低酸素血症は肺が過剰血流領域にある時(低換気)に起こり、一般には肺実質性疾患の時に発

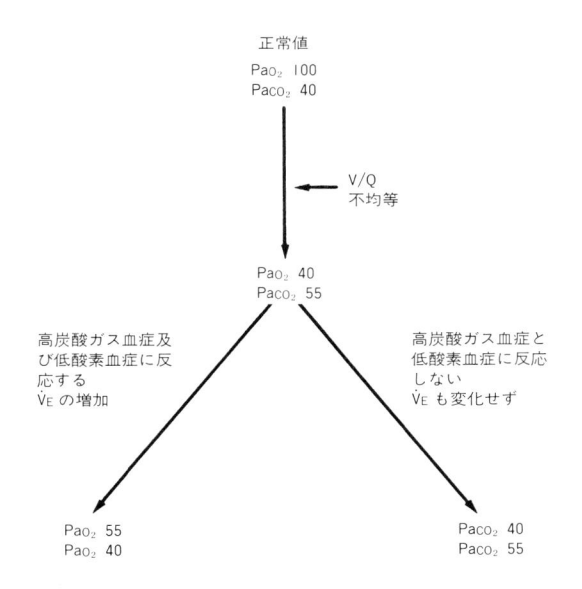

図5-14 V/Q不均等によるPa_{O_2}とPa_{CO_2}の変化 単位はmmHg、テキスト参照.

生する．V/Qの関係を図示することは臨床で見られるガス交換の異常な型を説明するのに助けになる．たとえば，顕著な慢性気管支炎の患者は低酸素血症であり，それは比較的大きな低換気領域（過剰血流領域）が肺にあるからである．著明な肺気腫の患者では大きな過剰換気領域（低血流領域）が肺にあり，1回呼吸で余分な死腔換気をしなければならない．余分な死腔が十分換気されている限り，低酸素血症は発生しないのである．

復習問題

以下のそれぞれは正しいのか誤っているのか？

1. 低酸素血症のもっとも一般的な生理学的原因は拡散障害である．
2. 肺胞気―動脈血酸素分圧較差の増加は肺内の換気―血流不均衡により発生する．
3. Thebesian系血管は心筋を養い，静脈血は心室へ直接流入する．
4. 肺胞気 P_{O_2} は，多くの要因があるが，P_{CO_2}，呼吸商，高度（位置）の関数である．
5. 100％酸素吸入時では肺胞気―動脈血 P_{O_2} 較差は50mmHg位が正常である．
6. Pa_{O_2} と Pa_{CO_2} は年齢に依存し，年齢とともに Pa_{O_2} は減少し Pa_{CO_2} は軽度増加する
7. 換気―血流不均等の患者は一般的に低酸素血症になるが，高炭酸ガス血症にならない理由は炭酸ガスが酸素より拡散能が大きいからである．
8. 100％酸素で呼吸している間は，その患者の呼吸商は一定値になる．
9. 血液透析は肺胞換気量が減少し，低酸素血症になり得る．
10. 換気だけで血流のない肺胞ユニットのV/Qは無限大である．

References

Aurigemma, N.M., Feldman, N., Gottlieb, M., et al.: Arterial oxygenation during hemodialysis, N. Engl. J. Med. **297**:871, 1977.

Gibson, G.J.: Clinical tests of respiratory function, New York, 1984, Raven Press.

Gilbert, R., Keighley, J.F.: The arterial/alveolar oxygen tension ratio: an index of gas exchange applicable to varying inspired oxygen concentrations, Am. Rev. Respir. Dis. **109**:142, 1974.

Harris, E.A., Kenyon, A.M., Nisbet, H.D., et al.: The normal alveolar-arterial oxygen-tension gradient in man, Clin. Sci. Mol. Med. **46**:89, 1974.

Hess, D., and Maxwell, C.: Which is the best index of oxygenation—$P(A-a)O_2$, Pa_{O_2}/PA_{O_2}, or Pa_{O_2}/FI_{O_2}? Respir. Care **30**:961, 1985.

Hunt, J.M., Chappell, T.R., Henrich, W.L., et al.: Gas exchange during dialysis: contrasting mechanisms contributing to comparable alterations with acetate and bicarbonate buffers, Am. J. Med. **77**:255, 1984.

Martin, L.: Abbreviating the alveolar gas equation: an argument for simplicity, Respir. Care **31**:40, 1986.

Martin, L.: Hypoventilation without CO_2 retention, Chest **77**:720, 1980.

Quebbman, E.J., Maierhofer, W.J., and Piering, W.F.: Mechanisms producing hypoxemia during hemodialysis, Crit. Care Med. **12**:359, 1984.

Remolina, C., Khan, A.U., Santiago, T.V., et al.: Positional hypoxemia in unilateral lung disease, N. Engl. J. Med. **304**:523, 1981.

Sorbini, C.A., Grassi, V., Solinas, E., et al.: Arterial oxygen tension in relation to age in healthy subjects, Respiration **25**:3, 1968.

West, J.B.: Ventilation-perfusion inequality and overall gas exchange in computer models of the lung, Respir. Physiol. **7**:88, 1969.

West, J.B.: Causes of carbon dioxide retention in lung disease, N. Engl. J. Med. **284**:1232, 1971.

West, J.B.: Ventilation/blood flow and gas exchange, Oxford, 1980, Blackwell Scientific Publications, Ltd.

West, J.B., and Wagner, P.D.: Bioengineering aspects of the lung, New York, 1977, Marcel Dekker, Inc.

West, J.B., Hackett, P.H., Maret, K.H., et al.: Pulmonary gas exchange on the summit of Mt. Everest, J. Appl. Physiol. **55**:678, 1983.

Suggested readings

Begin, R., and Renzetti, A.D.: Alveolar-arterial oxygen pressure gradient. I. Comparison between an assumed and actual respiratory quotient in stable chronic pulmonary disease. II. Relationship to aging and closing volume in normal subjects, Respir. Care **22**(5):491, 1977.

Burrows, B., Fletcher, C.M., Heard, B.E., et al.: The emphysematous and bronchial types of chronic airways obstruction: a clinicopathological study of patients in London and Chicago, Lancet **1**:830, 1966.

Huet, Y., Lemaire, F., Brun-Buisson, C., et al.: Hypoxemia in acute pulmonary embolism, Chest **88**:829, 1985.

Mellemgaard, K.: The alveolar-arterial oxygen difference: its size and components in normal man, Acta. Physiol. Scand. **67**:10, 1966.

Wagner, P.D., Saltzman, H.A., and West, J.B.: Measurement of continuous distributions of ventilation-perfusion ratios: theory, J. Appl. Physiol. **36**(5):588, 1974.

West, J.: Ventilation-perfusion relationships, Am. Rev. Resp. Dis. **116**:919, 1977.

付録Gの一般文献（生理学）も参照されたし．

第6章

組織酸素化は適正か？

1. 臨床評価
2. ハイポキセミアとハイポキシア
3. 酸素化サイクル
4. Sao_2 と酸素含量
5. 酸素解離曲線の移動と P_{50}
6. 一酸化炭素
7. 一酸化炭素吸入と障害
8. メトヘモグロビン血症とサルファヘモグロビン血症
9. Sao_2 低下の原因
10. 組織への酸素供給（酸素運搬量）
11. Fick の公式
12. 混合静脈血酸素飽和度
13. まとめ

1．臨床評価

組織の酸素化が十分であることを臨床的に評価するのは意外に困難なことである．健康で呼吸器症状がなければ，呼吸循環に関係のない（たとえば整形外科的な）障害があっても，組織の酸素化が十分かどうかを問題にすることはない．

しかし，呼吸障害のある患者の場合は事情は別である．たとえば呼吸器疾患の既往があり呼吸困難や意識障害あるいは酸素欠乏症状が臨床的に明らかであっても，血液の酸素量を測定しなければ，組織の酸素化の程度は客観的に評価できないものである．意識状態，脈拍，呼吸パターンあるいは，その他の多くの臨床症状は組織の酸素化を判断する指標としては適切ではないからである．血液ガス測定が可能になる以前の時代に教育を受けた臨床医は，患者の組織酸素化をある程度正しく推定できるように教育されてはいたが，しかし，チアノーゼのような明らかな状態を除けば正しい判断をくだせなかったのである．

1974年にコムロー（Comroe）が指摘したように，このチアノーゼでさえも信頼できる指標ではない．評価は患者の皮膚色素，光線，観察者の主観に著しく影響されるし，また皮膚毛細血管の脱酸素化ヘモグロビンが5gに達するまでは，チアノーゼは現れない．このため貧血患者では重篤な低酸素血症になってもチアノーゼは現れないのである．

とはいえ，患者の病歴や理学所見を軽んじていいというものではない．患者の酸素レベルを問題にするとき，どんな事を調べればよいのか．健康なスポーツマンの下腿骨折の場合は組織の酸素化状態を心配する必要はないが，肺水腫やショックの患者では重要な問題である．これらを両極端として，労作時のみ息切れする状態から意識障害や原因不明の心肥大を伴う状態まで様々な患者が存在するので，これらを含めて次の枠に示した所見がある場合は，組織酸素化状態に配慮するべきである．臨床の現場では，この関心は動脈血の酸素分圧（PaO_2）と酸素飽和度（SaO_2）の測定に向けられるべきである．

PaO_2やSaO_2は血中に存在する酸素量を示す測定値ではなく，酸素量の測定には酸素含量（CaO_2）を測ることが必要である．酸素含量は酸素運搬体であるヘモグロビン量に影響を受けるので，組織酸素化を評価するために必要な最小限の検査情報である．しかし，この酸素含量も心不全患者では組織酸素化の情報としては十分ではない．

2．ハイポキセミアとハイポキシア

両者はしばしば混同して用いられるが，もちろん同義語ではない．

ハイポキセミア（低酸素血症）は血中（emia）の低酸素（hypox）状態であり，PaO_2あるいはSaO_2低下を意味している．それほどのCaO_2低下をともなわない低PaO_2状態（PaO_2が60～70 mmHg）でもハイポキセミアである．ハイポキセミアという用語は，理論的には条件付きで，あるいはその背景を理解した上で用いられるべきものである．

組織酸素化が不十分であることを知る手がかり

- 呼吸困難（安静時，労作時双方の）
- 錯乱，昏睡，嗜眠のいずれか
- 持続する眩暈，軽い頭痛
- 原因不明の不安，苛々，落ち着きの無さ
- 原因不明の頭痛（特に頑固に持続する時）
- 原因不明の心肥大，心不全

ハイポキシアの原因と分類

1．ハイポキセミア（酸素含量の低下）
 a．PaO_2の低下＊
 b．SaO_2の低下＊＊
 c．ヘモグロビン濃度の減少（貧血）
2．酸素供給の低下
 a．心拍出量の低下
 b．全身循環の左右シャント
  （たとえば，敗血症ショック）
3．組織酸素摂取の減少
 a．ミトコンドリアの中毒性障害
  （たとえば，シアン）
 b．酸素解離曲線の左方移動
  （たとえば，異常ヘモグロビン）

＊ 表5-1，
＊＊ 表6-3を参照のこと

ハイポキシア（低酸素症）というのはもっと広い意味の用語であり、身体全体の酸素不足を意味している。したがって、それはハイポキセミア（血中の酸素不足）も、酸素含量は正常であるが循環障害あるいは組織の酸素摂取障害による組織の酸素不足の状態も含んでいる。ハイポキシアの分類を前ページの枠内にまとめた。

組織の酸素化への過程は、すべての生理学的過程と同様に動的な現象であり、ある事象が他の事象に影響し変化は急速に進展する。酸素は生命に不可欠な要素であり、欠乏すると数分で死亡する。酸素を大気から血中に取り込み、さらに組織に摂取する過程は呼吸器系だけではなく、心循環系もこれに関わっている。次に、ヒトの組織酸素化過程のすべてを概観し、その要因について解説することにする。

3．酸素化サイクル（図6-1）

酸素は肺胞毛細血管の隔壁を拡散によって通過し血液に入る。そして、主に肺胞換気と毛細管血流の相互関係によって動脈血酸素分圧（PaO_2）とヘモグロビンの酸素飽和度（SaO_2）が決められている（第5章参照）。

PaO_2が100mmHgの時pHが正常であればSaO_2は97％である（この関係には後に述べる因子も関与している）。ほとんどの酸素がヘモグロビンによって運ばれ、ほんの少量が血漿によって運搬されている。そのため、CaO_2は主としてSaO_2とヘモグロビン濃度によって決まるものである。ヘモグロビンが15g/dlであれば、CaO_2は約20ml O_2/100ml 血液となる。

組織への酸素供給には十分な心拍出量と動脈血灌流が必要である。心拍出量とCaO_2の積が、分時当たり組織へ供給される酸素量に相当する。安静時の平均値は1,000ml O_2/分であり、正常状態ではその約1/4、つまり250ml O_2/分が消費される。これが代謝性の酸素消費量（$\dot{V}O_2$）である。（同時に約200mlの炭酸ガスが代謝を通じて産生される）。

酸素化サイクルのどの部位に障害があってもまた、酸素消費過程のどの部位に障害が発生しても、前ページの枠内に示したように、ハイポキセミアやハイポキシアになる。

静脈血の酸素運搬量は、動脈血の供給量から酸素消費量を差引いた量である。したがって、すでに述べた値から、750ml O_2/分になる。静脈血の酸素含量は個々の組織や臓器によって様々であるため、様々の静脈血の混合である肺動脈血の測定値が、静脈血酸素レベルとして用いられている。この混合静脈血の酸素含量は 15ml O_2/100ml 血液、酸素飽和度は75％、酸素分圧は40mmHgである。

混合静脈血はその酸素分圧に関係なく、正常な肺胞－毛細血管を通過すると完全に酸素で飽和される。肺内の少量のシャント血流の場合のように、

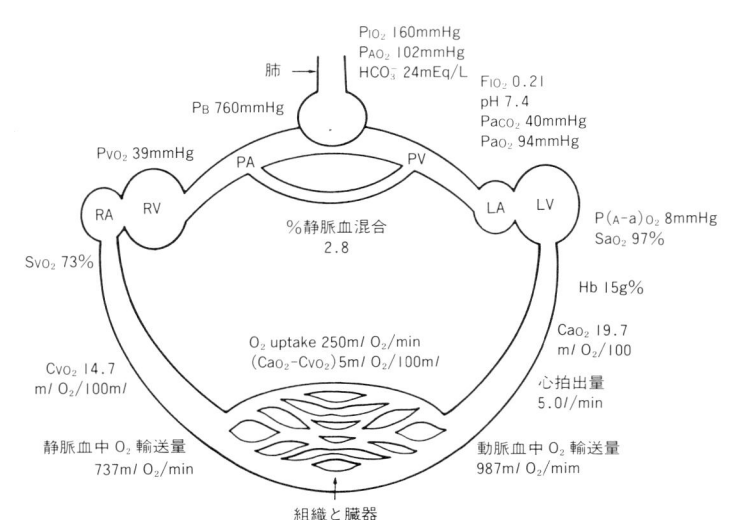

図6-1 酸素化サイクル
大気圧、心拍出量、ヘモグロビン濃度、混合静脈血、酸素摂取量の正常値を用いて、動脈血から混合静脈血までの酸素分圧と酸素含量の変化を示した。（PA：肺動脈、PV：肺静脈、LA：左心房、LV：左心室、RV：右心室、P(A-a)O_2：肺胞気・動脈血酸素分圧較差、(CaO_2－CvO_2)：動静脈血酸素含量較差、Hb：ヘモグロビン濃度、RA：右心房、P_B：大気圧）

血液が正常な肺胞－毛細血管を通過しない時は，肺静脈や左心房あるいは左心室のいずれかで酸素化され，このような静脈血混合により動脈血酸素含量が幾分低下する．健常者の肺胞気－動脈血 PO_2 較差は静脈血混合に帰因するものである（第5章参照）．

4. SaO_2 と酸素含量

動脈血酸素分圧（PaO_2）はヘモグロビンの酸素飽和度（SaO_2）を決定し，酸素含量の主な決定因子である．

図6-2は PaO_2 と酸素含量の関係，PaO_2 と SaO_2 の関係（酸素解離曲線）が，ヘモグロビン 10g/dl（貧血）と 15g/dl（正常）について描いてある．
動脈血酸素含量
＝ヘモグロビン結合酸素量＋血漿溶存酸素量
＝（SaO_2 × Hb × 1.34）＋（0.0031 × PaO_2）　(1)
ここで，SaO_2 は酸素飽和度，Hb はヘモグロビン濃度(g/dl)，1.34はヘモグロビンの酸素結合能力（ml O_2/gHb）であり，0.0031は PaO_2 の分圧(mmHg) 当たりに100ml 血漿中に溶存する酸素量（ml O_2）を示す．動脈血酸素含量の正常値は約 16～20ml O_2/100ml 血液である．溶存酸素量は正常な PaO_2 においては臨床的に重要ではない．酸素のほとんどはヘモグロビンと結合して運ばれるので，組織酸素化の指標としては PaO_2 や SaO_2 よりも酸素含量の方が重要である．

貧血は SaO_2 に影響しない．これは酸素解離曲線（PaO_2 と SaO_2 の関係）がヘモグロビン濃度に影響されないからである．

臨床問題 1

もし PaO_2 ＝ 92mmHg, SaO_2 ＝ 98％, Hb ＝ 15g/dl であれば，動脈血酸素含量はいくらになるか？

臨床問題 2

どの患者がもっともハイポキセミアであるか？

Test	患者A	患者B
PaO_2	50mmHg	80mmHg
SaO_2	85％	94％
Hb	15g/dl	8g/dl

5. 酸素解離曲線の移動と P_{50}

酸素分圧はヘモグロビンや酸素飽和度によっては影響されない．第5章に述べたように，動脈血の PO_2 は肺胞気と肺毛細血管の接触状態によって決まり，酸素の血漿溶解度は物理的な性質であり，血液の化学的な変化やヘモグロビン濃度には影響されない．しかし，PaO_2 に対する酸素飽和度（SaO_2）はこれらの影響を受けるものである．

図6-2に示した酸素解離曲線は pH，動脈血炭酸ガス分圧（$PaCO_2$），体温，2.3-DPG (diphosphoglycerate) 濃度などが正常の場合の標準曲線である．これらの因子や他の因子（たとえば，カルボキシヘモグロビンの存在）は解離曲線を正常位置（図6-3）から移動させる．この移動の方向と程度は，ヘモグロビンの50％が酸素で飽和された時の PaO_2，つまり P_{50} で測定する．

P_{50} の正常値は27mmHgである．P_{50} の測定には，血液サンプル（動脈あるいは静脈血）を通常は3％と4％の低濃度酸素ガスに曝す．(これは血液が吸入気酸素濃度 F_{IO_2} の0.03と0.04に曝されたことと同じである．なお，空気吸入時の F_{IO_2} は0.21即ち21％である）．こうすることによって P_{50}

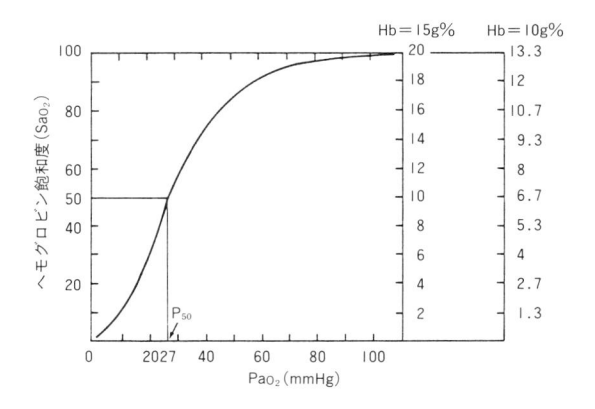

図6-2　PaO_2，SaO_2 そして酸素含量
酸素解離曲線は PaO_2 と SaO_2 の関係を示している．曲線の形態と位置はヘモグロビン濃度での影響を受けない．図の右側にはヘモグロビン濃度15g/dl，10g/dl について動脈血酸素含量を示した．P_{50} の正常値は27mmHgである．もし，非常に重症で動脈血酸素分圧がこの値であると，酸素含量は Hb15g/dl で10ml O_2/100ml blood，Hb 10g/dl で6.7ml O_2/100ml blood である（P_{50}は酸素飽和度が50％の時の PaO_2 である）

を挟んだ上下の酸素飽和度を得ることができる。この実測した2つの酸素飽和度から50％酸素飽和度をグラフの上で求め，これに対応する P_{50} を得る。

P_{50} が27mmHgよりも高ければ解離曲線の右方移動，低ければ左方移動と呼ぶ。解離曲線が移動すると何が起こるのであろうか？まず右方移動では，肺での酸素摂取は低下するが，組織への酸素放出は増加する。また，PaO_2 が同じでも酸素飽和度は低値になる（**表6-3**参照）。

解離曲線が左方移動した場合には，肺毛細血管での酸素摂取は増加するが，PaO_2 が低い末梢毛細管レベルでの酸素放出が減少する。また，PaO_2 が同じでも酸素飽和度は高値になる。

酸素供給の観点から見れば，右方移動は有用な馴化と考えることができる。そこで解離曲線を人工的に右方移動させて酸素供給を改善する試みがなされたが，有効な治療手段にはならなかった。解離曲線の位置に影響する因子の作用は複雑に交錯しており，1つや2つの因子を変化させても患者に有利になる訳ではないからである。したがって，なすべきことは患者のpHと体温を正常範囲に維持することであり，解離曲線の正確な位置を気にすべきではない。

6．一酸化炭素

一酸化炭素（CO）は強力にヘモグロビンと結合し酸素と入れ替わり，酸素飽和度（SaO_2）を低下させるものである。血中にはヘモグロビンの崩壊によって生じた微量の一酸化炭素が存在しており，カルボキシヘモグロビン（HbCO）としてその量は2％以下とされている。カルボキシヘモグロビンの増加に比例して，酸素化ヘモグロビン（オキシヘモグロビン），さらに酸素含量が減少する。一酸化炭素は PaO_2 には影響しないので，酸素含量の減少を明らかにするためには SaO_2 の測定が必要である。

図6-4には PaO_2 と酸素含量との関係が，一酸化炭素の存在しない条件と，さらに20％，40％，60％に一酸化炭素で飽和している場合について示してある。比較するために貧血患者（正常値の40％Hb濃度）の曲線も示してある。PaO_2 と酸素含量の正常な関係は，PaO_2 と SaO_2 との関係と同様の

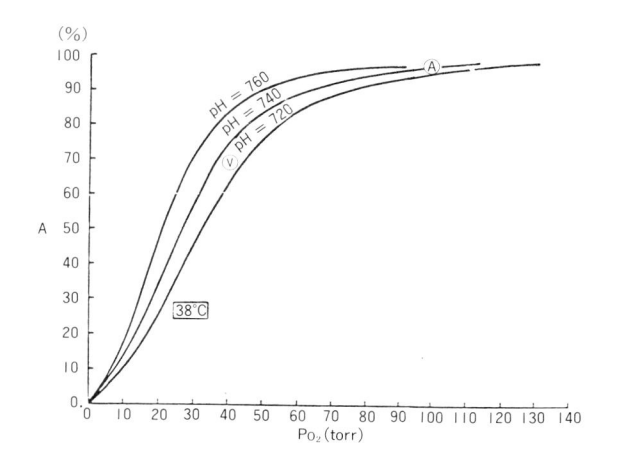

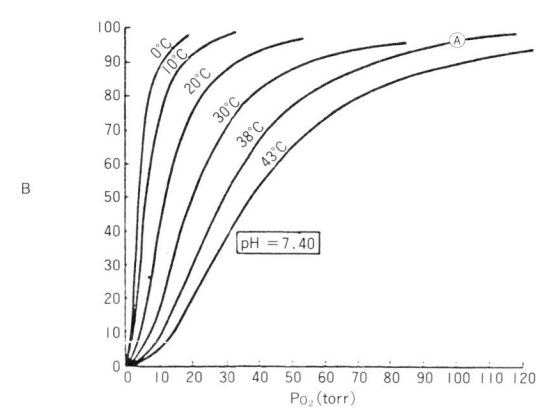

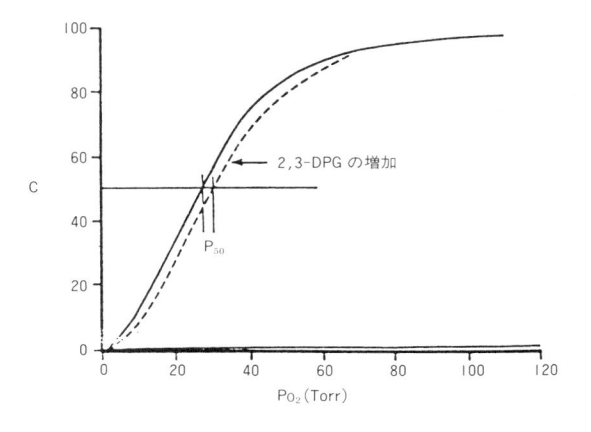

図6-3 酸素解離曲線に及ぼすpH，体温，2,3-DPGの効果
A．pHの曲線位置への影響．pHの増加は曲線を左方へ，低下は右方へ移動する．
B．曲線への体温の影響．体温上昇は曲線を右方へ，低下は左方へ移動する．
C．2,3-DPGの効果．増加すると右方へ移動する．
(Slonim NB and Hamilton LH: Respiratory physiology, ed. 4, St. Louis, 1981, The C.V. Mosby Co.)

S字状（シグモイド）曲線であることに注目すべきである．この相似性の原因は，ある一定量のヘモグロビンに対してSaO₂と酸素含量の違いはある係数（1.34ml O₂/gHb）の有無にすぎないからである．

多くの喫煙者のHbCOレベルは5～10％の間である．この量は心肺機能とヘモグロビン濃度が正常であれば，臨床的には問題にならない．しかし，狭心症や貧血や呼吸不全があれば，少しの増加でも危険になる．

一酸化炭素は酸素含量を減少させるだけでなく，解離曲線を左方移動させる．一酸化炭素と結合したヘモグロビンが存在する血液の酸素解離曲線と，貧血のためにそれと同じ酸素含量の動脈血の酸素解離曲線を比べると，先に述べたような左方移動がはっきりと解る（図6-4）．動脈よりもPaO₂がずっと低い毛細血管レベルでは，ヘモグロビンは一酸化炭素の存在下で酸素と非常に固く結合する（訳注：カルボキシヘモグロビンの割合が増加すると，PaO₂が40mmHgから80mmHgの間で酸素含量があまり変わらない）．この2番目の効果は組織の低酸素状態をさらに進展することになる（1番目の効果は動脈血酸素含量の減少）．

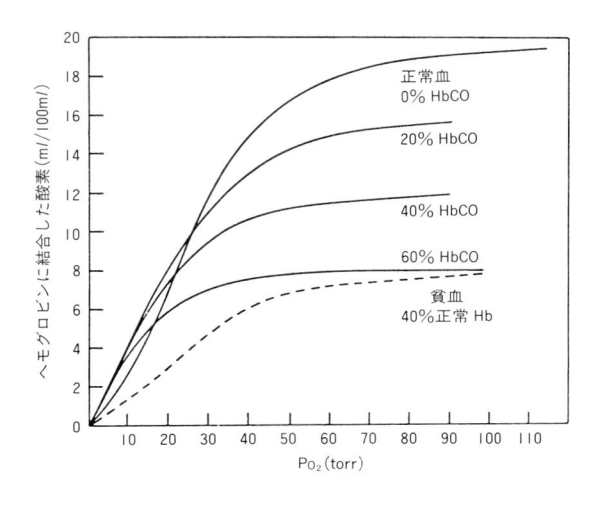

図6-4 酸素解離曲線に対する一酸化炭素の効果
(Roughton, F.J.W. and Darling, R.C.: Am. J. Physiol. 141: 17-31, 1944.及びComroe, J.H. Jr: Physiology of respiration, 2nd edition. Copyright 1974, Year Book Medical Publishers, Inc., Chicago.)

臨床問題3

半昏睡患者がに搬入され，血液ガス値は次の通りであった．

　　PaO₂ ＝ 85mmHg，
　　pH ＝ 7.40，SaO₂ ＝ 50％（FIO₂ ＝ 0.21）

この血液ガス値を説明できるのは次のどれか？

a．貧血
b．一酸化炭素中毒
c．低体温
d．重症な肺実質障害
e．中年患者の正常値

臨床問題4

臨床問題3の患者のHbが13g/dlであったとすると，酸素含量はおおよそいくらか？

a．　5.6ml　O₂/100ml　血液
b．　9.0ml　O₂/100ml　血液
c．　10.6ml　O₂/100ml　血液
d．　14.3ml　O₂/100ml　血液
e．　18.2ml　O₂/100ml　血液

動脈血ガス測定は一酸化炭素中毒が疑われても役立たない．ほとんどの血液ガス測定装置はPaO₂を測定し，これからSaO₂を計算している．しかし，SaO₂は直接測定すべきであり，CO-Oximeter[*1]と呼ばれる測定装置が必要である．

標準解離曲線を用いてSaO₂を推定する方法は，あるレベル以上の一酸化炭素が存在すると正しくない．測定結果を入手したときには，どの値が実測されたものであるかを知ることが重要である．一酸化炭素の増加でPaO₂は変らないがSaO₂は必ず低下する．

しかし，PaO₂から計算したSaO₂であれば，偽りの正常値である．直接に％HbCOを測定しない場合，一酸化炭素中毒の診断法は，PaO₂に対してSaO₂が低過ぎることである（たとえば，PaO₂が80mmHgに対してSaO₂が50％）．一酸化炭素中毒

＊1　整った血液ガス測定室にはPO₂，PCO₂，pHの測定装置とCO-oximeterが備えてある（図1-8参照）．CO-oximeterは血液ガスを測定していないが，しばしば血液ガス測定装置とよばれる．

の確定診断は％HbCOを直接測定することであり，その測定はCO-oximeterで可能である．

7．一酸化炭素吸入と障害

一酸化炭素を含まない空気を吸入している場合カルボキシヘモグロビン濃度（％HbCO）は2％以下である．交通量の激しい道路に8時間いると3％から5％に増加し，ヘビースモーカーは10％にも達している．この程度では健康人には症状はでないが，長時間持続すると障害の現れる場合がある．
たとえば：

- a．慢性肺疾患患者では，およそ4％HbCOで運動能力が低下する．
- b．HbCOが増加すると，酸素含量の低下を代償するために冠血流が増加する．もし，冠動脈に狭窄があれば，代償性の血流増加が起きないので心筋の酸素は欠乏し，著しい場合は嫌気性代謝になる．これは5％から8％HbCOで発生する．
- c．心室細動閾値が低下する．これは冠動脈疾患患者で喫煙者の突然死に関与している．また，一酸化炭素は動脈硬化の誘因と促進に関与している．
- d．喫煙する母親から低出生体重児が生まれるのは，母親の慢性一酸化炭素血症が原因と考えられている．

火災や密室で自動車の排気ガスに曝されるのが，一酸化炭素中毒のもっとも多い原因である．火災の被災者を治療する場合，熱傷や気道熱傷ほど見た目に明らかではないが，一酸化炭素中毒はもっと差し迫った危険性がある．その他の原因には，暖炉の不完全燃焼，薪ストーブ，スペースヒーター，木炭グリル，火鉢を閉め切った部屋で使用した場合である．

意識があれば，中毒患者は初発症状として頭痛を訴え，もっと重症では嗜眠あるいは昏睡が来院時の症状である．息切れは特異的な症状ではない．厳密ではないが症状とHbCOレベルは相関する（表6-1）．慢性の頭痛，特に冬場での慢性頭痛を訴えておれば，以下のことを調べるべきである．(1)他の家人が頭痛を訴えていないか，(2)スペースヒーターや木炭暖房をしていないか，(3)静脈血

表6-1 一酸化炭素レベルと症状との関係

吸入気中の一酸化炭素％	血中HbCO％	症状と所見
0.007	10	喫煙者によく見られる；重労働中の呼吸困難，前頭部の締付け感，皮膚血管の拡張，こめかみの拍動性頭痛
0.012	20	中等度の労作で呼吸困難
0.022	30	強い頭痛，過敏，易疲労，判断力の低下，めまいと霞
0.035-0.052	40-50	頭痛，錯乱，労作時失神
0.080-0.122	60-70	意識消失，間欠的な痙攣，呼吸不全，長引けば死亡
0.195	80	致命的

で％HbCOを測定してみる．もし出来なければPaO_2，SaO_2を測定する．

理学所見は一酸化炭素中毒の評価として，警報以上には役に立つものではない．一酸化炭素中毒のチェリーレッド色は通常現れない．また，PaO_2が低下しないので過換気が起きず，呼吸困難も出現しない．胸部レントゲン写真は正常で，動脈血ガスもPaO_2に比べSaO_2が低すぎる事を除けば正常である．一酸化炭素中毒の診断は，まず疑い，検査で確認をする．もし疑わなければ予防できたはずの惨事をひき起してしまうことになる．

一酸化炭素中毒の治療原理は，ヘモグロビンのFe^{++}の部位で高酸素分圧と一酸化炭素が競合することに基いており，HbCOを素早く解離させ，一酸化炭素を排出することである．治療の詳細は第9章に述べる．

8．メトヘモグロビン血症とサルファヘモグロビン血症

一酸化炭素以外にもヘモグロビンと酸素の親和性に影響する次のような因子がある．メトヘモグロビン（metHb）はヘモグロビンの2価鉄（Fe^{++}）が3価鉄（Fe^{+++}）に酸化されて発生する．この酸化型ヘモグロビンは酸素を運搬できない．正常状態では，メトヘモグロビンはヘモグロビンの約1.5％存在し，それ以上に増加した場合，これをメトヘモグロビン血症と呼ぶ．

カルボキシヘモグロビン（HbCO）と同様に，metHbが1％増加すると酸化ヘモグロビンは1％減少する．さらに，metHbは正常ヘモグロビン

（Fe^{++}）の酸素親和性を増強する．

HbCOと同じく，metHbは次の2つの方法で低酸素を来す．(1)肺毛細血管でヘモグロビンの摂取可能な酸素量を減少させる．そのため動脈血酸素含量が低下する．(2)酸素とヘモグロビンの結合が強固になるため，組織で放出される酸素量が減少する．これはmetHbの存在しない場合に比べて，酸素とヘモグロビンの結合が強固になり，酸素解離曲線が左方移動することが原因である．

HbCOに比べてmetHbでは，酸化型ヘモグロビン自身の色調のため，強いチアノーゼが現れる．1.5g/dlのmetHb（15g/dlであれば10%に相当する）が存在すると，チアノーゼが現れる．しかし，低酸素症状は認められない（これに対比して，チアノーゼは少なくとも5g/dlのヘモグロビンが脱酸素された時に現れる）．

臨床問題5

ある患者が空気呼吸で，次の血液ガス所見であった．PaO_2 = 85mmHg，SaO_2 = 60%，$PaCO_2$ = 37mmHg，pH = 7.39，Hb = 14.8g/dl これらの値によって，次の用語を説明せよ．
還元型ヘモグロビンの減少，酸化型ヘモグロビン，酸素化ヘモグロビン（オキシヘモグロビン），脱酸素化ヘモグロビン，カルボキシヘモグロビン，メトヘモグロビン．また，チアノーゼが認められると思うか？

メトヘモグロビンは先天性異常によっても発生するが，通常，成人では亜硝酸塩やサルホアミドのような酸化促進薬剤の特異的な反応によって生ずる．メトヘモグロビンの原因になる薬剤を**表6-2**にまとめた．

メトヘモグロビン血症の治療は重症度によって異なる．metHbが30%以下であれば，酸素吸入と原因薬剤の除去で良い．酸化型ヘモグロビンは1〜3日の間に正常ヘモグロビンに変換される．重症で，臨床症状を伴う症例ではメチレンブルー投与による緊急な治療が必要である．メチレンブルーには還元作用があり，Fe^{+++}をFe^{++}に変換してヘモグロビンが再び酸素を運搬できるようにしてくれる．1mg/kgのメチレンブルーを5分以上かけて静注する．

表6-2 メトヘモグロビン血症を生じる可能性のある薬剤

薬 剤	使用対象
Dapsone（ダプソン）	皮膚の保護
Benzocaine（ベンゾカイン）	局所麻酔薬
Metoclopramide（メトクロプラミド）	胃の運動機能低下
Nitroglycerin（ニトログリセリン）	狭心症
Phenazopyridine（フェナゾピリジン）	尿路系の鎮痛剤
Prilocaine（プリロカイン）	局所麻酔剤
Primaquine（プリマキン）	マラリヤの予防と治療
Trimethoprim（トリメトプリム）	尿路系抗生剤
Amyl nitrite（アミルニトリト）	臨床使用は稀，薬剤乱用者が使用

サルファヘモグロビン（SuHb）は硫黄原子がヘモグロビン分子に結合した場合に発生し，ほとんどが薬剤が原因であり，深青色の皮膚になる．metHbとは違って，SuHbは回復せずメチレンブルーも無効である．また，metHbとは反対にSuHbは解離曲線の右方移動を起こしその結果，動脈の低酸素血症を改善してくれる．過剰のSuHbがあると，酸素化ヘモグロビンはその酸素を組織により容易に分け与える．

9．SaO_2低下の原因

貧血が主病である患者を除けば，すべての低酸素血症ではSaO_2が低下している（低酸素症の原因，86ページを参照）．SaO_2低下の原因を**表6-3**にまとめた．**表5-1**と対比してみるとよい．

表6-3には後で述べる2つのカテゴリーが含まれている．すなわち，その1つは異常ヘモグロビンでヘモグロビン分子鎖のアミノ酸配列の異常によるものである．これらのヘモグロビン異常症は遺伝的に欠陥のある疾患である．そのいくつかの異常ヘモグロビンは酸素解離曲線を右方に移動させることで知られており，その結果，動脈血酸素飽和度を低下させる（ある異常ヘモグロビンは左方移動を来し，それは一定のPaO_2に対して動脈の飽和度を増加する）．

表6-3 SaO_2 低下の原因

原因	PaO_2	解離曲線	臨床*	治療
PaO_2 低下	低下	正常	①, ②	PIO_2 増加 肺の病態を是正する
HbCO 過剰	正常	左方移動	①, ③	PIO_2 増加 一酸化炭素の除去
MetHb 過剰	正常	左方移動	①, ②	PIO_2 増加 メチレンブルー 薬物の除去
SuHb 過剰	正常	右方移動	①, ②	PIO_2 増加 有害薬剤の除去
異常 Hb	正常	右方移動	①, ③	PIO_2 増加 血液交換
血漿因子	正常	右方移動	①, ③	PIO_2 増加 因子の改善

* ①低酸素血症の臨床症状,②チアノーゼ,③チアノーゼなし
** PIO_2 は吸入ガスの酸素分圧

次のカテゴリーはプラスマ因子で酸素解離曲線を右方移動させる原因として知られているものである.すなわち,2,3-DPG(ジホスホグライセレート)の増加,体温の上昇,pHの酸性化などである(**表6-3**).

第5章に述べた様に,肺胞毛細血管の接触状態が変化しなければ,ヘモグロビンの変化はPaO_2には影響しない.そのためSaO_2は臨床的に必要なときは常に,直接測定しなければならない.計算式から求めたSaO_2だけで治療を進めるのは間違いである.

10. 組織への酸素供給（酸素運搬量）

血中の酸素含量だけで,組織の酸素化状態を評価するのは不十分である.心拍量の低下あるいは不足が酸素運搬を障害する.酸素の運搬量は心拍出量 (Q_T) と酸素含量 (CaO_2) の積であり,

酸素運搬量 $= Q_T \times CaO_2$ \hfill (2)

たとえば,正常の Q_T,CaO_2 での酸素運搬量
$= 5000ml/分 \times 20ml\ O_2/100m\ 血液$
$= 1000ml\ O_2/分$

である.

ショックの患者ではCaO_2は正常であるが,心拍出量が不十分なので酸素運搬量は減少している.この様な患者では,CaO_2は組織の酸素化状態を評価するには不十分であるので,その際は心拍出量か他の適切な測定が必要である.安静時の心拍出量の正常値は 4〜7 l/分,CaO_2 の正常値は 16〜20ml O_2/100ml 血液である.したがって,正常人の酸素運搬量の正常範囲は640〜1400ml O_2/分*[2] ある.

臨床問題6

臨床問題4の患者の心拍出量が5l/分であれば,酸素運搬量はおおよそいくらであるか？
a. 385ml O_2/分
b. 448ml O_2/分
c. 580ml O_2/分
d. 756ml O_2/分
e. 840ml O_2/分

11. Fickの公式

Fickの公式は,心拍出量(Q_T),酸素消費量($\dot{V}O_2$)と動・静脈血酸素含量較差($CaO_2 - CvO_2$)の関係を表わしている.

$\dot{V}O_2 = Q_T \times (CaO_2 - CvO_2)$ \hfill (3)

ここでCaO_2は動脈血酸素含量,CvO_2は混合静脈血酸素含量である.

この式は酸素運搬についての次の様な概念から導かれたものである.

1分間当たりに組織へ運搬された酸素量は,心拍出量(Q_T)と動脈血酸素含量(CaO_2)の積に等し

---

*2 (16ml O_2/100ml 血液) 4 l/分
(20ml O_2/100ml 血液) 7 l/分

い（**図6-1**参照）．全右心系で運搬される酸素量は心拍出量と静脈血酸素含量の積，すなわち $Q_T \times C_{VO_2}$ である．全右心系で運搬される酸素量は動脈血の酸素運搬量から組織で摂取された酸素量（$\dot{V}_{O_2}$）を引いた値に等しい．したがって，

$$(Q_T \times C_{VO_2}) = (Q_T \times C_{aO_2}) - \dot{V}_{O_2} \quad (4)$$

整理して，

$$\dot{V}_{O_2} = (Q_T \times C_{aO_2}) - (Q_T \times C_{VO_2}) \quad (5)$$

$$\dot{V}_{O_2} = Q_T \times (C_{aO_2} - C_{VO_2}) \quad (3)$$

正常人の安静時の平均値は $Q_T = 5000 ml/分$,

$C_{aO_2} = 20 ml/100 ml$ 血液

$C_{VO_2} = 15 ml/100 ml$ 血液

$\dot{V}_{O_2} = 250 ml/分$である．

これらを式(4)と式(3)に代入して

$$750 ml\, O_2/分 = 1000 ml\, O_2/分 - 250 ml\, O_2/分 \quad (4)$$

そして，

$$250 ml\, O_2/分\ (\dot{V}_{O_2})$$
$$= 5000 ml\,血液 \times 5 ml\, O_2/100 ml\,血液 \quad (3)$$
$$(心拍出量)\quad (C_{aO_2} - C_{VO_2})$$

臨床問題7

次の状態での酸素消費量はいくらであるか？．
$Hb = 15 g/dl$, $pH = 7.5$,
$Pa_{CO_2} = 30 mmHg$, $Pa_{O_2} = 80 mmHg$,
$S_{VO_2} = 75\%$,
心拍出量 $= 5.2 l/分$，体温は正常とする．

臨床問題8

49歳の男性が消化管大量出血のため入院した．出血は持続し輸血にもかかわらずヘモグロビン値は6g%であったため手術室に運び込まれた．手術直前にスワンガンツカテーテルを挿入し心拍出量を測定すると，心拍出量 $= 7.5 l/分$であった．同時に測定した Pa_{O_2} は125 mmHg, Sa_{O_2} は97%であった．酸素消費量が $250 ml\, O_2/分$であると仮定すると，この患者の（$C_{aO_2} - C_{VO_2}$）はいくらであるか？

12. 混合静脈血酸素飽和度

現在，われわれが組織の酸素化状態を評価できるのは，身体全体についてであって，臓器単位の評価はできない．臓器の低酸素はそれによる障害が発生した後でなければ，知ることができない．このような状況は，実に不運である．なぜならば酸素供給量を十分維持していても，病態（たとえば，敗血症ショック）によっては，選択的に臓器単位の低酸素症をもたらすことがあるからである．

正常な精神状態で，正常あるいはそれに近い心拍出量の患者においては（これは病歴，理学所見，胸部レントゲン写真などによって判断できる），動脈血酸素含量（C_{aO_2}）が解れば酸素運搬量が十分か否か判断できる．しかし，これは心拍出量低下や循環動態の不安定な患者(たとえば，ショック)には適応できない．これらの患者で組織の酸素化状態を評価できる唯一の指標は普通，混合静脈血酸素飽和度（S_{VO_2}）である．なぜそれが可能なのか？　その理由を説明するのに式(3)が役に立つ．動脈血による酸素運搬量は心拍出量（Q_T）と動脈血酸素含量（C_{aO_2}）の積である．したがって，これらの低下は酸素運搬を，危機に曝すことになる．また，もし酸素摂取量（$\dot{V}_{O_2}$）が Q_T と（$C_{aO_2} - C_{VO_2}$）の積以下ならば，乳酸アシドーシスや死が確実にやってくる．

式(3)から，酸素運搬低下に対する代償メカニズムが推定できる．そのメカニズムを**表6-4**に要約した．

心拍出量が低下したとき，あるいは心拍出量が C_{aO_2} の低下を代償できないとき，混合静脈血酸素含量（つまり S_{VO_2} あるいは P_{VO_2}）は低下する．通常，心拍出量も（$C_{aO_2} - C_{VO_2}$）も代償反応として，正常の3倍まで増加し得る．つまり，心拍出量は $15 l/分$,（$C_{aO_2} - C_{VO_2}$）は $15 ml\, O_2/100 ml$ 血液まで増加し得る．（$C_{aO_2} - C_{VO_2}$）の増加は常に C_{VO_2}[*3] 低下を伴っている．このため，S_{VO_2} は身体全体の酸素要求に対して酸素供給量（$Q_T \times C_{aO_2}$）が足りているか否かのバロメーターになる．

S_{VO_2} が40%以下（およそ $P_{VO_2} = 27 mmHg$, $pH = 7.36$）に低下すると，代償反応は限界であり，乳酸アシドーシスが発生するだろう．この状態が急速に改善されなければ，死が間近であると

[*3] C_{aO_2} を増加させる代償メカニズムには限界がある．なぜなら，過換気はほとんど Sa_{O_2} を増加しないし，ヘモグロビンの増加は時間がかかり過ぎるからである．

表6-4 酸素運搬低下の代償メカニズム

病態	代償メカニズム	C_{VO_2}, S_{VO_2}, $P_{VO_2}{}^*$ への効果
Q_T 低下	(C_{aO_2}-C_{VO_2})の増加	すべて低下
C_{aO_2} 低下 (S_{aO_2}の低下ないし貧血)	Q_T 改善と,あるいは(C_{aO_2}-C_{VO_2})の維持	すべて正常 すべて低下

* P_{VO_2} は混合静脈血の酸素分圧

考えるべきである.

全身組織の酸素化状態の評価に S_{VO_2} を用いる場合の問題点は,その手技面と理論的な事柄である.肺動脈血サンプルを得ることの問題点は第8章に述る.適切な血液サンプルが採取され正確に測定されたと仮定して,次のことは安静時の患者にとって重要である.つまり,S_{VO_2} の低下は,身体の酸素要求に対して十分な酸素が供給されていないことを示しており,S_{VO_2} が低ければ低いほど,障害は重篤である.

しかし他方では,正常の S_{VO_2} は組織酸素化が十分であるという保証にはならないという反論もある.これには次のようないくつかの理由がある.

(1) 局所的な低灌流は身体全体の充分な灌流によって見逃されてしまう.たとえば,ある臓器が酸素不足でも,その臓器からの酸素の少ない静脈血が混合静脈血の酸素含量を有意に減少させることはないかもしれない.

(2) 体循環での左右シャントは局所低灌流と同じ効果をもたらす.このシャントは敗血症,循環ショックにも見られる.酸素化された血液がシャントを通過し動脈血から静脈血に合流する(毛細血管をバイパスする)と,S_{VO_2} は正常値あるいはそれ以上になる.特定の組織や臓器が危機的な低酸素状態であり非可逆的な障害に傾いている訳なので,この測定値は,間違った値を示すことになる.

(3) シアン中毒のような場合,酸素運搬が正常でもミトコンドリアの中毒状態が起きる.そのため,毛細血管と細胞間の酸素運搬が行われない.このため,S_{VO_2} は正常値あるいはそれ以上である.

要約すると,S_{VO_2} は危機状態の患者の組織酸素化の適正を評価するのに最良唯一のパラメーターである.もし S_{VO_2} が減少すると,組織酸素化能が障害されているか危険な状態にあることを示す.もし S_{VO_2} が正常であれば,組織低灌流や末梢の左右シャント,あるいは,ミトコンドリアの酸素摂取障害がない場合は組織酸素化は正常であるといえる.

P_{VO_2} は S_{VO_2} の代わりに酸素化の評価に用いられる.両方とも混合静脈血から測定する.これらのうち,S_{VO_2} の方は動脈血酸素運搬量と酸素消費量の関数であるため信頼できる.これに対し,P_{VO_2} は S_{VO_2} と酸素解離曲線の位置に左右される.静脈血は動脈血よりも酸性なので,その解離曲線はもっと右方に移動している.任意の S_{VO_2} に対して,解離曲線が右方へ移動すればするほど,P_{VO_2} は高値になる.pH 以外の要因(たとえば,2,3-DPG [diphosphoglycerate])も解離曲線に影響を及ぼすので,P_{VO_2} と S_{VO_2} の正確な関係を病的患者で推定することは不可能である.もし P_{VO_2} を組織酸素化の評価に用いるのなら,それは S_{VO_2} から推定せずに直接測定すべきである.75%という S_{VO_2} 値は酸素解離曲線の位置の如何によって,P_{VO_2} はある幅を持った値を示すのである.

臨床問題9

次の状態では S_{VO_2},P_{VO_2} はどうなっているか? 肺も酸塩基平衡も正常な30歳の患者である.大気圧は760mmHg,肺胞気・動脈血酸素分圧較差は正常である.

a. 心拍出量 5l/分,F_{IO_2} 0.21,Hb 15g/dl,酸素摂取量 250ml/分
b. 心拍出量 2.5l/分以外はa.に同じ
c. F_{IO_2} 1.0以外はa.に同じ
d. Hb 8g/dl 以外はa.に同じ

臨床問題10

進行性うっ血性心不全を持つ69歳の女性が ICU に収容された.尿量が低下したので Swan-Ganz カテーテルを挿入した.動脈血ガス分析と同時に心拍出量測定,混合静脈血ガス分析が行われた.心拍出量=2.9l/分,P_{aO_2}=74mmHg,S_{aO_2}=92%,C_{aO_2}=14.5vol%,S_{VO_2}=54vol%,P_{VO_2}=26mmHg であった.

心筋を刺激し心拍出量を増加させるドブタミ

ンを静注投与した．3時間後には次の結果を得た．心拍出量＝3.8l/分，
PaO_2 = 76mmHg，SaO_2 = 93%，
CaO_2 = 14.5vol%，SvO_2 = 65vol%，
PvO_2 = 34mmHg であった．
混合静脈血測定値（SvO_2，PvO_2）は動脈血測定値（SaO_2，PvO_2）に反映しているか？混合静脈血酸素測定値をどのように説明するか？

混合静脈血の測定は組織酸素化障害が疑われる重症患者においてのみ施行する．適切な採血を行うには種々の技術上の問題がある．また，繰り返して行えるほど簡単な測定ではない（第8章参照）．Swan-Ganz に光ファイバーセンサーを組み込んだカテーテルで，SvO_2 が連続的に測定できる．これによって混合静脈血の酸素モニターが改善され，臨床的な変化が SvO_2 にどの様に影響するかを，明らかに出来るようになった（**図6-5**）．**図6-5**のAはルーチンの看護業務（気管内吸引，体重測定）が SvO_2 を低下させることを示している．**図6-5**のBは心停止時の記録である．心停止前に SvO_2 は次第に低下しており，トラブルの発生を予告している．[*4]

[*4] 動脈血のように間欠的に採血する方法では，酸素化の急速な変化を診断することは出来ない．

混合静脈血酸素の測定は，身体全体の組織酸素化が適切かどうかの質問に答えることのできる精巧な試みといえる．しかしながら，ほとんどの患者にとっては，組織酸素化を評価するには動脈血酸素含量測定で十分であろう．

13. まとめ

組織の酸素化に関しての第2番目の臨床問題は酸素化がその患者について充分であるかどうか，が質問されている．これに答えることは困難なことが時々ある．第5章の第1の質問（肺の酸素取り込みは適切か？）とは違って，この質問に対する答は常に，患者の病歴や理学所見を含めなければならない．この質問の答にもっとも重要な臨床検査は動脈血酸素含量（CaO_2）である．CaO_2 は血液100ml中に含まれている酸素の総量であり，酸素飽和度（SaO_2），ヘモグロビン濃度（g/100ml血液）及び1.34ml O_2/gHb（ヘモグロビンの酸素結合能）の積に等しい．一酸化炭素は次の2つの原因で組織酸素化に影響する．第一は，一酸化炭素は酸素とヘモグロビンの結合を阻害する．このためSaO_2 が低下する．カルボキシヘモグロビン1％に対して SaO_2 も1％づつ低下する．第二は，一酸化炭素とヘモグロビンが結合すると，酸素解離曲線は左方移動しヘモグロビンと酸素の結合はより強固になる．

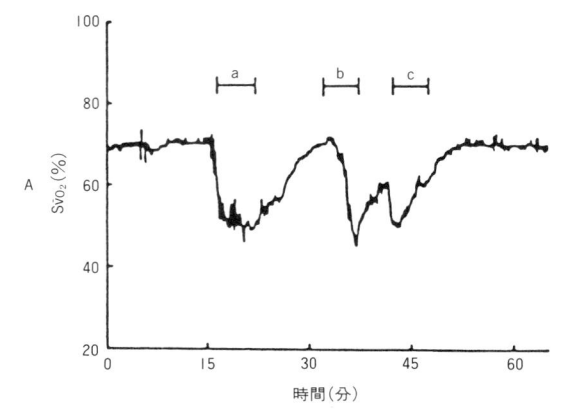

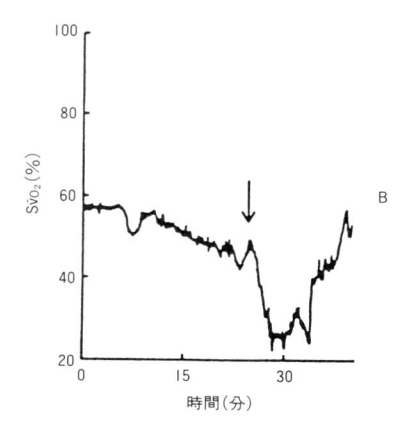

図6-5 連続モニターした SvO_2 の変化
A．a.気管内チューブからの吸引，b.清拭と体重測定，c.リネン交換と体位変換．60％以下が長時間持続しているのに注意．
B．心停止（↓印）を予告するように20分以上にわたって SvO_2 が徐々に低下している．蘇生は成功している．
(Baele, P.L., McMichan, J.C., Marsh, H.M., et al.: Anesth. Analg. 61: 513-517, 1982.)

ショックや肺血症などの重篤な患者では，CaO_2 だけでは組織酸素化状態を評価できないので，心拍出量，動脈血酸素運搬量，酸素摂取量そして混合静脈血酸素飽和度の測定が必要である。残念ながら，このような情報は右心系に挿入したカテーテルによってしか得られない。混合静脈血酸素飽和度（SvO_2）は特殊な光ファイバーを組み込んだ肺動脈カテーテルによって持続的に測定できる。SvO_2 の持続的な測定は，重症患者の組織酸素化の良否をモニターするのに大変有用なものである。SvO_2 の低下は身体全体が必要としている酸素量が供給されていないことを示しており，正常であれば大まかには組織酸素化は十分に行われていると思ってよい。しかし，これは局所の低潅流やミトコンドリアの酸素摂取能が障害されていない場合である。

復習問題

次の問は正しいか。

1. 酸素含量の単位は $ml\ O_2/gHb$ である。
2. $PaO_2 = 100mmHg$，$SaO_2 = 98\%$，$Hb = 15\ g/dl$ であるとき，利用できる酸素の85%はヘモグロビンによって運搬されている。
3. PvO_2 は PaO_2 が $1\ mmHg$ 増加すれば，$1\ mmHg$ 増加する。
4. 安静時の重症患者では，SvO_2 低下は組織への酸素供給量の不足を示している。
5. $P_{50} = 33mmHg$ では，任意の PaO_2 に対応する SaO_2 は低値を示す。
6. 動脈血酸素運搬量は心拍出量と動脈血酸素含量の積に等しい。
7. 貧血は静脈混合によって PaO_2 を低下させる。
8. 心拍出量低下時に酸素摂取量を維持するには，動・静脈血酸素含量較差を増加しなければならない。
9. 一酸化炭素は酸素解離曲線を左方移動させる。
10. メトヘモグロビンは酸素解離曲線を右方移動させる。

References

Baele, P.L., McMichan, J.C., Marsh, H.M., et al.: Continuous monitoring of mixed venous oxygen saturation in critically ill patients, Anesth. Analg. **61**:513, 1982.

Comroe, J.H., Jr., and Botelho, S.: The unreliability of cyanosis in the recognition of arterial hypoxemia, Am. J. Med. Sci. **214**:1, 1947.

Winter, P.M., and Miller, J.N.: Carbon monoxide poisoning, JAMA **236**:1502, 1976.

Suggested readings

Filley, G., Beckwith, H., Reeves, J., et al.: Chronic obstructive pulmonary disease: oxygen transport in two clinical types, Am. J. Med. **44**:26, 1968.

Kandel, G., and Aberman, A.: Mixed venous oxygen saturation: its role in the assessment of the critically ill patient, Arch. Intern. Med. **143**:1400, 1983.

Kasnitz, P., Drurger, G.L., Yorra, F., et al.: Mixed venous oxygen tension and hyperlactatemia, JAMA **236**:570, 1976.

Miller, M.J.: Tissue oxygenation in clinical medicine: an historical review, Anesth. Analg. **61**:527, 1982.

Mithoefer, J., Holfand, F., and Keighley, J.: The effect of oxygen administration on mixed venous oxygenation in chronic obstructive pulmonary disease, Chest **66**:122, 1974.

付録Gの一般文献（生理学）も参照されたし。

第7章

酸塩基平衡

1. 水素イオン濃度の恒常性維持
2. pH の概念
3. 緩衝系（Buffer system）
4. ヘンダーソン・ハッセルバルヒの方程式
5. 患者は酸塩基平衡異常を有しているか？
6. 重炭酸イオン（予測値と実測値）
7. 酸塩基ノモグラム
8. 酸血症（acidemia）とアルカリ血症（alkalemia）
9. アシドーシスとアルカローシス
10. アニオン・ギャップ（anion gap）
11. 一次性変化と二次性（代償性）変化
12. 酸塩基マップ
13. 二酸化炭素の体内滴定曲線
14. 過剰塩基（Base excess：BE）
15. 呼吸性酸塩基平衡障害（急性及び慢性）
16. 代謝性酸塩基平衡障害（急性及び慢性）
17. 混合性酸塩基平衡障害
18. 酸塩基平衡障害の臨床的診断法
19. まとめ

1. 水素イオン濃度の恒常性維持

"人生は戦いである．しかしそれは悪や，金の力や獰猛な動物に対してではなく，水素イオンに対する戦いなのである．"

H.L. MENCKEN

メンケンは医師でもなければもちろん生理学者でもない．それなのに，水素イオンの重要性を知っていたのである．

生体内に存在する各種の酵素系には，それぞれ至適な水素イオン濃度というものがあり，至適濃度からはずれると，酵素活性は著明に低下する．血液（血漿）でいえば，至適水素イオン濃度は40ナノモル(nano moles)/lである．この濃度は，血液中にある他の陽イオンに比べると著しく低い（表7-1）．すなわち水素イオンは，その濃度に比し飛び抜けて生理学的に重要であるわけである．

厳密にいえば水素イオンは陽子であり，体液中では遊離した形では存在せず，水（H_2O）と反応して H_3O^+ や $H_5O_2^+$ などのハイドロニュウムイオンの形で存在する．しかし日常臨床では，H^+ でこれらすべての水化陽子を表す習わしである．

前に述べたように，水素イオンは非常に重要な割に，その絶対濃度が著しく小さくて，数値として取り扱いにくいため，pH という概念が提唱され，今では水素濃度表示の一般的方法となっている．*1

2. pH の概念

pH とは水素イオン濃度 H^+ の対数にマイナスをつけたものである．

$$pH = -\log H^+ \tag{1}$$

正常の40nmoles/l または 4×10^{-8}moles/l という水素イオン濃度は pH7.40に相当する（1価のイオンでは，mmoles/l と mEq/l とは等しい）．定義上 pH には単位をつけない．

表7-1 プラズマ・イオン濃度

Ion*	n moles/L	mEq/L
H^+	40	4×10^{-5}
K^+	4,000,000	4
Ca^{++}	2,500,000	5
Mg^{++}	1,000,000	2
Na^+	140,000,000	140

* K^+：カリウム，Ca^{++}：カルシウム，Mg^{++}：マグネシウム，Na^+：ナトリウム

表7-2 pH と水素イオン濃度

血液 pH	[H^+] (n moles/L)
酸血症	
7.00	100
7.10	80
7.30	50
正常	
7.40	40
アルカリ血症	
7.52	30
7.70	20
8.00	10

式(1)からわかるように，pH が低いということは水素イオン濃度が高い，つまり酸度が高いことを示す．逆に pH が高ければ高いほど水素イオン濃度が低い，つまりアルカリ度が高い（酸度が低い）ことを示す．pH が対数表示されているので，pH が1変化する，たとえば pH7.00から8.00になることは，水素イオン濃度 [H^+] が10倍（逆の場合は1/10）になることになる．

表7-2に血液の pH と，そのときの水素イオン濃度を示す．pH が7.40から7.30へ変化するということは，実に水素イオン濃度では25%の増加になる．これは，たとえば血清尿酸値が同じような数値すなわち7.3mg%から7.4mg%へ変化しても，ほんの1.4%しか増加しないのと比べると，いかに大きい変化であるかがわかる．

動脈血 pH の正常範囲（標準偏差の2倍の範囲）は7.36から7.44であり，この範囲から外れたら異常値と見なされる．臨床的な"安全"域はおおよそ7.30から7.52であり，この範囲であれば pH それ自体が生命の危険を及ぼすことはない．しかし pH がこの範囲から外れると，酵素活性が変化し，また心筋の被刺激性が高まるため，生命の危険があるので，直ちに pH を是正する処置を講ずる必

---

*1 厳密には pH は水素イオン濃度 [H^+] と完全に等しいわけではない．pH は相対的な酸度を表すので，臨床的に便利な指標である．[H^+] の代わりに pH を用いることの是非については，以前から論議がある．血液の酸度について述べるときには，[H^+] で表した方が混乱が少ないと思われる．しかし pH も確立された概念であるので，この章では pH を用いることにする．

要がある．ここで注意すべきは，pHの7.30から7.52への変化は一見小さいように見えるが，水素イオン濃度でいうと50から30nmoles/lへの変化であり，正常値である40nmoles/lの±25%もの変動である．血清ナトリウムで，これと同じ変動が起こるとすると，実に175から105mEq/lへの低下に相当し，大きな変化であることがわかる．

3．緩衝系（Buffer system）

血液中には緩衝系というものがあり，血液に酸やアルカリが加えられるとその作用を打ち消すように働く．その結果，緩衝系が存在しない場合に比べて，pHの変動を小さくすることができる．血中には重炭酸緩衝系（bicarbonate buffer system）と非重炭酸緩衝系（nonbicarbonate buffer system）という2つの緩衝系がある．いずれも弱酸とその共軛塩基とからなる．重炭酸緩衝系は，弱酸である炭酸（H_2CO_3）とその共軛塩基である重炭酸イオン（HCO_3^-）とからなり，血液に加えられた固定酸（炭酸などは炭酸ガスとなって肺からでていくので揮発酸といわれるのに対し，乳酸，硫酸，燐酸など簡単には処理しにくい酸を固定酸と呼ぶ）やアルカリによるpHの変動を緩衝する．非重炭酸緩衝系は主に蛋白と燐酸からなり，二酸化炭素の変動（つまり呼吸系の変動）の緩衝系として機能する．これら2つの系の働きを図7-1に示した．非重炭酸緩衝系は，いくつかの異なった化合物群より構成されるので，それぞれの化学式で表す代わりに，弱酸をHBuf，共軛塩基をBuf$^-$と表した．

図7-1で注意して欲しいのは，重炭酸緩衝系の方は，二酸化炭素（CO_2）の所で外界に通じている，いわゆる開放系（オープンシステム）であるということである．すなわち何らかの原因で血清中に溶存した二酸化炭素が増えようとすると，健常な肺ではこれを外に排出することで二酸化炭素を一定レベルに保つように働く．

重炭酸緩衝系と非重炭酸緩衝系はお互いに平衡状態にある．したがってどちらかの系の構成成分を測定すれば，血中の水素イオン濃度（[H^+]）あるいはpHを求めることができる．しかし非重炭酸緩衝系というのは前に述べたようにいくつかの異なった化合物群より構成されており，これらのすべてを測定してはじめてpHがわかる．これは容易なことではないので通常は，より簡単な重炭酸緩衝系の因子の測定からpHを求めるわけである（図7-1中のH_2CO_3とHCO_3^-がわかればH^+イオン濃度あるいはpHがわかる）．

しかし重炭酸緩衝系の中で，血中にH_2CO_3の形で存在するのは溶存CO_2の形で存在するものの約400分の1と極めてわずかである．しかもこのH_2CO_3は溶存CO_2と平衡状態にあるので，測定し易い溶存CO_2（これはHenryの法則によりP_{CO_2}から求めることができる）を用いる．つまりHCO_3^-とP_{CO_2}の測定でpHを求めることができる．

4．ヘンダーソン・ハッセルバルヒの方程式

重炭酸緩衝系の構成因子とpHとの関係は，ヘンダーソン・ハッセルバルヒの方程式で表される．

$$pH = pK + \log\{HCO_3^-/0.03(P_{aCO_2})\} \quad (2)$$

ここでpKは炭酸の解離恒数の逆数の対数であり，その値は6.1である．すなわち血液のpHは重炭酸緩衝系のpKに，HCO_3^-と$0.03 \times P_{aCO_2}$の比の対数を加えたものである．係数0.03を掛けることで二酸化炭素の表示をmmHgからmmoles/lへ変えることができる．HCO_3^-とP_{aCO_2}の正常値を代入すると，pHの値も7.4という正常値になる．

$$pH = 6.1 + \log\{(24\text{mmoles/L})/(0.03 \times 40\text{mmHg})\} \quad (3)$$

$$pH = 6.1 + \log(24/1.2) \quad (4)$$

$$pH = 6.1 + \log 20 = 6.1 + 1.3 = 7.4 \quad (5)$$

酸塩基平衡異常をうまく治療するのに，ヘンダ

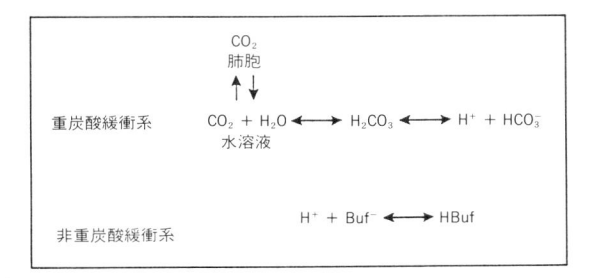

図7-1 重炭酸緩衝系と非重炭酸緩衝系．両系はお互いに平衡である．

ーソン・ハッセルバルヒの方程式を完全に記憶しておく必要はない．血液のpHがHCO$_3^-$とPaCO$_2$の比を反映していることを理解することが重要である．

重炭酸緩衝系はいくつかの理由で，生体の緩衝系の中でいちばん重要である．血液中に固定酸やアルカリが加わったとき，この系がもっとも大きな緩衝能力を発揮する．またこの緩衝系の構成成分の1つが二酸化炭素なので，この系は開放系である．つまり呼吸器系が大量の二酸化炭素を体外に排泄し得る．さらには二酸化炭素は拡散性に優れ，すべての細胞膜を容易に通過するので，緩衝作用の結果は直ちに細胞内液にまで及ぶ．

重炭酸緩衝系には3つの変数がある（式2）ので，このうち2つを測定すると残りの値もわかる．ところで生体は何をおいてもまずpHを正常に保つ必要がある．そこでヘンダーソン・ハッセルバルヒの式の分子（HCO$_3^-$）または分母（PaCO$_2$）を必要に応じて変化させることでこの目的を達している．

5．患者は酸塩基平衡異常を有しているか？

すべての場合に疑いをもつことが，診断と治療の第一歩であるように，まず酸塩基平衡異常がないかとの疑いをもつことが第一である．ヘンダーソン・ハッセルバルヒの式の中の3つの変数のどれかが異常値であれば，この質問の答はイエスである．どのような酸塩基平衡異常の場合でも，重炭酸緩衝系の3つの変数，すなわちpH，PaCO$_2$，HCO$_3^-$のうち1つあるいはそれ以上が異常値を示す（正常値については10ページを参照のこと）．

重炭酸緩衝系のどれか1つの変数さえ異常値であれば，他の2つのことは何もわからなくとも，酸塩基平衡異常があるということができる．このことは特に重要である．なぜなら，動脈血は採血しない場合でも，静脈血の採血による血清電解質測定の際にHCO$_3^-$（実際にはtotal CO$_2$：後述）も同時に測定する装置が多いからである．異常なHCO$_3^-$の値はそれだけから酸塩基平衡異常の原因まではわからないが，その存在は示すのである．たとえばHCO$_3^-$が増加していれば，代謝性アルカローシスか呼吸性アシドーシスがあるといえる．

臨床問題1

79歳の女性が左下肢の蜂窩織炎と脱水を主症状として入院した．鎮痛薬としてメペリジン（合成麻薬）を，鎮静薬としてジアゼパム（商品名セルシン，ホリゾン）が投与された．入院3日目，呼んでも覚醒しない昏睡状態で発見された．この3日間の血清HCO$_3^-$は次の通りであった．尚この間に血液ガス測定はなされていなかった．何が起こったのであろうか？

     血清HCO$_3^-$値
第1病日   35mEq/L
第2病日   36mEq/L
第3病日   36mEq/L

6．重炭酸イオン（予測値と実測値）

血液ガスデータの値を鵜呑みにして治療方針の決定を行うと，時に間違いを起こす．特に判定を誤り易い酸塩基平衡異常の診断の場合，生理学的にも正しいか慎重に検討する必要がある．次の例を見てみよう．PaCO$_2$ 49mmHg, pH 7.35, HCO$_3^-$ 16mEq/Lというデータをがあったとする．pHが低くHCO$_3^-$も減少していることから，これを代謝性アシドーシスと診断するかも知れない．ところがこれは単なる印字ミスである．pHが7.35，PaCO$_2$が49mmHgならば，計算上HCO$_3^-$は16でなく26mEq/Lであるはずである．

そのようなエラーは，HCO$_3^-$，PaCO$_2$，pHの3つはヘンダーソン・ハッセルバルヒの方程式を満足させるという原則を念頭に置けば，避けることができる．もしPaCO$_2$とpHを実測すれば，HCO$_3^-$は計算で求め得るので，実測する必要はない．ところが前に述べたようにHCO$_3^-$は（米国では）電解質測定の一部として，日常測定されている．一方，血液ガス測定の方からは，計算で求めたHCO$_3^-$が得られる．このため，かえって混乱が起きることになる．というのは，両者はしばしば一致しないからである．それには，次ページの枠内に示すように生理学的あるいは技術的ないくつかの理由が考えられる．この表にもある通り，HCO$_3^-$を求めるときに用いる重炭酸緩衝系のpK値は患者によっては，必ずしも6.1ではない．しかしその意義については，議論のあるところである．

pK値の変動は最大±0.012と僅かなので，実際にしばしば経験されるHCO₃⁻の予測値と実測値との大きな差を，このpK値の変動で説明するのは無理がある．

<u>臨床問題2</u>

うっ血性心不全で入院した54歳男性．動脈血ガス分析の結果は，pH 7.52, PaCO₂ 44 mmHg, HCO₃⁻ 34mEq/L, 実測したHCO₃⁻は24mEq/Lであった．この患者の酸塩基平衡状態はどうなっているか？

7．酸塩基ノモグラム

式2に示すようにヘンダーソン・ハッセルバルヒの方程式では，2つの変数の比の対数を扱っているので，pHとPaCO₂がわかっても，HCO₃⁻は簡単には計算できない．そのため，ヘンダーソン・ハッセルバルヒの方程式をグラフ上で解こうとするいくつかのノモグラムが考案されている．これによって，方程式を簡単に解くことができるばかりでなく，酸塩基平衡異常の鑑別診断への手がかりを与えてくれる．

図7-2のノモグラムは，横軸にPaCO₂，縦軸の一方はpH，他の一方には[H⁺]をとったものである．PCO₂とpHから計算されるHCO₃⁻は，グラフの左下から放射状にのびる等量線として表される．ヘンダーソン・ハッセルバルヒの方程式をグラフ化するのには，この他にもいくつかの方法，たとえば，PaCO₂とHCO₃⁻を座標軸にとり，pHの等量線を扇型に示したものがある．どのノモグラムも有用であるが，著者は実際に測定するpHと

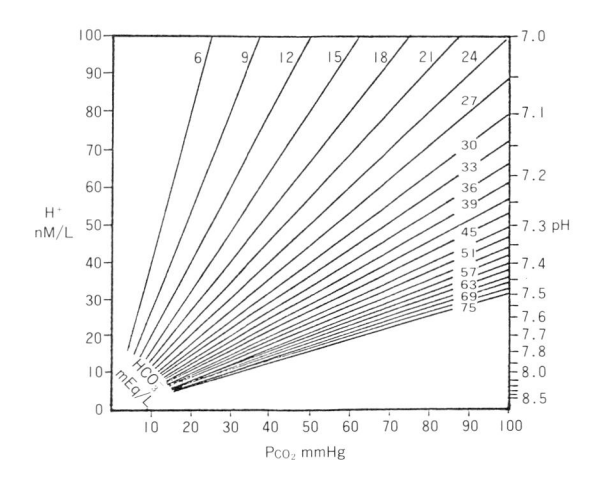

図7-2 ヘンダーソン・ハッセルバルヒの方程式のグラフによる解法

実測HCO₃⁻（静脈血で血清電解質とともに測定したもの）と動脈血液ガス測定で得たHCO₃⁻との差が生じる理由

生理学的理由

1. 静脈血で測定するのは，トータルCO₂（血清中全二酸化炭素量）の実測値であり，ヘンダーソン・ハッセルバルヒの方程式から計算で求める血清HCO₃⁻とは本来異なるものである．トータルCO₂とは，酸に不安定な形で存在するすべての二酸化炭素を含み，トータルCO₂の95%がHCO₃⁻である．したがって静脈血で測定したHCO₃⁻（トータルCO₂）の方が動脈血ガス分析で得たHCO₃⁻より2〜3mEq/L高い
2. 重症患者あるいは状態の不安定な患者では，重炭酸緩衝系のpK値が6.1から変化することがある．そうなるとHCO₃⁻の計算も不正確になる（Hood and Campbell 1981）
3. 動脈血と静脈血が，必ずしも同時に採取されない場合，酸塩基平衡状態が時間とともに変化して，差が出る．

技術的理由

1. 血液採取の手技による差．たとえば静脈血採取に強く駆血帯を巻くと乳酸が増え，HCO₃⁻が低下する．
2. 通常，動脈血ガス分析は即座に行われるが，静脈血の血清電解質分析は，1時間あるいはそれ以上も経って行われることが多い．もしこの間，嫌気的に保存されなかったり時間が経ちすぎると，HCO₃⁻の値は変化してしまう
3. 動脈血ガス分析で，pHとPaCO₂の測定が不正確だと，計算で求めるHCO₃⁻は当然不正確となる．
4. データの誤記

$PaCO_2$ を強調している点で，図7-2を好んで用いている．

ではこのノモグラムを実際に次の2つの例で用いてみよう．

1) いま pH ＝ 7.1，$PaCO_2$ ＝ 70mmHg とすると HCO_3^- はどんな値をとるか？

図7-2上の pH ＝ 7.1と $PaCO_2$ ＝ 70mmHg との交点の HCO_3^- の等量線を読むと21mEq/L である．

2) もし pH ＝7.4，$PaCO_2$ ＝ 10mmHg であれば，HCO_3^- はいくらか？

前と同様の手順で HCO_3^- 6mEq/L の等量線と交わることがわかる．

図7-2上の HCO_3^- の等量線を見ればわかるように，pH と $PaCO_2$ のいろいろな組み合わせで，同じ HCO_3^- の値が得られる．このノモグラムは，単に計算をしてくれるだけである．

8．酸血症（acidemia）とアルカリ血症（alkalemia）

過去には酸塩基平衡異常の用語には，かなり混乱がみられた．主な理由は，ある人達は血液の変化のみを見てものをいい，他のグループは同じ変化を生体全体として（これを in vivo という）捉えていたからである．前者を"研究室派"，後者を"臨床重視派"とでも呼ぶとして，両者はしばしば同じ変化を異なった用語で表現した．

ようやく1960年になって両者の合意が成立し，臨床重視派の意見を採用した用語が国際的に認められた．

pH に関しては，血液は酸血症（acidemia）かアルカリ血症（alkalemia）のどちらかである．酸血症とは pH が酸性（7.36未満），アルカリ血症とは pH がアルカリ性（7.44超）ということである．酸血症，アルカリ血症とはしたがってアシドーシス，

酸塩基平衡の用語の定義

血液の異常
　酸血症（Acidemia）：血液 pH が7.36未満のもの
　アルカリ血症（Alkalemia）：血液 pH が7.44を超えるもの
　低炭酸ガス血症（Hypocapnia）：$PaCO_2$ が36mmHg 未満のもの
　高炭酸ガス血症（Hypercapnia）：$PaCO_2$ が44mmHg を超えるもの

患者の異常
　代謝性アシドーシス：血清 HCO_3^- を減少させる一次性の生理学的過程で，もし他の酸塩基異常の合併症がなければ pH を低下させる．
　代謝性アルカローシス：血清 HCO_3^- を増加させる一次性の生理学的過程で，もし他の酸塩基異常の合併がなければ pH を上昇させる．
　呼吸性アシドーシス：$PaCO_2$ を増加させる一次性の生理学的過程で，もし他の酸塩基異常の合併がなければ pH を低下させる．
　呼吸性アルカローシス：$PaCO_2$ を低下させる一次性の生理学的過程で，もし他の酸塩基異常の合併がなければ pH を上昇させる．
　代償過程：それ自体が一次的に起こるものでなく，一次性酸塩基平衡障害に引き続いて起こる変化である．この代償過程は，pH を正常化する方向に働く．代償過程は，アシドーシスとかアルカローシスとは呼ばない．
　4つの一次性障害のそれぞれに下記の代償過程がある．

一次性障害	代償機序
代謝性アシドーシス	過換気（$PaCO_2$ を下げる）
代謝性アルカローシス	低換気（$PaCO_2$ を上げる）
呼吸性アシドーシス	腎での HCO_3^- 再吸収により血中濃度を上げる
呼吸性アルカローシス	腎での HCO_3^- 排泄により血中濃度を下げる

アルカローシスと同じではないし，呼吸性異常か代謝性異常か，あるいは基礎疾患は何かなどといった情報は何等もたらさない．患者が酸血症か，アルカリ血症かを決めるのに必要なのはただ1つ，pHの値だけである．

9. アシドーシスとアルカローシス

前に述べたように，pHはHCO_3^-と$PaCO_2$の比で決まるので，ヘンダーソン・ハッセルバルヒの方程式は臨床的には以下のように簡略化して表すことも行われる．

$$pH \simeq HCO_3^-/PaCO_2$$

血中のHCO_3^-濃度は腎で調節されており，$PaCO_2$の値は肺で維持されている（第4章参照）ので，次のように表す場合もある．

$$pH \simeq 腎（緩徐）/肺（急速）$$

腎によるHCO_3^-の調節は数時間から数日かかるゆっくりとしたものであり，一方肺での$PaCO_2$調節は数分以内の早いものなので，pHを決定する比は緩徐な変化対急速な変化とみなすことができる．このことは，酸塩基平衡異常の代償機序を考えるときに重要になってくる．たとえば，HCO_3^-を変化させることによって行われる代償機序は，比較的ゆっくりと起こる．

酸塩基平衡異常を理解するためには，腎と肺の働きや腎・肺が酸塩基平衡異常にどう反応するかという知識がいる．この知識があってはじめてアシドーシス，アルカローシスの概念がでてくる．

採血した血液のpHを測定して診断する酸血症やアルカリ血症と異なり，アシドーシス，アルカローシスとは，患者の体内で起こっている生理学的な過程のことをいう．すなわち患者の病歴，理学所見，血清電解質その他を考慮してはじめて確実にアシドーシスあるいはアルカローシスと診断できる．血液データのみでは，アシドーシスあるいはアルカローシスなどということはできない．

一次性酸塩基平衡障害の原因となる臨床病態

代謝性アルカローシス
- カリウム喪失
- ステロイド剤投与
- 利尿剤
- 嘔吐または胃液吸引

呼吸性アシドーシス
- 呼吸中枢機能抑制
- 胸郭呼吸運動の著明な抑制
- 重篤な肺・気道病変

呼吸性アルカローシス
- 不安
- 敗血症
- 中枢神経系病変
- アスピリン中毒
- 肝不全
- 低酸素血症
- 間質性肺疾患
- 急性肺・気道疾患

代謝性アシドーシス

アニオンギャップ増加
- 尿毒症
- ケトアシドーシス
- 乳酸アシドーシス
- 中毒
  - アスピリン過量摂取
  - メタノール
  - エチレングリコール
  - パラアルデヒド

アニオンギャップ増加せず
（高クロール性アシドーシス）
- 腎性HCO_3^-喪失
  - 腎尿細管性アシドーシス
  - 間質性腎炎
  - 腎不全の初期
- 胃腸管性HCO_3^-喪失
  - 下痢
  - 尿管変更手術
- 炭酸脱水酵素阻害薬
- クロール含有酸
  （HCl，NH_4Clなど）
- 高カロリー輸液

ヘンダーソン・ハッセルバルヒの式の分子である HCO_3^- は代謝性因子，分母の Pa_{CO_2} は非代謝性あるいは呼吸性因子とも呼ばれる（以後非代謝性の代わりに呼吸性という用語を用いる）．酸塩基平衡異常の原因としては，代謝性のものも，呼吸性のものもある．一次性に起こった変化によって酸塩基平衡異常のタイプを分類する（104ページの枠内参照）．

酸塩基平衡異常の代償機序というのは，二次的に起こる変化をいう．それは次のような起こり方をする．つまり，一次性変化が起こった後，それによる pH の異常を是正する方向に起こる．この代償機序は，あくまで代償であって，これをアシドーシスとかアルカローシスとはいわない．

ここで注意すべきは，アシドーシスやアルカローシスとは，体内に何が起こりつつあるかをいうものであって，必ずしも血液の状態をいうものではない．例をあげていうなら，pH が低いということは，アシドーシスのみの場合もあれば，アシドーシスとアルカローシスが合併していることもある．もし一次性異常が単一で，他の酸塩基平衡異常を合併していない場合は，血液はアシドーシスでは酸性になり，アルカローシスではアルカリ性になる．しかし他の酸塩基異常が加わると，pH はどちら側に変化してもおかしくない．いわゆる混合性酸塩基平衡異常という状態も，呼吸器疾患ではしばしば見る．このことについては後述する．

一次性酸塩基平衡異常を起こす病態を前ページの枠内に示す．ここでもう一度，アシドーシスとアルカローシスの定義を思い出してほしい．すなわち，アシドーシス，アルカローシスとは，HCO_3^- や Pa_{CO_2} を増加あるいは減少させる臨床的な異常にに伴う生理学的過程であるということである．この表はすべての病態を網羅したものではないが，酸塩基平衡異常の原因のかなりのものが含まれている．

10．アニオン・ギャップ（anion gap）

単純性にしろ混合性にしろ酸塩基平衡異常の診断に，助けになるのがアニオン・ギャップ（anion gap：AG）である．AG とは，測定された主要な陽イオンと陰イオンの差である．この場合の陽イオンとは，ナトリウム（Na^+）とカリウム（K^+）であり，陰イオンはクロール（Cl^-）と重炭酸イオン（HCO_3^-）である．このうちカリウムは濃度が比較的低いので，通常 AG を計算するときはこれを無視する．

$$AG = Na^+ - (Cl^- + HCO_3^-) \tag{6}$$

AG の正常値は 12 ± 4 mEq/L であり，これは陰イオン蛋白，硫酸塩，及び通常の電解質測定では測定されないその他の分子の存在の結果である．AG の増加は，ほとんどの場合代謝性アシドーシスで起こる．ただし代謝性アシドーシスで必ず AG が増加するわけではない．血中に増加した代謝に由来した酸が，通常測定されない陰イオン（unmeasured anion），たとえば乳酸とかケトンなどを含むとき増加する．血中の unmeasured anion が増えない代謝性アシドーシスは，AG を増加させない．これを高クロール性代謝性アシドーシスという．高クロール性代謝性アシドーシスの場合は，HCO_3^- が減少する代わりにクロールが増える（クロールは測定される陰イオンである）．

臨床問題 3

ある患者で，$Pa_{CO_2} = 50$ mmHg，AG = 20 mEq/L であり，同時に測定した血清電解質が，Na^+ 145 mEq/L，Cl^- 104 mEq/L であった．この患者の pH の値は？

11．一次性変化と二次性（代償性）変化

代謝性アシドーシス，代謝性アルカローシスとは，HCO_3^- が最初に変化する場合をいう．これに対し，呼吸性アシドーシス，呼吸性アルカローシスとは，Pa_{CO_2} が最初に変化する場合をいう．一次性とは最初に起こることの意味である．たとえば，最初に HCO_3^- が変化し，次いで Pa_{CO_2} が代償機序として変化する場合，基本的な過程は代謝性であり，呼吸性ではない．この場合，患者は代謝性アシドーシス（あるいはアルカローシス）に対して呼吸性代償をしていると表現する．同様に Pa_{CO_2} が最初に変化し，HCO_3^- が代償的に変化する場合，基本的変化は呼吸性であり，呼吸性アシドーシス（またはアルカローシス）＋代謝性代償と呼ぶ．

この一次性と代償性変化を，ヘンダーソン・ハッセルバルヒの方程式に即して考えてみる．生体

はpHを正常範囲に保とうとすることを考えると，ある一次性変化に対して，どういう代償が起こるか予測がつくはずである．いま，代謝性アシドーシスを例にとることにする．代謝性アシドーシスでは，最初にHCO_3^-が減少する．その原因は，腎や腸管から直接喪失するか，増加した有機酸（たとえば乳酸）を緩衝するために使われるかである．
一次性の変化：

$$\downarrow pH \simeq \downarrow HCO_3^-/Paco_2$$

HCO_3^-が減少するにつれて，pHが低下する．これに対して生体は，式の分母を最大限に下げる（つまり過換気をする）ことで代償しようとする（呼吸による代償の程度については，confidence bandの章で述べる）．

式の分母が減少すると，pHは正常域の方向へ戻りはじめる．
一次性＋代償性変化：

$$\downarrow pH \simeq \downarrow HCO_3^-/\downarrow Paco_2$$

$Paco_2$の小さい矢印は，代償性の$Paco_2$の低下が，HCO_3^-の減少の程度に比べて小さいことを示している．このため，pHは完全に正常値には戻っていない．

代謝性アシドーシスの最も一般的な原因は乳酸アシドーシスである．今患者がショックに陥り，乳酸が蓄積し，これを緩衝するため，HCO_3^-が12 mEq/L つまり正常の半分に減ったとしよう．代償機序がまだ働かない（$Paco_2$が正常値のまま）とすると，pHは7.10となる．
一次性変化：

$$\downarrow pH \simeq \downarrow HCO_3^-/Paco_2$$
$$pH = pK + \log(12/0.03\times40) = 7.10$$

過換気による呼吸性代償で，$Paco_2$が30mmHgに低下すると，HCO_3^-と$Paco_2$の比が変化するため，pHは7.30になる．
一次性＋代償性変化：

$$\downarrow pH \simeq \downarrow HCO_3^-/\downarrow Paco_2$$
$$pH = pK + \log(12/0.03\times30) = 7.30$$

この7.30というpHは正常ではないが，7.10に比べれば，ずっと安全である．この例では代償性変化としての過換気が起こっているのであり，これは呼吸性アルカローシスと呼ぶべきではない．アルカローシスという表現は一次性の生理学的変化のみを指すことは何度も述べたが，この場合の過換気は二次性（代償性）の現象なのである．このように厳密に言葉を使いわけるべきことは，言葉遊びをしているのではなく，そうすることで，酸塩基平衡障害が単純なものか，混合性のものかという，しばしば混同し易い鑑別を容易にするのである．

表7-3にヘンダーソン・ハッセルバルヒの方程式の各構成因子が，いろいろな酸塩基平衡障害とその代償機序でどう動くかを示した．矢印の大きさで，重炭酸緩衝系の因子の変化の相対的な大きさを示した．

12. 酸塩基マップ

実際にいろいろな酸塩基平衡異常が起こったとき，代償機序がどれだけ起こるかを知るには，**表7-3の矢印を数値で表す必要がある**．いくつかの一次性酸塩基平衡障害についての研究から，実際にヒトに生じる代償のありさまが判明したのである．

その研究の要点を図7-3に示す．これは図7-2のノモグラムに，正常域から四方に向かって放射状に延びた，一次性障害時の信頼帯域（confidence band）を重ねたものである．こうして作られたものを，酸塩基マップと呼ぶ．

信頼帯域とは，対象被験者の95％の人々の血液ガスの結果が占める帯域のことである．たとえば，代謝性アシドーシスの信頼帯域を作成するには，他に合併症のない糖尿病性ケトアシドーシスの患

表7-3 1次性酸塩基平衡障害とその代償

酸塩基平衡障害	1次性変化	代償性反応
代謝性アシドーシス	$\downarrow pH \simeq \downarrow HCO_3^-/Paco_2$	$\downarrow pH \simeq \downarrow HCO_3^-/\downarrow Paco_2$
代謝性アルカローシス	$\uparrow pH \simeq \uparrow HCO_3^-/Paco_2$	$\uparrow pH \simeq \uparrow HCO_3^-/\uparrow Paco_2$
呼吸性アシドーシス	$\downarrow pH \simeq HCO_3^-/\uparrow Paco_2$	$\downarrow pH \simeq \uparrow HCO_3^-/\uparrow Paco_2$
呼吸性アルカローシス	$\uparrow pH \simeq HCO_3^-/\downarrow Paco_2$	$\uparrow pH \simeq \downarrow HCO_3^-/\downarrow Paco_2$

者の治療前の血液ガスを測定する．そしてデータを統計学的に処理し，pHとPaco₂の値の95%を含む狭い帯域を図示すればよい．

13. 二酸化炭素の体内滴定曲線

図7-3の対角線上に延びる長い帯が生体内二酸化炭素滴定曲線とその信頼限界を示す．この曲線は，2つの研究によって作られた．呼吸性アルカローシスの帯域を決定するためには，予定手術（通常の子宮摘出術など）を受ける患者の全身麻酔中に，急激に過換気を行って，動脈血を採取した．10分で恒常状態（steady state）に達した．この患者群のデータから急性呼吸性アルカローシスの信頼帯域が決定された．

急性二酸化炭素蓄積時の信頼帯域を決めるためには，健康志願者にCO_2 5～7%を含む室内気を吸入してもらい，留置したカテーテルから動脈血を採取した．この場合も，10分で恒常状態に達し，これらの患者で得られた結果から急性呼吸性アシドーシスの信頼帯域が決定された．この2つの帯域をつなぐと，体内での二酸化炭素の滴定曲線となり，健常者がCO_2の急性の変化をどう処理するかが示されている．

これを見ると，CO_2が急激に20mmHg変動すると，HCO_3^-は約2～3mEq/L変化する．この変化は10分以内に起こるので，生化学的反応のみによるものであり，もっと後で起こる腎性代償によるものではない．変化する方向は，二酸化炭素と水との化学式（式7）を見れば予測できる．すなわち二酸化炭素が蓄積され体内で増加するにつれて，水と化合して最終的にHCO_3^-の産生が増加する（式7が右に進む）．逆に二酸化炭素が減少すると式は左へ進み，HCO_3^-は減少する．

(肺胞)
　　CO_2
　　$\updownarrow$
　　$CO_2 + H_2O \longleftrightarrow H_2CO_3 \longleftrightarrow H^+ + HCO_3^-$　　(7)
(溶存)

二酸化炭素増減で，HCO_3^-が（したがってpHが）どの程度変化するかは，単に試験管内で血液に二酸化炭素を加えることでは予測できない．なぜなら生体での二酸化炭素の緩衝は，血管外の間質と細胞内で行われているからである．つまり生きた人間の体に実際に二酸化炭素を負荷してみてはじめて，二酸化炭素の急性変化に対する緩衝の程度がわかるのである．

この生体で得た信頼帯域から，pHはPaco₂が急性に10mmHg増加する毎に，約0.07低下し，10mmHg減少する毎に，約0.08上昇するすることが分かる．二酸化炭素滴定曲線の手っとり早い記憶法である．pHとHCO_3^-がどのような変化をするかを予測できれば，酸塩基平衡異常の診断能力は高まる．

臨床問題4

ある患者から初めて得られた動脈血液ガス分析値は，pH 7.14，Paco₂ 70mmHg，HCO_3^- 23 mEq/Lであった．どのような酸塩基平衡障害が考えられるか？

---

14. 過剰塩基（Base excess：BE）

採血して測定される項目の1つで，酸塩基平衡異常を示す指標のひとつで，in vitroの検査値（試験管内検査；つまり，体内の血液の直接的数値ではなく，体外に取り出して何らかの操作を加える検査の意味である）であり，代謝性因子によるものを表現するために考案された．生体での一次性

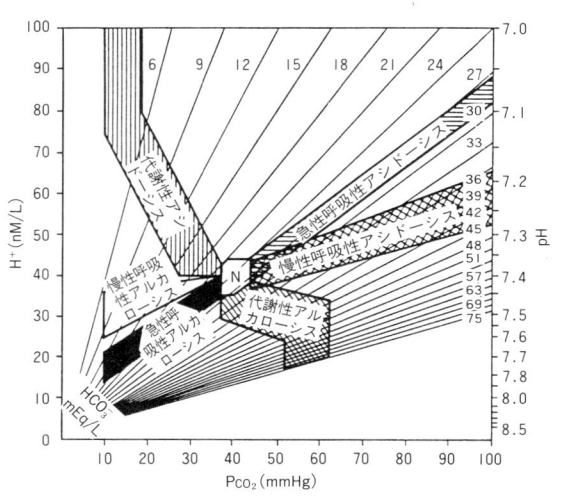

図7-3 酸塩基マップ．
(Goldberg, M., Green, S.B., Moss. M.L., et al.: JAMA 223:269-275, 1973 より)

酸塩基平衡異常に対する生体の反応（信頼帯域）の研究がなされる以前は広く用いられた．信頼帯域の方が，より精確ではあるが，過剰塩基（BE）の方も今でもしばしば用いられる．しかし初学者にとっては，BEは混乱し易い概念であり，むしろ酸塩基の問題の理解の妨げになると思われる．

計算でBEを求めるには，血液サンプル（試料）を患者自身のpHとは異なる2つの分圧のCO_2と平衡させた後，それぞれのpHを測定し，$PaCO_2$ 40mmHgでのpHを内挿法で求める．このpHをstandard bicarbonate（SB）の計算に用いる（正常値は24mEq/L）．このSBから外れていれば，代謝性異常があることになる．実際のBase excess（単位はmEq/L）は推定値であり，standard bicarbonateからのずれ（実測したHCO_3^-とSBとの差）にヘモグロビンの値を考慮したある係数を掛けることで算出する．血液ガス測定で求めた患者の実際のHCO_3^-がSBより大きければ，BEが正の値をとる（代謝性アルカローシス）．もし逆に実際のHCO_3^-がSBより小さければ，マイナスのBEがあることになる（代謝性アシドーシス）．

1963年，SchwartzとRelmanがこのBEに対する科学的批判を行い，大きな論争があった．

15. 呼吸性酸塩基平衡障害（急性及び慢性）

酸塩基マップは，急性と慢性という用語を用いている．酸塩基平衡の正式の用語でいえば「急性」は「非代償性」と，「慢性」は「代償性」と同義である．しかし酸塩基マップでは，この急性や慢性という用語は，呼吸性異常の場合のみに用いられている．

・急性呼吸性アシドーシスは，CO_2が急激に蓄積したときに起こる．つまり，腎がHCO_3^-の再吸収増加という代償機能を働かせる前の状態をいう．

・慢性呼吸性アシドーシスとは，蓄積したCO_2が腎のHCO_3^-再吸収によって，ある程度代償された状態をいう．したがってpHは急性の場合より高いが，それでも正常値の7.40よりは低い．腎でのHCO_3^-再吸収が起こり始めるのには少なくとも数時間はかかり，最大限の代償が起こるのには最長3日を要する．

・急性呼吸性アルカローシスは，急激にCO_2が排出された時に起こる．つまり腎のHCO_3^-排泄増加による代償が始まる前の状態である．急性CO_2蓄積の場合と同じく，急性呼吸性アルカローシスも数分で起こり，腎性代償が起こり始めるまで数時間続く．

・慢性呼吸性アルカローシスは，CO_2減少が腎でのHCO_3^-排泄増加により代償された時に起こる．pHは急性呼吸性アルカローシスの場合より低いが，7.40よりは高いままである．急性呼吸性アシドーシスの場合と同じく，腎性代償は数時間後から起こり始め，代償が最大に達するのに最長3日を要する．

慢性あるいは代償性といった時，それはpHが正常になっているということを意味するものではない（図7-3参照）．最大限の代償とは，単に生体がpHを正常化する方向に最大限の仕事をしたと言うことを意味するのみである．事実，代償機序でpHが全く正常になることはほとんどない．酸塩基平衡異常があるのにpHが正常値の7.40を示しておれば，代償というよりもむしろ2つ以上の障害が合併した混合性障害で，その作用が相殺し合ってたまたまpHが正常値を示していることを強く示唆する．ときには慢性呼吸性アシドーシスあるいは慢性代謝性アルカローシスの患者で，pHが正常範囲内になることはある．その場合でも，その患者の真の正常pHまで回復することはない．たとえばpHの真の正常値が7.40である患者は呼吸性アシドーシスに対する代償として，pHは7.37か7.38までは戻るかも知れないが7.40にはならないのである．

16. 代謝性酸塩基平衡障害（急性及び慢性）

図7-3の酸塩基マップをよく見ると，呼吸性障害では前項で述べたように急性と慢性があるのに，代謝性障害ではアシドーシスもアルカローシスも1本の帯しかないのはなぜだろうか？このマップに示してある代謝性障害の信頼帯域は，実は慢性のものである．この信頼帯域の図を作成したときに用いた血液を採取した患者は，代償機序が最大限働きうるだけの充分長い間，その状態を維持していた患者ばかりである．

呼吸性異常に対する腎性代償に比べて，代謝性

アシドーシスの代償はずっと早く起こる．すなわち HCO_3^- の減少に対する $Paco_2$ の低下は，12時間から24時間で最大に達してしまうのである．

代謝性アルカローシスに対する代償が最大に達するのにどれくらいの時間がかかるかは，まだよくわかっていない．急性代謝性アルカローシスになる病態は，臨床的には大量の HCO_3^- を生体に投与した場合以外には知られていない（訳注：成人では）．さらに代謝性アルカローシスに対して，すべての患者が代償性に換気量を低下させるわけでもない．このため代謝性アルカローシスの信頼帯域がもっとも不十分にしか描かれていない．他に異常のない健常者では，代謝性アルカローシスに対して，通常は CO_2 を蓄積させることはないが，重症肺疾患や脱水がある患者では，代償性 CO_2 蓄積を起こすのが普通である．

代謝性アルカローシスの場合の急性及び慢性の変化については，かなりよくわかっているが，酸塩基マップでは，急性の変化を除外している．図7-4に，ある臨床研究に基づいた急性代謝性アルカローシス時の変化の過程を示している（Pierce, Fedson, Brigham ら，1970）．この研究の対象は，重症の代謝性アシドーシスに陥ったコレラ患者群で，最大限の代償が起こるのに11時間から24時間を要している．これらの患者の血液ガスの値を酸塩基マップの上にプロットすると，図7-4の様になる．この図からわかるように，急性代謝性アシドーシスの早期には，通常の酸塩基マップの信頼帯域から外れる血液ガス所見を示す場合があることに留意すべきである．

代謝性アシドーシスになって少なくとも12時間経過すると，血液ガスは図7-3の慢性代謝性アシドーシスの信頼帯域内に入ってくる．この時期以後，もし信頼帯域から外れるデータがあれば，代償以外の呼吸性異常の合併を考えねばならない．信頼帯域の上方に外れる場合は呼吸性アシドーシスの合併を，下方に外れる場合は呼吸性アルカローシスの合併を示唆する．

臨床問題5

ある患者の動脈血液ガスデータは，$Paco_2$ 36 mmHg, pH7.10, HCO_3^- 13mEq/L であった．患者はショック状態である．酸塩基平衡状態をどう評価するか？

急性代謝性アシドーシスの初期には，マップの（慢性異常を対象に作った）信頼帯域から外れるのが当然で，これを異常とすべきでないことを先に述べたが，酸塩基マップによる酸塩基平衡異常の診断に関してはこれ以外にもいくつかの注意点がある．酸塩基マップは，いささか乱用されている嫌いがある．確かにこのマップは，酸塩基の問題，特に混合性障害の診断に用いられるが，落とし穴についても理解しておくべきである．酸塩基マップの著者の述べた次の言葉を遵守すれば，ほとんどの落とし穴は避け得る．

『酸塩基マップは，酸塩基平衡異常を診断するものではない．血液ガスやその他の検査所見を病歴，理学所見などと総合して臨床的に判断してはじめて，酸塩基平衡異常の正しい診断が可能となる．』

この落とし穴を充分認識した上で，このマップを以下のような用途に使うのが現実的であろう．

1. 一次性酸塩基平衡異常の存在を確定する際の補助診断．
2. 測定の結果から明らかとなった一次性酸塩基異常が，真に患者に酸塩基平衡異常をもたらし

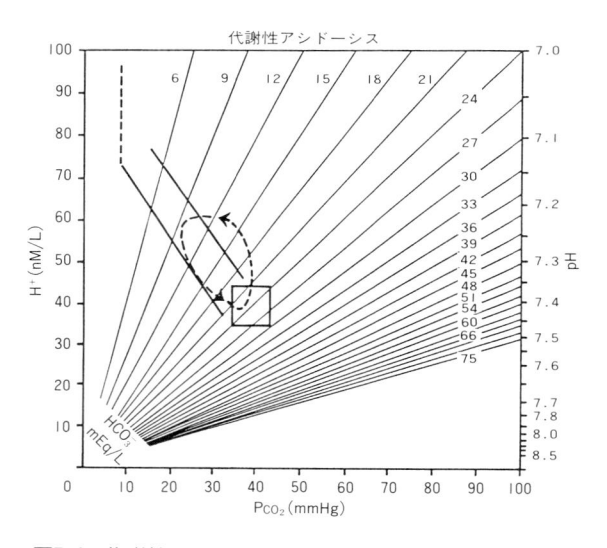

図7-4 代謝性アシドーシスに対する代償機序の経時的変化．
(Pierce, N.F., Fedson, D.S., Brigham, K.L., et al.: Ann. Intern. Med. 72:633, 1970 のデータより作成)

た原因かどうかを鑑別するために．
3．患者の経時的変化を（1時間毎，あるいは1日毎）追求するため．

---臨床問題 6---
45歳の男性が，数日前からの呼吸困難を主訴に救急室に運ばれた．血液ガス分析の結果，pH 7.35，$Paco_2$ 60mmHg，Pao_2 37mmHgであった．どのような酸塩基平衡障害と考えるか？

---臨床問題 7---
若い女性が昏睡状態で入院してきた．血液ガス分析の結果は，pH 7.1，$Paco_2$ 90mmHgであった．この患者の酸塩基平衡の状態は？

17. 混合性酸塩基平衡障害

ここまでは，単純なあるいは合併症のない酸塩基平衡異常について述べてきた．肺疾患のある患者は，2つないしそれ以上の酸塩基平衡異常を同時に持っていることがしばしばある（下の枠内参照）．これを混合性あるいは複合性酸塩基平衡障害という．一般的にいうと，酸塩基平衡異常の程度が強ければ強いほど，他の一次性障害が合併している可能性が高い．たとえば，$Paco_2$ 80mmHgという著明な呼吸性アシドーシスの患者では，$Paco_2$ 50mmHg の軽い呼吸性アシドーシスの患者に比べて，代謝性アシドーシスを合併している場合が多い．これは重症な酸塩基平衡障害の患者ほど低酸素血症や循環障害を伴い易いということだけのことである．

これらの混合性酸塩基平衡障害の病態を筋道をつけて理解するのに酸塩基マップは特に有用である．

酸塩基平衡の用語の項で述べたように，酸塩基平衡障害は，pHでなく一次性障害によって定義するので，理論的には3つあるいは4つもの異常が複合することも考えられる．このページの枠内に，きわめて稀なものも含めて，あり得る組み合わせを示した．

以下の4つの症例で，混合性異常の問題を示す．これらの症例では，この本の目的から外れるが，酸塩基平衡異常の治療についてもある程度触れた．治療の鍵は，病態の酸塩基平衡の生理学をよく理解することである．基礎疾患は何であれ，この理解が何にもまして合理的な治療を可能にするものである．

混合性酸塩基平衡障害

一般的なもの
  呼吸性アシドーシス＋代謝性アシドーシス
  呼吸性アシドーシス＋代謝性アルカローシス
  呼吸性アルカローシス＋代謝性アシドーシス
  呼吸性アルカローシス＋代謝性アルカローシス

稀なもの
  代謝性アシドーシス＋代謝性アルカローシス
  呼吸性アシドーシス＋呼吸性アルカローシス
  呼吸性アシドーシス＋代謝性アシドーシス
　　　　　　　　　＋代謝性アルカローシス
  呼吸性アルカローシス＋代謝性アシドーシス
　　　　　　　　　　＋代謝性アルカローシス
  代謝性アシドーシス＋呼吸性アシドーシス
　　　　　　　　　＋呼吸性アルカローシス
  代謝性アルカローシス＋呼吸性アシドーシス
　　　　　　　　　　＋呼吸性アルカローシス

---臨床問題 8---
A．53歳の男性が救急室に運び込まれたとき，空気呼吸下の血液ガスの値は，pH 7.51，$Paco_2$ 250mmHg，Pao_2 40mmHg，HCO_3^- 39mEq/L であった．この患者の酸塩基平衡異常をもっともよく表すものは次のどれか？
  a．代謝性アルカローシス
  b．代謝性アルカローシス＋呼吸性アシドーシス
  c．代謝性代償を伴う呼吸性アシドーシス
  d．他の情報がないと確定できない

B．この患者は，うっ血性心不全状態であることがわかった（初めの血液ガスは，パートAに記した通り）．低濃度の酸素吸入と利尿薬で治療が開始された．3日後，24%酸素吸入下での血液ガスはpH 7.38，$Paco_2$ 60mmHg，HCO_3^- 34mEq/L，Pao_2 73mmHg であった．このとき臨床症状は改善していた．この時点での酸塩基平衡の状態

をどう評価するか？

臨床問題9

数日間嘔吐が続いていた患者が，脱水状態で入院してきた．検査結果は以下の通り．

動脈血ガス分析
pH　　　　7.51
$PaCO_2$　　50mmHg
HCO_3^-　　39mEq/L

血清電解質
Na^+　　155mEq/L
K^+　　5.5mEq/L
Cl^-　　90mEq/L
HCO_3^-　　40mEq/L

その他の検査
血液尿素窒素（BUN）　　121mg%
空腹時血糖　　　　　　77mg%

この患者の酸塩基平衡障害をもっともよく表しているのは，次のうちどれか．

a．重症代謝性アルカローシス
b．重症呼吸性アシドーシス
c．呼吸性アシドーシス＋代謝性アルカローシス
d．代謝性アルカローシス＋代謝性アシドーシス
e．呼吸性アシドーシス＋呼吸性アルカローシス

臨床問題10

薬物中毒の52歳の女性がこの2日間機械換気を受けている．この患者の血液ガスは，この12時間pH 7.45，$PaCO_2$ 25mmHgで安定している．血清電解質は Na^+ 142mEq/L，HCO_3^- 18mEq/L，Cl^- 100mEq/L，K^+ 4 mEq/L であった．この患者の酸塩基平衡障害の診断は？

臨床問題11

18歳の女性．救急室で喘息の治療を受けたが，薬物の効果がないとしてICUに入室した．空気呼吸下の血液ガスは，pH 7.45，$PaCO_2$ 25 mmHg，PaO_2 55mmHg，SaO_2 87%であり，最大呼気流量は95l/分（予測正常値：520l/分）であった．ICUでも喘息の薬物療法（アミノフィリンとステロイドの静脈内投与）が続けられた．2時間後，患者はより疲弊したように見受けられ，最大呼気流量も60l/分に達しなかった．40%酸素吸入中の血液ガスは，pH 7.20，$PaCO_2$ 52mmHg，PaO_2 65mmHg へと変化していた．そこで気管内挿管と機械換気を行うことになった．このときの酸塩基平衡の状態を何と診断するか？

臨床問題12

72歳の男性が，血圧が触診で70mmHg というショック状態で入院した．この患者は，慢性閉塞性肺疾患の既往があり，また心疾患の治療中であった．最初の血液ガス所見は，40%酸素吸入下で $PaCO_2$ 70mmHg，pH7.1，PaO_2 35mmHg，SaO_2 58%であった．患者は気管内挿管され，その後同じ40%酸素吸入下での血液ガスは，pH 7.3，$PaCO_2$ 40mmHg，PaO_2 87mmHg を示しており，アニオンギャップは22mEq/L に上昇していた．この患者の酸塩基平衡状態をどう評価するか？

18. 酸塩基平衡障害の臨床的診断法

これまでに酸塩基平衡障害（単純なものも複雑なものも含めて）の診断法について述べてきた．酸塩基平衡障害とは，単に血液ガスの異常をいうのでなく，生体内で何が起こりつつあるのか，その生理学的過程をいうのである．この概念をしっかりもっていることで，難しい酸塩基平衡障害の診断と治療が可能となる．診断と治療の合理的なやり方を以下に示す．

1．血液ガスと HCO_3^- とから，酸塩基平衡の異常があることを見いだす．
2．病歴，理学的所見，詳しい検査所見の評価などを総合して，生体で起こっている生理学的変化とその基礎にある病態という観点から，血液ガス異常を説明する．
3．pHが7.30－7.52の範囲を外れていたら，これを補正する．
4．基礎にある病態を治療する．

19. まとめ

生体はその恒常性（ホメオスターシス）を維持するために，水素イオン濃度（$[H^+]$）をおよそ40 nmol/l に，あるいはpHを7.40近くに保とうとす

る。体内にはいくつかの緩衝系があり、この正常域からの水素イオン濃度の変動を最小限にしている。これらの緩衝系は、お互いに平衡状態にあるが、なんかでももっとも重要なのが重炭酸緩衝系である。したがって、酸塩基平衡状態は重炭酸緩衝系の構成因子つまり重炭酸イオン（HCO_3^-）と動脈血二酸化炭素分圧（$PaCO_2$）に反映される。ヘンダーソン・ハッセルバルヒの方程式は、pH、$PaCO_2$、及びHCO_3^-の関係を表したものである。

一次性の酸塩基平衡障害には4つのタイプがあり、それぞれにpHの変化を最小限にとどめようとする代償機序を伴っている。この代償機序は、アルカローシスとかアシドーシスとは呼ばない。代謝性アシドーシスではpHとHCO_3^-が低下する（これに対する代償は過換気である）。代謝性アルカローシスではpHとHCO_3^-が上昇する（これに対する代償機序は低換気である）。呼吸性アシドーシスでは$PaCO_2$が上昇し、pHが低下する（これに対する代償機序は腎でのHCO_3^-再吸収増加である）。呼吸性アルカローシスでは$PaCO_2$が低下し、pHが上昇する（代償機序は腎でのHCO_3^-再吸収減少である）。これらの代償機序も、pHを7.40という完全な正常値まで戻すことはない。たとえばpH7.40, $PaCO_2$25mmHgというように、酸塩基平衡障害があるのにpHがまったく正常であれば、2つ以上の一次性障害が複合していると考えた方がよい。

それぞれの一次性酸塩基平衡障害は、単純に血液ガス異常ととらえるのでなく、基礎にある病態あるいは疾患によってもたらされた生理学的変化とみなすべきである。そのような考え方をすることで、特に重症の呼吸器疾患によく見られる複雑な、あるいは複合した酸塩基平衡障害がよく理解できるようになる。

復習問題

次の記述が正しいか間違っているか述べよ。

1. pH 7.35未満で$PaCO_2$ 35mmHg未満である場合は、必ず代謝性アシドーシスがある。
2. 急性呼吸性アシドーシスでは、二酸化炭素が水と反応してH_2CO_3が産生されるため、まずHCO_3^-が増える。
3. もし血中のすべての陽イオンと陰イオンが測定されれば、アニオンギャップというものは存在しない。
4. 定義からいって、1人の患者が同時に代謝性アシドーシスと代謝性アルカローシスの状態にあることはあり得ない。
5. pHと$PaCO_2$がともに正常値を超えておれば、HCO_3^-も正常値を超えているはずである。
6. $PaCO_2$が40mmHgであれば、ヘンダーソン・ハッセルバルヒの方程式の分母は1.2mEq/Lになる。
7. 実測した血清HCO_3^-値がヘンダーソン・ハッセルバルヒの方程式から求めたHCO_3^-値と異なることがあるのは、重炭酸緩衝系のpK値の変動のためである。
8. 下痢では胃腸管から水素イオンを喪失するため、代謝性アルカローシスになる。
9. もし正確に測定されたHCO_3^-が正常値を超えていたら、必ず酸塩基平衡障害が存在する。
10. 慢性呼吸性アシドーシスに対する代償機序は、腎でのHCO_3^-排泄促進である。

References

Goldberg, M., Green, S.B., Moss, M.L., et al.: Computer-based instruction and diagnosis of acid-base disorders, JAMA **223**:269, 1973.
Hood, I., and Campbell, E.J.M.: Is pK OK? (editorial), N. Engl. J. Med. **306**:864, 1982.
Mencken, H.L.: Exeunt Omnes, The Smart Set, p. 139, Dec. 1919.
Pierce, N.F., Fedson, D.S., Brigham, K.L., et al.: The ventilatory response to acute base deficit in humans, Ann. Intern. Med. **72**:633, 1970.
Schwartz, W.B., and Relman, A.S.: A critique of the parameters used in the evaluation of acid-base disorders, N. Engl. J. Med. **268**:1382, 1963.

Suggested readings

General

Brackett, N.C.: An approach to clinical disorders of acid-base balance, South. Med. J. **67**:1084, 1974.
Cohen, J.J., and Kassiner, J.P.: Acid/base, Boston, 1982, Little, Brown & Co.
Elkington, J.R.: Acid-base disorders and the clinician, Ann. Intern. Med. **63**:893, 1965.
Masoro, E.J., and Siegel, P.D.: Acid-base regulation: its physiology, pathophysiology and the interpretation of blood gas analysis, Philadelphia, 1977, W.B. Saunders Co.
McCurdy, D.K.: Mixed metabolic and respiratory acid-base disturbances: diagnosis and treatment, Chest Suppl. **62**:35, 1972.
Winters, R.W.: Terminology of acid-base disorders, Ann. Intern. Med. **63**:837, 1965.

付録Gの一般文献（生理学）も参照されたし．

Respiratory disorders

Arbus, G.S., Hebert, L.A., Levesque, P.R., et al.: Characterization and clinical application of the "significance band" for acute respiratory alkalosis, N. Engl. J. Med. **280**:117, 1969.
Brackett, N.C., Cohen, J.J., and Schwartz, W.B.: Carbon dioxide titration curve of normal man, N. Engl. J. Med. **272**:6, 1965.
Brackett, N.C., Wingo, F., Muren, O., et al.: Acid-base response to chronic hypercapnia in man, N. Engl. J. Med. **280**:124, 1969.
Gennari, F.J., Goldstein, M.B., and Schwartz, W.B.: The nature of the renal adaption to chronic hypocapnia, J. Clin. Invest. **51**:1722, 1972.
Ingram, R.H., Jr., Miller, R.B., and Tate, L.A.: Acid-base response to acute carbon dioxide changes in chronic obstructive pulmonary disease, Am. Rev. Respir. Dis. **108**:225, 1973.
Robin, E.D., Bromberg, P.A., and Tushan, F.S.: Carbon dioxide in body fluids, N. Engl. J. Med. **280**:162, 1969.
Schwartz, W.B., Brackett, N.C., and Cohen, J.J.: The response of extracellular hydrogen ion concentration to graded degrees of chronic hypercapnia: the physiologic limits of the defense of pH, J. Clin. Invest. **44**:281, 1965.
van Ypersele de Strihou, C., Brasseur, L., and DeConnick, J.: The carbon dioxide response curve for chronic hypercapnia in man, N. Engl. J. Med. **275**:117, 1966.

Metabolic disorders

Albert, M.S., Dell, R.B., and Winters, R.W.: Quantitative displacement of acid-base equilibrium in metabolic acidosis, Ann. Intern. Med. **66**:312, 1967.
Emmet, M., and Narins, R.G.: Clinical use of the anion gap, Medicine (Baltimore) **56**:38, 1977.
Fulop, M.: The ventilatory response in severe metabolic acidosis, Clin. Sci. Mol. Med. **50**:367, 1976.
Fulop, M.: Hypercapnia in metabolic alkalosis, N. Y. State J. Med. **76**:19, 1976.
Goldring, R.M., Cannon, P.J., Heinemann, H.O., et al.: Respiratory adjustment to chronic metabolic alkalosis in man, J. Clin. Invest. **47**:188, 1968.
Jarboe, T.M., Penman, R.W., and Luke, R.G.: Ventilatory failure due to metabolic alkalosis, Chest Suppl. **61**:61, 1972.
Lifschitz, M.D., Brasch, R., and Buomo, A.J.: Marked hypercapnia secondary to severe metabolic alkalosis, Ann. Intern. Med. **77**:405, 1972.
Madias, N.E., Ayus, J.C., and Adrogue, H.J.: Increased anion gap in metabolic alkalosis, N. Engl. J. Med. **300**:1421, 1979.
Oh, M.S., and Carroll, H.J.: The anion gap, N. Engl. J. Med. **297**:814, 1977.
Oliva, P.B.: Severe alveolar hypoventilation in a patient with metabolic alkalosis, Am. J. Med. **52**:817, 1972.
Perez-Guerra, F.: Hypercapnia during iatrogenically induced metabolic alkalosis, Chest **65**:108, 1974.
Tuller, M.A., and Mehdi, F.: Compensatory hypoventilation and hypocapnia in primary alkalosis, Am. J. Med. **50**:281, 1971.
van Ypersele de Strihou, C., and Frans, A.: The respiratory response to chronic metabolic alkalosis and acidosis in disease, Clin. Sci. Mol. Med. **45**:439, 1973.
Webb, J.: Severe hypercapnia associated with a nonrespiratory alkalosis, Br. J. Dis. Chest **72**:62, 1978.

第8章

肺循環

1. 肺循環と体組織循環
2. 肺高血圧症と右心不全
3. 肺高血圧症の原因
4. 循環動態の評価
5. スワンガンツカテーテル法
6. スワンガンツカテーテル挿入―圧波形
7. 循環動態の測定と計算
8. 肺動脈楔入圧の測定
9. 肺動脈楔入圧は何を意味するのか？
10. 循環動態モニター時の落し穴と合併症
11. 臨床に役立つ循環動態のモニター
12. まとめ

1．肺循環と体組織循環

歴史的にみると，肺循環の生理学的計測研究は肺力学やガス交換測定の研究に遅れをとっていた．体組織循環は（たとえば血圧を測定することにより）容易に理解しやすいが，肺循環は最近まで目に見えにくい状況下にあった．1950年代に入り心臓カテーテル法の導入でこの状況は一変した．そうはいってもカテーテル法は当初高度の特殊検査であり，肺疾患患者に日常に用いられることはなかった．1970年にベッドサイドで右心カテーテル法が導入され，肺循環動態の臨床研究が新しい時代にはいった．ベッドサイドでのカテーテルにより重篤な患者の肺循環の状況，病状及び治療に対する反応が連続したモニターによりわかるようになった．その結果，心肺疾患に関する知識が増えるとともに患者の治療法にカテーテル法が直接貢献することになった．

ベッドサイドのカテーテル法について述べる前に正常の肺循環を復習することが有益であると思われる．

図2-12に体組織と肺の循環状態を図示する．表8-1に体組織と肺の循環の血流経路及び，両者間の主な生理学的違いを表示する．

2．肺高血圧症と右心不全

肺高血圧症の定義は平均肺脈圧が22mmHg以上のものをいう．肺高血圧症は種々の生理学的及び病的要因でおきる（表8-2）．本症は喘息発作のように回復する一時的なものと，肺気腫のように慢性に持続するものとがある．(たとえば左心不全と肺塞栓症の合併のように）複数の原因が肺高血圧症にかかわることもある．右心不全は右心室機能代償不全の状態であるが，これは種々の原因による長期の重篤な肺高圧血症によりおこってくる．右心室が高い肺動脈圧に対して十分な心拍出量を拍出できなくなると，体組織の静脈圧が上昇し，体液が静脈系に"鬱滞"する．適切な治療をしな

表8-1 体組織と肺の循環

	体組織循環	肺循環
血流と経路	左心房 →左心室 →体組織動脈系 →体組織毛細血管系 →体組織静脈系 →右心房 →右心室	右心房 →右心室 →肺動脈系 →肺毛細血管系 →肺静脈系 →左心房 →左心室
機能	体組織の動脈系を通して左心系の酸素化血を，体組織の毛細血管系にて酸素を運び二酸化炭素を受け取ると，体組織静脈系を通して脱酸素化血を肺循環の出発点である右心房に戻す	肺動脈系を通して右心系の脱酸素化血を肺に運ぶ 肺毛細血管にて二酸素炭素を運び酸素を受け取り，肺静脈系を通して酸素化血を左心系の出発点である左心房に戻す
圧	比較的高圧系 正常の平均動脈圧は 70～105mmHg，血圧測定が容易である	比較的低圧系 正常の平均肺動脈圧は 10～22mmHg，肺動脈カテーテルのみにて測定可能
圧が上昇する原因	不明であることが多い；一部腎疾患；低酸素血症は原因とならない	十分な臨床所見より決定されることが多い；低酸素血症，左心不全及び原因の判明している肺血管床の破綻する疾患
圧上昇に対する治療	低塩食，体重過多の場合は体重減少，必要に応じて利尿剤を含む多くの降圧剤を使用	原因による；心不全に対してはジゴキシンと利尿剤が大体効果的，低酸素血症誘発の肺高血圧に対しては持続酸素療法が選択される．たとえば本態性肺高血圧症などのように効果的な治療法がないものもある

表8-2 肺高血圧症の原因

疾患または病態	基礎となる機序
肺疾患，すべての拘束性及び閉塞性障害の肺を含む	低酸素血症，肺血管床消失，アシドーシス
心疾患，左心室性心不全，僧帽弁疾患，先天性心疾患を含む	肺毛細管の水力学的圧の上昇
肺血栓塞栓症	肺動脈狭小化，肺血管床の消失
肺動脈炎	肺動脈狭小化，肺血管床の消失
高い高度における状況	低酸素血症
低換気状態	低酸素血症，アシドーシス
胸郭変形	低酸素血症，アシドーシス 肺動脈狭小化
本態性	肺血管床消失，肺動脈狭小化

かったら，下肢の浮腫，腹水，肝腫大，体重増加が生じるのである．左心不全がないと肺胞には過剰の体液がないので胸部レントゲン写真上，肺野は明るい状態に保たれている．右心不全患者の胸部レントゲン写真を**図8-1**に示す．心拡大を認めるが肺浸潤はみられない．右心不全の治療は，肺高血圧を解除することであり，減塩食と利尿剤を用て体内の過剰水分の正常化を計る．

3．肺高血圧症の原因

肺高血圧症の原因として一番多いのは肺疾患であるが，この肺疾患は表**8-2**に示した中のある1つの機作で起きている．肺疾患で多くみられる低酸素血症は肺高血圧症をひきおこすもっとも一般的な生理学的原因の1つである．**図8-2**は，低酸素血症の平均肺動脈圧に及ぼす影響を示すとともに，

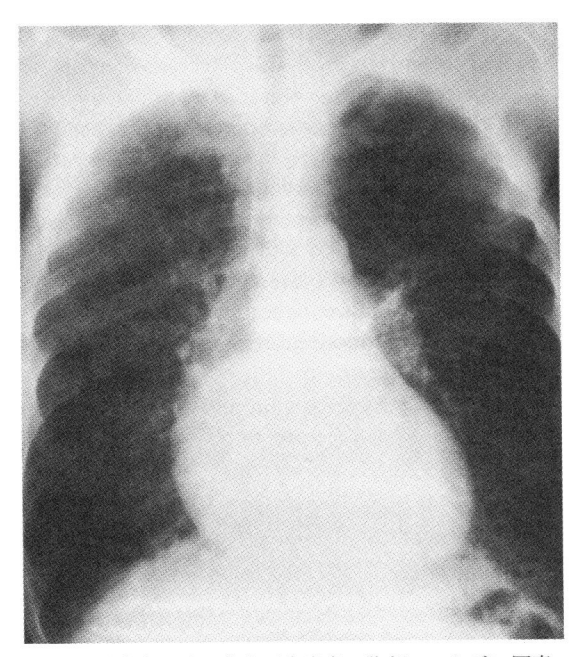

図8-1 肺高血圧症と右心不全患者の胸部レントゲン写真．心拡大(拡大した右心室のために)，拡大した肺動脈を認めるが，肺浸潤はみられない．

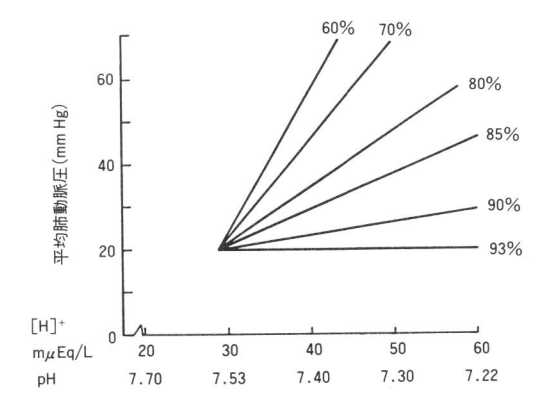

図8-2 低酸素血症(酸素飽和度の低下)とアシドーシスの平均肺動脈圧に及ぼす影響．パーセントは酸素飽和度を示す．テキスト参照のこと．
(From Mathay, R.A., and Berger, H.J.: Cardiovascular performances in chronic obstructive pulmonary diseases, Med. Clin. North Am. 65(3):489-524, 1981; reprinted with permission from W.B. Saunders Co. Reproduced from J. Clin. Invest. 43:1146-1162, 1964, by copyright permission of the American Society for Clinical Investigation.)

アシドーシスとの関係を示している．正常の pH では，平均肺動脈圧が 2 倍となるには，酸素とヘモグロビンの動脈の飽和パーセント（SaO_2）は約 75％に低下せねばならない．pH が7.30の場合は，SaO_2 が約82％の時，同じ 2 倍の肺動脈圧になる．

低酸素血症とアシドーシスはともに小さな，筋型肺動脈（0.2mm 径以下）が収縮よって肺高血圧症をひきおこす．血管収縮の真の機構は不明である．血管収縮は低酸素またはアシドーシスに伴って放出される血管作動性物質，あるいは肺動脈の平滑筋の直接作用によってひきおこされるものらしい．

低酸素血症は肺高血圧症の原因として臨床的に重要である．それは可逆性でありうるからである．持続酸素療法は低酸素血症に由来する慢性閉塞性肺疾患の死亡率を確実に低下させるものである．

肺性心の徴候

理学的検査	第 2 心音（肺動脈弁性）の増強，前胸部触診時の右心室部のもりあがり
胸部レントゲン写真	肺動脈の拡大と右心室の拡大
心電図	右心系負荷の所見，胸部誘導における R 波増高，第誘導における高く，尖状の P 波（図8-3）

肺高血圧の他の原因として肺血管床の消失があげられる．重篤な肺気腫患者は正常に近い PaO_2 であるが，肺組織の破壊が肺胞と肺毛細管をともに減少させるので，重症の肺高血圧症をひきおこす．

残存する肺は換気−血流比が高くなるために死腔を増加するが著明な低酸素血症とはならない（第 5 章参照）．しかしながら，右心室の拍出を介して，肺血管床が減少するために，肺動脈圧が上昇する．

肺性心とは肺疾患に由来する肺高血圧症による右心室のすべての症状のことをいう．肺性心は普通右心負荷の 1 つか 2 つの症状を示してくる．これは肺高血圧症が右心室もしくは右心房に及ぼす影響である（上の枠内参照）．

肺性心は右心不全と同意語ではない．もちろん，肺性心，肺高血圧症の基礎原因がまた右心不全をきたす場合もある．

肺高血圧症のもっとも多い原因はおそらく左心不全である（左心不全のもっとも多い原因は動脈硬化症と高血圧症である）．左心不全では，体液は左心房と肺循環に鬱滞し，肺動脈圧の上昇を来す．

治療はジゴキシンと利尿剤が一般的で左心室の改善を目標にしている．患者が低酸素血症でない限り，酸素補助の効果はあまり期待できない．

僧帽弁膜症は左心房から左心室への血流障害によって重篤な心不全と肺高血圧症をおこすことがある．この障害は，僧帽弁狭窄（僧帽弁口に狭窄）または僧帽弁逆流（収縮期の左心房への血液の逆流）により起るものである．両者ともに非浸襲的診断法で診断可能であり，外科的に治癒しうるも

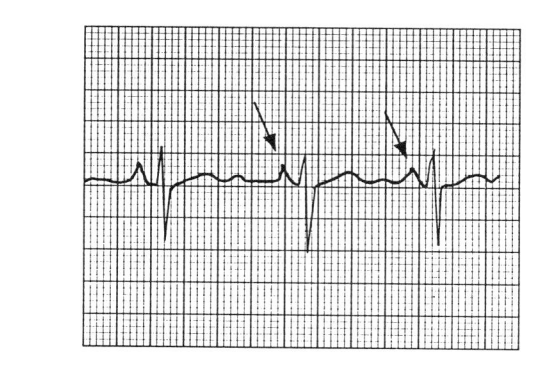

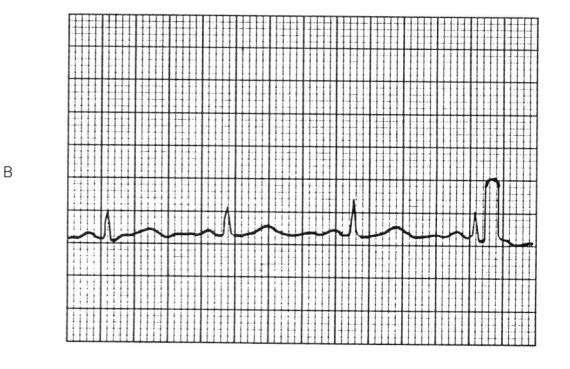

図8-3 心電図の読み方
A．肺性—P波の例（第Ⅱ誘導における大きく，尖状の P 波 [矢印]）を示すが，肺動脈及び右心室圧上昇のために右心房の拡大が生じたことを意味する．
B．正常の心電図を示す．

のである．以前は，リュウマチ熱が重症僧帽弁膜症の第1原因であった．しかし今日，アメリカではリュウマチ性心疾患は比較的稀であり，年々，重篤な僧帽弁膜症は消失してきている．にもかかわらず，特別の原因がわからない肺高血圧をみたら，まず僧帽弁膜症を考えるべきである．肺動脈塞栓症は大腿部や骨盤部の深部静脈から生じた血栓がちぎれて血流に沿って流れ肺動脈につまるものがもっとも多い．致死的な状態とならなければ，これらの血栓は時間がたつと溶解することが多いが，場合によってはそのまま器質化して塞栓状態となる．

肺血栓や肺塞栓（血栓が器質化して溶解しなかったもの）は肺高血圧の原因となりやすい．肺血栓症は臨床的に比較的一般的なもので，肺高血圧症の原因が判明しない場合は，つねに本症を考うべきである．他に稀な原因として，先天性心疾患，肺動脈炎（肺動脈の炎症），そして胸壁変形があげられる．表8-2にあげた範疇内でも多くの病態があり，個々に述べるにはあまりに多すぎる．肺高血圧症はまったく原因の不明のものもある（本態性）．本態性肺高血圧症は，若年及び中年の女性に多く，呼吸困難を初発症状とすることが多い．右心カテーテルを行い，肺動脈圧を測定することによって診断するが，他の原因（たとえば心肺疾患）を除去することにより診断可能となる場合がある．本症に対しては効果的な治療法はないが，実験的研究では数種類の血管拡張剤が試みられている．本態性肺高血圧症は診断されてから5年以内に致死的となることが多い．

4．循環動態の評価

循環動態は，肺内の圧と流量と体組織循環の状態のことをいう．患者にショック，心不全，肺高血圧，容量過剰及び他の問題が生じると循環動態の変化がおこる．臨床的には循環動態を評価するために2段階の方法がある．第1段階としてはカテーテル法や動脈圧モニターを用いない非侵襲的方法である．この中には病歴，理学所見，胸部レントゲン写真，肺機能検査，血液ガス測定，治療に対する反応，さらに心臓検査よく用いられる超音波検査がある．ほとんどの呼吸器疾患循環動態は非侵襲的に診断できる．第2段階の血行動態の評価法は侵襲的な方法であり，心臓カテーテル法や動脈圧のモニターを必要とする．1970年代初期までは，カテーテル法は特殊な施設でのみ実施できて，重篤な弁膜症や冠動脈疾患に限られていた．

1970年に初めて紹介されたスワンガンツカテーテルの出現によってベッドサイドでのカテーテル法が容易になり，循環動態の評価が一変した．実際は多くの場合，ベッドサイドでカテーテルが必要な患者は持続的に動脈圧をモニターするために小さなカヌラを末梢動脈（普通は橈骨動脈）に挿入するのである．心拍数や不整脈もまた持続的にモニターできる．

臨床問題1

64歳の男性が，呼吸困難と下肢浮腫を主訴に入院した．長期にわたる喫煙歴があり，以前の肺機能検査は重篤な慢性の気道閉塞を示していた．患者の両下肺野の呼吸音は減少していた．心音の第2音増強，脈拍120/分，血圧130/72mmHgであった．腹部は膨満し，腹水がみられ，両下肢に浮腫がみられた．胸部レントゲン写真は心拡大を示すが，肺浸潤は認めなかった（図8-1参照）．室内におけるPaO_2は45mmHg，$PaCO_2$は47mmHg，pHは7.35である．このデータから患者の循環動態をどのように評価すべきか？

臨床問題2

65歳の男性が，アパートの床の上で意識不明で発見され，病院にかつぎ込まれた．診察すると，錯乱がみられるが，意識は清明で，皮膚や粘膜は極めて乾燥していた．バイタルサインとして横臥位の収縮期血圧90mmHg（腕頭動脈の触診による），脈拍数96/分で整，呼吸数20/分，体温は97.4°F（注釈：36.3°C）であった．座位になると，血圧は60mmHgに降ち，脈拍数110/分に増加した．胸部レントゲン写真は正常大の心臓で肺浸潤はみられず，心電図は洞調律の頻脈であった．血清電解質を含む一般血液検査が行なわれた．以下のどの状態の循環動態が考えられるか．

a．心原性ショック
b．肺高血圧

c．成人呼吸促迫症候群（ARDS）
d．重篤な脱水
e．不安定血圧
侵襲的な循環動態モニターが必要か？

臨床問題3

43歳男性が腹部に銃弾を受けて手術を受けた．術中，6単位の全血輸血と数リットルの生食の輸液を行った．術後，患者はICUに安定した状態で入室した．4時間後，血圧が80/50 mmHgに下がり，多呼吸の状態となった．胸部レントゲン写真で両肺野に浸潤影を認め，心陰影は不鮮明である．心電図は洞調律の頻脈で120/分である．診断として以下のいずれを考えるか．
a．成人呼吸促迫症候群（ARDS）
b．心原性ショック
c．肺高血圧症
d．肺血栓症
e．肺炎
侵襲的な血行動態のモニターが必要か？

5．スワンガンツカテーテル法

今や最初のカテーテル法は伝説的なものとなっている．1929年ドイツの内科医ヴェルナー・フォルスマン（Werner Forssmann）は，泌尿器用の尿管カテーテルを腕の静脈より挿入して心臓まですすめた．この操作は秘密に行われた．というのも彼はこの様な大胆な実験を行う公的な承認を得ていなかったからである．

フォルスマン医師はカテーテルの位置が判るように胸部レントゲン写真をとり，この方法を簡単に報告した．心臓カテーテル法は，しかしながら1940年代の後半のリチャード（Dickinson W. Richards）医師やクールナンド（Andre Cournand）医師の研究までは臨床に役立つ検査とはならなかった．心疾患の診断に対する心臓カテーテル法の画期的な開発に対して，上記3人の医師が1956年ノーベル医学賞を受賞した．

1970年に，スワン（Swan），ガンツ（Ganz），フォレスター（Forrester）が，今や有名な研究となっている特殊な流れを指向する先端にバルーンのついたカテーテルを発表した．このスワンガンツカテーテルはベッドサイドにおける右心カテーテル法を容易なものとしたのである．このカテーテル[*1]はもともとは急性心筋梗塞患者の診断法として紹介されたものである．

その後，このカテーテルは多彩な循環動態や体液容量に問題のある患者の診断法として用いられてきた．一般には，このカテーテルは非侵襲的方法で，循環動態や体液容量が不明な不安定状態の患者に用いられている．このカテーテルによって肺動脈圧，肺動脈楔入圧等の右心系の圧や心拍出量が測定できる．不安定な患者の循環動態は臨床所見のみでは確実に評価しにくい．したがってベッドサイドのカテーテル法は重症管理室（CCU）の重要な手技である

スワンガンツカテーテルを**図8-4**に示す．このカテーテルは肉うすの柔軟なチューブよりなり，遠位端近くに膨らませることのできるゴムのバルーンがついている．近位端より1.5ccの空気を入れてバルーンがふくらませるようになっている．**図8-5**にバルーンをふくらませた状態での肺動脈内のカテーテルの位置を示す．カテーテルの中央に輸液をしたり，また血液を採取する経路がある．カテーテルに経路を増やすことにより輸液用に用いることもできる．[*2]

今までの章では，心と肺との相互関係を特に述べなかった．しかしながら，スワンガンツカテーテルを用いて，患者を診ていると誰でも心肺相互作用を認識し得るのである．往々にして，心機能を良くせんとして1つの指標を変えるとガス交換に対して良かれ悪かれ多大な影響を及ぼすものである．

スワンガンツカテーテル法は高度の技術で，カテーテル挿入や得られた情報を解釈し，用いるには経験のある医師が必要とされる．スワンガンツカテーテルの適応，挿入経路，カテーテル法によ

[*1] スワンガンツとはカルフォルニアのエドワーズ（Edwards）社が論文の発表者であるスワン医師，ガンツ医師の名をたたえてつけた商品名である．ほかの会社もベッドサイド用右心カテーテルを開発したが，"スワンガンツ"という名称は今も同じように使われている．

[*2] 右心系のカテーテルの中に光ファイバーを備え，酸素飽和度を連続測定できるものもある（第6章参照）．

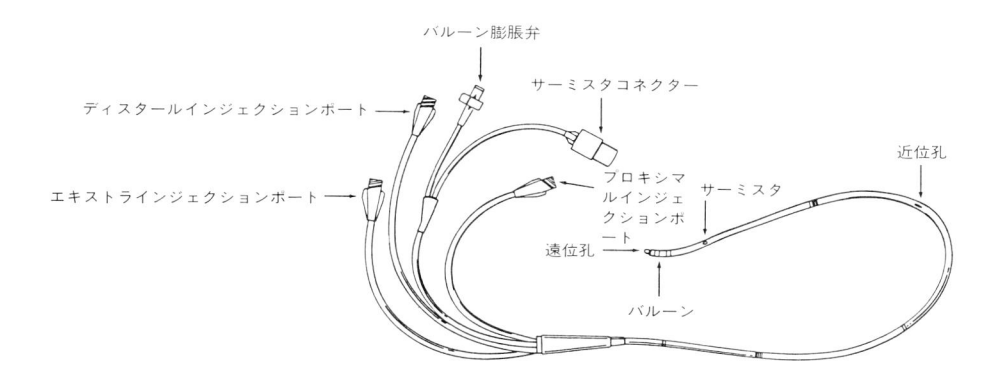

図8-4 4つの経路をもつスワンガンツカテーテル．もっとも遠位経路（遠位注入部）は肺動脈圧測定用であり，血液も採取でき，混合静脈血の酸素分圧が測定できる．2番目の径（バルーン用）は遠位端のバルーンをふくらませたり，しぼませたりする．3番目の径（近位側の注入部）はカテーテル先端より30cmに開口しているが，中心静脈圧（右心房）のモニターや輸液路として用いられる．4番目の径（予備の注入部）はすべてのカテーテルについているわけではないが，高カロリー栄養等の持続注入に用いられる．温度センサーはベッドサイドの心拍出量コンピュータに接続される．

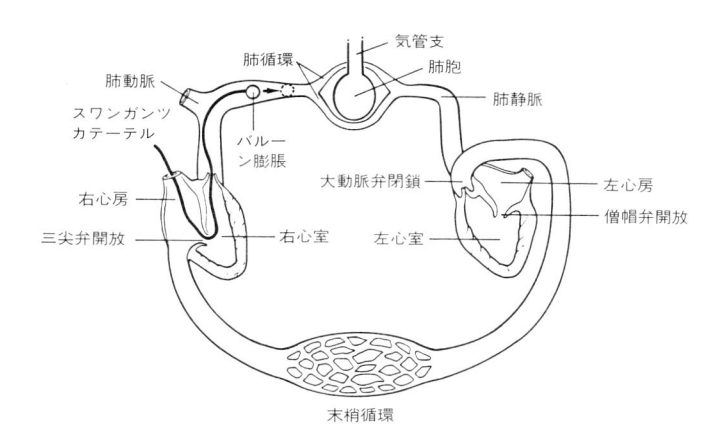

図8-5 スワンガンツカテーテルの楔入部位．ここでは左心と右心を離した状態を示すが，拡張期状態である．バルーンがふくらんだ状態のスワンガンツカテーテルは徐々に流れて進み楔入部に至り肺動脈を閉塞する．

り得られる測定について以下，簡単に述べる．

1) 適応

一般に，スワンガンツカテーテル法は非侵襲的方法では納得できる正確な循環動態が把握できない場合に，用いられるべき方法である．特に，肺動脈圧，肺動脈楔入圧，混合静脈血酸素分圧（PvO_2），混合静脈血酸素飽和度（SvO_2）等がわかれば治療方針が決り患者のためになる場合に用いるべきものである．測定は1回きりのこともあるが多くの場合は数時間から数日に及ぶ（循環動態のモニタリング）．カテーテルに特別な光ファイバーをつけると，肺動脈血酸素飽和度の連続的モニターが可能である．

2) 挿入経路

スワンガンツカテーテルは大きな静脈であれば挿入可能である．よく用いられる静脈は内頸静脈，鎖骨下静脈，外頸静脈，上腕静脈である．カテーテル挿入はベッドサイドで清潔な状態（医師は清潔なガウンと手袋を使用）で行う．

3) 測定

圧測定のためにはカテーテルをトランスデューサーにつなぎ水銀圧力計で較正する．トランスデューサーは血管内圧を電気的に変換してデジタル

表示あるいはグラフ表示できるようになっている。

すべての圧は mmHg で記録される。心拍出量は熱希釈法を用いて測定する。右心房の中心静脈圧測定部より10ccの生理食塩水を一気に注入する。室温もしくは0℃に冷却された生理食塩水は肺動脈血の温度を変化する。温度変化を肺動脈内にある遠位端の温度センサーで感知する（**図8-4**）。温度センサーは近位端の持続部を経てベッドサイドにある小さなコンピュータに接続する。生理食塩水を注入直後にコンピュータは肺動脈の温度変化に基づいて心拍出量を計算する。

混合静脈血酸素測定はカテーテル遠位端より採取する肺動脈血より得られる。この血液はカテーテルが楔入されていないことが原則である。カテーテルに光ファイバーセンサーをつけると連続的に SvO_2 のモニターが可能である。

6. スワンガンツカテーテル挿入 ―圧波形

流れ指向性のカテーテルを挿入する際、血管内圧の注意深いモニターが必要である。圧を測定することによってカテーテルの位置がわかる。実際には、これらの圧は持続的にカテーテルをすすめるにつれてモニターできる。さらに心電図をモニターすることにより不整脈を観察できる。

カテーテル挿入のガイドは**図8-6**に示すが、それぞれのカテーテル挿入部位における圧波形を参考にする。これは、カテーテル挿入のための特定なガイドであるという意味ではない。カテーテル製造会社の注意書は必ず目を通すべきであり、カテーテルの挿入は経験ある内科医自身もしくは指導のもとに行うべきである。**図8-6**に各位置とカテーテルの距離を示す。各々の距離は内頸静脈より挿入した時の普通の成人の場合を示す。他の静脈経路では右心房、右心室、肺動脈楔入部にいたるカテーテルの長さは異なってくる。

1) 上大静脈

最初に測定される圧は、挿入部より5～10cmの部位でありそれは中心静脈圧（CVP）である。

2) 右心房

右心房は挿入部より約15cmのところにある。右心房圧は正常なら10mmHg以下でありCVPと同じ圧となる。この位置でバルーンの1.5ccの空気を安全にふくらませることができる。カテー

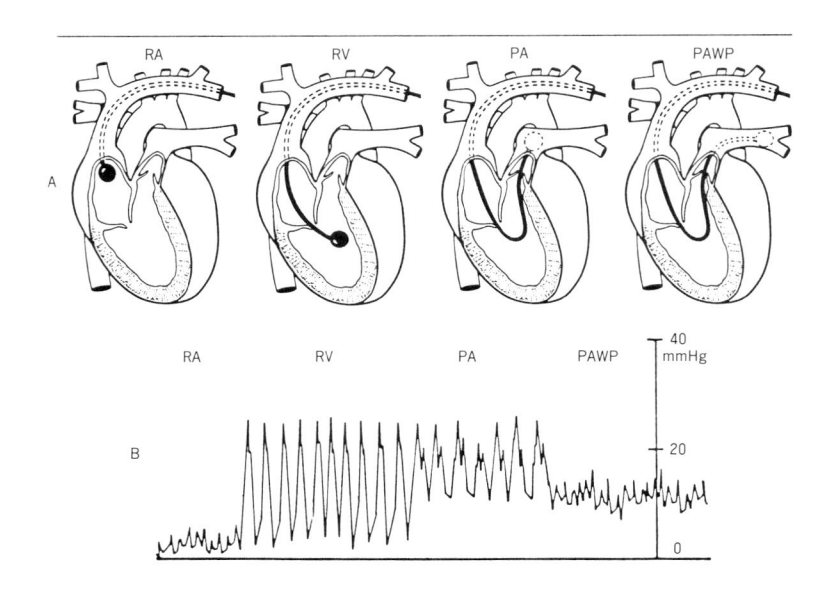

図8-6
A. スワンガンツカテーテルの位置
B. 圧測定による結果（RA, 右心房圧；RV, 右心室圧；PA, 肺動脈圧；PAWP, 肺動脈楔入圧）

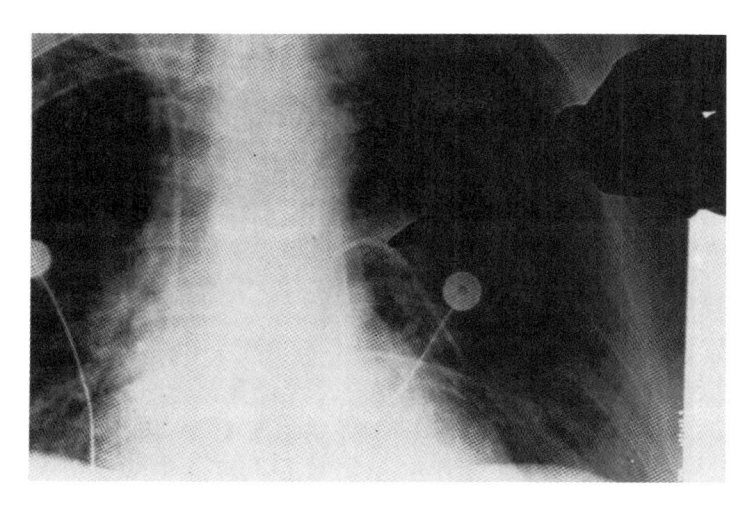

図8-7 左肺動脈にスワンガンツカテーテルがあることを示す胸部レントゲン写真。ボールペンがカテーテルを示している。

テルを静かにすすめてゆくとバルーンの先端が三尖弁を通過して右心室へすすむ。

3) 右心室

右心室は挿入部より約25cmのところにある。右心室の測定圧は特徴的であり、収縮期圧25mmHg、拡張末期圧はほぼ0である。ここからカテーテルをさらにすすめる（もし15cm以上すすめてもカテーテルが右心室内にあるならば、カテーテルがとぐろを巻くか結び目ができているので、バルーンをしぼませて右心房まで引きぬき、再度同様にすすめる）。カテーテルが肺動脈弁を通ると、測定圧は主肺動脈の特徴を示す。

4) 主肺動脈

主肺動脈（PA）は挿入部より35cmのところにある。正常のPA圧は約24/10mmHgで、拡張期圧は右心室内の拡張末期圧に比して極めて高い。この位置より肺動脈の分枝の1つに楔入するまでカテーテルをすすめる。

5) 肺動脈分枝

肺動脈分枝は挿入部より40cmである。楔入圧は特徴的であり、肺動脈に比して全体的に平坦である。正常な楔入圧は、左心房の拡張期と収縮期を反映して"山"と"谷"がみられる。実際の楔入圧は平均圧としてとらえ正常は6〜12mmHgである。

ここまできたら、胸部レントゲン写真をとりカテーテルの位置を確認し、カテーテルが曲がっていないか、気胸をつくっていないか等の挿入時に伴う合併症の有無を確認する。図8-7はスワンガンツカテーテルが適切な位置にあることを示す胸部レントゲン写真である。

7. 循環動態の測定と計算

スワンガンツカテーテル法より得られる種々の測定値はいくつかの指標を計算するために用いら

表8-3 スワンガンツカテーテル法と末梢動脈ラインより得られる基礎的な測定値

測定値	正常値
スワンガンツカテーテルを用いて	
中心静脈圧	<10mmHg
右心房圧	<10mmHg
右心室圧	15から30mmHg
右心室圧，拡張期	0から8mmHg
肺動脈圧，収縮期	15から28mmHg
肺動脈圧，拡張期	5から16mmHg
肺動脈圧，平均	10から22mmHg
肺動脈楔入圧，平均	6から12mmHg
心拍出量	4から7 l /分
心拍数	60から80 心拍/分
混合静脈血酸素飽和度	70%から75%
混合静脈血酸素分圧	35から40mmHg
末梢動脈血ラインを用いて	
体動脈圧，収縮期	100から140mmHg
体動脈圧，拡張期	60から90mmHg
体動脈圧，平均	70から105mmHg
動脈血液ガス	10ページ参照

れる．**表8-3**にこの方法にて得られる測定値と末梢動脈ラインより得られる測定値をも示す．**表8-4**に基礎測定値より得られるもっとも一般的な指標を示す．

臨床問題 4

重篤な患者が重傷管理室（ICU）でスワンガンツカテーテルと末梢動脈カヌラを用いて観察されている．最初に得られた患者の測定値を下記に示す．

（すべての圧は mmHg で示す．）

スワンガンツカテーテルで得られたデータ

中心静脈圧	5
肺動脈圧，収縮期	38
肺動脈圧，拡張期	26
肺動脈圧，平均	31
肺動脈圧楔入圧，平均	24
心拍数	120/分
心拍出量	3.1 l/分

末梢動脈カヌラで得られたデータ

体血圧，収縮期	89
体血圧，拡張期	54
体血圧，平均	66

患者の体重，身長より，体表面積は1.8m²（標準体表面積図表より得られた）．心拍出量係数，1回拍出量，1回拍出係数，体血管抵抗，肺動脈抵抗（表8-4の計算式を参照）を計算せよ．この患者の問題点は何か？

8．肺動脈楔入圧の測定

スワンガンツカテーテルは，いろいろな測定に用いられるが（**表8-3**参照），肺動脈楔入圧（PAWP）測定に用いるのがもっとも有効な使用法といえる．PAWPの測定には多くの要素が影響し，極めて重篤な患者のPAWPを適切に判断するのは簡単ではない．少なくともPAWPを正しく用いるには，臨床状況をよく把握するのみならず肺動脈血流量に対する呼吸の影響をよく理解することが必要である．臨床例におけるPAWPを論じる前に，実際の測定法についてくわしく述べる．

PAWPを測定するためには，バルーンをふくらませたカテーテル先端を肺動脈分枝に"楔入"させる（**図8-5，8-6**を参照）．ふくらんだバルーンで肺動脈血がせき止められると，カテーテル先端は下流の圧を測定することになる．肺動脈をせき止めると，下流の圧は肺静脈の圧ということになる．肺静脈圧は左房圧を反映し，状況によっては左室拡張末期圧を反映する．この3つの圧の変化はガス交換に深くかかわり，ベッドサイドでは左心系の圧を直接測定することができないために，PAWPは左心系の圧をうかがい知る"窓口"となりうるのである．

表8-4 循環動態測定より計算される一般的な指標

指標	計算式	正常値
心拍出量係数	$\dfrac{Q_T(l/分)}{体表面積\ (m^2)}$	2.8から4.2 l/分/m²
1回拍出量	$\dfrac{Q_T(ml/分)}{心拍数\ (/分)}$	50から80 ml/拍
1回拍出量係数（SI）	$\dfrac{1回拍出量(ml/拍)}{m^2}$	30から65 ml/拍/m²
左心室1回仕事量係数	SI×(MSAP−PAWP)×0.0136	43から61 g-meters/m²
右心室1回仕事量係数	SI×(MPAP−CVP)×0.0136	7から12 g-meters/m²
体血管抵抗*	$\dfrac{MSAP-CVP(mmHg)}{Q_T(l/分)}$	11から18 mmHg/l/分
肺血管抵抗**	$\dfrac{MPAP-PAWP(mmHg)}{Q_T(l/分)}$	1.5から3.0 mmHg/l/分
%シャント	$\dfrac{C_{cO_2}-C_{aO_2}}{C_{cO_2}-C_{vO_2}}$	<5 %
酸素消費量	$Q_T\times(C_{aO_2}-C_{vO_2})$	150から300 ml O_2/分

* MSAP，平均体動脈圧；CVP，中心静脈圧；MPAP，平均肺動脈圧；PAWP，肺動脈楔入圧（平均）；m²，体表面積平方メートル；Q_T，心拍出量；C_{cO_2}, C_{aO_2}, C_{vO_2}，毛細血管血，動脈血，混合静脈血の酸素含有量
** 多くのテキストでは，抵抗計算式は変換係数80をかけて dynes × sec × cm⁻⁵ 単位で表示している．いずれも正しい．dynes × sec × cm⁻⁵ 単位を用いると，体血管抵抗（SVR）は大体880から1440で，肺血管抵抗（PVR）は大体150から240

PAWPは正確に測定しないと左心系の圧を正確に反映し得ない．不正確なPAWPを得るくらいならむしろ何もわからない方がよいくらいである．PAWPが正しく測定されているかをチェックするには主に2つの方法がある．

1. 楔入圧の波形は左房圧の特徴（**図8-6**）を備えているべきであり，肺動脈圧波形とは明らかに異なっていることが必要である．PAWP波形はバルーンをふくらませる時のみみられるべきであり，バルーンをしぼませると肺動脈圧波形がすぐでてこなければならない．
2. 平均楔入圧は肺動脈拡張期に比して低いかほぼ同じぐらいである．平均楔入圧が肺動脈拡張期圧より高い場合は不正確な楔入圧を測定していることを示唆している．この不正確な測定はかなり小さな肺動脈内でバルーンをふくらませる場合にみられる（カテーテルの"過楔入"）．

他の方法として，あまり普及されていないがバルーンをふくらませた状態で血液をカテーテルから採取することである．カテーテルが肺動脈を閉塞するとカテーテル先端から採取した血液は下流の肺毛細血管からのものであり十分酸素化されているはずである（ほぼ100％飽和に近い）．一方，混合静脈血（楔入されていない肺動脈内の採血）では酸素飽和化が低いはずである．しかしながら，肺内シャント血を吸引するかもしれないし，またはカテーテル先端が低換気/血流領域にある場合もある．このような理由から，酸素飽和度の低い血液試料が必ずしも真の楔入状態を否定するわけではない．

技術的な理由から，PAWPを何回も測定することが難しいことがある．この困難な理由の中には肺動脈内でのカテーテルが移動したり，バルーンが破裂することがあげられている．PAWPが肺動脈拡張期圧の数mmHg内であれば，肺動脈拡張期圧がPAWPの代わりとなりうる．肺動脈拡張期圧がPAWPよりかなり高い場合は，肺高血圧があることになり，肺動脈圧を楔入圧のかわりには用いることはできない．

臨床問題5

スワンガンツカテーテル法より得られた下記の圧（mmHg）をどう評価すべきか？どの患

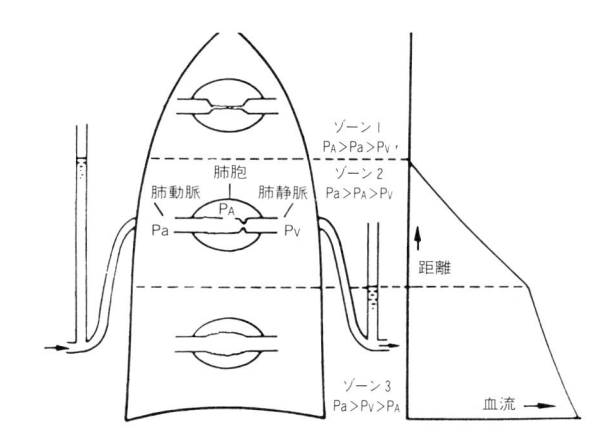

図8-8 立位における肺の3層構造．詳細は本文参照．(From West J-B., Dolley, C.T., and Naimark, A.: J. Apply. Physiol. 19:713, 1964)

者の肺動脈拡張期圧がPAWPのかわりになり得るか？

患者A．　肺動脈圧　24/12；PAWP, 12
患者B．　肺動脈圧　35/23；PAWP, 11
患者C．　肺動脈圧　43/23；PAWP, 22

血行動態モニタリング中の1つの大きな問題点は，人工呼吸器を使用している患者の場合，特に呼気終末陽圧法（PEEP）[*3]の呼吸状態の場合にどのようにしてPAWPを測定するかということである．

気道圧上昇がPAWP測定に影響するか？

この問に対しては3つの要素が答えを左右する．(1)患者の体液量の状態，(2)気道圧の程度，(3)胸郭内におけるスワンガンツカテーテル先端の位置．

肺を3層に分割するのに肺血管圧と肺胞圧との関係が用いられる（**図8-8**）．肺内において血流に対する重力の影響は大きく，起立時には肺尖部は肺底部に比して血流量が少ない（**図5-7**を参照）．その結果，起立時においては肺動脈圧と肺血流量は肺上端でもっとも低く，肺底部でもっとも高い．一方，肺胞内圧は肺内で一定である．

[*3] PEEPは1サイクルの呼吸を通じて大気圧より陽圧となる呼吸方法であり，第9章と第10章でくわしく論じる．

肺尖部近傍の第1層では肺胞内圧（PA）は肺動脈圧（Pa）や肺静脈圧（Pv）よりも高い。結果として第1層では血流がないということになる。健康な肺では第1層は普通はみられないが（特に人工呼吸器を使っているような患者のような）呼吸器疾患においては第1層が多少みられる。

幅広く見られるのが第2層であり，1呼吸を通してほとんどの部分でPaはPAより高く，PAはPvより高い状態である。第2層の血管は圧の高い部屋に囲まれた虚脱しやすいチューブのような性状である（いわゆる"スターリングの抵抗器"），したがって血流量は肺動脈圧と肺胞内圧との差によって決定されることになる。この圧差は呼気終末陽圧呼吸の時，もっとも著明となり，第2層の肺胞内圧は上昇し，肺毛細血管は途絶し肺胞内圧が落ちると再び血流は再開する。いかなる状況においても，重力のために血流量は肺底部で増加し，PvはPAに近づき血流が虚脱する傾向は減少する。

最後に第3層ではPvは常にPAより高く（それでもPaより低い），呼気時といえども肺血流量は途絶えることがない。3層肺構造の圧関係は仰臥位の患者においてもあてはまる（**図8-9**）。左心房は3層を区分けするのに役立つ。第2層は左房と同等もしくは近い位置にある。第1層は左心房より上にあり重力のために血流量は減少している。重力のために血流量が増加して左心房より下にあるのが第3層である。3層は固定した大きさではなく，人工呼吸や患者の循環（体液）動態により変る。

人工呼吸では肺胞内圧が上昇するために第2層が第1層へ，第3層が第2層へと変換する。たとえば，人工呼吸器が肺の中へ空気を押し入れると，肺胞内圧が上昇し血流が途絶する；呼気時に肺胞内圧が減少すると血流が再開通する。このような血流の変化が第2層の広さを規定することになる。呼気，吸気を通して血流がないような肺胞内圧を示すところが第1層であり，逆に第3層は肺胞内圧が血流を途絶しないところである。

人工呼吸時は，気道内圧は正常呼吸時に比してかなり高く，PAは上昇し，Pvより高くなったり（第2層の形成），Paより高くなったりする（第1層の形成）。人工呼吸器で気道内圧が高くなればなるほど(呼気最大圧または呼気終期圧)，肺胞内圧は上昇し，それだけ肺血流に対する効果も大になる。第1層及び2層の人工呼吸時の範囲拡大は予想されるところであるが，その大きさの程度や臨床的な影響はなかなか正確には把握できない。人工呼吸のガス交換に対する効果を把握するには動脈血ガスのモニターが必要である。

体液量低下は肺血管の圧を低下し，第3層を第2層へ，第2層を第1層へと変換する。一般的には患者が脱水状態になると，第3層は減少し，第2層が増加する。脱水状態で人工呼吸器を使用すると，第1，2層がかなり増大し，その結果第3層が減少する。

人工呼吸と血管内容量の関係がいかに肺動脈楔入圧に影響するかの解明を試みた研究は多い。仮にスワンガンツカテーテル先端が第1層もしくは第2層にあれば，肺胞内陽圧はPAWPを誤って高目に読むことになる。事実，PAWPではなくて肺胞内圧を測定しているかも知れない。患者に

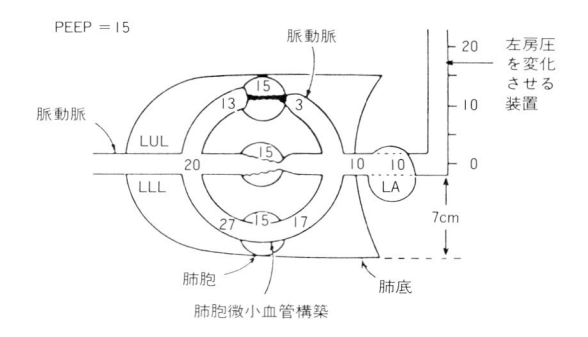

図8-9 仰臥位における肺の3層構造。
このモデルは15cmH₂OのPEEPがすべての肺胞に伝達されると仮定したものである。血管内圧は血液の垂直位の高さに依存する（肺胞内圧との比較のためにcmH₂Oにて示す）。肺動脈圧は肺上端部では13cmH₂Oで，中央部で20cmH₂O，肺底部では27cmH₂Oである。一定の肺胞内圧と比較した血管内圧の差は3層を形成する。肺上端部（第1層）では肺胞圧(PA)が肺動脈圧(Pa)及び肺静脈圧(Pv)をこえるために血流が途絶する。小さな第2層は肺中央部にみられるが，PaはPAより高いがPAはPvに近いか，Pvより高い。最後に第3層ではPaとPvはPAより高く血流はつねに存在する（LUL左上葉，LLL左下葉，LA左心房）。
(From Tooker, J., Huseby, J., and Bulter, J.: Am. Rev. Respir. Dis. 117:721-725, 1978)

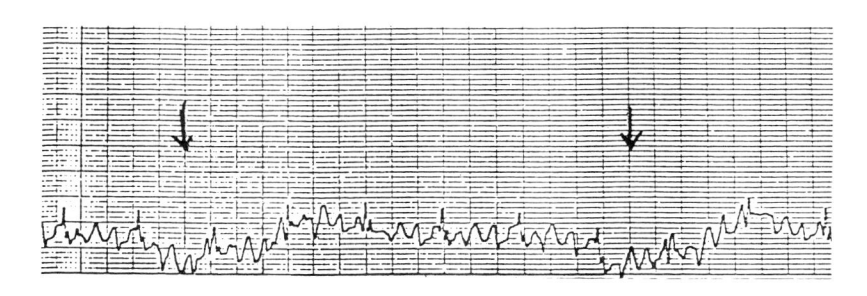

図8-10 人工呼吸中の肺動脈楔入圧（PAWP）の測定．
PAWPは呼気終末期に測定すべきであり（矢印），気道内陽圧の影響は少ない．

PEEPを用いていなければ，普通はこの問題は呼気終期にPAWPを測定することにより解消できるものである（図8-10）．PEEPがないと呼気終期の肺胞圧は大気圧に等しく（0），真の楔入圧の測定が得られる．患者にPEEPを用いると，呼気終期圧はつねに大気圧より高いためにPAWPの測定はより複雑である．PAWPを測定するときPEEPを中止することを推奨する人もいるが，PEEPが必要なのだからPEEPをやめると酸素化が悪くということだけを考えてもあまり良い方法とはいえない．さらにつねにPEEPが当分必要であるならPEEPを用いているときのPAWPが必要となる．このジレンマに対する容易な解決策はないが，いくつかの研究がある．一般的には，正常の体液容量状態で10cmH₂Oもしくはそれ以下のPEEPはPAWPに対する影響は少ない．もし脱水状態なら（100から200ccの静脈内生理食塩水）急速輸液をしてなるべく正しいPAWPを得るようにする．さらに重要なこととしてスワンガンツカテーテルは流れ指向性であるためにPEEPの影響の少ない第3層にカテーテル先端がむけることである（垂直位のカテーテルの位置は通常の前後方向の胸部X線写真では判断できないために横方向からの写真によるチェックをすすめる人もいる）．大切なことは気道内圧とPEEPのPAWP測定に対する影響を理解することであり，これらの影響を考慮せずしての測定の有効性は容認されるべきものではない．

9．肺動脈楔入圧は何を意味するのか？

前項では主として測定における人工産物を取り扱った．仮に正確な人工産物（アーチファクト）のない肺動脈楔入圧（PAWP）が測定されたとしたら，PAWPは何を意味するのか？PAWP測定は左心側とカテーテル先端より遠位の肺循環の情報を得るために行われる．したがってPAWPを測定するのには2つの基本的な理由があげられる．(1)肺毛細血管の静水圧の指標として，(2)左心房及び左心室の充満圧の指標としてである．

1970年のスワンガンツカテーテルの台頭まで，これら循環動態の情報は（ベッドサイドにおいては）中心静脈圧（CVP）の測定のみによって得られていた．CVP測定には（スワンガンツカテーテルの1/3長の）カテーテルを大きめの静脈内に留置し垂直の静水圧計に接続して測定する．カテーテル先端と静水圧計との間に障害物がなければ水位をみることにより正確にCVPを測定できる．この方法では健常人におけるCVPは12cmH₂O（10mmHg以下）である．

PAWP測定が可能になるまでは，CVPは左房及び肺静脈圧が肺動脈，右心系そして中心静脈圧へと変化しないで伝達される仮定を示すものとして用いられた．スワンガンツカテーテルを用いることによりその結果この左心系の圧はほとんどの場合，CVPに反映して伝達されていないことがわかった（図8-11）．多くの場合CVPとPAWPとの相関はみられず，現在では重篤な患者や急性心筋梗塞の患者ではCVPはPAWPの代用とはなり得ないことがわかっている．

1)肺毛細血管静水圧の指標としてのPAWP

人工的にPAWPが上昇しない限り（人工呼吸

器使用等），PAWP は血漿液を肺間質に押し出す力となる毛細管静水力圧を測定している．この力は通常は6から12mmHg で，毛細血管の膠質滲透圧（正常では20から25mmHg）に拮抗する力でその結果，体液は肺内に蓄積しない．PAWP が高ければ，もしくは毛細血管の膠質滲透圧が低ければ，体液の漏出が生じやすい．

膠質滲透圧計を用いて肺動脈血サンプルの膠質滲透圧を直接測定できるが，血清総蛋白，もしくはアルブミン濃度（正常では各々6～8g％と3.8～5.0g％）より測定することもできる．血清蛋白濃度は測定した膠質滲透圧と相関し，蛋白が低いと膠質滲透圧も低い．膠質滲透圧が低いということがそのまま肺水腫をひきおこすとは限らないが，静水圧が高くなることによりひきおこされる肺水腫には確実に関係があることになる．膠質滲透圧と静水圧の不均衡が起こると，いずれにしても肺水腫がおこり，PAWP を測定することにより治療のための重要な情報がえられる（肺水腫の生理的機構は第11章で詳しく述べる）．

肺水腫の原因が静水圧の上昇のみであると，PAWP と胸部レントゲン写真の所見の間に相関がある．PAWP が18mmHg 以下なら，レントゲン写真では肺水腫の所見はみられない．PAWP が18から25mmHg になると，軽度から中等度の肺水腫の変化（上葉に，血管陰影の増強がみられるようになる）がみられる．25mmHg をこえると，明確な肺水腫の変化がみられ，PAWP が高ければそれだけレントゲン写真の変化も重症である．これらの関係を確認するためには，PAWP を測定するとすぐ胸部レントゲン写真をとる事が大切である．

たとえば，もし胸部レントゲン写真がはっきりした肺水腫を示し，治療を受ける前の PAWP 測定が10mmHg ならば原因は，左心不全とははっきりいえない．逆に，PAWP が35mmHg で胸部レントゲン写真が完全に明るいなら，PAWP が間違っているか，写真が他人のものである．

―― 臨床問題6 ――

以下に血圧及び血清アルブミン濃度（圧はmmHg，血清アルブミンはg％で表示）とともに3人の患者の楔入圧を示す．理学所見及び胸部レントゲン写真上から各患者に肺水腫を認める．

患者A：血圧　70/50，PAWP　7，血清アルブミン　4.1
患者B：血圧　135/83，PAWP　27，血清アルブミン　3.4
患者C：血圧　125/75，PAWP　16，血清アルブミン　2.6

肺水腫の原因として毛細管静水圧を考えると，各患者の楔入圧をどう解釈するか？

2）左心系の充満圧の指標としての PAWP

PAWP と左心系循環動態の関係は複雑である．この関係は左心機能の重要な因子である左房圧（LAP），左室拡張終末圧（LVEDP）及び左室拡張終末容量（LVEDV）と PAWP を比較検討することによりかなり簡単になる．

PAWP 測定は以下の記載がつねに正しいならばもっとも有用である．(1) PAWP が LAP に等しく，LAP が LVEDP に等しい，(2) LVEDP が LVEDV を正しく反映し，LVEDV の増減が LVEDP を比例的に変化させる．

循環動態測定時にこのような理想的な状態であることがよくあるが，不健康な患者では，そうではない．

スワンガンツに関する歴史的総説は，これらの事実の理解の曲解と PAWP 測定の解釈にもいろ

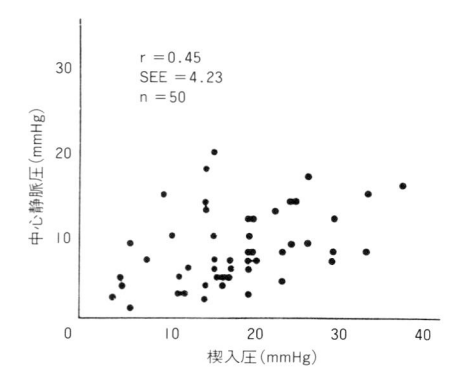

図8-11　中心静脈圧と肺動脈楔入圧は相関が悪い．（r：相関係数，SEE：標準誤差，n：対象となった患者数）
(From Forrester, J.S.,; Diamond, G., McHugh, T.L., et al.: Reprinted by permission of N. Engl. J. Med. 285:190-193, 1971)

いろな落とし穴があることの認識を深めさせた．

一般的に，僧帽弁狭窄症などのような心疾患があってもPAWPとLAPはよく相関する．PAWPとLVEDPとの相関は困難である．この相関を論じる前に，LVEDPを理解することがなぜ重要であるかを検討しよう．

拡張期に，左房からの血液は僧帽弁を通り左室を充満する．心筋が伸展すればするほど収縮期に左室より，より多くの血液が駆出される．拡張末期の心筋の伸展の程度は通常，前負荷という．前負荷が増加するにつれてある点までは，心筋の仕事（左室1回仕事量）は増加する．この関係が心臓のスターリングの法則の本質である（図8-12）．

心筋の伸展の程度は通常，試験管内でとり出した筋肉で測定する．生体内では，伸展の程度は左室拡張末期容量（LVEDV）と相関する．スターリングの法則にしたがえば，LVEDVは左室の前負荷で，心筋の伸展量と同様の関係が左室仕事量でみられる．

1回拍出量はまた左室仕事量に代るものである．従って生体内では，心臓のスターリングの法則はLVEDVと1回拍出量の関係である（図8-13）．即ちLVEDVが増えれば（ある点まで）それだけ1回拍出量も増えることになる．心拍出量は1回拍出量に心拍数を掛けたものであり，心拍数が一定であれば同様のスターリング関係がLVEDVと心拍出量の間にみられる．

スターリング曲線の変移は心筋収縮力を変化す

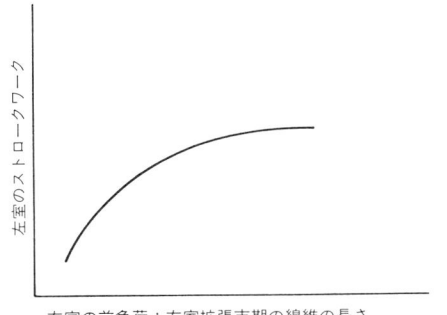

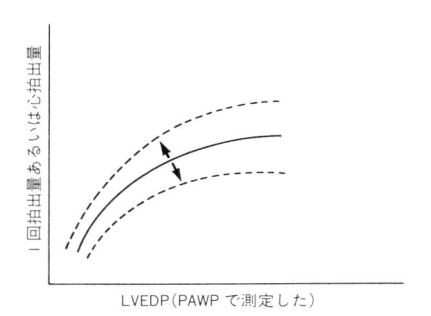

図8-13 臨床におけるスターリング曲線．
臨床において1回拍出量（または心拍量）は左室仕事量のかわりに用いられ，左室拡張末期圧（LVEDP）は左室拡張末期容量（LVEDV）のかわりとして用いられる．スターリングの法則のこの再解釈によるとPAWPがLVEDPに等しく，LVEDPが正しくLVEDVを反映すると仮定した場合に肺動脈楔入圧（PAWP）は，左室前負荷の基本的な測定としてみなされる．心筋収縮の変化は前負荷と1回拍出量間の量的関係に影響している．中央の曲線は正常の関係である．心筋収縮力の変化はスターリング曲線を左側（収縮力の増加）または右側（収縮力の減少）に変移させる

るあらゆる条件でおこりうる．曲線は左へ変移したり（収縮力の増加，収縮力増加促進の薬剤使用），右へ変移したりする（収縮力の減少，心筋梗塞の結果みられる）．左へ変移したスターリング曲線は一定のLVEDVでは心拍出量を増加させ，右へ変移した曲線は一定のLVEDVでは心拍出量を減少させる（図8-13）．

スターリングの法則は左室拡張終末圧（LVEDP）と心拍出量との関係としてよく認識されている（図8-13）．LVEDPは左室の"充満圧"である．すなわち拡張末期の左室圧である充満圧が増加すると（充満容量を反映することになる），ある点までは，それだけ心拍出量は増加する．もしこの関係が正しく，またもしPAWPが正確にLVEDPを反映すると仮定すると，PAWPは左室の前負荷の測定に用いることができる．前負荷の測定としてPAWPは治療に対する有意義な指標となりうる．

臨床問題7

2人の患者で尿量が減少し低血圧がおきた．問題が循環動態の不安定さによって引きおこされたとすると，以下の情報があればどのよ

図8-12 スターリング曲線は心筋伸展の程度（拡張末期心筋線維長として測定される）と心筋仕事の程度（左室仕事量）との相関である．前者は左心室の前負荷で生体内にあっては左室拡張末期容量と相関する．

うに治療するか？
　患者A：PAWP　4mmHg
　患者B：PAWP　28mmHg

多くの場合，PAWPは正確に左室拡張終末圧（LVEDP）を反映し患者治療の指標に用いられる．しかしながら，LVEDPとLVEDVの関係は直線的なものでなく（図18-14．A），曲線的なものである（図18-14．B）．心室のコンプライアンスは拡張する圧（LVEDP）の変化に対する容量（LVEDV）の変化である．両者の関係は直線的でないので，LVEDP（つまりPAWP）の変化は左室の前負荷の変化を正確に反映しているとはみなされない．図8-14．Bに示すごとく，曲線の上行脚の小さな圧の変化は，曲線上端近くにおいては大きな圧変化と同様の容量の変化を反映する．さらに心室コンプライアンス曲線は心疾患によって変化し，圧と容量関係はよりひずんだものになる．たとえば低いコンプライアンスの堅い左室においては，高いLVEDPは比較的小さいLVEDVを正確に反映している．

呼気終末陽圧法（PEEP）も左心室周囲の圧を上昇させることにより心室コンプライアンスに影響する．この結果はPEEPがPAWPを上昇させる効果に類似している．正常では呼気終末では左心室周囲の胸腔内圧はほぼ大気圧(0)に等しい．PEEPを用いると，この周辺圧は陽圧（大気圧を超える）となる．その結果，ある一定の心室容量を得るためには正常より高いLVEDPが必要と

なり心室のコンプライアンスは減少する．図8-15に心室の前負荷の変化が必ずしもLVEDPに反映されないことを示す．

まとめると，PAWPが左室の真の前負荷

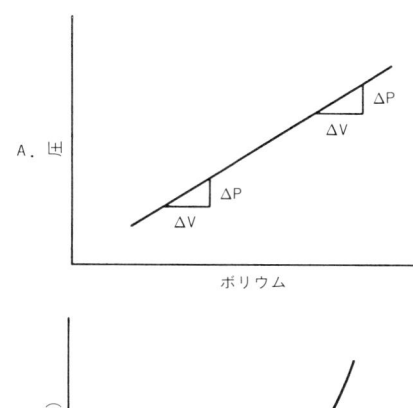

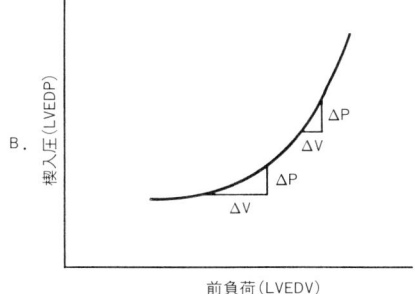

図8-14 左心室コンプライアンス曲線—LVEDVとLVEDPの関係．
A．理想的な心室コンプライアンスは直線関数である．直線のどの点においても同じ圧変化は同じ容量の変化を示す．
B．実際の心室コンプライアンスは曲線関数である．同じ圧の変化でも各曲線上で容量の変化は異なっている．

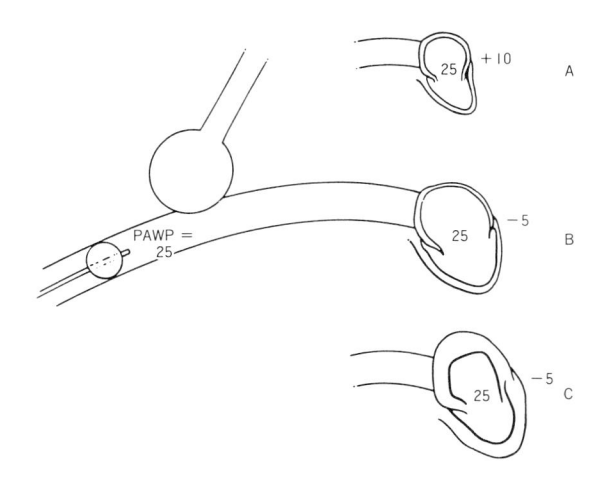

図8-15 肺動脈楔入圧（PAWP）は左室拡張終末圧（LVEDP）を反映するが，LVEDPは左室の前負荷を正確に反映するわけではない．PAWPの左室前負荷（左室容量）に対する関係を3つの状況で示す．各状況においてPAWPが25mmHgと上昇し正確にLVEDP 25mmHgを反映している．
A．PAWP上昇の原因は胸腔内圧が上昇したためであり（＋10mmHg）呼気末期陽圧呼吸（PEEP）治療により引きおこされる．
B．PAWP上昇の原因は左室容量が増加したためであり胸腔内圧は－5mmHgと正常である．したがってこの場合PAWPは正確に左室前負荷を反映している．
C．PAWP上昇の原因は左室が固くなっているためであり心筋虚血によって引きおこされる．PAWP及び胸腔内圧はBと同じであり左室の前負荷（左室容量）は正常である．
(Modified from O'Quin, R., and Marini, J.J.: Am. Rev. Respir. Dis. 128:320, 1983)

PAWP が正しく左室前負荷を反映しない状況*

1. **PAWP が LVEDP より低い場合**
   大動脈弁逆流症
   左室のコンプライアンスの低下（3番を参照）

2. **PAWP が LVEDP より高い場合**
   カテーテル先端が第1または2層にある場合；PEEP の有無にかかわらず人工呼吸器使用，あるいは体液容量が少ない場合
   心房内粘液腫
   胸腔腫瘤が肺静脈を圧迫する場合
   僧帽弁狭窄又は逆流症
   左室コンプライアンスの上昇（3番を参照）

3. **PAWP が LVEDP に等しいが LVEDP が LVEDV に相関しない場合**

左室コンプライアンスの低下	左室コンプライアンスの上昇
右室容量の上昇	右室容量の減少
心タンポナーデ	心膜欠損，心膜除却
薬剤	薬剤
例；イソプロテレノール	例；ニトログリセリン
LVEDV の上昇	LVEDV の低下
頻脈	徐脈
PEEP	
心筋虚血・心筋梗塞	
心筋肥大	

* 理想的状況—PAWP は LAP に等しく，LAP は LVEDP に等しく，LVEDP は LVEDV に相関する．これらの関係が正しいなら PAWP は左室前負荷の測定として用いることができる．

循環動態モニター時の落し穴と合併症

落し穴（判断もしくは操作の誤り）
1. 適応の誤り（より非侵襲的方法でも同程度の情報が得られる，得られた情報が治療を変更しない）
2. 間違ったデータを得る（不正確な器械較正と誤ったトランスデューサーの位置）
3. データの誤用（得られたデータの不正確な解釈）
4. 治療法選定の前に周辺データのチェックを行わない．（胸部X線，血清アルブミン，尿量等のデータ）
5. 循環動態のデータを患者管理においてこれ以上必要としないもしくは，もはや無効であるにもかかわらずカテーテルを抜去しない．

テクニックに伴う合併症
1. 三尖弁もしくは肺動脈弁の破綻もしくは断裂
2. 気胸（鎖骨下挿入法に伴う）
3. 肺血栓症と肺出血，肺動脈の破裂を含む
4. 右心側心内膜障害（出血，血栓症及び感染を含む）
5. カテーテルの屈曲や結節形成
6. カテーテル挿入部静脈血栓症
7. 心ブロックを含む心臓不整脈
8. カテーテル挿入部あるいは先端部における感染
9. バルーンの破裂
10. 静脈内におけるガイドワイヤーもしくはカテーテルの一部の落とし込み

（LVEDV）を反映しない状況がいくつかある．これらの状況を前ページの枠内にまとめて示す．明らかに（スワンガンツカテーテルにより測定された）PAWPと左室の前負荷の真の相関は複雑であり，特に患者に人工呼吸器を用いていたり，左室のコンプライアンスを変化させる状況の時がそうである．表にあげた多くの要因を説明するのは容易ではなく，楔入圧の変化に伴う心拍出量，血液の酸素化，尿量等の変化を測定して注意深く患者を観察するしかない．PAWPは重要ではあるが，患者を注意深く観ることの代りになるものではない．

10. 循環動態モニター時の落し穴と合併症

おそらくスワンガンツカテーテル法に伴う落し穴と合併症はこのテキストに述べてある他のどんな技術でおこるものよりも多い．前述の肺動脈楔入圧に関する部分で可能性の高い落し穴のいくつかを述べた．落し穴は判断や操作上の誤りであり，合併症は技術上の誤りである．前ページの枠内に一般的な落し穴や合併症を示す．

この表は必ずしも完全ではないが，およそおこりうる問題があげてある．問題は起こりうるが，正しい状況下で，循環動態のモニターを行うことに躊躇してはいけない．適切に用いると，循環動態モニター（動脈圧や血液ガス分析を含んで）は重篤な患者の正しい生理学的情報を提供してくれる．

11. 臨床に役立つ循環動態のモニター

表8-5にいくつかの臨床状況における典型的な循環動態の変化を示した．これらの変化はいわゆる"純粋な"症例である．多くの患者の場合，実際は成人呼吸促迫症候群（第11章にて論じる）や左心不全等の複雑な問題をかかえている．さらに状況を複雑化するものとして肺水腫が膠質浸透圧が低いためにひどくなることがある．

臨床問題8

60歳の糖尿病の女性が脱水と尿路感染症のために入院した．入院時，体温は100.7°F（注釈：38.2°C）であった．輸液と抗生物質投与が開始した入院3日目に，呼吸困難による呼吸促迫がみられ体温は102°F（注釈：38.9°C）に上昇した．入院時正常の血圧が88mmHgに低下した．胸部レントゲン写真は入院時正常であったが，両側の肺浸潤がみられた．集中管理室に運ばれ右内頸静脈よりスワンガンツカテーテルが挿入された．以下の測定値及び計算値が得られた．

肺動脈圧	27mmHg	収縮期
	12mmHg	拡張期
	21mmHg	平均
肺動脈楔入圧	7mmHg	
心拍出量	6.3l/分	
心拍出量係数	4.1l/分/m²	

表8-5 一般的な臨床状況における循環動態の変化*

状況	胸部X線上における肺浸潤	SAP	SVR	Q_T	PAP	PAWP
成人型呼吸促迫症候群	両側	不定	不定	不定	不定	正常−低下
左心不全	1側もしくは両側	正常−低下	上昇	減少	上昇	上昇
敗血症性ショック	無，1側もしくは両側	低下	低下	増加	正常−低下	正常−低下
脱水	無	低下	上昇	正常−減少	正常−低下	低下
肺高血圧	無	正常	正常	正常	上昇	正常

* 多くの状況は重複するために，実際の個々の症例においては典型的な循環動態の変化がみられるわけではない．たとえば敗血症と心不全すべての患者は低心拍出であり，呼吸困難と心不全の患者のPAWPは上昇している．
SAP：体血圧，SVR：体血管抵抗，Q_T：心拍出量，PAP：肺動脈圧，PAWP：肺動脈楔入圧

体血管抵抗　　　　　　8.3mmHg/l/分
この循環動態はどう解釈すべきか？

臨床問題 9

68歳の男性が脳血管障害で喋ることも食べることもできなくなり入院した．患者は意識清明で理解力良好．右下葉の嚥下性肺炎のために回復が遅れた．
血液ガスは経鼻酸素$2l$/分でPaO_2 65mmHgであった．輸液，抗生物質及び経管栄養療法が開始されたが入院4日目に状態が悪化し，マスク50%酸素にてPaO_2は55mmHgとなり意識不明となった．ポータブルの胸部レントゲンは肺炎と思われる両側の肺浸潤がみられた．患者は挿管され人工呼吸管理となった．この時点で鑑別診断は，両側肺炎，成人型呼吸促迫症候群及び鬱血性心不全である．スワンガンツカテーテルと動脈圧が確保され以下のデータが得られた．

肺動脈圧	35mmHg	収縮期
	23mmHg	拡張期
	29mmHg	平均
体血圧	140mmHg	収縮期
	72mmHg	拡張期
	100mmHg	平均
肺動脈楔入圧	22mmHg	平均
中心静脈圧	10mmHg	平均
心拍出量	5.4l/分	
心拍出量係数	3.1l/分/m²	
体血管抵抗	19mmHg/l/分	

このデータをどう解釈するか？

臨床問題 10

昏睡状態の65歳女性が救急外来に運ばれた．血液ガス分析で著明な呼吸性アシドーシスでpHが7.05，$PaCO_2$ 86mmHg，PaO_2 36mmHg（FIO_2 0.21）であった．挿管されて集中治療室へ搬入された．胸部レントゲンで肺野は明るく軽度の心拡大をみとめた．尿量が少なく低血圧のために，スワンガンツカテーテルと動脈ラインが使用された．経時的な循環動態は以下のごとくであった．10時間でデキストロースと生理食塩水を約200ml/時にて輸液を行った．これらのデータをどう解釈すべきか？

	1時	3時	11時
肺動脈圧(mmHg)	53/26	50/25	48/24
肺動脈楔入圧(mmHg)	9	14	16
体血圧(mmHg)	95/65	110/73	115/75
心拍出量/分	4.5	4.8	5.1
心拍出量係数 l/分/m²	2.7	2.8	2.9
1回換気量(cc)	800	800	800
呼吸数/分	12	12	12
FIO_2	0.50	0.40	0.40
pH	7.23	7.35	7.38
$PaCO_2$(mmHg)	65	58	51
PaO_2(mmHg)	123	90	94

12. まとめ

　肺循環は体組織循環系とは反対に低圧系，高容量系である．一般に生理学的問題となる肺高血圧症は現実にはすべての慢性心肺疾患とともに多くの疾患にみられる．肺高血圧症の原因として低酸素血症，肺血管床の減少，肺毛細管水力学的圧上昇，肺動脈の狭小化等がある．ベッドサイドで肺動脈圧，肺血管抵抗，右心系心拍出を測定するためには先端にバルーンのついた流れ指向性の（スワンガンツ）右心カテーテルが用いられる．特定の患者ではスワンガンツカテーテル法は循環動態知るのに役立つデータを提供してくれる．スワンガンツでもっとも多く得られる測定は肺動脈楔入圧（PAWP）である．理想的な状況ではPAWPは左房圧，左室充満圧，そして左室の前負荷（左室容量）を反映し，PAWPは輸液療法に際して有効な指標となる．呼気終末陽圧法使用時や左室コンプライアンスが減少しているような状態ではPAWPは左室の前負荷を正確に反映せず患者の体液状況について誤った情報を提供する．PAWP測定は注意して解釈しなければならないし，そしてつねに臨床全体像，放射線検査，血液生化学検査，循環動態状況等と合せて評価する必要がある．スワンガンツのデータの不適切な解釈の外に，よくみられる落し穴は臨床的に必要以上に長い間カテーテルを留置しておくということである．さらにスワンガンツカテーテル法に伴い多くの合併症

には静脈血栓，肺出血，不整脈等がある．

復習問題

以下の記載が正しいか誤りか述べよ．

1. 正常の肺動脈圧は体血圧の半分である．
2. 肺動脈圧は低酸素血症で上昇し，アシドーシスで低下する．
3. スワンガンツカテーテル法で直接左室圧を測定できる．
4. 敗血症性ショックの特徴は心拍出量増加と体血管抵抗の低下である．
5. 可能ならすべての重篤な脱水患者に循環動態モニターが用いられる．
6. スワンガンツカテーテルは肺動脈より混合静脈血を採取するために用いることができる．
7. 肺性心は肺高血圧のためにひきおこされる右心系心不全である．
8. 肺血管抵抗を計算するために肺動脈楔入圧が用いられる．
9. 本態性肺高血圧症では，肺動脈拡張期圧は肺動脈楔入圧よりも高い．
10. 肺水腫は肺動脈楔入圧の上昇がなくてもおこりうる．

References

Enson, Y., Giuntini, C., Lewis, M.L., et al.: The influence of hydrogen ion concentration and hypoxia on the pulmonary circulation, J. Clin. Invest. **43**:1146, 1964.

Forrester, J.S., Diamond, G., McHugh, T.J., et al.: Filling pressures in the right and left sides of the heart in acute myocardial infarction, N. Engl. J. Med. **285**:190, 1971.

Grossman, W.G., editor: Cardiac catheterization and angiography; Philadelphia, 1980, Lea & Febiger.

Matthay, R.A., and Berger, H.J.: Cardiovascular performance in chronic obstructive pulmonary diseases, Med. Clin. North Am. **65**(3):489, 1981.

O'Quin, R., and Marini, J.J.: Pulmonary artery occlusion pressure: clinical physiology, measurement, and interpretation, Am. Rev. Respir. Dis. **128**:319, 1983.

Swan, H.J.C., Ganz, W., Forrester, J.S., et al.: Catheterization of the heart in man with use of a flow-directed balloon-tipped catheter, N. Engl. J. Med. **283**:447, 1970.

Tooker, J., Huseby, J., and Butler, J.: The effect of Swan-Ganz catheter height on the wedge pressure-left atrial pressure relationship in edema during positive-pressure ventilation, Am. Rev. Respir. Dis. **117**:721, 1978.

West, J.B., Dollery, C.T., and Naimark, A.: Distribution of blood flow in isolated lung: relation to vascular and alveolar pressures, J. Appl. Physiol. **19**:713, 1964.

Suggested readings

Connors, A.F., Castele, R.J., Farhat, N.Z., et al.: Complications of right heart catheterization: a prospective autopsy study, Chest **88**:567, 1985.

Connors, A.F., McCaffree, D.R., and Gray, B.A.: Evaluation of right-heart catheterization in the critically ill patient acute myocardial infarction, N. Engl. J. Med. **308**:263, 1983.

Eaton, R.J., Taxman, R.M., and Avioli, L.V.: Cardiovascular evaluation of patients treated with PEEP, Arch. Intern. Med. **143**:1958, 1983.

Elliott, C.G., Zimmerman, G.A., and Clemmer, T.P.: Complications of pulmonary artery catheterization in the care of critically ill patients: a prospective study, Chest **76**:647, 1979.

Forrester, J.S., Diamond, G., Chatterjee, K., et al.: Medical therapy of acute myocardial infarction by application of hemodynamic subsets, N. Engl. J. Med. **295**:1356, 1976.

Jardin, E., Farcot, J.C., Boisante, I., et al.: Influence of positive endexpiratory pressure on left ventricular performance, N. Engl. J. Med. **304**:387, 1981.

Raper, R., and Sibbald, W.J.: Misled by the wedge? The Swan-Ganz catheter and left ventricular preload, Chest **89**:427, 1986.

Rowley, K.M., Clubb, K.S., Smith, G.J., el. al.: Right-sided infective endocarditis as a consequence of flow-directed pulmonary-artery catheterization, N. Engl. J. Med. **311**:1152, 1984.

Shaver, J.A.: Hemodynamic monitoring in the critically ill patient, N. Engl. J. Med. **308**:277, 1983.

Sprung, C.L., editor: The pulmonary artery catheter: methodology and clinical applications, Baltimore, 1983, University Park Press.

Swan, H.J.C.: The role of hemodynamic monitoring in the management of the critically ill, Crit. Care Med. **3**:83, 1975.

Timms, R.M., Khaja, F.U., and Williams, G.W.: Hemodynamic response to oxygen therapy in chronic obstructive pulmonary disease, Ann. Intern. Med. **102**:29, 1985.

Weil, M.H. and Rackow, E.C.: Critical care medicine: caveat emptor, Arch. Intern. Med. **143**:1391, 1983.

Wiedemann, H.P., Matthay, M.A., and Matthay, R.A.: I. Cardiovascular-pulmonary monitoring in the intensive care unit, Chest **85**:537, 1984.

Wiedemann, H.P., Matthay, M.A., and Matthay, R.A.: II. Cardiovascular-pulmonary monitoring in the intensive care unit, Chest **85**:656, 1984.

付録Gの一般文献（生理学）も参照されたし．

第9章

酸素療法

1. 薬剤としての酸素
2. 酸素療法の用語
3. 酸素療法の開始時期
4. 酸素療法の分類
5. 低濃度酸素吸入療法
6. 高濃度酸素吸入療法
7. 酸素療法の潜在毒性
8. 気道内陽圧と酸素療法
9. 高気圧酸素療法
10. 酸素療法の監視―臨床所見と Pao_2
11. 輸血―Pao_2 と酸素含量に対する効果
12. 人工血液
13. 在宅酸素療法の方法
14. 在宅酸素療法の適応
15. まとめ

1．薬剤としての酸素

酸素も医療用に用いられるとき，一種の薬となる．普通の薬と同じように，酸素にも明確な適応，禁忌，障害作用がある（下の枠内を見よ）．酸素は薬としてはもっとも古い方で，1774年の発見直後からすぐに治療のために用いられてきた．19世紀の酸素療法は，まったく理論的な根拠のない使用法（間歇的投与）であり，したがって良好な効果は得られなかった（**図9-1**）．医療の専門職の人々が正しい酸素の使い方を習得したのは，実際のところ，この20年間のことで，それは血液ガス測定の普及と呼吸生理の幅広い理解によって可能となったのである．

動脈血酸素分圧（Pa_{O_2}）は薬剤の血中レベルと考えることができるが，他の薬剤のレベルと異なるのは，Pa_{O_2} の測定は動脈血を採血後，数分以内にできることである．この測定によって酸素療法の効果を正確に把握できるようになったし，また酸素化不足も酸素化過剰もともに避けることができるようになった．

現在では，どの病院でも中央の酸素源から病室へ配管されている液化酸素システムを設備しており，ほとんどの病院で今まで一般的であった高圧

薬剤としての酸素

適応

動脈血酸素分圧（Pa_{O_2}）低下及び動脈血酸素飽和度（Sa_{O_2}）の低下がある場合

禁忌

生命に危険を及ぼすような低酸素血症がない未熟児や Pa_{O_2} と Sa_{O_2} が正常値で心肺系に重篤な臨床症状がない成人の場合

投与量

吸入気酸素濃度（F_{IO_2}）が0.21以上1.00まで

投与法

大気圧か陽圧（大気圧以上）の吸入ガスとして

血中レベル

Pa_{O_2} として測定される．Pa_{O_2} の正常値は年齢で異なり，大気圧下の空気呼吸で70-100mmHgである

有害な作用

吸入時間と吸入気酸素濃度（F_{IO_2}）に依存し，以下のような症状を発現する

(1)肺酸素中毒症
(2)低酸素刺激に対する反応の低下
　（高炭酸ガス血症患者での）
(3)吸収性無気肺
(4)未熟児網膜症（水晶体後線維症）

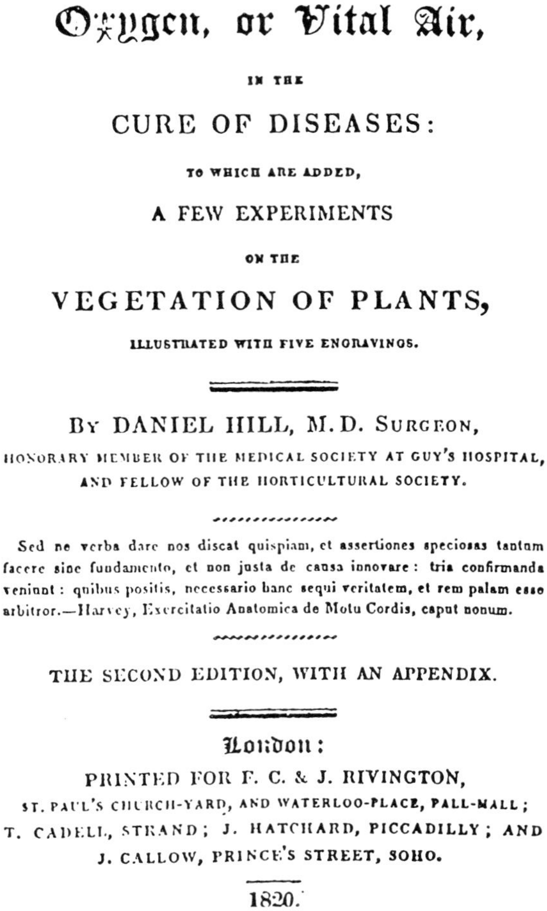
Oxygen, or Vital Air,
IN THE
CURE OF DISEASES:
TO WHICH ARE ADDED,
A FEW EXPERIMENTS
ON THE
VEGETATION OF PLANTS,
ILLUSTRATED WITH FIVE ENGRAVINGS.

BY DANIEL HILL, M.D. SURGEON,
HONORARY MEMBER OF THE MEDICAL SOCIETY AT GUY'S HOSPITAL,
AND FELLOW OF THE HORTICULTURAL SOCIETY.

Sed ne verba dare nos discat quispiam, et assertiones speciosas tantum facere sine fundamento, et non justa de causa innovare: tria confirmanda veniunt: quibus positis, necessario hanc sequi veritatem, et rem palam esse arbitror.—Harvey, Exercitatio Anatomica de Motu Cordis, caput nonum.

THE SECOND EDITION, WITH AN APPENDIX.

London:
PRINTED FOR F. C. & J. RIVINGTON,
ST. PAUL'S CHURCH-YARD, AND WATERLOO-PLACE, PALL-MALL;
T. CADELL, STRAND; J. HATCHARD, PICCADILLY; AND
J. CALLOW, PRINCE'S STREET, SOHO.
1820.

図9-1　1820年の酸素吸入療法についての専攻論文の表紙　酸素が科学的方法で用いられるようになったのは1900年代になってからである．（ラテン語の引用文の訳；われわれが騙したり，基礎もなしに単に口先だけの主張をしたり，また正しい原因もわからず新しい見解をしているという批判を受けないように，3つの仮説を提示し，納得させるつもりである．もしこれらを述べることができるなら，私が主張している真実が誰の手を借りなくても消失することはなく持続し，その事実は自明の真理となると思う．
［Havey　W. から；心と血液の動き，解剖の小論，1957．Charles C Thomas の好意により，出版社 Springfield, K. J. Franklin 訳］

乾燥酸素ガスボンベと入れ変わってしまった．酸素は中央配管の壁の出口（アウトレット）を出るときは100％で乾燥しているが，患者の口元に到着した時には，通常，加湿されており室内空気で希釈されている（図9-2）．

過去に酸素はよく炭酸ガスと混合し，"カーボゲン"として投与されていたが，この混合ガスはもはや使用されてはいない．ヘリウム―酸素混合気は重症の閉塞性肺疾患にときどき使用されているが，その原理は密度の高い窒素の代りに換えられた密度の低いヘリウムは酸素を気道狭窄部位の末梢側により容易に送り込むということに基づいている（Spearman, Sheldon, and Egan, 1982）．しかし，ヘリウム―酸素混合気を熱心に奨める人はいるが，この混合ガスは実際には医療の現場ではあまり広く用いられておらず，ここではこれ以上述べないことにする．

酸素と麻酔ガスとの混合気が日常よく使用されるのは手術室に限られているし，ヘリウム―酸素混合気が稀に使用されるのを除けば，酸素はいつも純酸素（100％）か，あるいは通常の空気で希釈されて用いられている．

吸入気酸素濃度（F_{IO_2}）の如何にかかわらず，酸素ガスは酸素の供給源に接続した滅菌水の中を通って，泡立てることによって加湿して使用せねばならない（図9-2のように，壁のアウトレットの近く）．医療用酸素は乾燥したガスであるので，これを加湿し，少なくとも患者の分泌物の乾燥や痂皮形成を予防するために，室内気の湿度と同等にしなければならない．もし上気道が気管切開や気管

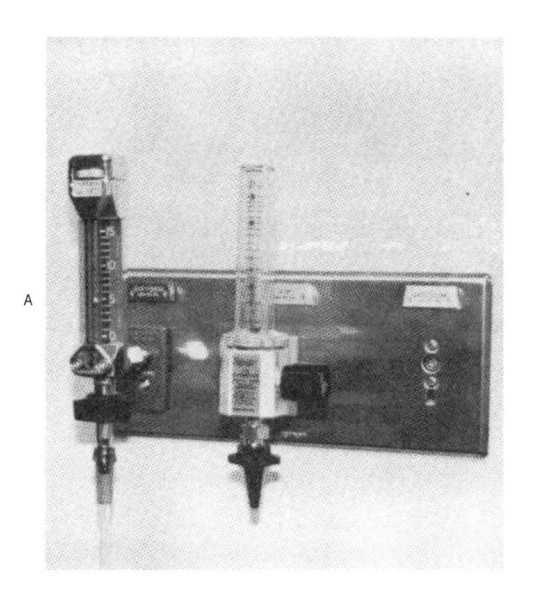

図9-2 100％酸素は壁の供給源から患者へ送られる（液化酸素のセントラルサプライで供給されている）．
 A．加湿器なしの酸素流量計（左）が取り付けられている．たとえば，酸素は数時間という短時間でこの方法が用いられるかもしれないが，持続酸素吸入療法（実際には全ての入院患者において）では加湿器を付ける必要がある．
 B．滅菌水の入ったビン付きの酸素流量計が取り付けられている．この器械を通して，泡立った酸素は加湿される．ビンとつながれたチューブが酸素器具に接続される（**図9-3**と**図9-4**を参照）．

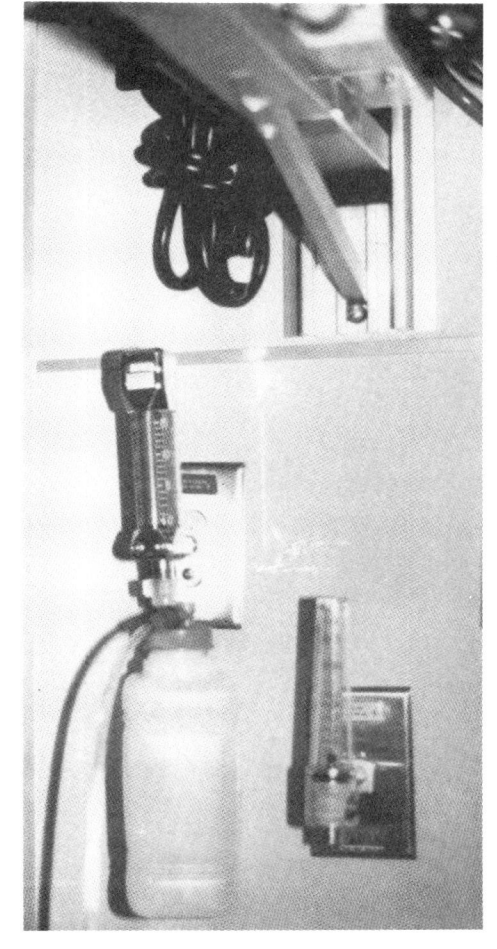

内チューブによってバイパスされておれば，なおさら吸入酸素ガスは十分に加温（通常30℃），加湿されなければならない．酸素を処方するには，薬剤と同様に，投与経路を明示しなければならない．固形剤や液剤はミリグラムかあるいは，何らかの重さの単位で経口または非経口的（静注，筋注）に投与されるが，酸素の量は，これに対してF_{IO_2}で表示され，かつ投与は吸入投与だけである[*1]．本邦では鼻カヌラや単純マスクの酸素投与の場合，分時流量で表示されている．吸入が酸素療法の唯一の経路ではあるのだが，まだガス供給器具を選択する仕事が残されている．たとえば経鼻カヌラ，マスク，あるいは人工呼吸器などである．

ほとんどの薬剤と比較して，酸素処方の異なる点は耐えず吸入しておかなければならないことである．酸素欠乏の治療に，たとえば2日に1回とか"頓服"というような処方にかえることができるものではない[*2]．効果を上げるためには，酸素は絶えず吸入しなければならない．というのは身体は，十分量の酸素を蓄えることができないからで，いったん患者が酸素吸入を止めると，血中レベル（PaO_2）は数分以内に室内気の値へ落ちるのである．

臨床問題1

次の情報が与えられたとき，無呼吸に陥った人が酸素供給量の半分を消費してしまう時間を計算せよ．無呼吸になる前はF_{IO_2}は0.21であり，機能的残気量は3 l；全血液量5 l；動脈血酸素含有量20ml/100ml；酸素消費量250ml/分とする．

[*1] 19世紀には酸素は経直腸的投与，腹腔内投与，また経皮的にも投与されたが，これらの方法は全て効果が乏しかった．今日では，壊疽あるいは壊死直前の四肢の創傷治癒促進のためと，それ以上の組織破壊を防ぐために酸素が直接投与されることがよくある．局所投与を除けば，唯一の非吸入法は今日では，心バイパス手術中の体外式膜型人工肺（ECMO）である．
[*2] 間歇的投与は19世紀では唯一の酸素投与法であった．生理学的な見地からは明確な有利性を欠くが，それにもかかわらず酸素療法は呼吸器疾患及び非呼吸器疾患に広く万能薬として使用された（図9-1を参照）．

2．酸素療法の用語

F_{IO_2}とパーセント：F_{IO_2}は吸入気酸素濃度のことで，0.21，0.40などと小数で書くが，酸素はまたパーセント，たとえば21％，40％として表現する場合もある．酸素療法の処方の際には，F_{IO_2}表示かパーセント表示か，どちらか一方で表記するのが適切だが，交互に入り混ざって用いられるのもよく見かける．この本では小数で示されるF_{IO_2}が使用されることが多いが，パーセント表示の場合もある．

低濃度と高濃度酸素：0.21から0.40までのF_{IO_2}は普通低濃度と呼ばれる場合が多いが，低濃度とはF_{IO_2}が0.21以下を意味するはずであるので時々混乱を生じる．混乱を避けるためにF_{IO_2}を特殊化するか，たとえば，low-supplemental F_{IO_2}（低追加 F_{IO_2}）のように形容詞をつけるべきである．

さらに混乱を招くことは"低流量"とか"高流量"という用語がよく出てくることである．これはF_{IO_2}の多寡を表する用語ではない．"流量"とはたとえば"換気"や"シャント"と同じように，厳密な意味を欠きながらも拡大して使用されている用語なのである．"流量"は，壁に設置された酸素ガスのアウトレットを流出していく酸素ガスの動きの状態を表しl/分で表示されたり，空気で希釈された酸素ガスが患者の顔面を通る時の流れの状態を表しl/分で表示されるものである．流量や流速はF_{IO_2}と同次元の用語ではないので，これらの用語は特定のF_{IO_2}の数値を暗示するような意味には用いるべきでない．

専門的にいえば，低流量（low-flow）酸素供給システムにおいては，患者が吸入するガスの一部に室内の空気が入ってくるので，酸素供給システムは必ずしも患者のすべての吸入ガスを供給するものではない．鼻カテーテルや鼻カヌラがよい例であり，吸入気は純酸素と空気の混合気なのである．

高流量（high-flow）酸素供給システムは，患者が吸入するすべての吸入気を供給するものであり，患者は室内空気を吸うことはない．ベンチュリーマスクはこのシステムの1つの例である．

どのような流量システムであっても，F_{IO_2}には高濃度から低濃度まである．酸素を処方するとき

はまず患者が必要とするF_{IO_2}を決め，その後に酸素の投与法を決めるのである．

3. 酸素療法の開始時期

大気のF_{IO_2}は標高の如何によらず一定で，0.21である．

酸素療法は吸入気に酸素を付加することを意味するので，F_{IO_2}は0.21以上であり，この酸素付加をまた追加酸素（supplemental oxygen）ともいう．酸素療法を開始すべき特別の血液ガス値はないが，一般的にはSaO_2が90％以下，またはPaO_2が60mmHg以下で症状がある患者は適応があると考えられており，また患者が適切なSaO_2を維持するための仕事量を増加させている場合も適応となる．

酸素療法のためのこれらのガイドラインは一応適切であるが，臨床応用は患者によっていろいろである．患者の症状は必ずしも酸素欠乏によるとは限らないかも知れないのである．逆に，SaO_2が90％以下の患者で症状がない場合も多い．実際には，明らかな低酸素血症がない患者でも酸素が投与されることがあり，たとえば心臓発作の疑いのある患者や気管支痙攣の治療を受けている喘息患者などであり，炭酸ガスの蓄積がない限り，0.21から0.40のF_{IO_2}は有害ではない．

臨床問題2

次のどの患者が酸素吸入療法の適応か？すべての血液ガス分析は室内気吸入（F_{IO_2} 0.21）での測定であり，RRは呼吸回数である．

a．慢性閉塞性肺疾患の54歳男性で，安静時には呼吸困難はなく，安定時の血液ガス値はPaO_2 44mmHg，$PaCO_2$ 53mmHg，SaO_2 83％，RR 20である．

b．33歳の慢性腎不全患者で，ヘモグロビンが5g％，安静時の血液ガス値はPaO_2 67mmHg，$PaCO_2$ 29mmHg，SaO_2 91％で，RR 22であった．

c．27歳男性，肺炎．室内気吸入下の血液ガスはPaO_2 67mmHg，$PaCO_2$ 28mmHg，SaO_2 93％，RR 32であった．

d．78歳女性，慢性の痴呆．血液ガス値はPaO_2 72mmHg，$PaCO_2$ 38mmHg，SaO_2 93％，pH 7.41でRR 18であった．

e．52歳女性，慢性うっ血性心不全．血液ガス値はPaO_2 54mmHg，$PaCO_2$ 31mmHg，SaO_2 90，pH 7.51，RR 26であった．

4. 酸素療法の分類

下の枠内に臨床における酸素療法の単純な生理学的分類を示す．酸素投与の器具や方法は長年にわたり変化してきたが，酸素療法の生理学的な基本は変わってはいない．この分類は酸素を処方するとき必要な2の事項，すなわち補充される酸素の量（F_{IO_2}）とそのF_{IO_2}を供給する器具，あるいは方法が示されている．

5. 低濃度酸素吸入療法

著明な低酸素血症患者において低追加F_{IO_2}療法（低濃度酸素吸入）が有効であるのは，60mmHg以下という低いPaO_2における酸素解離曲線の形（第6章を見よ）から説明できる．45から55mmHgへのPaO_2のわずかな上昇は，低酸素呼吸刺激を減らさないで，SaO_2と酸素含量を増加する．理想的には可能な限り0.21に近いF_{IO_2}を投与すべきであり，そうすれば(1)患者の酸素化を改善し，(2)二酸化炭素（$PaCO_2$）を2～3mmHg以上

酸素療法の分類

患者が吸入するガスのF_{IO_2}の大きさ
1. 低濃度－0.21以上0.40以下
2. 高濃度－0.40以上

供給器具と方法（低いF_{IO_2}及び高いF_{IO_2}のどちらでにも使用できる．）
1. 大気圧
   A．低流量システム．たとえば鼻カヌラや顔マスク類
   B．高流量システム．たとえばベンチュリーマスク
2. 気道内陽圧
   A．持続気道内陽圧（CPAP，器械による換気なし）
   B．間歇的陽圧呼吸（IPPB，人工換気あるいは機械換気）
   C．高気圧室

炭酸ガスの蓄積があって，酸素補充を必要とするが人工換気は不要な患者には，低濃度酸素吸入療法をすべきである．よく使用される2つの器具は鼻カヌラとベンチュリーマスクであり，いずれの場合においても供給源からの100%酸素は室内の空気で希釈され，患者に届く時にはF_{IO_2}は40%以下になるのである．

(1) 鼻カヌラ

鼻カヌラ（また鼻プロングとも呼ばれる）は患者の鼻孔に心地よく適合するよう作られている（図9-3）．カヌラから送られる1～3 l/分の酸素で，実際には0.40以上のF_{IO_2}になったとしても，通常，低濃度酸素吸入療法の中に分類されている．酸素流量とF_{IO_2}とは厳密には相関しない．なぜなら最終的なF_{IO_2}は鼻カヌラからの100%酸素と室内気（F_{IO_2} 0.21）との混合だからである．その室内気量は患者の呼吸パターンである1回換気量と吸気時間によって決まるものだが，これらの因子がすべて考慮されても，鼻カヌラのF_{IO_2}の計算や推定の方法で広く用いられているものはない．

Shapiro, Harrison, Kacmarek らは（1985年）次のようなF_{IO_2}計算方法を提案した（教育的見地から，呼吸パターンがF_{IO_2}に与える影響を説明している）．"解剖学的リザーバー"は患者の上気道にあり，解剖学的死腔の1/3で50ccとみなされ，この部分は鼻孔や口や鼻の後部の咽頭部分などに相当する．解剖的リザーバーは鼻カヌラからの100%酸素で充満しており，この酸素は各々の1回換気の初めに吸入される．次のように仮定してみる．1回換気量600ml，吸気時間1秒，経鼻的酸素流量3 l/分あるいは50ml/分．

各々の1回換気量は50mlのリザーバー酸素100%酸素）と50mlの経鼻酸素流量（100%酸素）と500mlの室内気（21%酸素）から成り立っている．最終的なF_{IO_2}（0.XX）の計算は

リザーバー＋経鼻＋室内気＝最終酸素
酸素　　　　酸素　　酸素
$50(1.00) + 50(1.00) + 500(0.21) = 600(0.XX)$
$0.XX = 205/600 = 0.34$ or 34%酸素

最終的なF_{IO_2}は患者の1回換気量と呼吸回数（吸気時間）に大きく影響されるので，鼻カヌラの酸素流量からF_{IO_2}を推測することは難しい．

臨床問題3

次の状況のF_{IO_2}を計算せよ．解剖学的リザーバーは50ml，そこでは100%酸素が留まるものと仮定せよ．

a．重症の慢性閉塞性肺疾患患者が2 l/分の経鼻酸素が処方されており，1回換気量300ml，吸気時間1秒である．

b．肺炎患者に2 l/分の経鼻酸素が投与中．1回換気量500ml，吸気時間1秒である．

c．胸痛患者に経鼻酸素が2 l/分の投与中．1回換気量600ml，吸気時間1.50秒である．

(2) ベンチュリーマスク

全身状態が不安定で高炭酸ガス血症を示す呼吸不全患者は，低酸素刺激で呼吸をしていることが多い．高いF_{IO_2}はこの刺激を消失して呼吸を抑制する．この効果が発見された時，当時の酸素マスクはF_{IO_2}が高すぎていたことが判明した．酸素濃度の調節が優れた新しいマスクとして，ベンチュリーマスクが1960年代に開発された（図9-4）．

ベンチュリーマスクは Bernoulli の原理を利用している．ガスの流れが狭い口径の管を通って噴

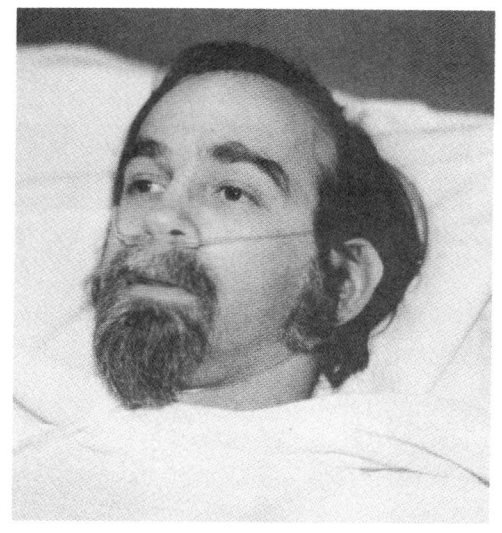

図9-3 酸素吸入療法に用いられる鼻カヌラ

5. 低濃度酸素吸入療法

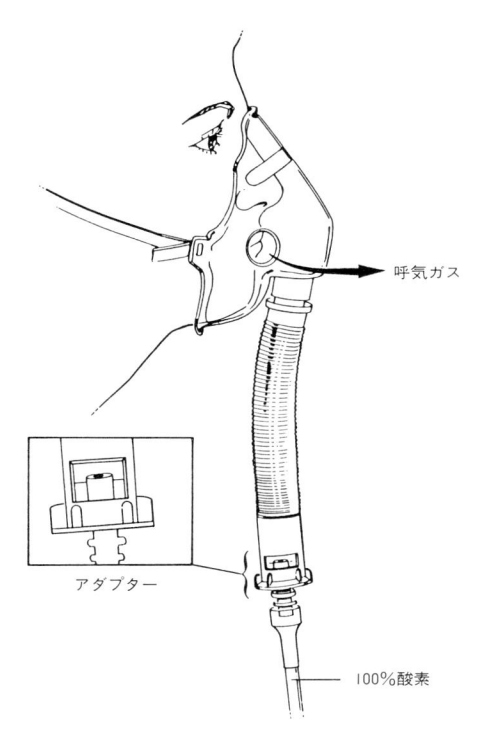

図9-4 ベンチュリー顔マスク
マスクのアダプターは**図9-5**に示す．図に示すアダプターや酸素流量を変えると患者の吸入気酸素濃度が変化する（表9-1を参照）．

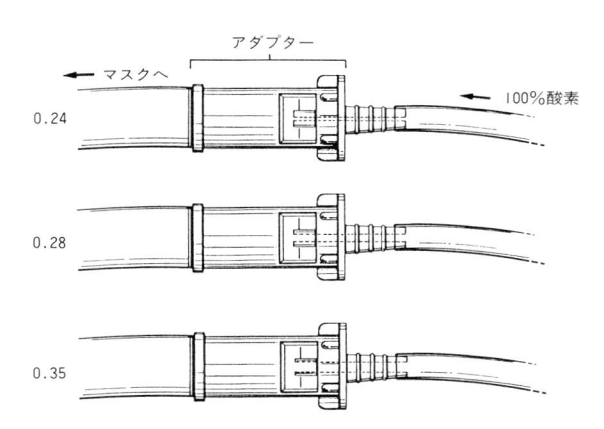

図9-5 吸入気酸素濃度（F_{IO_2}）0.24, 0.28, 0.35のベンチュリーマスクの3つのアダプターの横断面　3つのアダプターの唯一の違いは純酸素（100%）がマスクに入る管の出口部分の直径（点線）である．直径が大きくなれば，F_{IO_2}は高くなる．

表9-1 ベンチュリーマスク——推奨される酸素流量

マスクの サイズ	空気/ 酸素比	マスクへ入る 酸素の推奨流量 （l/分）	口や鼻に達する 混合気流量 （l/分）
0.24	25/1	4	104
0.28	10/1	4〜6	44〜66
0.31	7/1	6〜8	48〜64
0.35	5/1	8〜10	48〜60
0.45	3/1	8〜12	32〜48
0.50	1.75/1	12	33

出する時，この流れの外側の圧は低下するので，この近くにある他のガスは，この高速のガス流によって引き込まれる．ベンチュリーマスクでは，ある一定の流量の純酸素が狭い口径の孔を通してマスクの底部に入る．この噴出孔のすぐ後に室内気が入る窓があり（ベルヌーイ効果によって入る），そこで酸素と室内気とが混合するのである（**図9-5**）．したがって，マスクの特性はマスクの底部にある酸素噴出孔のサイズによって決まる．

ベンチュリーマスクでは，酸素の流量はそれほど厳密ではないが，一定の流量（特定された範囲）でなければならない．たとえば0.24のベンチュリーマスクでは，マスクの底部に入る酸素流量が3〜5 l/分であるならば，患者の口元では0.24のF_{IO_2}が供給されように設計されているのである．0.24のベンチュリーマスクでは1 lの酸素流量に対して25 lの室内気が入る機構となっている．

次の計算式で，カッコ内の数字はF_{IO_2}を表わし，0.XXはベンチュリーマスクでの新しいF_{IO_2}である．

$$4\ l/分 + 100\ l/分 = 104\ l/分$$
$$(1.00)\quad\ \ (0.21)\quad\quad (0.XX)$$
（純酸素）（取り込まれた空気）
　　　　　　　　　　（最終酸素濃度）

$$25\ l/min$$
$$0.XX = [(25\ l/分)/(104\ l/分)] = 0.24$$

このマスクの長所は，かなり正確なF_{IO_2}を作り出せることで，また高流量であるので高流量の空気が口や鼻の囲りを通る．0.24ベンチュリーマスクでは空気流量は104 l/分である．この高流量は呼気ガス，とくに炭酸ガスを患者が再呼吸することを防ぐことができるが，それは患者の分時換気量がマスクの全流量に比べればわずかであるためである．**表9-1**にベンチュリーマスクの標準的サイズ

とメーカーが推奨している酸素流量を示す．

残念なことだがベンチュリーマスクにも欠点はある．2〜3時間使用すると患者が顔面の不快感を訴えることが多い．そして食事中にはつけることができないので，ベンチュリーマスクは長期の酸素療法には実用的ではない．鼻カヌラは厳密さは欠くが，ベンチュリーマスクより装着上のわずらわしさが我慢できるので，不安定な炭酸ガス蓄積患者を除けば，顔マスクより多く使用されている．

6. 高濃度酸素吸入療法

高濃度の酸素は炭酸ガス蓄積がなければ安全に使用でき，過呼吸の低酸素血症患者にはすべて適応がある．このような患者に低濃度酸素吸入療法を行うことは誤りである．

肺炎患者で$PaCO_2$ 30mmHg，$PaCO_2$ 40mmHgであれば，この低酸素血症は急速に改善しなければならないし，高いF_{IO_2}による換気抑制の危険性はない．各種のマスクによってF_{IO_2}を0.40以上にすることができるが，もし必要であれば，気管内挿管や人工呼吸を用いる．高いF_{IO_2}は鼻カヌラでも得られるが，顔マスクがこの目的に用いられることが普通である（挿管された患者を除く）．

高いF_{IO_2}を供給するために用いられるマスクには3つの主なタイプがある．前に述べたベンチュリーマスク，単純顔マスク，そして非再呼吸あるいは部分再呼吸マスクである．単純マスクは酸素ホースに繋いだだけのプラチックマスクである．この単純マスクに5〜8 l/分の酸素流量を流せば0.40から0.70の間のF_{IO_2}が得られるのが普通であるが，鼻カヌラ使用時と同様に，最終的なF_{IO_2}は患者の呼吸パターンによって決まる．

非再呼吸顔マスクは60％以上のF_{IO_2}を得るために用いられる．プラスチックバッグがこのマスクの底部から垂らされ，酸素リザーバーとしてとして働いている．このバッグは中央配管のアウトレットから出る100％酸素で満たされている（図9-6，A）．患者の吸入酸素はリザーバーバッグから供給され，そして一方向弁は呼気ガスがこのバッグに逆流するのを防ぐ．このリザーバーバッグはいつも充満しておく必要があり，さもなくば高いF_{IO_2}は達成できない．

非再呼吸顔マスクは90％以上の酸素濃度を供給することができるものである．しかし，最終的なF_{IO_2}はどんなにマスクを患者の顔に密着しても，また一方向弁がどんなに呼気ガスの再吸入を防いでも，マスクに入る酸素流量に依存している．バッグとマスクの間のこの一方向弁が除かれたら，呼気ガスが多少吸入され，F_{IO_2}は低下する．このようにつくられたマスクは"部分再呼吸"マスクと呼ばれている（図9-6，B）．

非再呼吸マスク（あるいは他のF_{IO_2}マスク）は著明な低酸素血症があり，炭酸ガス蓄積の危険のない早期のARDSや中等度の肺水腫（第11章を見よ）患者に用いられる．一酸化炭素中毒の治療も高F_{IO_2}が必要な例の1つである（高気圧酸素療法の項を見よ）．

最後に，高F_{IO_2}は気道内陽圧下でも施行でき，これには持続気道内陽圧（CPAP）や人工換気のテクニックが使われる．これらの方法はこの章の終末や，第10章で詳述する．

7. 酸素療法の潜在毒性

吸入気酸素濃度（F_{IO_2}）を0.40で低濃度と高濃度に区別するのはある意味では任意の基準ではあるが（なぜ0.39や0.41でないのか），しかし，これはある意味では高濃度酸素吸入による毒性の臨床的及び実験的事実に基づいている．臨床における酸素療法のもっとも重要な問題は肺の酸素中毒症，吸収性無気肺及び低酸素性換気刺激の抑制である．

(1) 肺の酸素中毒症

高濃度の酸素は肺傷害の原因となり得る．大気圧では，この傷害は時間とF_{IO_2}に依存し，この傷害はPaO_2というより，肺胞気酸素分圧（P_{AO_2}）による．1/2気圧で100％酸素の条件はP_{AO_2}と酸素中毒からみれば，1気圧で50％酸素吸入のそれとほぼ同様である．

肺の酸素中毒症に対しては多くの研究がなされているが，次の2つの点だけは確かである．(1) F_{IO_2} 0.21は安全であり，(2) F_{IO_2} 1.00は動物では1日以上吸入すれば有害であり，健常人では数時間の吸入で非常に刺激的である．

人工呼吸中の患者に限定した研究では，F_{IO_2} 0.80以上が2〜3日以上続くと有害である．肺障

害は肺胞内滲出性反応で，病理所見は ARDS のそれと同じ所見である(第11章を見よ)，1.00に近い F_{IO_2} は治療によく用いられるが，明らかな肺病変の原因となり得る．

実験データからの類推では，大気圧で F_{IO_2} 0.40以下ではおそらく安全であるが，F_{IO_2} が高くなればなる程，酸素中毒症となる危険性が高まり，またこの危険性は酸素の吸入時間が長くなるほど増大する（図9-7）．

(2) 吸収性無気肺

F_{IO_2} が 1 に近い高濃度酸素が吸入された時，窒素は肺胞と血液から洗い出され，肺胞には酸素と炭酸ガスが残る．低い換気血流比（第 5 章）の肺胞は，不活性ガスである窒素が高濃度酸素で洗い出されるので萎むことになる．肺胞内の酸素は毛細血管内へ吸収され，肺胞は虚脱し，虚脱した肺胞を流れる血流はもはや酸素化されないので，混合静脈血が増加する．その結果，高 F_{IO_2} 投与は実際に低酸素血症を増悪することがある．

(3) 低酸素性換気刺激の抑制

高 F_{IO_2} によるもう 1 つの障害は高炭酸ガス血症患者にみられる．動脈血ガス測定が広まる1960

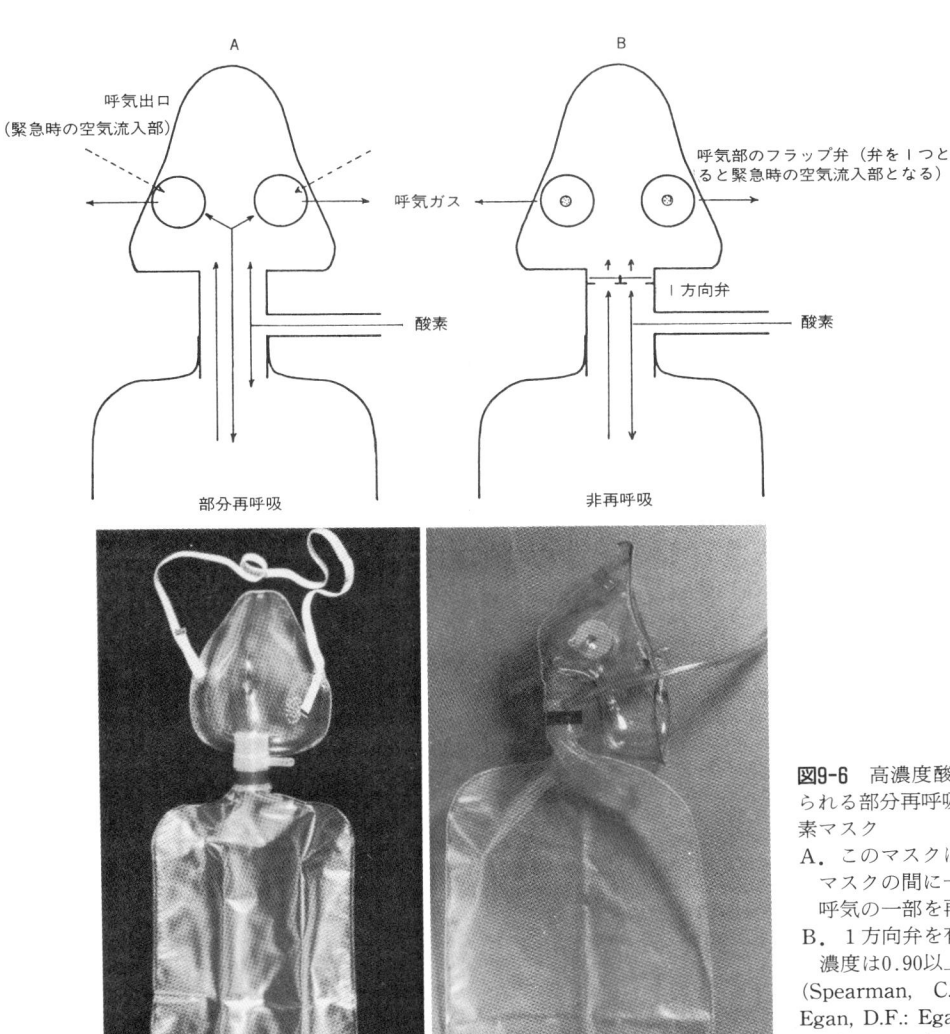

図9-6 高濃度酸素吸入のために用いられる部分再呼吸式及び非再呼吸式酸素マスク
A．このマスクはリザーバーバッグとマスクの間に一方向弁がないので，呼気の一部を再呼吸する．
B．1方向弁を有するので吸入気酸素濃度は0.90以上になる．
(Spearman, C.B., Sheldon, R.L., Egan, D.F.: Egan's fundamentals of respiratory therapy, St. Louis, The C.V. Mosby Co.)

年代までは，酸素療法は必要性や効果の客観的な測定なしに，経験的に投与されていた．また血液ガス測定が可能になる以前では酸素テントのような大雑把な酸素投与法が行われ，それは高F_{IO_2}を意味した．1940年代の後半にはじめて，英国の医師達の鋭い観察の下で慢性閉塞性肺疾患患者においては，高F_{IO_2}では，室内気あるいは低F_{IO_2}よりも悪化することが多いことが明らかになった．その結果として低濃度酸素吸入療法の概念が生まれたのである．

多くの研究を通じて，炭酸ガス蓄積患者では，CO_2に対する反応が鈍く血中高炭酸ガス値の上昇は健常者のように換気を刺激しないこと，また炭酸ガス蓄積患者では主な呼吸刺激は低酸素血症であることが明らかになった．慢性閉塞性肺疾患患者の次の血液ガス値を考えてみよう．pH 7.31，PaO_2 45mmHg，$PaCO_2$ 67mmHg（F_{IO_2} 0.21）．この患者は明らかな錯乱，チアノーゼ，呼吸困難を呈すだろうが，もし高F_{IO_2}を吸入すれば，この患者のPaO_2は100mmHg以上となり，呼吸に対する低酸素刺激が鈍麻するだろう．この患者はすでにCO_2に対する刺激をなくしているので，分時換気量は危険な低レベルになり得る．

臨床問題4

慢性閉塞性肺疾患の男性が室内気吸入下で次のような血液ガス値であった．

pH 7.35，$PaCO_2$ 50mmHg，PaO_2 38mmHg

この患者が28%酸素を吸入した時，どの組み合わせの血液ガス値を示すか？
a．pH 7.38，$PaCO_2$ 55，PaO_2 45
b．pH 7.32，$PaCO_2$ 62，PaO_2 41
c．pH 7.45，$PaCO_2$ 45，PaO_2 73
d．pH 7.31，$PaCO_2$ 57，PaO_2 57
e．pH 7.40，$PaCO_2$ 40，PaO_2 88

臨床問題5

慢性閉塞性肺疾患患者が次のような血液ガス値を示した（それぞれは3時間の間隔がある）．

1．pH 7.37，$PaCO_2$ 53，PaO_2 48，F_{IO_2} 0.21
2．pH 7.35，$PaCO_2$ 65，PaO_2 68，F_{IO_2} 0.31
（酸素マスク下）

もし患者が酸素マスクをはずし，$PaCO_2$が変化しなっかたら，PaO_2はどうなるか？

他にも酸素療法には潜在的な危険がある．水晶体後線維症（未熟児網膜症，ROP）は高F_{IO_2}を吸入した未熟児に生じる．この問題は1950年代に広く報告されたので，酸素は未熟児にもはや安易には投与されなくなったが，ROPはなくなっていない（Campbell, Ball, Ellis, et al 1983；Flynn, 1984）．多くの未熟児はしかしながら酸素療法の適応があり，ROPはまだ重要な問題である．

酸素療法の合併症のいくつかは薬剤としてのものではなく，その投与法に関係がある．たとえば，不十分な加湿による粘膜の乾燥，プラスチックチューブによる鼻粘膜のびらんや鼻閉などである．

8．気道内陽圧と酸素療法

低い吸入酸素濃度も高い吸入酸素濃度も気道内陽圧下で投与できる．吸入気酸素濃度（F_{IO_2}）や患者の$PaCO_2$に変化を与えないで，気道内圧を大気圧から陽圧にかえるとPaO_2が上昇することはよくあり，この上昇は気道内圧上昇により換気血流比（V/Q）が改善したためとの説明がもっとも妥当である．

高い気道内圧下で酸素を投与するには基本的に3つの方法がある．すなわち，持続的気道内陽圧（CPAP），人工（機械）換気，あるいは高気圧療法である．この3つのうち，CPAPは臨床応用が

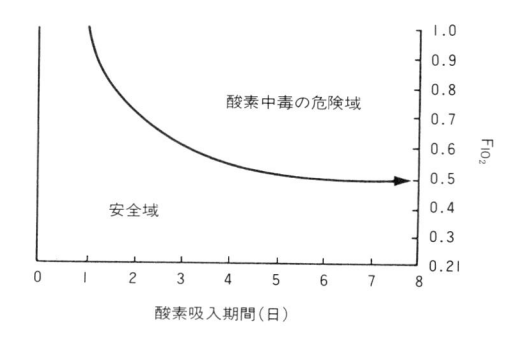

図9-7 肺の酸素毒性は時間とF_{IO_2}に依存する．
(Luce, J.M., Tyler, M.L. and Pierson, D.J.: Intensive respiratory care, Philadelphia, 1984, W.B. Saunders Co. を一部改変)

もっとも新しいものである．CPAPでは陽圧で空気を押し込む機械はいらないが，かわりに，患者は気道内陽圧を作り出す抵抗に逆らって，患者自身で呼吸しなければならない．CPAPは密閉したマスクあるいは気管内に挿入された気管内チューブのどちらかを用いて行う．どちらの場合にしろCPAPを快く感じることは少ない（CPAPと人工換気は第10章で述べる）．

9. 高気圧酸素療法

気道内陽圧で酸素を投与するもっとも古い方法は高気圧室を用いる方法である．この方法は1870年代にフランス人のPaul Bertによって研究された．彼は病院間を移動する移動用高気圧室もつくった．高気圧室は減圧症やその他多数の壊疽から老衰に及ぶ疾患の治療に長いこと使われていたのである．

高気圧室は肺疾患に対しては今日では滅多に用いられることはない．それは肺疾患に対して明らかな治療効果が証明されないからである．しかしただ1つよく用いられるものに，重症の一酸化炭素中毒がある．高圧の酸素は酸素がヘモグロビンのFe^{++}の結合部位で，一酸化炭素と競合するのを促進し，かくしてHbCOの解離と一酸化炭素の排泄を速める．高圧酸素はHbCOの解離を速めるだけでなく，たとえHbCOが100%であったとしても，生存できるだけの十分な酸素を血中に溶解しうる（患者が3気圧で100%酸素を吸入すれば，$6ml$/血漿100mlの酸素が溶解）．それほど重症例でなければ（あるいは多くの病院でそうであるように，高気圧室が使用できない場合），1気圧で高濃度酸素（できるだけ100%に近い）を投与する．これには非再呼吸マスクか，必要であれば気管内挿管や人工換気を用いる．

1気圧及び2.5気圧でのHbCOの半減期を図9-8に示す（1気圧下の空気呼吸，100%酸素吸入および2.5気圧100%酸素吸入の場合を示す）．高気圧室使用時の血中酸素の変化を表9-2に示す．

> 臨床問題6
>
> 一酸化炭素中毒患者が次のような血液ガス値を示した．PaO_2 80mmHg，$PaCO_2$ 37mmHg，SaO_2 47%，HbCO 46%．2.5気圧での100%酸素を吸入した2時間後にHbCOの値は4%となった．もし明らかな換気・血流比の不均等分布がないとすれば，この時点での，大気中のPO_2，及びP_{AO_2}，PaO_2，SaO_2の値はいくらか？

10. 酸素療法の監視―臨床所見とPaO_2

酸素療法の目標は臓器及び組織の酸素化を改善することであるが，組織の酸素化を監視する方法がないので，実際には患者の臨床症状の改善と

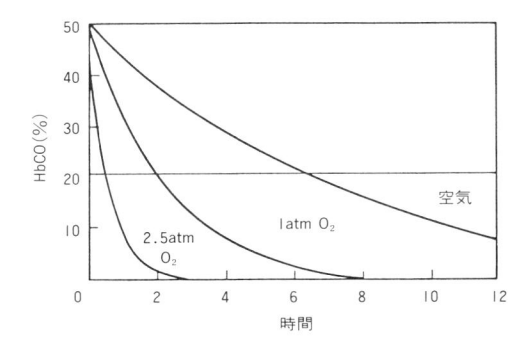

図9-8 大気圧及び高気圧での一酸化炭素ヘモグロビン（HbCO）の半減期．患者のHbCOレベルは50%で致死量である．もし患者が室内気で呼吸していれば，HbCOレベルが10%以下になるには12時間かかる．もし患者が大気圧で100%酸素（1気圧O_2）で呼吸すればすべての一酸化炭素は約8時間で排泄される．もし患者が高気圧室にて2.5気圧100%酸素で呼吸すれば，一酸化炭素は3時間以内で排泄されるだろう．
(Winter, P.M. and Miller, J.N.: JAMA 236:1502-1504, Copyright 1976, American Medical Association.)

表9-2 高気圧酸素療法

大気圧*	F_{IO_2}	P_{O_2} atm**	P_{AO_2}	P_{aO_2}	S_{aO_2}	C_{aO_2}
1	0.21	160	102	100	0.97	19.80
2	0.21	319	261	250	1.00	20.85
3	0.21	479	421	400	1.00	21.30
4	0.21	638	581	550	1.00	21.75
1	1.00	760	673	640	1.00	22.02
2	1.00	1520	1390	1390	1.00	24.27
3	1.00	2280	2193	2140	1.00	26.52
4	1.00	3040	2953	2890	1.00	28.77

* たとえば，1気圧は海面での大気圧（P_B）で760mmHg；2気圧は1520mmHg
** P_{O_2} atm ＝大気圧のP_{O_2} ＝ F_{IO_2} × P_B

PaO_2 の上昇で判断する．臨床症状の改善は通常，精神状態の異常，頻脈，頻呼吸，呼吸困難，チアノーゼなどの低酸素血症に基づく症状の改善で表わされるが，低酸素血症患者ではこれらの症状を示さないことも多い．また低酸素血症を示唆する兆候があったとしても酸素欠乏と相関しないこともある（たとえば，喘息時の呼吸困難など）．PaO_2（あるいは SaO_2）の改善は酸素療法の適正さを示す単純でもっとも優れた指標である．PaO_2 が改善されなければ，酸素療法は役に立たないことになる[*3]．しかし改善しないことを病気のせいにする前に，患者が実際に酸素を吸入しているかどうかを調べなければならない．というのは酸素マスクが患者の顔でなく床の上に落ちていることも多いのである．患者が酸素を吸入しても PaO_2 が改善しない場合には，生理学的あるいは解剖学的右—左シャントを意味している（第5章を見よ）．

PaO_2 はどれくらい改善すべきか？健常肺では，肺胞気酸素分圧（PAO_2）の増加は簡易肺胞式（$PAO_2 = PIO_2 - PCO_2$）から予測できる．大気圧が760mmHg のとき，FIO_2 の0.10の増加（たとえば，FIO_2 が0.21から0.31，あるいは0.40から0.50に変化する）により PAO_2 を約70mmHg に改善するはずである．

しかしながら，健常者においてさえも，FIO_2 の上昇に伴って PaO_2 が PAO_2 と同じだけ上昇することはない．結果として，$P(A-a)O_2$（肺胞・動脈血酸素分圧較差）は FIO_2 が上昇するにつれて開大する（図5-4を見よ）．肺疾患においては，PaO_2 の改善の度合は健常肺で予測されるより常に小さい．なぜなら疾患肺には換気・血流比の減少部位やシャントが存在するからである．図9-9では FIO_2 が上昇した時，いろいろなシャント率が PaO_2 にどのように影響するかを示してある．この図には，酸素療法に関する2つの重要な意味が示されている．

第1番目として，大きなシャントをもつ患者においては，100％酸素吸入と60％あるいは70％酸素吸入では PaO_2 は変わらない．低い FIO_2 で試すこともなしに，100％酸素のままで患者を放置したままにすべきではない．

第2番目に，シャントや著明な静脈血混合をもつ患者では，FIO_2 を変化させたとき $P(A-a)O_2$

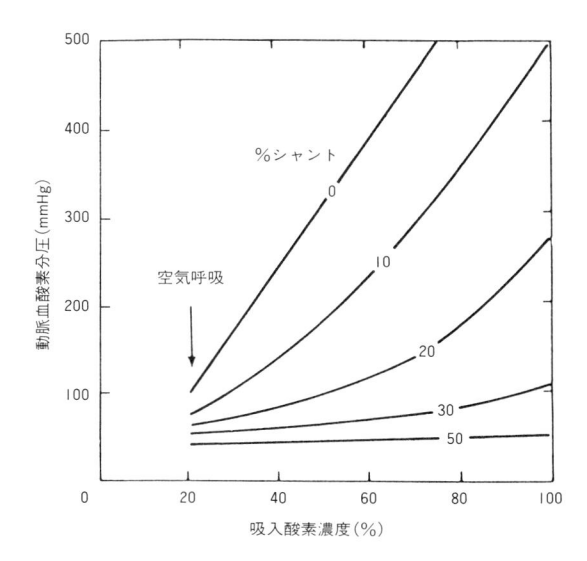

図9-9 吸入気酸素濃度が増加した時，動脈血酸素分圧（PaO_2）に及ぼすシャントの効果
％シャントが大きくなれば，吸入気酸素濃度の増加による PaO_2 の増加の程度は少なくなる．また心拍出量やヘモグロビン濃度のような他のパラメターも PaO_2 に影響を及ぼすが代表的な値を表した．
(West, J.B.: Pulmonary pathophysiology, Baltimore, © 1982, The Williams&Wilkins Co.)

はガス交換の信頼できる指標として用いることはできない．PAO_2 に対する PaO_2 の比率こそがより信頼性のあるパラメターである（図5-5を参照）．

FIO_2 を変化させた後，動脈血ガス分析はいつ施行すべきか？健常肺では数分以内に新しい FIO_2 で平衡に達するが，疾患肺では平衡に達するのが遅く，これはその肺病変，つまり"ゆっくりと平衡に達する肺胞"や膨脹不全の肺胞の量に左右されるのである．著明な慢性閉塞性肺疾患では新しい平衡に達するためには15から20分を要する．

FIO_2 を変化させてから血液ガス値をチェックするための十分な間隔は30分である．その時間があれば実際，すべての患者で新しい平衡に達するのである．

[*3] たとえば過換気状態のように，患者の呼吸仕事が改善しているのに PaO_2 が不変の場合もある．このような場合は $P(A-a)O_2$ は改善すべきである．

11. 輸血—Pa_{O_2} と酸素含量に対する効果

輸血が酸素含量を改善することは容易に理解できる．なぜなら酸素含量はヘモグロビン濃度と直接比例するからである．輸血は静脈血混合（右・左シャント，低換気・血流比）があるような状態であれば，Pa_{O_2} を改善するが，このことはあまり知られていない．

この改善は混合静脈血酸素含有量（Cv_{O_2}）の Pa_{O_2} に及ぼす効果として説明できる．Cv_{O_2} が低ければ低いほど，肺を通過するときシャントすれば静脈血はますます Pa_{O_2} を低下する．輸血は，組織により多くの酸素を供給することによって，混合静脈血の酸素含量をも増加する．輸血によって静脈混合が変化しないのなら，Pa_{O_2} はより増加するはずである．

12. 人工血液

長年にわたり，血液に代わる酸素運搬可能な代用物を発見しようとする試みがなされてきた．フルオゾール（Fluosol）DA というその主旨に添った製品が今日入手できる．フルオゾールDAは溶存酸素を運ぶフッ素化合物の乳剤である．それにはヘモグロビンも，化学的に酸素と結合する他の複合体もない．フルオゾールDA内への酸素溶解度は血漿のそれの約3倍である．1.00（Pa_{O_2} が600 mmHg以上）の F_{IO_2} でフルオゾール DA 100ml あたり約6ml の酸素が溶解した状態で運ばれる．この酸素の含有量は正常の血液酸素含量（20ml/100ml）以下であるが，救急の手術や外傷では，6ml O_2/100ml は酸素供給量を著明に改善する．ある研究では，100%の酸素が吸入されてしかも，低い吸入酸素（F_{IO_2}）ではない時のみその恩恵がある（Tremper, Friedman, Levine, et al. 1982; Geyer, 1982）．したがって，この方法でフルオゾールDAが用いられると，酸素中毒症の危険性がある．

13. 在宅酸素療法の方法

今や在宅酸素療法は多くの患者，とくに慢性閉塞性肺疾患患者に対して広く用いられている．在宅酸素療法の増加は同時期に進歩した3つの事実により拍車がかかったのである．(1)在宅酸素供給装置の技術的革新と設置方法の改善，(2)持続的酸素投与の慢性閉塞性肺疾患に対する治療効果を証明した科学的研究，(3)メディケアとその他の各種保険による医療費支払いの保証．

在宅酸素療法の土台をなす生理的原理は病院での酸素療法のそれと同じである．主な相違は使用される装置の型式と酸素療法を始める時の状況である．

在宅で使用されるものには3つのシステムがあり（図9-10），もっとも古典的なシステムは酸素タンクやボンベを用いるシステムである．これらのボンベは常に緑色に塗られており（訳注：本邦では黒色），圧縮酸素ガスが充填されている．1500ポンド/平方インチ（psi），（訳注；109kg/cm²）の圧のボンベの酸素は一組の減圧弁を通して減圧される．このボンベは酸素宅配会社によって取り替えられ，使用時の流量と使用時間によって配達の回数は決まる．携帯用として，荷車つきの小ボンベもある．

第二の方法は液化酸素システムであり，原理は

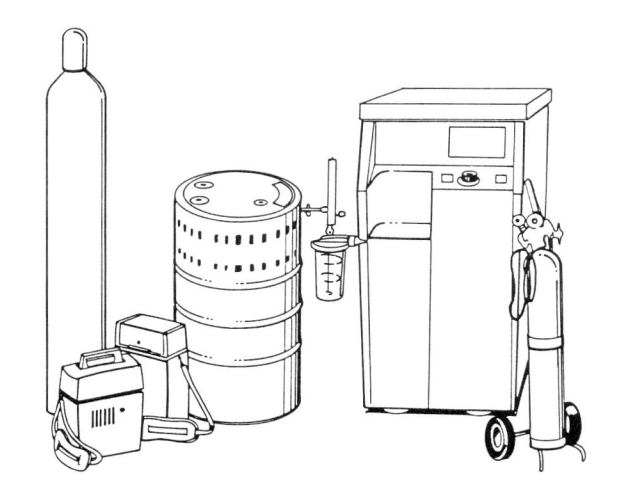

図9-10 家庭での酸素を供給する用具
左の大きなボンベは，以前は一般的であったが，図の中央に示す広い円筒型の液化酸素システムや大きな箱型の構造の酸素濃縮器に交替してきている．液化酸素システムでは，小さな容器（液化酸素シリンダーの左）に酸素を充満すれば，患者はこれで2～3時間外出する事ができる．酸素濃縮器は電気で作動し，携帯はできない．患者は小さな圧縮酸素ボンベ（荷車のついている）で外出できる．

病院用と同じであるが，特別に設計された小さな在宅用のものである．液化酸素容器（図9-10に示す2つの大きな罐であり，また図9-11も参照）は患者の家に設置し，トラックで住居まで運ばれた液化酸素源から定期的に充填されるのである．液化酸素は圧縮酸素ガスのボンベに比べ，一度に多くの酸素を蓄えることができる利点をもっており，患者宅でポータブルの容器に液化酸素を詰める事ができるのも長所である．他の2つのシステムではそれが困難である（図9-11，9-12）．

第三の在宅酸素療法の方法は酸素抽出器あるいは酸素濃縮器の使用である．この巧妙な装置は通常の家庭の電源で使用でき（図9-10），この器械は窒素を吸着して把えて抱え込み，酸素を窒素から切り離す分子篩器を使用して，酸素濃度を高めるのである．この過程を通して，効果的に酸素濃度を21％から90％以上にまで変えるのである．他の2つのシステムと同様に，患者に投与される酸素量は流量で決まる．これら3つのシステムは表9-3で比較されている．

(1) 持続投与

生体は十分な量の酸素を貯えることができないので，酸素療法には，持続酸素療法こそが必要である．流血中には2～3分間の供給分の酸素しかなく，供給された酸素が使い果たされると，死に至ることは確実である．この酸素供給というものは食物の供給とはまったく対照的である．なぜなら食物は蛋白や脂肪として蓄えられ，その貯えは長期日間絶食でも人を生き長らえさせるからである．低酸素血症患者は理論的に常時酸素療法を受けるのがよいが，実際には不便だし経費がかかる．

(2) 不便さ

吸入用酸素は重たいボンベや面倒な電気器具から供給されるので，日常生活が制限される．吸入を長時間持続するには，患者は座ったままでいるか，外出するときには大きな装置を携帯しなければならない（図9-11）．残念ながら携帯用酸素器具

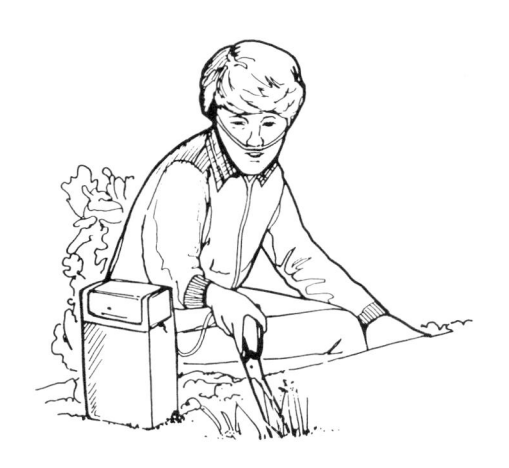

図9-11 この婦人は携帯用の液化酸素容器を使用し，庭仕事をしている．この容器は図9-10に示すようにボンベから酸素を充満し，屋外で数時間，持続的に酸素を使用できる．

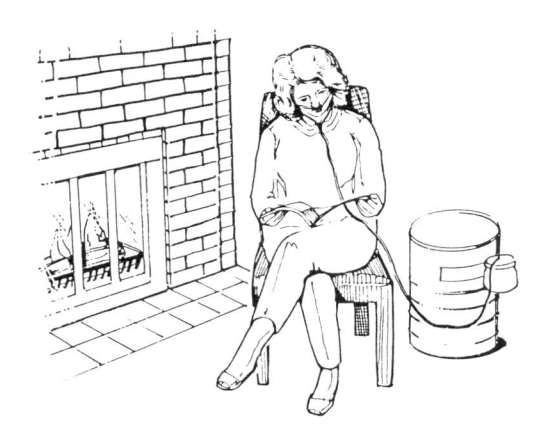

図9-12 液化酸素システムを使用しながら，暖炉のそばに座っている婦人．炎と酸素システムが直接接しなければ安全である．容器から鼻への酸素チューブに注目せよ．

表9-3 在宅酸素の3つのシステム

圧縮酸素 （タンク）	液化酸素	酸素濃縮器
高圧 159kg/cm²	低圧 3.63kg/cm²	低圧 0.50～0.73kg/cm²
H型ボンベ 22.5×140cm	直径 32.5cm 高さ 60cm	型毎に異なる 30.5×30.5×61cm
重心が高い， 底面が狭い	重心が低い， 底面が広い	重心が低い， 底面が広い
6900l のガス	13.800l のガス	持続的酸素供給
満載重量 70.3kg	満載重量 31.8kg	満載重量 43.1kg
	容器重量 13.6kg	
電気代なし	電気代なし	電気代あり 機械により異なる

では数時間以上の旅行はできない(**図9-12**).

酸素の使用の不便さのゆえに,患者はあきらめねばならないことが多い.患者は主に夜間に酸素を吸入し,昼間は酸素を必要と感じる時や,そうでなくても吸入した方が便利な時に吸入するのである.多くの人々は大きな器具を運ばなければならないという制約や,鼻にチューブを入れているのを見られるのを煩わしく思うよりも,低酸素血症の症状に苦しむ方を選ぶのである.確かにある患者では不便さと恥ずかしさが持続的酸素使用の障害となっている.逆説的には酸素吸入は持続性が必要だということが,酸素療法の真の効果を上げるため障害となっているともいえる.

(3) **経費**

経費は酸素の使用量と使用時間による.2 l/分で1日12時間の酸素使用には1カ月に数100ドルの費用がかかる.患者によっては全費用の大部分を保険会社やメディケアの助成によっている.

(4) **不快感**

在宅持続酸素療法では鼻カヌラを使用しているものが大半である.カヌラの長期使用は鼻との接触部の刺激やびらんを生じやすい.またカヌラをはずさなければ治らない頭痛を伴うこともある.

(5) **毒性**

酸素の毒性の潜在的障害は前に述べた.肺の酸素中毒症は在宅酸素療法での F_{IO_2} は通常0.40以下であるので問題にはならないが,CO_2 蓄積患者では明確な治療指針なしに酸素流量を上げないように注意すべきである.

14. 在宅酸素療法の適応

2〜3年前までは在宅酸素療法が実際に患者に有用であるかどうかの証明はほとんどなかった.1975年にStewart,Hood及びBlockの重症の慢性閉塞性肺疾患者12人についての在宅酸素療法の研究において,クオリティ・オブ・ライフの向上と入院日数の減少がはじめて明らかになった.しかし,2年の追跡研究の後で約半分の患者は死亡していた.大規模な多施設との共同研究(夜間酸素療法の治験[NOTT]として知られている)によって,持続酸素療法がある選択された群においてその効果が,非常に有用だったことが明白となった(Ann. Intern. Med. 1980).低酸素血症をもつ慢性閉塞性肺疾患の203症例で12時間ないし24時間の持続酸素療法の研究が行われた.この研究の対象となった基準は安静時 PaO_2 が55mmHg以下のもの,あるいは浮腫,多血症,慢性肺性心を伴う患者においては PaO_2 が59mmHg以下のものであった.酸素の分時流量は動脈血ガス分析で改善の度合をみて1〜4 l/分の範囲で投与された.これらの12時間及び24時間の酸素療法の2群において,病気の重症度はほとんど同じであり,また酸素療法に対する取り組みはともに忠実であった.その結果は,12時間群の酸素療法での死亡率は24時間群の持続酸素療法の1.4倍であった(**図9-13**).この死亡率の差をうまく説明することができる特別な生理学的パラメーターはないが,この最終結果は24時間の持続酸素療法の満足すべき効果を明らかにした.

もう1つの,英国で行われた大規模な研究(Lancet 1981)では,毎日15時間酸素吸入療法群と酸素非投与群とを比較検討したところ,酸素投与群の方の生存率は明らかに有意の延長を認めた.

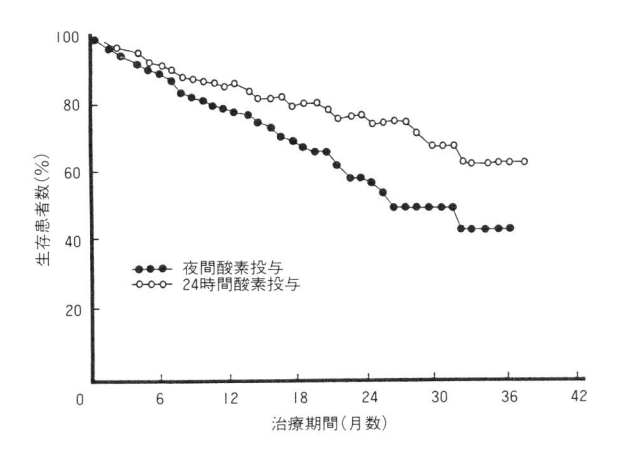

図9-13 夜間酸素吸入療法(NOTT)の研究での生存曲線上の曲線(○)は24時間の持続酸素吸入療法を受けている患者の生存率を示す.下の曲線(●)は夜だけ(12時間)の酸素吸入療法を受けている患者の生存率を示す.12, 24及び36カ月での生存率の相違は統計学上有意である.(Petty T.L.: Ambulatory oxygen, New York, 1983, Theeme-Stratton. Inc., redrawn from Ann. Intern. Med. 93:391-398,1980)

この研究と NOTT の研究で以下の結論が得られたのである．すなわち著明な低酸素血症，とくに安静時 PaO_2 が55mmHg 以下では，酸素吸入時間が長ければ長いほど生存率は延長する．つまり，1日24時間の持続酸素療法は1日12時間の酸素療法よりも良い結果を，また1日12時間の酸素吸入は酸素を吸入しないよりも良い結果を得るということである．

在宅酸素療法の経費やその他特殊な問題があるので，患者にこの治療を施す前に，最適条件について検討しれなければならない．たとえば基礎的疾患の急性増悪によって肺病変は最初，著明な低酸素血症をおこすことあるが，適切な治療により $PaCO_2$ は改善して，在宅酸素療法の適応から外れることがある．このような理由で NOTT が行った研究対象者は気管支拡張薬や抗生剤による3週間の治療終了者のみに限定された．そして，3週間後に血液検査をして，酸素療法の適応があるかどうかを決めるのである．

まとめとして，在宅酸素療法の適応があるかどうかを決定するためには患者の肺の障害に対して適切な薬剤療法を行った後に動脈血ガス分析を検査して，そのデータの十分な評価で判断する必要がある．すなわち，在宅酸素療法はそのような評価なしに行うべきものではない．

15．まとめ

酸素吸入は多くの心肺疾患においては一般的な薬剤療法の1つである．他の薬剤と同様に酸素療法にも適切な適応，不適応及び投与量がある．投与量，すなわち FIO_2 であるが，0.21から1.0までの範囲である．どんな FIO_2 でも大気圧（鼻カヌラや酸素マスクを通して）あるいは気道内陽圧（たとえば人工換気）下で行われる．治療上，FIO_2 は0.40を境にして高濃度と低濃度に分けられるが，この境界値0.40は明らかな科学的根拠のある数字ではなく任意に決められたものである．低濃度酸素吸入療法は FIO_2 が0.21と0.40の間にあるが，これは慢性炭酸ガス蓄積患者や中等度低酸素血症患者に使用される．高濃度酸素吸入療法（FIO_2　0.40以上）は炭酸ガス蓄積のない患者に適応となる．

低流量や高流量という用語は患者が吸入する酸素混合ガスの処方量として表わされているものである．鼻カヌラや各種の顔マスクのような低流量システムでは，患者の吸入気の一部が供給されるだけで，残りは周囲の室内気を吸入するので，患者が鼻カヌラを用いるときには，厳密な FIO_2 を知ることできない．というのは患者の口を通して吸入される室内気の量が不明だからである．ベンチュリーマスクや人工呼吸器のような高流量システムでは，患者に必要な換気量を上まわる十分な酸素混合気を供給している．ベンチュリーマスクは正確な FIO_2 が必要な時に使用される．

酸素の毒性は吸入時間や FIO_2 に依存している．酸素障害にはいくつかの病変があるが，これには肺線維症，吸収性無気肺及び低酸素性刺激の低下などがある．未熟児網膜症もまた高濃度酸素供給によって発生する危険な疾患である．

酸素療法は今や慢性疾患の通院患者に一般的に使用されている．研究の結果は慢性閉塞性肺疾患患者に在宅酸素療法を行うことは長期の死亡率を減少させるものであることが明かに示されている．

復習問題

1．低濃度酸素吸入療法は FIO_2 が0.21以上で0.40以下である．
2．成人の酸素吸入療法で唯一はっきり認められている合併症は肺線維症である．
3．ベンチュリーマスクは酸素吸入に用いられる高流量システムの1つである．
4．2 l/分の経鼻酸素は28%の吸入気，酸素濃度と等しい．
5．在宅酸素療法では大気から酸素を抽出できる器械で酸素を安全に供給することができる．
6．長期間の酸素吸入療法は低酸素血症のある慢性閉塞性肺疾患の死亡率を低下することが判明してきた．
7．人工血液は人のヘモグロビンの約半分の酸素結合能力をもつ蛋白物質である．
8．3気圧で21%酸素吸入は1気圧で63%の酸素吸入と同じ危険性を示す．
9．一酸化炭素中毒の治療では FIO_2 を高めれば高めるほど，一酸化炭素は急速に血中から除去される．
10．ベンチュリーマスクの FIO_2 の重要な決定因子はマスクに入る酸素流量である．

REFERENCES

Campbell, P.B., Ball, M.V., Ellis, F.D., et al.: Incidence of retinopathy of prematurity in a tertiary newborn intensive care unit, Arch. Ophthalmol. **101**:1686, 1983.

Continuous or nocturnal oxygen therapy in hypoxemic chronic obstructive lung disease: a clinical trial, Ann. Intern. Med. **93**:391, 1980.

Flynn, J.T.: Oxygen and retrolental fibroplasia: update and challenge, Anesthesiology **60**:397, 1984.

Geyer, P.P.: Oxygen transport in vivo by means of perfluorochemical preparations (editorial), N. Engl. J. Med. **307**:304, 1982.

Long-term domiciliary oxygen therapy in chronic hypoxic cor pulmonale complicating chronic bronchitis and emphysema: report of the Medical Research Council Working Party, Lancet **1**:681, 1981.

Petty T.L.: *Ambulatory oxygen*, New York, 1983, Thieme-Stratton, Inc.

Shapiro, B.A., Harrison, R.A., Kacmarek, R.M., et al.: *Clinical application of respiratory care*, ed. 3, Chicago, 1985, Year Book Medical Publishers, Inc.

Spearman, C.B., Sheldon, R.L., and Egan, D.F.: *Egan's fundamentals of respiratory therapy*. St. Louis, 1982, The C.V. Mosby Co.

Stewart, B.N., Hood, C.I., and Block, A.J.: Long-term results of continuous oxygen therapy at sea level, Chest **68**:486, 1975.

Tremper, K.K., Friedman, A.E., Levine, E.M., et al.: The preoperative treatment of severely anemic patients with a perfluorochemical oxygen-transport fluid, Fluosol-DA, N. Engl. J. Med. **307**:277, 1982.

Suggested readings

Barach, A.L.: Hypercapnia in chronic obstructive lung disease—an adaptive response to low flow oxygen therapy (editorial), Chest **66**:112, 1974.

Friedman, S.A., Weber, B., Briscoe, W.A., et al.: Oxygen therapy: evaluation of various air-entraining masks, JAMA **228**:474, 1974.

Fulmer, J.D., and Snider, G.L.: ACCP-NHLBI National conference on oxygen therapy, Chest **86**:234, 1984.

Myers, R.A.M., Snyder, S.K., Linberg, S., et al.: Value of hyperbaric oxygen in suspected carbon monoxide poisoning, JAMA **246**:2478, 1981.

Nishimura, N., and Sugi, T.: Changes of hemodynamics and O_2 transport associated with the perfluorochemical blood substitute, Fluosol-DA, Crit. Care Med. **12**:36, 1984.

Petty, T.L., and Neff, L.M.: The history of long-term oxygen therapy, Respir. Care **28**:859, 1983.

Schacter, E.N., Littner, M.R., Luddy, P., et al.: Monitoring of oxygen delivery systems in clinical practice, Crit. Care Med. **8**:405, 1980.

Timms, R.M., Kvale, P.A., Anthonisen, N.R., et al.: Selection of patients with chronic obstructive pulmonary disease for long-term oxygen therapy, JAMA **245**:2514, 1981.

付録の一般文献,第6章の文献も参照されたし.

第10章

人工換気

1. 気管内挿管と人工換気
2. 人工換気の適応
3. 人工換気のモードとF_{IO_2}
4. 正常呼吸と人工呼吸器による換気の相違
5. 調節換気（Controlled ventilation）
6. 補助・調節換気（Assist-control ventilation）
7. 間歇的強制換気（IMV）
8. 人工呼吸器のセッティング（設定）
9. 人工呼吸器のコンプライアンス
10. 高頻度換気
11. 終末呼気陽圧（PEEP）
12. 持続的気道内陽圧（CPAP）
13. 人工換気の合併症
14. 人工呼吸器からの離脱（ウィーニング）
15. まとめ

1. 気管内挿管と人工換気

　患者自身の呼吸器系の機能が低下し，もはや適正な酸素化や換気が不可能になった場合には，人工換気法による酸素の補充療法が有効である．患者に人工換気を行うためには，まず挿管を行う必要がある．挿管とは内径の大きな挿管チューブを気管内に挿入，留置することである（**図10-1**）[*1]．挿入の経路は経鼻的，経口的でも，あるいは気管切開を行って直接的な挿管でもよい．挿管チューブの先端にはカフ（balloon）が付いており，空気を注入して膨らませて，気管から空気が漏れないようにしてある．チューブのもう一端にはY字のコネクターを付けてそれに吸気と呼気の2本の蛇管を接続するようになっている．呼気の蛇管には呼気量測定用のスパイロメーターあるいは蛇腹が接続できるようになっている（**図10-2**）．気管内挿管チューブのカフを膨らませることによって人工呼吸器から陽圧（大気圧以上の）の空気を患者の肺に押し込むことができる．チューブから空気は外に逃げることが出来ないので，空気は肺内に入り，ガス交換が生じることになる．そして人工呼吸器は患者の呼気を受動的に受け入れた後に次の換気サイクルに移る．実際，いろいろなタイプの人工呼吸器や挿管チューブが使用されているが，それらの原理はすべて同じである．

　場合によっては，人工換気の必要がないにもかかわらず気管内挿管がなされていることがあるが，これは患者の気道確保の目的である（次ページの枠内を参照）．気管内挿管のみ行う場合の2大適応としては(1)気道閉塞の恐れがある場合と(2)気道閉塞が明かな場合で，いずれの場合でも臨床検査データをもとに適応を決定すべきであるが，動脈血ガス分析データは人工換気が不必要であることを判断する場合に有用である．気管内挿管のみを行うもう1つの理由としてもっとも一般的なものは，昏睡状態で，このような患者では，わずかに深部痛を感じる以外は，刺激に対してまったく反応がない状態であるが，自発呼吸と酸素化機能は

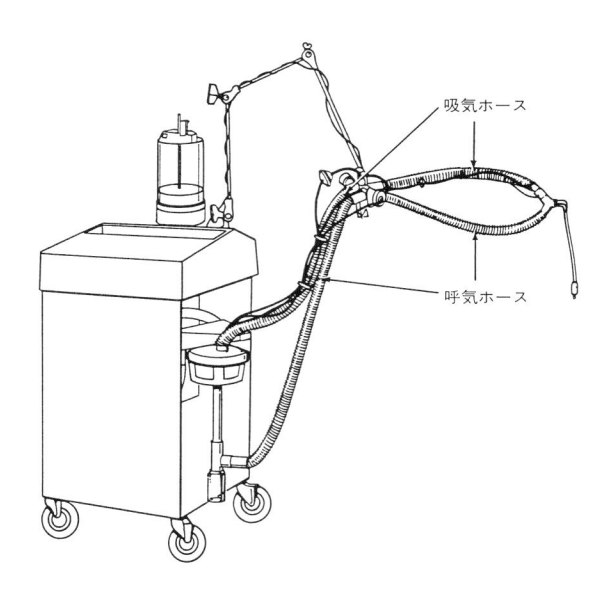

図10-2　人工呼吸器を気管内挿管チューブに接続した状態．1本は吸気回路の蛇管で，もう1本は呼気回路の蛇管．この人工呼吸器は典型的な従量式人工呼吸器である．

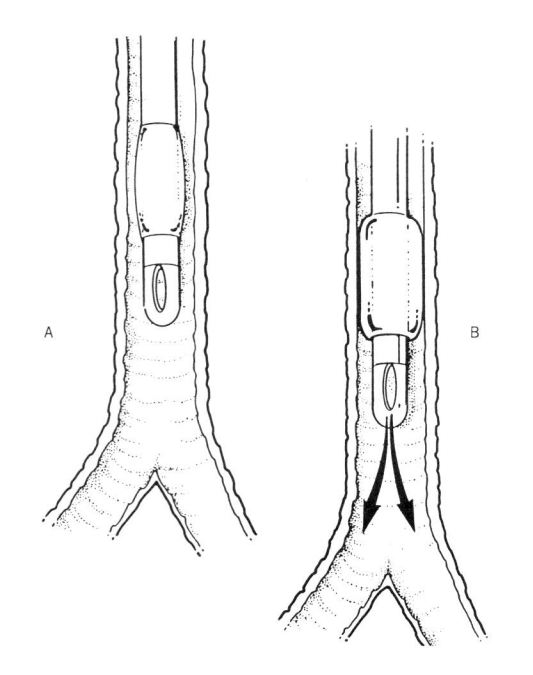

図10-1　気管内の挿管チューブの位置．
A．先端のカフ（balloon）は縮んでいる．
B．カフを膨らました状態では，肺内に空気を送り込む際に空気がチューブの周囲から漏れることはない．

[*1]　挿管なしで人工換気する場合もあるが，多くの場合実用的ではない．

> **気管内挿管と人工換気の適応基準**
>
> **気管内挿管のみ（酸素化と換気は適正である場合）**
> 1. 気道閉塞の恐れがある場合：昏睡状態など
> 2. 明かな気道閉塞がある場合：喉頭浮腫，気管腫瘍など
>
> **挿管及び人工換気（酸素化障害と換気障害の一方または両方がある場合）**
> 1. 無呼吸
> 2. 以下の状態の単一性あるいは複合性肺胞換気障害（$Paco_2$で評価した場合）
>   a．うつ状態
>   b．疲労蓄積が進行している
>   c．他の方法では是正困難なPao_2の低下
>   d．他の方法では補正困難なpHの重篤な異常
>   e．上部気道閉鎖の危険（分泌物などによる）
> 3. Pao_2の低下（Pao_2 60mmHg以下など）
>   a．F_{IO_2}が0.50以下では改善しない場合
>   b．それが症状を呈し，あるいは身体機能の重篤な障害を生じる場合

保たれているので，患者の舌根沈下による鼻咽頭腔の閉塞や，粘稠な分泌物による上気道閉塞を防止し，気道確保の目的で挿管留置が適応となるのである．誤嚥の防止に関しても同様に考えられがちであるが，ソフトカフ付きの挿管チューブによって誤嚥が防げるという確証はなく，また，実際の臨床経験からすると，気管内挿管自体がかえって誤嚥性肺炎を惹起する可能性もあり，挿管留置の適応とはならない．したがって，昏睡の判断は，綿密な診察に基づいて行うべきで，咽頭反射の消失自体は，気管内挿管の必要性の確実な指標とはならない．

挿管のみを行うもう1つの一般的な適応としては，喉頭浮腫，気管腫瘍，巨舌症や，その他，一見喘鳴を思わせるような上気道病変による明かな気道閉塞が挙げられる．そのような気道閉塞が，動脈血ガス分析の結果やチアノーゼ，努力性呼吸，ショック等の出現などで生命を脅かすような状態が考えられる場合，気道の確保は必須となる．当然，閉塞部に挿管チューブを通過させることが困難な場合もあるが，その時は，緊急気管切開や輪状甲状切開が必要となる．

2．人工換気の適応

初期段階の人工換気法については肺胞換気（第4章）や酸素化（第6章）との関係において検討された．肺胞換気障害（$Paco_2$の評価による）あるいは，酸素化の障害（Pao_2の評価による）は，人工換気を開始するための生理学的な理由にすぎないのである．人工換気は結果的には心機能，腎機能を改善させ，脳の機能も賦活化するものであるが，基本的には人工換気の最終目的はPao_2及び$Paco_2$を改善することと，あるいは，F_{IO_2}または，動脈血ガス値を満足できる状態に保つために必要な様々な仕事量を減らすことにある．一般的な人工呼吸開始基準は上の枠内に示した．

たとえば
・心肺蘇生術を施行中の患者には挿管し，避けられない低O_2，高CO_2血症を改善するために人工換気を行う．
・全身麻酔中の患者に対しては高CO_2，低O_2血症を防止するために人工換気を行うのが普通である．
・$Paco_2$が正常範囲にある患者に対しても時には挿管を行うことがある．つまり，呼吸運動（呼吸仕事量）がその患者にとっては限界であったり，代償できない恐れがあれば，人工換気を開始する正当な理由である．このような症例における人工換気の目的は患者の呼吸運動の負担を軽減し，$Paco_2$を満足できるレベルに保つことにある．

・時には，PaO_2 が50mmHg以上の患者に対しても酸素化を改善させるために挿管を行うことがある．すなわち，吸入気酸素濃度（FIO_2）を危険なレベルまで上昇させてもなお呼吸不全の状態が続き，その改善傾向がない場合は，人工換気の適応となりうる．この場合の目的はまた，PaO_2 を適正に保つことにある．

・危険なレベルの高 pH 血症（アルカリ血症）をきたす可能性のある，極度の抑制不可能な過換気状態も人工呼吸開始の正当な理由である．たとえば，脳幹部腫瘍等による中枢神経性過換気状態の患者では，室内気呼吸下であるにもかかわらず，$PaIO_2$ が6mmHg, pH が7.67, PaO_2 が20mmHg となることもあり，薬剤を用いて筋弛緩をしたうえで，人工呼吸管理をするのが，このような重篤なアルカリ血症をコントロールする唯一の方法である．

最後の例はあまり一般的でない状況であるが，このことは要点を強調しているといえる．つまり人工換気は PaO_2 あるいは $PaCO_2$ を改善させ，適正にコントロールする必要がある場合にのみ適応となるということである．明らかなことだが，特に $PaCO_2$ が正常範囲，あるいは PaO_2 が50mmHg以上の場合に，気管内挿管の適応を決めるためには臨床的経験に基づいた思慮深い判定が必要である．

[臨床問題1]

前ページの枠内に示した基準にしたがえば，次のどの症例が速やかな気管内挿管及び人工換気の適応として適当か？

a．50歳の男性で，薬物の過剰使用により昏睡状態となっている．室内気呼吸下で $PaCO_2$ 51mmHg, PaO_2 76mmHg, pH 7.31である．

b．29歳の男性．意識清明，呼吸不全をきたしており，フェイスマスクで60%酸素吸入下の状態で，呼吸数42回/分，$PaCO_2$ 38 mmHg, pH 7.42, PaO_2 47mmHgである．

c．61歳の女性．意識清明，重症の肺気腫で，現在，中等度の呼吸不全の状態である．呼吸数は24回/分，経鼻的に 2 l /分の酸素吸入下で，$PaCO_2$ 59mmHg, PaO_2 75 mmHg, pH 7.37である．胸部レントゲン写真上，異常影は認めない．

d．29歳の女性で糖尿病性ケトアシドーシスの状態に陥っている．室内気呼吸下で pH 7.10, $PaCO_2$ 26mmHg, PaO_2 10mmHgである．

e．31歳の薬物中毒の男性患者．ナルカン（Narcan, 麻薬桔抗剤）投与後に直ちに反応を示し開眼し大声を出しわめいたが，その後，再び半昏睡状態となった．経鼻的に 3 l /分の酸素投与下で，$PaCO_2$ 31mmHg, pH 7.38, PaO_2 89mmHg である．

3．人工換気のモードと FIO_2

実際に人工呼吸の開始を決定した場合は，吸入気酸素濃度（FIO_2）と換気モードを選択しなければならない．FIO_2 の設定は，患者の病態や，挿管の理由と関連した問題点はあるものの，それほど困難なものではなく調整ねじの数字を合わせる程度のものである．たとえば，主に高 CO_2 血症の改善のために挿管された患者では，通常 FIO_2 は0.40以下で適正な酸素化が得られる．一方，低酸素血症のため，あるいは心肺蘇生の目的で挿管された患者の場合は，人工換気開始時の FIO_2 は1.00が適当であると考えられる．すべての症例において，人工換気開始後の最初の30分は動脈血ガス分析を繰り返し行って，できるだけ低い FIO_2 で PaO_2 を60～90mmHg に保つようにしなければならない．換気モードの選択は，様々な理由からより難しいことが多い．第一の理由は，人工呼吸器の操作で通常使用されるたくさんの用語があまりにも省略され過ぎていることである（PEEP, IMV等）．第二の理由は，一般的に，多くの症例に応用される一定の最良の換気モードというものがない．つまり，文献的にみても，どのような症例にどの換気モードが適切かということに関しては，いまだ意見の統一が得られていない．第三に，呼吸療法士以外，一部の医師や看護婦を除いては人工呼吸管理下の患者の生理学的変化を十分に理解しているものがいないということがあげられる．

4．正常呼吸と人工呼吸器による換気の相違

人工呼吸下の生理学を学ぶことは，まず正常の

呼吸における気道内圧の変化を理解することから始めなければならない．図10-3．Aは，安静時自発呼吸の口腔内圧の変化を示しているが，気道内圧は吸気時に陰圧となり（これにより肺内に空気が流入する），呼気時には陽圧となる．また，呼気の後には大気圧と等しい短い休止期がある．正常な自発呼吸と機械呼吸の基本的な相違点はそれぞれの呼吸における気道内圧の変化で知ることができる（図10-3．B）．現在使用されている人工呼吸器による人工換気は，ほとんどつねに（大気圧以上の）陽圧で，また間歇的に行われる．したがって一般的には多くの場合いわゆる間歇的陽圧呼吸（IPPV）[*2]である．忘れてならないことはIPPVは，正常気道内圧を根本的に変えてしまうということである．このことが人工呼吸の利点と，合併症を説明する上での基本となる．次に，3通りのIPPVの方法を述べる．

5．調節換気（Controlled ventilation）

間歇的陽圧換気（IPPV）のもっとも初期の形式は調節換気であった[*3]．図10-3．Bに調節換気における換気サイクルと気道内圧の関係を示したが，すべての換気は器械によって行われ患者自身の呼吸労作は必要とせず，気道内が陰圧となることはない．つまり正常の自発呼吸とは反対に，調節換気では吸気相も呼気相も陽圧となっている．適正な1回換気量を得るために，人工呼吸器は肺内に空気を押し込み，結果的には，正常の呼吸にはみられないような最高気道内圧を生じる．圧の最高点（ピーク）は吸気相の最後にあり，続いて呼気相が始まる．調節換気時の呼気相は，正常呼吸と

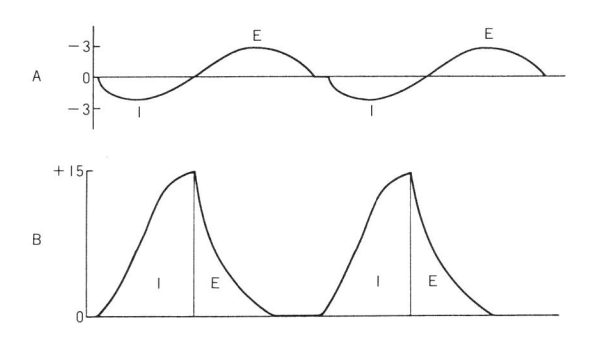

[*2] IPPVとIPPBを混合してはならない．間歇的陽圧呼吸（IPPB）は薬を供給する，あるいは吸入治療時にのみに使用される用語で，肺胞換気の補助の目的に供しない．

[*3] 調節換気はもっとも早期の陽圧換気モードであるが，人工換気法の手段としては，陰圧換気法が実際には先んじていた．昔の鉄の肺"タンクレスピレーター"には陰圧が用いられたが，患者は頭・頸部を残して全身をすっぽりタンクの中へ入れられた．陰圧人工呼吸器は現在ほとんど用いられない．使用される場合があるとすれば鎧型人工呼吸器（Cuirass respirator）であり，それは患者の胸部のみに適合させるタイプのものである．

図10-3
A．正常な安静自発呼吸時の気道内圧波形．
B．調節陽圧換気時の気道内圧波形．
圧の単位はcmH_2Oで，0は大気圧，基線よりも上が陽圧で，下が陰圧を表す．Iは吸気で，Eは呼気を示す．

同様に受動的，つまり肺自体の元に戻ろうとする弾性によって機能的残気量の状態まで空気が呼出される．呼気の終りの気道内圧は次の機械換気が始まるまで，大気圧と等しくなる（気道内圧＝0）．高いピーク圧と，吸気・呼気を通して常に気道内圧が陽圧であるということの結果として，IPPV中の平均気道内圧は正常呼吸時よりも高くなっている．このような高い平均気道内圧はガス交換を改善させるが，その反面，人工換気によって引き起こされる合併症の原因ともなる．

調節換気は，患者が完全に麻痺している場合や，自力呼吸ができないとか，人工呼吸器の呼吸を開始できない患者に対して用いる換気モードであり，患者の自発呼吸で十分に分時換気量が維持可能となれば，その必要性がなくなる．

6．補助・調節換気（Assist-control ventilation）

補助・調節換気は，調節換気の次に開発された人工換気モードである（図10-4．A）．補助・調節換気は，患者自身が人工呼吸器の吸気を開始できる（トリガーをかけることができる）モードであり，自発呼吸はあるが，呼吸の労力を軽減する必要があるような患者に対して有用である．図10-4．Aに示すような一時的な陰圧は患者自身の吸気努力を表している．すなわち，人工呼吸器は回路内の陰圧を感知して器械による次の換気（空気の送

り込み）を行う．

補助・調節換気モードでは患者の呼吸が停止した場合のために，1回換気量と最低呼吸回数を設定しておかなければならない．たとえば，1回換気量700mlで，呼吸回数毎分12回に設定した場合，患者にとってはこの換気条件は最低限のレベルとしての設定であって，もし患者が1分間に20回呼吸するとすれば，実際は1回換気量700mlで20回の人工換気を行うことになる．このように，補助・調節換気は，患者の自発呼吸に合わせて呼吸回数が決定され，かつ，それぞれの換気で保証された1回換気量が確実に送り込まれるという利点がある．したがって，もし患者の呼吸回数が呼吸中枢の化学受容体の働きによって適切にコントロールされるならば，補助・調節換気は最適の肺胞換気をもたらす結果となる．

当然，補助・調節換気では換気は患者自身の呼吸によって開始されるが，人工呼吸器によって完遂されるわけで，その間呼吸筋は完全には使われず，その結果，長期に補助・調節換気で人工呼吸を行うと呼吸筋の廃用性萎縮をきたすことがある．また，中枢神経障害，中毒あるいは発熱状態や敗血症の患者の場合のように，自発呼吸が早すぎる場合には別の問題が起こってくる．人工呼吸器を付けていなければ，このような状態では，浅い1回換気量を伴った頻呼吸が生じる．補助・調節換気の場合に頻呼吸が生じると，人工呼吸器は患者の呼吸の開始によって，設定された1回換気量を送り込むようになっているので，必要以上の分時換気量となり重篤な呼吸性アルカローシスを惹起することがある．

頻呼吸の際のもう1つの問題は，呼気時間が短くなるということである．すなわち，自発呼吸が頻回になると呼気時間が短かすぎて，設定された1回換気量を完全に呼出する前に次の自発吸気が始まって，呼吸器に同調できず度々"ファイティング"を起こしてしまう．以上のようなことも一因となって，最近は補助・調節換気モードは次に述べる間歇的強制換気（IMV）モードほど使われてはいない．

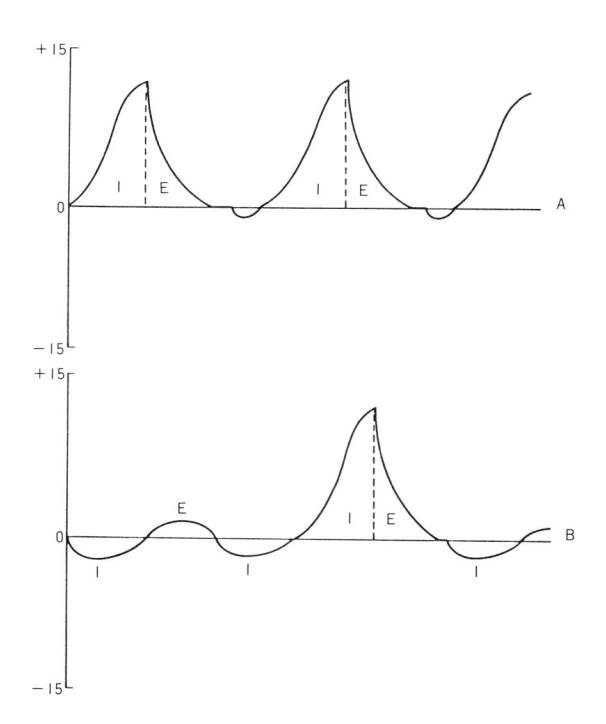

7．間歇的強制換気（IMV）

間歇的強制換気（IMV）は，調節換気や補助・調節換気よりも，患者をさらに生理的な状態で換気させる様式である．IMVモードでは，1回換気量と人工呼吸器の換気回数の両方をセットすることになるが，人工呼吸器による換気は間歇的に行われ，患者自身の呼吸と入り混じることになる．つまり，間歇的強制換気の呼吸の合い間に行う自発呼吸は患者自身によって呼吸回数と1回換気量が決ってくることになる（**図10-4．B**）．IMVは人工呼吸器と室内気の間の吸気回路の切り替え弁（一方向弁）を用いることによって行われる．また，吸入気酸素濃度（F_{IO_2}）を一定に保つために室内気は人工呼吸器から供給されるF_{IO_2}と同じ濃度に酸素が供給される（**図10-5**）．患者の自発呼吸に同調して作動する機能を備えた多くの機種の人工呼吸器が開発されており，これは，同調IMVあるいはSIMVと呼ばれている．IMVは呼吸中枢が正常に機能して，自力呼吸が可能な患者にのみ用いられ，また，人工呼吸からの離脱（ウィーニング）を行う際にも用いられ，呼吸器のIMVの回

図10-4
A．補助・調節換気時の気道内圧．
B．間歇的強制換気（IMV）時の気道内圧．圧の単位はcmH$_2$O．

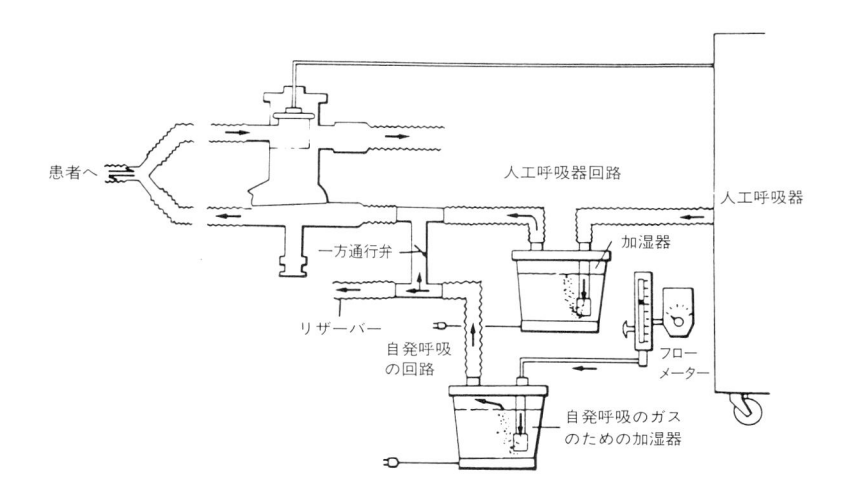

図10-5 間歇的強制換気(IMV)回路の1例.
人工呼吸器から空気が送り込まれる時は一方通行弁が閉じた状態で，患者の自発呼吸によって弁が開いて空気が流入する．図中の一方通行弁によって本来の人工呼吸器回路と，それと平行した人工呼吸器を通らない回路が区切られていて，両者には同じ F_{IO_2} の空気が供給される．人工呼吸器の回路が働く場合は，陽圧で空気が送り込まれ，その一方通行弁は閉じる．それぞれの機械換気の合い間に，患者の自発呼吸によって弁が開いて，同じ F_{IO_2} の加湿された空気を吸入できる．必要であれば，強制換気の間に CPAP を併用することによって，自発呼吸時も陽圧換気が可能である．
(McPherson, S.P., Spearman, C.B.: Respiratory therapy equipment, ed. 3, St. Louis, 1985, The C. V. Mosby Co. より引用)

数をもし必要であれば数週間かけて，徐々に毎分1回あるいはそれ以下にまでも減らしていくことができる．IMVはウィーニングのテクニックのひとつとして導入されたが，ウィーニングとは無関係に，通常用いられるモードでもある．この2通りのIMVの使用法の相違点は（ウィーニングの場合と完全な維持換気の場合とで）IMVの回数（呼吸数/分）にあり，その際，IMV以外の呼吸は患者の自発呼吸で埋められる．一般的にはウィーニング開始時に用いるIMVモードは，患者の自発呼吸が全換気の主体をなすものであり，大体，毎分7回かそれ以下がIMVモードと考えられている．患者の自発呼吸が保たれていても，毎分8回以上のIMVを行えば，人工呼吸器による完全な換気維持を行っていると考えてよい．ここでは，IMV回数が毎分8回という線で区切っているが，これは任意に引いた線なのであるが，いずれにしてもIMVは2通りの目的に使用されるということを強調したい．

1973年にIMVが導入されて以来，IMVモードは人工呼吸器で完全な換気維持を行う際，補助・調節換気モードより本当に優れているのか，また，ウィーニングの際でも，いわゆる試行錯誤法(trial and error)と比較して明かに優れているのかという議論がなされてきた．試行錯誤法の場合，患者がウィーニング可能な状態であると判断されると，次に行うことは単に人工呼吸器を外すだけで，当然，呼吸器を外した後は綿密な患者の観察が必要である（後述の『人工呼吸器からの離脱』の項を参照）．

ShapiroとCaneは1984年にIMVが良いか補助・調節換気が良いかという論争において，IMVは部分的換気補助，たとえば人工呼吸器からウィーニングを行ううえで唯一臨床的に有用なモードであるということに過ぎないと終止符を打ったのである．その中で彼らは，"生理学的に十分有意な程度の自発呼吸を行っている患者"に対する，毎分7回以下の人工呼吸器による換気は『部分的な換気補助』であると定義した．これ以上の回数の人工換気は，調節換気，補助・調節換気あるいは

IMVのいずれであっても『完全な換気補助』であると定義したのである．

完全な換気補助において，IMVあるいは補助・調節換気のどちらが優れているかという明らかな根拠を示すことはできない．だが，実際の臨床の場においては，完全に換気補助を行う場合は，IMVは現在では調節換気や補助・調節換気にとって代わって，もっとも一般的な方法である．部分的換気補助においては補助・調節換気はウィーニングモードではないので，IMV対補助・調節換気の優劣に関する議論は論外である．

結論としては，『完全換気補助』には調節換気，補助・調節換気，IMVの3者いずれのモードでも選択されるが，『部分的換気補助』（ウィーニング）においては臨床的にIMVのみが唯一有用な換気モードである．また，IMVモードを使用する際の換気回数は，『部分的換気補助』の場合は毎分7回以下で，『完全換気補助』の場合は8回以上である，ということになる．

臨床問題2

67歳の男性から人工呼吸器をはずすことに決めた．離脱（ウィーニング）の前は補助・調節換気モードである．患者は16呼吸/分を始め，700cc/呼吸を受けている．IMVを12/分のにしたところ，30分以内に分当り全呼吸数20で，呼吸障害が認められた．IMVに変える前後の血液ガスは下記の通りである．この変化をどう説明するか？

8. 人工呼吸器のセッティング（設定）

表10-1に，定型的な従量式人工呼吸器を用いて間歇的陽圧換気を行う際の人工呼吸器の主なセッティングを列挙した．これらの器械は成人の人工換気に圧倒的に繁雑に使用されていて，これを従量式人工換気法と呼んでいる．なぜならば，あらかじめ設定された1回換気量を供給するためには，どのような高い気道内圧（限界までは）を作り出しても，患者にその1回換気量を供給するからである．一方，気道内圧をあらかじめ設定して使用する従圧式人工呼吸器は，人工呼吸器としては現在ではほとんど使用されていない．

それぞれの機種のセッティングは摘みやダイアルを用いて設定を行うようになっている（図10-2参照）．これらの設定は，患者が完全換気補助が必要であるのか部分的換気補助でよいのか，そして，もし完全換気補助であれば調節換気か補助・調節換気かというような事を決定する．終末呼気陽圧

臨床問題2の表

人工呼吸モード	人工呼吸数（全量）	自発呼吸数	pH	Pa_{CO_2}	Pa_{O_2}	F_{IO_2}
補助・調節	16(700cc)	0	7.45	38	78	0.40
IMV	12(700cc)	8	7.39	47	65	0.40

表10-1 従量式人工呼吸器による間歇的陽圧換気(IPPV)時の基本的設定*

設定項目	通常の設定範囲
吸入気酸素濃度(F_{IO_2})	0.21〜1.00
1回換気量	400〜1000cc
吸気圧制限値	80cmH$_2$Oまで
換気数	完全換気補助；8〜30/分，あるいは≧30/分 部分換気補助：7/分以下 これはIMVにおいてのみ可能で，機械換気の合間に患者は自発呼吸ができる．
最大吸気流速	20〜100 l/分（吸気時間；0.5〜1.5sec）
吸気感度	調節換気モード：設定感度なし 補助・調節換気モード：設定あり（調節可能）
PEEP	1〜30cmH$_2$O，あるいは≧30/cmH$_2$O
吸気プラトー	0〜2.0 sec

(PEEP) の設定圧の大きさはほとんどの機種で調整できるようになっている．

(1) 吸入気酸素濃度（F_{IO_2}）

ほとんどの人工呼吸器は，F_{IO_2} の設定を正確に行うことができる．送り込まれているガスの F_{IO_2} が一定の値より外れた場合はアラームで知らせるようにもなっている．たとえば，F_{IO_2} を0.40に設定した場合はその許容範囲を0.30から0.60の間と設定できるので，それを外れた場合はアラームが鳴るわけである．

(2) 1回換気量と吸入気圧制限値（inspiratory pressure limit）

従量式人工呼吸器は，気道の状態の如何にかかわらず，あらかじめ設定された1回換気量を送り込むように作動する．しかしながら，大きな気道が不測の事態で閉塞したり，なにか空気の流入を妨げるようなものがある場合には大きな危険をもたらすことになる．そのような場合，もし設定された量の空気を送り込もうとすると，気道はきわめて高い圧をうけ危険な状態になる．そこでこのような危険を防止するために，1回換気量と同時に気道内圧の上限を設定するのが普通である．すなわち，1回換気量を700ccに設定すれば，最高気道内圧は30cm H_2O に達すると推測され，その時は気道内圧の上限を50cm H_2O に設定すればよいのである．たとえば，もし気管内チューブが誤って右の主気管支にすべり落ちた状態で，設定された1回換気量700ccを一側肺に送り込もうとすれば，最高気道内圧は急速に上昇し，それによって右肺が破裂したり，その他，肺や気管支損傷の可能性が出てくる．しかしながら，実際は気道内圧が50cm H_2O に達すると空気の送り込みが止まりアラームが鳴るようになっており，結果としてはおそらく400cc程度の空気が送り込まれた時点で空気の送りが止むのである．そして，このアラームは気道内圧が吸入気圧制限値を越えればいつでも鳴りだすのである．

(3) 換気数（Respiratory rate）

換気数は人工呼吸器のダイアルでセットするようになっている．この回数は調節換気においては患者の総呼吸回数と等しい．補助・調節換気においては呼吸数は最小呼吸数を表わし，呼吸は器械でセットした吸気感度に依存しており，患者は自分で呼吸の引き金を引くので，呼吸数は増加し，呼吸数ダイアルでセットした回数以上の呼吸を行う．間歇的強制換気（IMV）においては，呼吸数は人工呼吸器の設定換気数であるが，それぞれの強制換気の間に患者は自発呼吸を行う（図10-4, 10-5）．

(4) 最大吸気流速（Peak inspiratory flow rate）

最大吸気流速とは，設定した1回換気量をどれくらいの早さで患者に送り込むかということで，したがってこれによって吸気時間も決ってくる．流速が早ければ吸気時間は短縮され，毎分の呼吸回数を増加させることができる．最適の吸気時間は0.5〜1.5秒の間で，通常，吸気流速は40〜70 l/分である．（訳注：厳密には flow も flow rate も同じことで，単時間当りの容量変化を表わす．チューブ径が一定であるので単位時間当りの供給容量が増せばチューブ内のガスの流速がそれだけ速くなる．）

(5) 吸気感度（Sensitivity）

多くの従量式人工呼吸器には "sensitivity" あるいは "inspiratory effort" というダイアルがあり，これによって患者自身のどれくらいの吸気努力で人工換気が開始されるか，という設定が行われる．sensitivity ダイアルを "off" にした場合は患者は，まったく吸気努力を必要とせず人工換気が始まり，つまり調節換気の状態となる．sensitivity ダイアルを回すことによって補助・調節換気モードになり，患者はより簡単に（吸気努力を必要とせず）器械による換気が開始される．Sensitivity ダイアルは器械自体では微調整がなされていない（大まかな設定になっている）ので，実際は患者の呼吸努力にあわせて試行錯誤的に設定を行う．患者の吸気努力は人工呼吸器の圧計器上で陰圧差として表れるが，通常その圧は−0.5〜−2.5 cmH_2O 程度である．

(6) 終末呼気陽圧（PEEP）

最近の人工呼吸器では，PEEPの圧をダイアルで簡単にセッティングできるようになっており，

そのダイアルは呼気抵抗を調節し呼気終末において気道内圧を陽圧に保つように働く．PEEPは調節換気，補助・調節換気，あるいはIMVモードで使用され，PEEPの圧波形は図10-6に示しているが，その使用方法や合併症については後の項で述べる．

(7) 吸気プラトー (Inspiratory plateu or hold)

吸気プラトーダイアルは呼気回路に抵抗を付加するようになっていて，その効果は吸気を延長させ，吸気時に一時的なプラトー圧をつくることである．この場合の気道内圧（図10-7）をみると，終末呼気圧を陽圧に保つPEEP（図10-6）とは対照的に，終末呼気圧は0のままである．吸気プラトーは，ガス交換の時間を延長させることによって酸素化を改善させる目的で初めに用いられていたが，現在ではその代わりにPEEPが用いられている．今日では吸気プラトーは，主に静コンプライアンスを測定する際に用いられる．（人工呼吸器

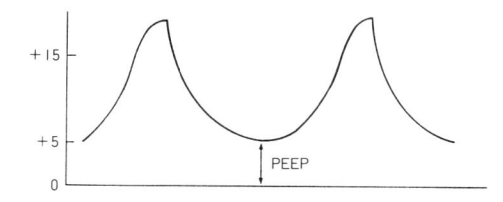

図10-6　PEEP圧を5cmH$_2$Oに設定した場合の気道内圧波形．

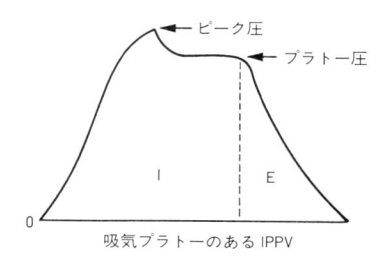

図10-7　吸気プラトー (Inspiratory plateau) の効果は基本的には吸気を延長させることにある．PEEPとは対照的に呼気終末圧は0となる．ピーク圧とプラトー圧の圧差は気道抵抗によるものである．プラトー圧と呼気終末圧の圧差は，蛇管，肺，胸郭を含めた一連の系を拡張させる為に必要な圧を表している．これらの圧差はこの系のコンプライアンスを計算する際に応用される．

のコンプライアンスの項，参照）

図10-1に示した人工呼吸器の設定は，従量式人工呼吸器に基本的に備わっているものである．最近の人工呼吸器は，どの機種を見てもここで述べた以上にその他の多くのつまみ，スイッチ，回路等が付いている．一般的にその他のセッティングは，日々人工呼吸器とともに仕事を行い，人工呼吸器に関しては医師よりもさらに熟知した呼吸療法士によって取り扱われている．人工呼吸器に関する，さらに詳細な知識については，章末にあげた文献を参照されたい．

人工呼吸器を使用するにあたって様々のセッティングを行うが，そのほとんどの設定範囲は広範囲である．患者の呼吸状態によって人工呼吸器に要求するものは多岐にわたっており，実際上どのような設定を行えば患者にとって最適な血液ガスデータが得られるかを推測することは困難なことが多く，「人工呼吸を行うにあたって，最初にどのような設定をすべきか？」を考えると，一般的には次のようになるであろう．すなわち，1回換気量は約10〜15cc/kg，呼吸回数は1分間に10〜16回，そして吸気流速は40〜60 l/分に設定し，PEEPは普通，患者の臨床経過や血液ガスデータを見ながら後で付加するのが妥当であろう（調節換気，補助・調節換気，IMVモードのいずれを採用するかは臨床状態による）．たとえどんな設定を行っても，まず30分以内に1回，血液ガスデータのチェックを行い，その後の数時間内は頻回にチェックして換気状態の恒常状態の評価を行うことが大切である．PaO_2やPaCO_2に影響を及ぼす人工呼吸器のセッティングを変更する時はいつも，30から60分以内に血液ガス分析のチェックを行うべきである．

臨床問題3

60才，女性．心筋梗塞の治療のため入院中．夜間に急性肺水腫を起こし，心肺蘇生が必要となった．挿管と人工呼吸を開始する前の血液ガスデータはアンビューバッグで100%酸素を投与した状態でpH 7.06, PaCO_2 61 mmHg, PaO_2 50mmHgであった．患者の体重は約50kgである．以下の項目に関して，人工呼吸開始時の設定はどのように行うべき

か？
   a．F_{IO_2}
   b．1回換気量
   c．吸入気圧制限値（inspiratory pressure limit）
   d．換気数
   e．最大吸気流速
   f．吸気感度
ところで，PEEP は必要か？

──── 臨床問題 4 ────

72才，男性．重症の慢性閉塞性肺疾患のためICUにて治療中．ベンチュリーマスクで28％の酸素吸入下の血液ガスは，pH 7.24，$PaCO_2$ 84mmHg，PaO_2 58mmHg である．胸部レントゲン写真上は高度の肺気腫像を呈している．有効と思われる薬物療法にもかかわらず血液ガスデータは改善せず，意識不明瞭である．そこで呼吸停止を防ぐために，気管内挿管のうえ人工呼吸管理を行うことにした．体重は約70kg である．以下の項目に関して，人工呼吸開始時の設定はどのように行うべきか？
   a．F_{IO_2}
   b．1回換気量
   c．吸入気圧制限値
   d．換気数
   e．最大吸気流速
   f．吸気感度
ところ，PEEP は必要か？

──── 臨床問題 5 ────

20才，男性．多量の睡眠薬服用による昏睡状態で救急処置室に搬入された．呼吸は非常に浅く，チアノーゼが認められたため，血液ガスの結果が出る前に気管内挿管が行われた．最初の人工呼吸器のセッティングは1回換気量700cc，呼吸回数毎分12回，F_{IO_2} 0.50とした．患者は自発呼吸はない．挿管前(1)と人工呼吸開始20分後(2)の血液ガスデータを以下に示す．

	pH	$PaCO_2$	PaO_2	F_{IO_2}	V_T	RR
(1)	7.10	79	38	室内気	0	0
(2)	7.25	56	117	50％酸素	700	12

2回目の血液ガスデータを見て，呼吸器の設定は変えるべきか？もしそうであればどのように変えればよいか？

9．人工呼吸器のコンプライアンス

コンプライアンスの概念は第3章で述べたが，コンプライアンスは，『ボリュームの変化/圧の変化』で表され，人工呼吸器管理を行っている患者では，比較的容易に測定することができる．人工呼吸器のコンプライアンス（人工呼吸器を装着した状態での）は，呼吸器のチューブや胸壁及び肺を含めた総合的な1つの系の膨らみ易さを意味し，このコンプライアンスの値は，患者の様々な呼吸状態の変化を有意な変化として捉え得るので，呼吸状態の経過観察においてはしばしば有用な指標となる．システミック・コンプライアンスの測定においては『ボリューム』は，人工呼吸器により1回の呼吸で送り込まれる空気の量，つまり1回換気量を意味し，これは1回毎の呼吸量で測定される．コンプライアンス測定のために用いる正確な圧を決定することは多少難しい点がある．

もし，PEEP を行っていない状態ならば，吸気開始時の圧は0（大気圧）で，最終的な圧はピークの気道内圧である．1回換気量を500cc，ピークの気道内圧を20cm H_2O と仮定すると，実質的な圧の変化は終末吸気圧（20cm H_2O）マイナス終末呼気圧（0cm H_2O）すなわち20cm H_2O である．それでは，コンプライアンスは500cc/20cm H_2O ＝25cc/cm H_2O か？というと，これは正確な値ではないのである．

第3章で述べたように，コンプライアンスは静的状態での測定値であるが，人工呼吸器による呼吸時の圧の変化を測定した場合は，測定された圧の総計には肺を膨張させるための圧のみならず，気道抵抗に打ち勝つための圧も含まれることになる．もし同等の肺の膨張性をもった2人の患者が気道抵抗が異なっていたとした場合，呼吸している状態で測定したコンプライアンスは両者間で異なってくるということである．

気道抵抗に由来する圧を除外するためには，吸気の最後に吸気プラトー・ダイアルをすばやく最大まで回すのである．つまりプラトーはほんの数秒間続くだけであるが，人工呼吸器の計器上で圧

を測定するのには十分で，気道内圧のピーク圧とプラトー圧の差は，気道抵抗に打ち勝つために必要な圧の大きさを反映し，プラトー圧と終末呼気圧の差は肺を膨張させるための圧を意味しており，したがってコンプライアンス測定に応用されるわけである．

臨床問題 6

26歳，男性．大量の睡眠薬の服用により，挿管のえう呼吸管理を行っている．1回換気量800ccの調節換気で，ピークの気道内圧は30cm H_2O，プラトー圧は20cm H_2O，終末呼気圧は0である．静コンプライアンスの値は？

臨床問題 7

a．35歳の患者で，重症の肺炎のため人工呼吸器管理が行われている．器械のセッティングは，F_{IO_2} 0.60，1回換気量900cc，換気数毎分12回である．ピーク圧は45cm H_2O，プラトー圧は40cm H_2O，PEEP圧が5cm H_2O であればこの系のコンプライアンス値は？

b．上記の患者において，ピーク圧の上限値を60cm H_2O に設定し，1時間後に器械のアラームが気道内圧が上限を越えたことを知らせた．呼吸療法士は上限を80cm H_2O に上げて新たに設定した．1回換気量は900cc，PEEP圧は5cm H_2O のままであるがピーク圧は68cm H_2O，プラトー圧は64cm H_2O となっている．この時点でのコンプライアンス値は？また，この変化をどう説明するか．

10．高頻度換気

従来の間歇的陽圧換気（IPPV）では，1分間の換気数が30回を越えるこは，少なくとも成人においては稀である．高頻度換気は通常のIPPVの限界を越えたところから始まる．高頻度換気（HFV）は根本的にまったく新しい換気モードで，すなわち患者の死腔量と同じか，それ以下の換気量で人工換気を行う（従来の従量式人工呼吸器は，患者の死腔量以上の1回換気量で換気を行う）．この方法に関する動物実験的な最初の報告は1960年代の終わりであるが，HFVの臨床経験はまだ限られている．喉頭鏡や気管支鏡施行時のような特殊な状況を除いては，HFVは臨床においては一般的ではない．

HFVに関しては多くの混乱があり，それはひとつには新しい概念であるということと，HFVという概念の中には，いくつかの異なった換気モードが含まれているからである（**表10-2**）．すなわち，高頻度陽圧換気，高頻度ジェットベンチレーション，及び高頻度振動法（オッシレーション）がある．

高頻度陽圧換気（HFPPV）は従来から行っているIPPVを単純に早い速度で行う方法で，換気時には機械的なon-offバルブの代わりにニューマティックバルブを通して患者に空気が送り込まれる．挿管チューブは，従来の人工換気時と同様の内径が大きなもの使用し（**図10-1**），通常HFPPVの換気回数は1分間に50〜150回で，この方法は普通，喉頭鏡検査や気管支鏡検査時に用いる．

高頻度ジェットベンチレーション（HFJV）は通常臨床で行われているHFVの90％以上を占めて

表10-2　高頻度換気法のモード（様式）

モード	換気回数/分	1回換気量	最大吸気圧	備考
高頻度陽圧換気	50〜150	3〜5cc/kg体重当り	低い	従量式人工呼吸器のうちあるタイプでは可能
高頻度ジェットベンチレーション	100〜300	3〜5cc/kg体重当り	低い	短時間の激しい気流を上気道に送るジェットベンチレーションで，特殊なジェットベンチレーターが必要
高頻度オッシレーション	900〜3600	50〜100cc	低い	空気を振動させるためピストンポンプかスピーカーを用いる

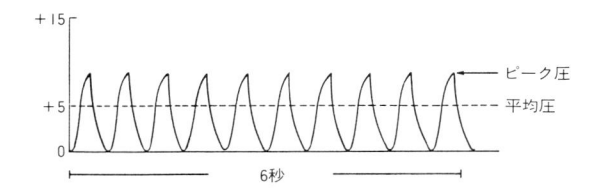

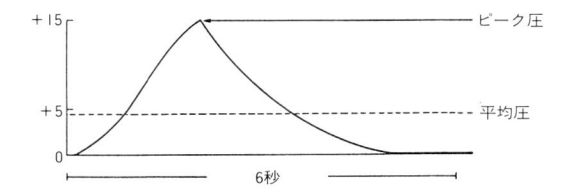

図10-8 高頻度ジェットベンチレーション（HFJV）時の気道内圧波形.
A. HFJV.
B. 従来のIPPV.
IPPVにおける1回の換気時間内に，HFJVでは10回の換気が行われる。この例では，HFJVのピーク圧はIPPVよりも低いが，平均圧はほとんど等しい。圧の単位はcmH₂O.

おり，これは14または16ゲージのカテーテルのような内径の細い管を通して気道内に空気の"ジェット"を送り込む方法である。HFJVを行うためには，ジェットベンチレーターと呼ばれる，ここまでに述べてきた人工呼吸器とは別の，専用の器械が必要である。**図10-8**にHFJV時と，その下に従来のIPPV時の気道内圧波形を示した。

高頻度振動法（HFO）はHFVのもっとも革新的で実験的な方法であり，この方法では，上気道にある空気は単に毎分900〜3600回で振動しているにすぎず，この振動はピストンあるいはラジオスピーカーによって作り出されるのである。

呼吸不全の治療において，現時点ではHFVが従来の人工呼吸器よりも明かに有利であるという根拠は見あたらないが，現在のところ，呼吸療法におけるHFVのもっとも重要なポイントは人工換気の概念を変えたということである。現在では，患者の死腔量に等しいかそれ以下の1回換気量で適切な肺胞換気が達成されるということが明かにされたのである。

HFVによって，どのように肺胞換気が行われるかというメカニズムについてはまだ十分には理解されていない。1つの理論は，気道を空気が通る際には，辺縁部の空気の流れは中央部に比べゆっくりと動き，その結果，持続的なガスの弧状の循環が生じる。つまり，新鮮な空気は気道の中央を末梢に向かって移動し，一方，新鮮でない空気はその辺縁部から出て行くわけである。どのようなメカニズムにせよHFVは実際有効に働くわけであり，その主たる適応は，気管支瘻を有する患者に対する人工呼吸や，気管支鏡，喉頭鏡検査を行う際に使用される。しかし，ARDS（成人呼吸促迫症候群）や他の呼吸不全に対する呼吸管理の際，HFVが従来の従量式人工呼吸器よりも明かに優っているという証拠はまだない。

11. 終末呼気陽圧（PEEP）

人工呼吸を行う患者で，ほとんどの場合は器械によって供給される高濃度酸素（F_{IO_2}）により，適切なPaO_2が得られるが，このF_{IO_2}を0.60以上に設定しても適当なPaO_2が得られない場合には，しばしばPEEPが用いられる。PEEPはPaO_2を増加させるために用いられる手段であって，$PaCO_2$には無関係である。PEEPとは人工呼吸器の圧を変化させること，つまり気道内圧を換気周期を通してつねに陽圧とすることで，これはHFVも含め，これまで述べてきたどのような換気モードとも併用が可能である。

PEEPは1967年に初めて臨床に導入され，ARDS患者に応用したと報告された（Ashbaugh, Bigelow, Pettyら1967年）。彼らは2人の患者にPEEPを併用してPaO_2の改善をみており，それ以来PEEPはARDSの治療において一般的に使用されるようになっている。PEEPの気道内圧波形は，図10-6に示すように，正常では呼気終末圧は大気圧に等しいが，PEEP時はそれが陽圧となっており，通常その圧は5〜20cm H₂Oである。PEEPによって酸素化が改善されるメカニズムは，正確にはわかっていないが，PEEPを行うと機能的残気量が増加するので，たぶんそれによって呼気終末に肺胞の虚脱が防止され，酸素化がよくなるのであろう（**図10-9**）。（肺内水分量の測定では，PEEPを行っても総肺水分量の減少は起こらず，肺内水分が肺胞内へ再分配される。したがって，PEEPは肺水腫に対しての初期治療として適当とはいい難いという報告もある。）

PEEP 圧として示されている値は，上気道内圧を表しているもので，末梢気道内圧とは等しくないということを認識しておくことが重要である．すなわち，PEEP 圧は肺胞に到達するまでの間にかなり減少してしまう．また，肺胞内圧が陽圧になることによって，酸素化が改善されると同時に，合併症も惹起されるということも認識しておかなければならない．PEEP 時が実際にどれくらいの肺胞内圧であるか，すなわち，肺コンプライアンスや気道抵抗等の複合した因子によってどれくらい圧が低下するかを測定する方法は現在のところ考案されていない．いずれにしても，経験的，実験的なデータから PEEP 圧は10cm H_2O 以下であれば重篤な合併症を起こすことなく，PaO_2 の改善が得られると考えられている．したがって，これ以上の圧で PEEP を行った場合には加圧による肺損傷や著明な心拍出量の低下等の合併症（詳しくは後の項で述べる）を引き起こす可能性が高くなると考えられる．

12. 持続的気道内陽圧（CPAP）

気道内に陽圧をかけるもう1つの方法として持続的気道内陽圧（CPAP）がある．CPAP とは器械で強制的に空気を押し込むことをしない終末呼気陽圧（PEEP）と考えたらよい．CPAP においては吸気相はほとんど患者自身の呼吸筋努力によって行なわれる[*4]．CPAP の際は気道系の陽圧が保たれるようにしっかり密着していることが要求され，そのため気管内挿管か密着可能なフェイスマスクの装着が必要である．CPAP 時の気道内圧の変化は，吸気，呼気相ともに陽圧に保たれている以外は正常自発呼吸時の圧変化とほぼ同様である（図10-10）．

CPAP は理論的には有利な点（人工呼吸器が必ずしも必要でなく，平均気道内圧が PEEP よりも低い）があるにもかかわらず成人の呼吸管理ではあまり一般的な方法ではない．また，CPAP は PEEP 同様，人工換気のモードではなく（訳注：

[*4] 患者は CPAP の状態を保ちながら人工呼吸器につながれている場合もあり得る．この場合，人工呼吸器は空気を肺に押し込む道具としてではなく，酸素に富んだ空気の供給源として作動する．

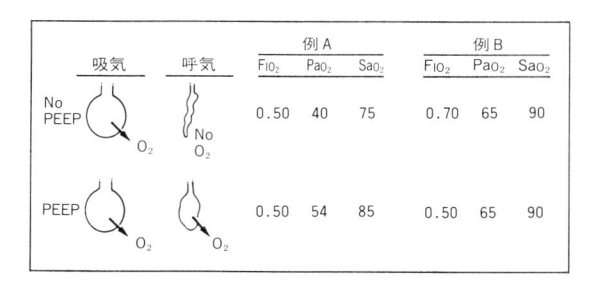

図10-9 酸素化における PEEP の効果．PEEP 時の呼気においても肺胞は虚脱せずガス交換に貢献する．Aの例では，同じ FIO_2 でも PEEP によって PaO_2，SaO_2 が増加する．Bの例では PEEP 併用によって FIO_2 を0.70から0.50に下げても，至適 PaO_2，SaO_2 の維持が可能である．

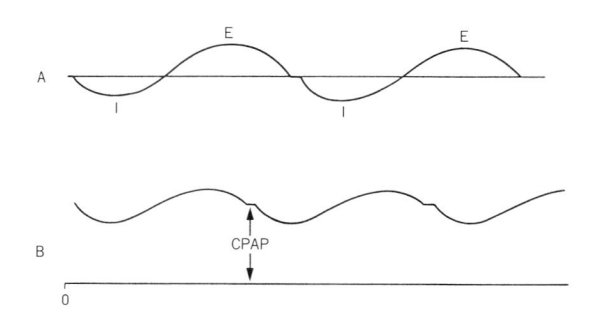

	吸気	呼気	例A FIO_2	PaO_2	SaO_2	例B FIO_2	PaO_2	SaO_2
No PEEP			0.50	40	75	0.70	65	90
PEEP			0.50	54	85	0.50	65	90

図10-10
A．正常な安静呼吸時の圧波形．
B．CPAP 時の圧波形．

換気修飾と表現する）単に酸素化を増強させるためだけに応用されるもので，したがって，この目的に対しても人工呼吸器による換気の方がはるかに効果は一定しているわけである．また，フェイスマスクを密着させて固定することは非常に困難で，患者にとっては不快なものである．しかし，そのような制約があるにもかかわらず，挿管していない患者に対して CPAP が治療の助けになる場合はある．つまり CPAP は，酸素化障害のある患者で意識清明であり，気管内挿管を拒否する場合は，試してみる価値のある方法である．また，CPAP は時にはウィーニングの1つのテクニックとして，IPPV を止めて抜管するまでの間に用いられることがある．

13. 人工換気の合併症

器械によって生命機能の管理を行う際には，つ

ねに合併症を起こす危険性が同時に存在する．すなわち，いつもつねに，すべての患者が合併症を起こすわけではないが，いったん起きると，患者の生命を脅かすようになることもしばしばある．人工呼吸器は，適切に使用されれば患者の生命を救うことが可能で，そのリスクに十分優る価値があるが，不適切に使用した場合はその価値よりもリスクの方が大きくなってしまう．気管内挿管や人工呼吸時にみられる合併症のうち，比較的頻度の高いものを下の枠内に列記した．これらの合併症はいずれの間歇的陽圧換気（IPPV）モードにおいても起こってくる可能性があり，さらに，PEEPを併用した場合は気道内圧が上昇することによって，合併症を起こす危険性がより増大する．

加圧による損傷は（バロトラウマ）は皮下気腫，気胸あるいは縦隔気腫という形で表われてくるが，さらに重大な問題は心拍出量の減少である．IPPVによる胸腔内圧の上昇は静脈還流の減少を引き起こし，その結果，心拍出量が減少する．この問題はPEEP時に，より顕著に表われ，実際に

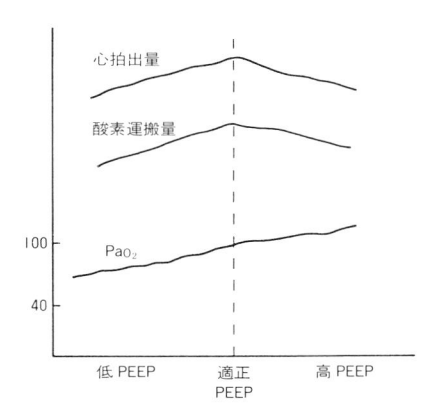

図10-11 PEEP圧と心拍出量および酸素運搬量の関係．PEEP圧を上げていき，心拍出量と酸素運搬能が低下してもPaO_2は上昇し得る．その患者の至適PEEPを決定する方法は，試行錯誤以外にはない．

PaO_2の上昇と同時に心拍出量の減少が起こり，実質的な酸素運搬能としてはかえってマイナスとなることがある（**図10-11**）．この酸素運搬能の減少ということが，PEEP時にしばしば右心カテーテルによるモニターをなぜ行うのか，ということの1つの理由となる（第8章を参照）．

PEEPによって，PaO_2も酸素運搬能も最大に改善されるポイントを一般に，"至適"PEEPと呼ばれているが，加圧損傷等の問題を考慮した場合，このPEEPレベルが実際には"至適"でない可能性もある．実際問題として，「至適PEEPはどのような条件が必要なのか（つまり，クライテリア）」に関してはいまだ一致した見解は得られていない．至適PEEPレベルを決定する場合に必ずしも複雑な血行動態の測定データに頼るべきではなく，特に長期間PEEPを行っている患者においてはなおさらである．実際上，至適PEEPとは通常，FIO_2 0.60以下で十分なPaO_2が得られる最低のPEEPレベルである．

人工呼吸器のトラブルは器械の種類や器械の構造の複雑さによって様相を異にする．実際には機械のチェックは製造会社とそれぞれの病院の呼吸療法部門が作製した一定のチェックリストにしたがって定期的に行われている（通常1時間毎）．今日の従量式人工呼吸器は高い信頼性があるが，有能なスタッフの不断の監視にとって代われるもの

気管内挿管と人工換気により起こりうる合併症

気管内挿管手技による
　　歯，口腔，上気道の損傷
　　食道内挿管
　　鎮静剤による副作用（不整脈，呼吸抑制，心停止）
気管内チューブによる
　　上気道のびらん（カフ圧による障害，気管軟化症など）
　　片側主気管支内へのチューブの喫入事故
　　チューブの栓塞（粘液や分泌物による）
気道内圧の上昇による
　　加圧損傷（縦隔気腫，気胸）
　　静脈還流の減少，心拍出量の減少
　　生理学的死腔の増大
酸素中毒（高FIO_2による）
廃用性筋萎縮
不十分な栄養管理による飢餓
胃腸管への空気流入による胃拡張
突発事故（ラインの接続不良など）
院内感染（人工呼吸や加湿器からの）
人工呼吸器の故障

はなく，まさに患者の命はそれに掛かっているといっても過言ではない．

PEEPの合併症は本質的にはIPPVの場合と同じであるが，PEEP併用時は非併用時に比べ平均気道内圧が高いので，加圧損傷や心拍出量低下を来たしやすい傾向が強い．したがって人工呼吸器による合併症に関しては，PEEP時でも特別なものはないが，従来のIPPV時と比較した場合，合併症が多くなると考えられる．

臨床問題 8

重症の肺気腫の患者で呼吸不全が進行しているため気管内挿管を行われている．この患者の F_{IO_2} 0.40における血液ガス分析データを下に示している．[V_T；1回換気量(cc)，RR；呼吸回数，$\dot{V}_E$；分時換気量（l/分），

臨床問題 8 の表

時間	V_T	RR	$\dot{V}_E$	PP	pH	Pa_{CO_2}	Pa_{O_2}
4:20PM	500	12	6.0	30	7.35	48	76
5:30PM	600	12	7.2	35	7.34	47	78
7:05PM	700	12	8.4	38	7.31	54	75

人工呼吸器からの離脱（ウィーニング）するための各段階

1. **患者の状態を適正にする**
    (以下に示した項目に関して特別の注意と補正が必要である)
    貧血，ショック，飢餓，胸痛，発熱，感染，
    酸・塩基平衡障害（特に代謝性アシドーシス，アルカローシス）
    電解質異常，不眠，心拍出量低下，多量の気道分泌物

2. **人工呼吸器離脱後に適切な酸素化と換気が可能であるかの評価**
    ―この目的で用いられる生理学的な基準を以下に示す―

    換気力学的検査　　　　　　基準値
    　1回換気量　　　　　　　4〜5cc/kg以上
    　肺活量　　　　　　　　　10〜15cc/kg以上
    　最大吸気圧（MIP）　　　 $-20 \sim -30 cmH_2O$ 以上*
    　安静時分時換気量（$\dot{V}_E$） $10\, l$/分以下
    　　　　　　　　　　　　　（自発的に少なくとも $\dot{V}_E$ の2倍以上にできる）

    酸素化能と換気機能検査
    　適正な Pa_{O_2} のための F_{IO_2}　0.40以下（PEEPなし）
    　$F_{IO_2}=1.0$ 時の $P_{(A-a)O_2}$　350mmHg以下
    　$F_{IO_2}=1.0$ 時のシャント率　20%以下
    　死腔率（V_D/V_T）　0.60以下

3. **ウィーニング（2通りのウイーニング法）**
    A．試行錯誤法（Trial and error method）
    　挿管チューブを人工呼吸器回路から外し，Tピースを接続して，加湿した酸素を投与する．約30分間以内に繰り返し動脈血ガス分析を行い，抜管直前にも再検する．この際，患者の呼吸回数，呼吸努力を注意深く観察し，血圧，脈拍等をチェックする．
    B．間歇的強制換気（IMV）
    　患者の呼吸回数と動脈血ガス分析のチェックを行いながら，徐々に，1分間のIMV回数を減らしてゆく．

* 陰圧が大きい方がより好ましい．すなわち，$-30cmH_2O$ より $-40cmH_2O$ の方が良い．

PP：人工呼吸器の最高圧(cm H$_2$O)，Pa CO$_2$，PaO$_2$(mmHg)]

臨床所見上，特に変化はないと仮定すると，PaCO$_2$ の上昇はどのように説明すればよいか？

14. 人工呼吸器からの離脱（ウィーニング）

もし全身麻酔中の患者までも含めた人工呼吸器患者の集団を対象とするなら，ウィーニングのことをとやかく考える必要があるのはごく一部の患者についてだけである．根本的な問題を解決しさえすれば（麻酔から覚醒させることのような），患者は自然に人工呼吸器を外し抜管することができるようになるだろう．しかし多くの慢性疾患患者では，そう単純にはことが運ばない．つまり，それらの患者は人工呼吸が長期間になり，そのため機械からの離脱も徐々に行うことが必要となる．人工呼吸器からのウィーニングには3つの段階がある（前ページの枠内を参照）．もっとも重要な第一段階は患者を適正な状態にすることである．循環動態の安定はもちろんのこと，低酸素状態，貧血，発熱，代謝性アルカローシス等を是正して，患者を可能な限り落ち着いた状態にしなければならない．第二段階としては，人工呼吸器なしで適切な酸素化と換気維持が楽にできるかどうかの評価を行わなければならない．そして，第三段階として患者から人工呼吸器を外さなければならない．

第二段階において，患者が人工呼吸器なしで十分な酸素化と換気が可能か否かという評価を行う上での生理学的パラメーターの概要を枠内に示した．しかし，これらのパラメーターを抜管の絶対的基準であると決めてしまうことは，あまり感心されることではない．実際はこれらのウィーニングの基準は，単なる生理学的なガイドラインに過ぎず，ウィーニングが可能であるか否かの予測を示しているわけではない．患者をウィーニングさせる場合，これらパラメーターのすべて，もしくはほとんどの測定が，必須であるわけではなく，ある特定の状況においてはまったく不適当なパラメーターもある．たとえば，患者に100％の酸素を投与して測定する肺胞気動脈血酸素分圧較差（P(A-a)O$_2$）は，そのような高い F$_{IO_2}$ が必要でない患者に対してはまったく意味のないことであり，P(A-a)O$_2$ やシャント率の測定は重症 ARDS 患者の場合には，時として有意義なパラメーターであるが，単なる換気不全のために挿管された患者のウィーニングに際してはまったく無意味である．

その他のウィーニング時のパラメーターは，自発呼吸で換気の維持が可能か否かの良い指標となるが，通常，経験豊富な医師であれば，これらの多くの検査を行わなくても問題なく抜管することができる．さらに，慢性呼吸不全患者におけるウィーニングに関しては現在のところ良い検査方法はなく，現実は歩行不能で自宅で生活している患者でも，これらの検査で異常となることがある．一方では，確かに，これらのウィーニングの基準を満たした患者は自発換気を維持する上でなんら問題はない．一般的には大多数の患者のウィーニングにおいては，血液ガスデータと呼吸回数を測定する以外は何も必要としないこともある．すなわち，これらの測定値と患者の注意深い観察のみでウィーニングは普通は十分可能である．

臨床問題9

59歳，非喫煙者の女性．肺疾患の既往は無く，薬物の過剰使用により ARDS となった．数週間後，肺の状態は改善し酸素化も良好となったが，高 CO$_2$ 血症と重篤な拘束性障害により人工呼吸器による呼吸管理が続行されている．意識は清明で反応性も良好．補助・調節換気モードで呼吸回数は毎分24回である．検査データは PaO$_2$ 75mmHg，PaCO$_2$ 65mmHg，pH 7.34，呼気中 PCO$_2$ は平均で28mmHg であった．この患者における生理学的死腔率（V$_D$/V$_T$）はいくらか，どの程度であればウィーニングが可能であると考えるか？

臨床問題10

65歳，男性．重症の肺気腫の既往がある．（FEV$_{1.0}$ 900cc，40％動脈血ガス分析データは下に示した．）a は状態安定時，b は状態悪化し入院した時点のデータで，入院後坑生剤投与と低濃度の酸素投与を行なったが状態改善せず（データ c）．挿管し人工呼吸管理を行

臨床問題10の表

動脈血ガス分析		pH	Pa_{CO_2}	Pa_{O_2}	F_{IO_2}	換気モード
a.	（状態安定時）	7.37	51	65	0.21	自発呼吸
b.	（入院時）	7.35	54	45	0.28	自発呼吸
c.	（挿管前）	7.33	58	39	0.35	自発呼吸
d.	（5日後）	7.37	47	78	0.30	IMV；8回，自発；6回

なった．その後，徐々に状態は改善し，5日後にIMV毎分8回で自発呼吸が毎分6回の状態のデータがdである．この時点でウィーニングはどのように進めて行けばよいか？

15. まとめ

　人工換気は，生命維持を脅かすような肺胞換気障害や酸素化障害患者に対して適応である．人工呼吸時の気道内圧は正常の自発呼吸時とは根本的に異なる．すなわち，自発呼吸時は陰圧（吸気時）と陽圧（呼気時）が交互に存在するが，現在，もっとも一般的に用いられる換気モードであるIPPV（間歇的陽圧換気）においては吸気相，呼気相ともに陽圧である．

　人工呼吸を行うにあたってはF_{IO_2}と換気モードを設定しなければならない．通常，F_{IO_2}は0.21～1.00までの間で使用し，換気モードには調節換気（呼吸の開始も，空気送りもすべて器械が行う），補助・調節換気（患者の自発吸気が引き金となって人工換気が開始される），間歇的強制換気（IMV，人工呼吸器による強制換気の間に患者の自発呼吸が入る）がある．調節換気と補助・調節換気は完全な換気維持に用いる．一方，毎分8回以上のIMVは完全な換気維持と同等であるが，IMV 7回以下は部分的換気維持と考えられ，人工呼吸器からのウィーニングに際して用いられる．

　終末呼気陽圧（PEEP）はどの換気モードとも併用可能な，酸素化を改善させる方法である．PEEPは挿管され人工呼吸が行われている患者，もしくは密着したフェイスマスクを用いて換気が行われている非挿管患者に適応可能で後者はCPAPと呼ばれる．人工換気を行う場合には，その方法の如何にかかわらず，加圧による肺損傷や心拍出量低下というような合併症を惹起する危険性があり，PEEP時にはこの危険性が増大する．

　人工呼吸器からの離脱（ウィーニング）には以下の3つのステップがある．(1)患者を適正な状態にする，(2)患者が人工呼吸器なしで十分に酸素化と換気が可能であるか否かを評価する，(3)実際のウィーニング．ウィーニングには2つの方法があり，1つは人工呼吸器を短時間外して，また再装着し，これを繰り返す方法（試行錯誤法）で，もう1つはIMVモードで徐々に自発呼吸を増加させる方法である．どちらの方法であっても，患者を注意深く観察しながら行うことが重要である．

復習問題

以下の文章は正しいか誤りか？
1. 人工換気はPa_{CO_2}が50mmHg以上で，pHが7.30以下であればどんな患者にも適応がある．
2. ジェットベンチレーションによる人工換気時の気道内圧は，正常自発呼吸時に2倍にもなり得る．
3. 調節陽圧換気における呼吸は，患者の自発呼吸によって開始される．
4. PEEPを併用した換気時は，上気道内圧は常に陽圧である．
5. IMVにおいては，自発呼吸と機械換気を交互に行うことが可能である．
6. CPAPはPEEP圧の一種のことで，常に10 cmH_2O以上に保つ場合と定義される．
7. 人工呼吸開始時のF_{IO_2}の適切な値は，どのような場合でも1.0(100%)である．
8. PEEPを併用した場合，Pa_{O_2}が改善しても動脈血酸素運搬能が低下する場合がある．
9. 従来の陽圧換気と比較して，ジェットベンチレーションはピークの気道内圧が低い．
10. ウィーニングを成功させるためにはV_D/V_Tが0.45以下でなければならない．

References

Ashbaugh, D.B., Bigelow, D.B., Petty, T.L., et al.: Acute respiratory distress in adults, Lancet **2**:319, 1967.

Shapiro, B.A., and Cane, R.D.: IMV-AMV controversy: a plea for clarification and redirection, Crit. Care Med **12**:472, 1984.

Suggested readings

Cane, R.D., and Shapiro, B.A.: Mechanical ventilatory support, JAMA **254**:87, 1985.

Downs, J.B., Klein, E.F., Desautels, D., et al.: Intermittent mandatory ventilation: a new approach to weaning patients from mechanical ventilators, Chest **64**:331, 1973.

Feely, R.W., and Hedley-Whyte, J.: Weaning from controlled ventilation and oxygen, N. Engl. J. Med. **292**:903, 1975.

Hodgkin, J.E., Bowser, M.A., and Burton, G.G.: Respirator weaning, Crit. Care Med. **2**:96, 1974.

McPherson, S.P., and Spearman, D.B.: Respiratory therapy equipment, St. Louis, 1983, The C.V. Mosby Co.

Mushin, W.W., Rendell-Baker, L., Thompson, P.W., et al.: Automatic ventilation of the lungs, Oxford, 1980, Blackwell Scientific Publications, Ltd.

Pepe, P.E., Hudson, L.D., and Carrico, C.J.: Early application of positive end expiratory pressure in patients at risk for the adult respiratory distress syndrome, N. Engl. J. Med. **311**:281, 1984.

Rounds, S., and Brody, J.S.: Putting PEEP in perspective, N. Engl. J. Med. **311**:323, 1984.

Sahn, S.A., Lakshminarayan, S., and Petty, T.L.: Weaning from mechanical ventilation, JAMA **235**:2208, 1976.

Suter, P.M., Fairley, H.B., and Isenberg, M.D.: Optimum end-expiratory pressure in patients with acute pulmonary failure, N. Engl. J. Med. **292**:284, 1975.

付録Gの一般文献（生理学）も参照されたし．

第11章

呼吸不全

1. 呼吸不全の定義
2. 呼吸不全の生理学的分類
3. 呼吸不全の臨床的分類
4. 急性及び慢性呼吸不全
5. 肺水腫
6. シャント式
7. ARDS（成人呼吸促迫症候群）
8. ARDSの生理学的特徴
9. ARDSの管理
10. 酸素化障害型呼吸不全の症例
11. 慢性閉塞性肺疾患（COPD）における呼吸不全
12. COPDにおける換気及び酸素化混合型障害の症例
13. まとめ

これまでのいくつかの章でガス交換と肺の換気力学の要点について述べてきた。この章はそれらをまとめて理解するのに役立つものである。なぜなら呼吸不全ほど呼吸生理の重要な面に密接にかかわっている病態は他にないからである。

1. 呼吸不全の定義

呼吸器系は呼吸に携わる総合的なシステムであり，脳幹部呼吸中枢，胸郭（神経，筋肉，骨格，胸膜を含む）及び肺（気道も含める）により構成されている。呼吸不全とは酸素と炭酸ガスを大気と交換するという呼吸器系の基本的機能に基づいて定義されるものである。

この機能は外呼吸と呼ばれるのが正確であり，組織レベルの呼吸（酸素と炭酸ガスの運搬）とは区別されている。

臨床的には，呼吸不全とは単純に外呼吸だけを問題にしており，その定義は呼吸器系の障害による動脈血の酸素分圧（PaO_2）の異常な低下，あるいは炭酸ガス分圧（$PaCO_2$）の上昇した状態をいう。

臨床症状で（すなわちベッドサイドで）患者のPaO_2や$PaCO_2$を推測することは極めてあてにならない。そこで，まず呼吸不全があることを疑うことが重要であり，そして診断と治療のために動脈血を採血し血液ガス分析をすることが不可欠である。昏睡，傾眠，錯乱状態の患者，チアノーゼ，原因不明の呼吸困難のある患者，不安状態，落ち着きのない暴れたりする患者に遭遇した時はまず，呼吸不全を疑ってみるべきである。これらの徴候や症状が高度の低酸素血症や高炭酸ガス血症のためである可能性がありうるからである。しかし自他覚所見は診断や治療のためには，あまり頼りにならないし，それらの症状が必ず出現するとは限らないのである。また，症状の重症度と血液ガスの異常の程度が相関するとも限らない（第4,6章参照）。患者を診察して間違いなく呼吸不全であると断定出来るのは患者が呼吸をしていない時だけである。この値を越えると呼吸不全があるといえるPaO_2や$PaCO_2$の"cutoff"値には必ずしも意見の一致はない。一般には，低地で空気呼吸時にPaO_2が60mmHg以下，あるいは$PaCO_2$が50mmHg以上を呼吸不全とされているが，これらの基準は任意に決められたもので，100%酸素を吸入していてPaO_2が70mmHgである患者とか，$PaIO_2$が46mmHgでpHが7.15である重症の喘息発作の患者などのように，見方を変えれば，ひどい呼吸不全状態にある多くの症例を拾いそこなうことになる。どちらの患者の場合も肺はその役割を充分に果たしておらず，患者は呼吸不全で死亡する危険性がある。

50mmHg以上の$PaCO_2$はいかなる場合も呼吸不全の徴候であると理解すべきであるが，それより低い$PaCO_2$も臨床像と充分に照らし合わせて判断すべきである。同様に，PaO_2の低下が下記の原因によると思われるときは呼吸不全と考える。すなわち(1)それが呼吸器系の障害によって引き起こされている，(2)酸素投与なしでは，PaO_2を60mmHg以上に維持することが出来ない。

2. 呼吸不全の生理学的分類

ガス交換の点から，呼吸不全は2型，すなわち，酸素化障害と換気障害に分類される。表11-1は呼

表11-1 酸素化障害型呼吸不全と換気障害型呼吸不全

呼吸不全の型	臨床例	血液ガス異常		
		PaO_2*	$PaCO_2$	$P_{(A-a)}O_2$
酸素化障害型	肺炎	低	正常か低	高
	肺水腫			
換気障害型	鎮静剤，睡眠剤・麻薬の過剰	低	高	正常
	ポリオ			
酸素化障害と換気障害の合併型	慢性閉塞性肺疾患 重症喘息	低	高	高

* 各症例でPaO_2はその時のF_{IO_2}から予測されるものより低い。高いF_{IO_2}を吸入していれば，重症の酸素化障害性呼吸不全があっても90から100の適当な値になることはあり得る

吸不全の生理学的型と，それに伴うガス交換の異常を示したものである．

(1) 酸素化障害

酸素化障害は PaO_2 の低下，$P(A-a)O_2$ の増大と，正常もしくは低下した $PaCO_2$ で特徴づけられる．酸素化障害では，肺は充分に酸素を肺胞から毛細血管へ移送することが出来ない．生理学的に，酸素化障害は静脈血混合（換気―血流比不均等，あるいは右―左シャント）が原因であり，つねに肺胞・動脈血酸素分圧較差 $[P(A-a)O_2]$ の増大を伴っている．$PaCO_2$ は正常のこともあるが，一般的には低下（肺胞過換気）している．酸素化障害は肺実質疾患か気道疾患の徴候である．

(2) 換気障害

換気障害は PaO_2 の低下，正常な $P(A-a)O_2$，と高 $PaCO_2$ で特徴づけられている．換気障害の原因は肺胞換気（$\dot{V}_A$）が少な過ぎて炭酸ガス産生に吊り合わない状態である．"純粋"な換気障害では，$PaCO_2$ が高くなった分だけ PaO_2 が低くなっていて，$P(A-a)O_2$ は正常である．換気障害型呼吸不全は中枢神経系の機能低下や胸郭の障害で起こる．純粋な換気障害の生理学的基盤は分時換気量の低下や死腔換気量の増加，あるいはそれらの混合である（第4章参照）．

3. 呼吸不全の臨床的分類

呼吸不全の生理学的分類（表11-1参照）は臨床的分類と混ざり合っている．この臨床的分類は呼吸器系の3つの主区分（呼吸中枢，胸郭，肺と気道）に基づいて分類される（表11-2）．これらの区分のどれか1ヵ所の疾患や機能障害でもガス交換を重篤に障害し，呼吸不全を惹起する．呼吸中枢あるいは胸郭のどちらかの疾患はそれ単独（すなわち肺の病変を伴わなければ）では換気障害［動脈血炭酸ガス分圧（$PaCO_2$）の上昇と肺胞動脈血酸素分圧較差［$P(A-a)O_2$］が正常］しか起こさない．この理由は $P(A-a)O_2$ の決定因子は V/Q 不均等，シャント，と拡散障害だけであり，これらの生理学的異常が発生するのは肺においてだけだからである（第5章参照）．

また，注目すべきは，喘息，気管支炎や肺気腫のようなありふれた肺の疾患は呼吸不全を引き起こす可能性のある原因のほんの一部に過ぎないということである．肺疾患と本来無関係な種々の疾患において呼吸不全の発生する可能性がある．

4. 急性及び慢性呼吸不全

多くの文献で急性，慢性呼吸不全という用語が使用されているが，これらの修飾語の使用が全体像を不明瞭にする可能性がある．

呼吸不全で，急性及び慢性という場合は一般的に特殊な疾患とか病理像を表示するものではない．急性は成人呼吸促迫症候群（ARDS）とか慢性閉塞性肺疾患（COPD）の急性増悪のような呼吸不全に使用されるが，この場合，急性とは"早急に対処が必要である"とか症状が最近出現したとかの意

表11-2 呼吸不全の原因となりうる疾患

呼吸器系の区分 (呼吸不全の型)		
呼吸調節中枢 (換気障害)	胸郭 (換気障害)	肺/気道 (酸素化障害のみ，あるいは換気障害と酸素化障害の混合)
薬物過剰	脊柱後側弯症	慢性閉塞性肺疾患
中枢神経系障害	動揺胸郭 (フレイル・チェスト)	慢性気管支炎
ピクイッキアン症候群	高度の肥満	肺気腫
代謝性アルカローシスによる低換気	ポリオ	喘息
	ギラン・バレー症候群	肺炎
	重症筋無力症	肺塞栓症
	筋ジストロフィー	囊胞性線維症
	筋弛緩剤	間質性肺線維症
		肺水腫

急性も慢性もともに，酸素化障害にも換気障害にも使用される．呼吸不全の原因としてもっとも頻度が高いと考えられているCOPDは呼吸不全の型としては純粋の酸素化障害のこともあれば，換気障害と酸素化障害の混合のこともある．そのような患者は比較的正常に近い日常生活を送っている（慢性疾患）こともあり，あるいは感染症などの合併症を起こすと急性疾患として出現することもある．一方，酸素化障害のもっとも重篤な型であるARDSはその発症は常に急性である．

5．肺水腫

血漿が過剰に間質や肺胞内に出てくると肺水腫が形成される．肺水腫は急性の疾患で常に呼吸困難と頻呼吸（患者に意識障害がなければ）と低PaO_2と$P(A-a)O_2$の増加を伴う．

この低酸素血症の生理学的機序は換気一血流不均等である（第5章参照）．

正常では，肺毛細血管内液は間質液と一定の均衡を保っている．毛細血管内の血漿（水分と小さな溶質）のわずかな量が常時，間質に漏れ出しており，それから間質内のリンパ管を経由して大循環の静脈系に運ばれている（図11-1. A, B）．

毛細血管と間質液の間で均衡を保っている圧は静水圧と膠質浸透圧である．静水圧は肺毛細血管から水分を押し出そうとする血管内圧であり，それは左室の充満圧を反映し，肺動脈楔入圧（PAWP）で近似的に代用し得る（第8章参照）．

膠質浸透圧は分子量の大きな分子（主として蛋白）に起因する．膠質浸透圧は毛細血管内に水分を保持する方向に働く，すなわち毛細血管内静水圧と反対方向に働く．この圧は膠質浸透圧計で測定することも出来るが（正常は20～25mmHg），その圧は血清蛋白濃度やアルブミン濃度と相関関係にある．もし蛋白濃度あるいはアルブミン濃度が低下すれば膠質浸透圧も減少する．

式1（Starlingの式）は毛細血管から間質へ漏出する正味の水分量を決定する力を示している（図11-1. B参照）．Qfは毛細血管（c）とその周囲の間質（i）との間の水分の移動を表し，それは両側の静水圧（hydrostatic）と膠質浸透圧（oncotic）

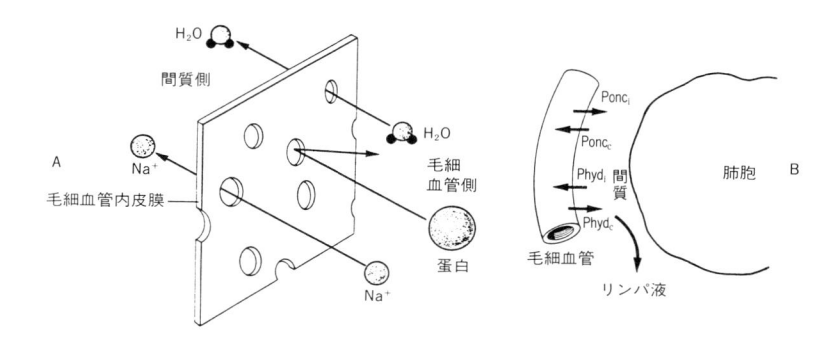

図11-1

A．毛細血管から間質への液体の移動．水と小さな溶質（たとえば，Na^+）は正常の血管内皮膜を透過することが出来るが，蛋白は透過することが出来ない．非心原性肺水腫の場合には，傷害を受けた内皮膜を通して蛋白が漏出し間質と肺胞を水浸にする．

B．肺毛細血管の膠質浸透圧と静水圧の均衡．正常では，膠質浸透圧と静水圧は極めて良い均衡状態を保っている．毛細血管の静水圧は血管外に水を出す方向に働いており，間質の静水圧は反対方向に働いている．血清蛋白の膠質浸透圧は水を血管内に引き留める方向に働き，間質の中の蛋白に由来する膠質浸透圧は逆の方向に作用する．肺毛細血管内の圧（静水圧と膠質浸透圧）は正確には知られていない，しかしわずかながら常に毛細血管から間質の方に漏れ出ていて，その水分はリンパ管によって除去されている．肺からのリンパの流れは10～20ml/分であると推測されている（Stanb, 1978）．この均衡が破れてリンパ管の能力以上に水が溢れてくると肺水腫が発生する（$Phyd_c$，毛細血管内静水圧；$Phyd_l$，間質内静水圧；$Ponc_c$，毛細血管内膠質浸透圧；$Ponc_l$，間質内膠質浸透圧）．

表11-3 肺間質への水分の移動を左右する肺毛細血管内の機序

機序	正常	過剰な水分の移動を促す因子	主要な臨床例	肺水腫の型
静水圧	6〜12mmHg*	高値	左心不全	心原性
膠質浸透圧	20〜25mmHg**	低値	肝硬変	非心原性
膜透過性	—	透過性亢進	敗血症	非心原性

* 肺動脈楔入圧として測定される.
** 膠質浸透圧は血清蛋白やアルブミン濃度から推測可能である. 実測した膠質浸透圧と相関する. 膠質浸透圧の低下はそれのみで肺水腫の原因となることは稀である. しかしそれ以外の機序が存在する場合の増悪因子となり得る.

の総和である. K と K_a は, 水分と蛋白に対する毛細血管膜の透過性に対する係数である.

$$Qf = Q\ hydrostatic - Q\ oncotic$$
$$Qf = K(Phyd_c - Phyd_1)$$
$$\quad - K_a(Ponc_c - Ponc_1) \quad (1)$$

このようにして, 間質への水分の移動は3つの機序によって左右されている, (1)肺静水圧, (2)血清膠質浸透圧, (3)肺胞—毛細血管膜の透過性(**表11-3**).

心原性肺水腫の生理学的機序は静水圧の上昇である. これは左室が正常に血液を駆出出来ないことにより, 結果として肺血管内に血液が停滞し肺の間質と肺胞内に水分があふれることになる. 心筋を弱めたり, 障害したりする可能性のある疾患ならばどれでも左室不全を起こす原因になる (例—心筋梗塞). 静水圧の測定が必要な症例には, Swan-Ganz カテーテルを挿入して, 肺動脈楔入圧を測定する (第8章参照).

非心原性肺水腫の生理学的機序は膜の透過性の亢進である. この透過性は臨床的には測定することは不可能である. その劇症例は成人 (あるいは新生児) 呼吸促迫症候群 (ARDS あるいは IRDS) と呼ばれる.

膠質浸透圧の低下は, それ単独では仮にあったとしても稀にしか肺水腫の原因にはならない. どちらの型の肺水腫 (静水圧による心原性, あるいは透過性亢進による非心原性) でも, 低蛋白血症は増悪因子になる.

6. シャント式

右—左シャントと静脈血混合との相違について第5章で示した. 復習すると, 静脈血混合は充分に酸素化されずに左心に戻ってくる肺静脈血すべてを含んでいる. この充分に酸素化されない状態は, いくつかの原因で起こり得る. 右—左シャント—すなわち, 肺胞気と血液がまったく接触しない, そして低V/Q—すなわち, 毛細血管血流量に比べて肺胞換気量が不釣合いに少ない (第5章参照), 及び肺胞と毛細血管の間の拡散障害.

低V/Qと拡散障害では, 100%酸素吸入が毛細血管血を完全に酸素化し, 静脈血混合は消失する (第5章参照). 患者が100%酸素を吸入している時は, 右—左シャントだけが唯一の静脈血混合の原因になる. この理由で, シャント量を計算するためには100%酸素吸入が使われる (この章の後の方で述べる).

100%酸素吸入は解剖学的シャントと生理学的シャントを区別することは出来ない.
解剖学的シャントとは肺動脈 (あるいは右心) と肺静脈 (あるいは左心) との間に異常な連絡の存在することである. 正常に連絡している肺血管を流れる血液が肺胞気と接触出来ない時に生理学的シャントが出現する. 2つの型のうちで生理学的シャントがより一般的であり, それは肺水腫や酸素化障害型呼吸不全の多くの患者にみられる.

右—左シャントの血液量(Q_S)は一般的に心拍出量(Q_T)のパーセントで計算され, Q_S/Q_Tと表現される. 正常での Q_S/Q_T は3%以下で, それは気管支循環と心筋を養った後に直接左心に戻る血液 (Thebesian 静脈) から発生する. 重症の酸素化障害の例では, 心拍出量の40%以上がシャントすることもある. 一般的に Q_S/Q_T が大きいほど肺疾患は重症である.

Q_S/Q_T の実測は日常の ICU でよりも研究の目

的で使用されている．ある治療法，たとえば呼気終末陽圧（PEEP）などの効果を研究する際に，ガス交換の改善や悪化を表現する手段としてシャント率が用いられる．臨床的にはシャント計算に頼らなくても，改善を表現出来る簡単な方法がある．さらに第6章で述べたように，100%酸素を呼吸することは吸収性無気肺を起こし Q_S/Q_T を増加させる可能性がある．

シャント計算が臨床に役立つとは考えにくいけれど，シャント式は教育のためには大切である．シャント式は静脈血混合，酸素含量，及び肺胞式のようなこれまで述べてきた生理学上の事項を関係づけさせてくれるからである．このような理由でシャント式をここで示し，後の臨床問題でも使用する．

図11-2は右一左シャントをもった肺を図解したものである．ここで，

Q_T ＝全心拍出量
Q_S ＝シャント血量
$(Q_T - Q_S)$ ＝酸素化した血液量

とすると

$$Q_T = Q_S + (Q_T - Q_S) \tag{2}$$

血液に酸素を付加するのは肺を通してだけである．**図11-2**で，Q_T のうちで酸素化される部分が $(Q_T - Q_S)$ であり，Q_S は酸素を付加されない部分である．動脈血中の酸素は Q_S 中にすでに存在した酸素（混合静脈血の酸素）と $(Q_T - Q_S)$ の酸素に由来する．

動脈血の酸素運搬量
＝シャント血の酸素運搬量
＋非シャント血の酸素運搬量　　(3)

酸素運搬量は血流量と酸素含量の積であるので，式3は動脈血，シャント血，非シャント血の血流量と酸素含量で書き換えることが出来る．

$$(Q_T \times C_aO_2)$$
$$= (Q_S \times C_{\bar{v}}O_2) + [Q_T - Q_S] \times C_cO_2 \tag{3}$$

ここで C_aO_2, C_cO_2, $C_{\bar{v}}O_2$ はそれぞれ動脈血，毛細血管，及び混合静脈血の酸素含量を示している．

式3を書き換えるとシャント式が得られる．

$$\frac{Q_S}{Q_T} = \frac{C_cO_2 - C_aO_2}{C_cO_2 - C_{\bar{v}}O_2} \tag{4}$$

C_aO_2 は動脈血ガス分析から得られるが，C_cO_2 と $C_{\bar{v}}O_2$ はどのようにして求めるのだろう？

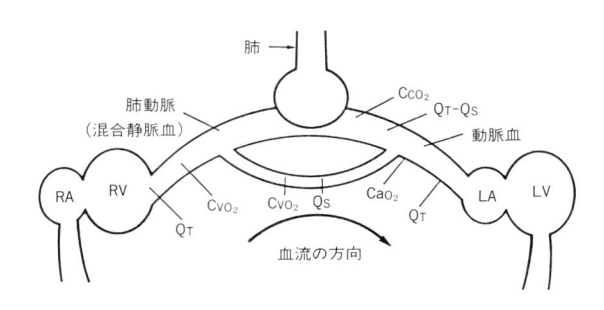

図11-2 右一左シャントを有した肺の図（RA，右房；RV，右室；LA，左房；LV，左室）

$C_{\bar{v}}O_2$ は混合静脈血の酸素飽和度を測定すれば得られるはずである．そのためには右心カテーテルが必要である（第8章参照）．

C_cO_2 は次のような仮定のもとに計算される．すなわち患者が100%酸素呼吸時に毛細血管終末の P_O_2 は肺胞の P_O_2 と等しくなり，毛細血管終末のヘモグロビンは100%飽和されている．

患者が100%酸素呼吸をしておれば，シャント式は真の右一左シャント量を算出する．患者が100%以下の酸素で呼吸しておれば，低 V/Q や拡散障害が打ち消されていないと考えられ，シャント式は静脈血混合の総和を算出する．

次の問題を考えてみよう．

ICU に入院している54才の患者で，100%酸素で換気されている．大気圧は747mmHg である．PaO_2 は123mmHg，$PaCO_2$ は35mmHg，SaO_2 は98%，$P\bar{v}O_2$ は35mmHg，$S\bar{v}O_2$ は68%，及びヘモグロビン含量は12g%である．

Q_S/Q_T はいくらか？

シャント計算をするためには，まず酸素含量を毛細血管終末血液（C_cO_2），動脈血（C_aO_2），混合静脈血（$C_{\bar{v}}O_2$）について算出する．肺胞 P_{O_2} は肺胞式を用いて計算する（$P_AO_2 = 665$mmHg）．シャント式のための酸素含量を算出する際に，溶存酸素量を含める必要がある．それは，$0.003 \times P_{O_2}$ である．

$$C_cO_2 = ([1.00 \times 1.34 \times 12]$$
$$+ [0.003 \times 665]) = 18.08$$
$$C_aO_2 = ([0.98 \times 1.34 \times 12]$$
$$+ [0.003 \times 123]) = 16.13$$

$$\text{Cvo}_2 = ([0.68 \times 1.34 \times 12] + [0.003 \times 35]) = 11.04$$

式4に代入すると

$$\frac{\text{Qs}}{\text{Qt}} = \frac{1.95}{7.04} = 0.28$$

あるいは，28％右―左シャント

シャント計算の簡略法で，$(\text{Cao}_2 - \text{Cvo}_2)$に仮定値を使用することがある，たとえば5vol％．酸素化障害の患者では$(\text{Cao}_2 - \text{Cvo}_2)$は幅広い範囲でばらついている可能性があり，$\text{Cio}_2$に仮定値を使用したシャント計算の正確さには疑問がある．混合静脈血酸素含量の測定をしない場合は，ガス交換の障害の指標として煩雑なシャント式の計算をしなくても$P(A-a)O_2$を使用しておいたらどうだろう．

7．ARDS（成人呼吸促迫症候群）

成人呼吸促迫症候群（ARDS）は劇症の非心原性肺水腫の1つである．この症候群は過去15年間に，ICUと動脈血液ガス分析の普及に伴って，広く診断されるようになってきた．ARDSは次のような特徴を持っている．

1．急性疾患あるいは外傷に引き続いて出現する激しい呼吸困難．
2．肺血管の静水圧が正常で，肺毛細血管からの水分の漏出（だから，心不全で起こるものではない）．
2．胸部X線は広範囲な浸潤のために"真白"になっている．
4．著明な低酸素血症；これは通常大気圧下の酸素療法（たとえば，鼻カヌラやマスク）で補正することは出来ない．

肺に慢性の基礎疾患をもっている患者が，それまで健康であった人よりARDSになり易いということはない．肺に基礎疾患のない方が，むしろARDSの症例としては典型的である．

1967年（Ashbaugh, Bigelow, Pettyら）の最初の報告以来，数百例が文献上報告されてきた．1970年代初期の推計では年間に150,000例の発生があると考えられている．

ARDSの原因あるいは誘因として頻度の高いものを枠内にあげた．これらの異常をもっているすべての患者はARDSになる危険性を持ってい

ARDSの原因

低血圧（ショック肺）
敗血症
外傷（胸部以外の外傷も）
脂肪塞栓
輸血
ウィルス性肺炎
嚥下性肺炎
膵炎
酸素中毒
薬剤過剰

る．ARDSが種々の原因で起こるために単一の共通の病態生理を探す努力がなされた．また，これらの状態がいかにしてARDSに特徴的な毛細血管漏出を引き起こすかを説明しようとして，いろいろの仮説が提唱されてきた．それらの説の中には神経説，血栓塞栓説，中毒説や輸液過剰説などがある．それぞれの臨床状態で，それぞれに違ったメカニズムが働いている可能性があるが，それにもかかわらずARDSのすべての症例は次に述べるが如く共通の病態生理をもっている（**図11-3，表11-4**）．

8．ARDSの生理学的特徴

ARDSの生理学的特徴は硬い肺とシャントで

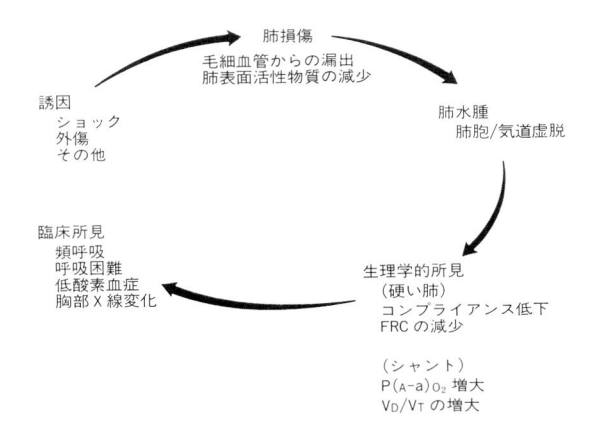

図11-3 成人呼吸促迫症候群（ARDS）の病態生理

表11-4 成人呼吸促迫症候群

生理学的特徴とその結果	
硬い肺	**結果**
コンプライアンスの低下	一定の換気量を得るために高い気道内圧が必要
機能的残気量の低下	酸素取り込みのためには小さい肺容量
シャント	
$P(A-a)O_2$ の増大	十分な酸素化を得るためには高い F_{IO_2} が必要；しばしばPEEPが必要
V_D/V_T の増大	死腔が増加するために余分の換気量が必要

ある(**表11-4**)．硬い肺は低コンプライアンスとして表現する．すなわちいい換えると拡張しようとする圧の単位当たりに対して容量の変化が少ない．肺が硬く（低コンプライアンス）になる原因は傷害を受けた毛細血管から漏出した蛋白に富んだ浸出液が肺を満たすからである．このために健常な肺に比べて，ARDSの患者の肺では一定の換気量を保つためにより高い気道内圧が必要になる．

硬い肺のもう1つの現れとして機能的残気量（FRC）の減少がある．FRCとは安静換気の最後に肺の中に残っているガスの量である．FRCが減少する理由は水分で満たされた肺胞が呼気の終末に虚脱する傾向にあるためである．結果として，呼吸サイクルを通して酸素交換のための肺の容量が少ないことになる．ARDSの重要な治療手段であるPEEP（呼気終末陽圧）は呼気終末に肺胞を拡張した状態に保ち，そのためにFRCが増加し，酸素移動を増加させるのである．

ARDSのもう1つの生理学的に重要な問題はシャントである．これには血液シャント（静脈血混合）と"空気シャント"（肺胞死腔）がある．血液は虚脱した肺胞領域でシャントし，ARDSの重篤な低酸素血症の原因である静脈血混合を引き起こす．また一方で，他の領域では血流の割に過換気される肺胞があって，余分の死腔形成，すなわち死腔／1回換気量（V_D/V_T）の増加を起こす．この肺胞に運ばれた空気は少ししか，あるいはまったく血流と接触しないので，その空気はシャントしていると考えることが出来る．

血液シャントと空気シャントの生理学的基盤は著明なV/Q不均等である（**図11-4**）．ARDSは臨床上著明なV/Q不均等のみられるよい例である．ARDSの初期は肺胞死腔より静脈血混合が表に出ている．すなわち血液ガスは低 PaO_2 と低 $PaCO_2$ を示している．進行性のARDSが末期になって初めて高炭酸ガス血症を起こす（血液ガスに

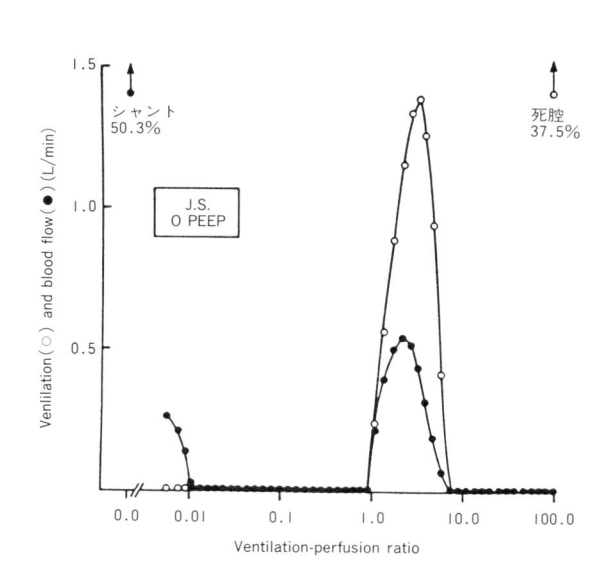

図11-4 ウィルス性肺炎で惹起されたARDSの若い男性の換気－血流曲線（**図5-9**と比較せよ）．肺血流の一部分は換気の良好な領域に分布している，しかし大部分は換気の非常に少ないもしくはまったくない領域に分布している．この例では血流の50.3%が換気と接触していない（シャント）．同時に37.5%の換気量が血流と接触していない（死腔）．
(次の文献より引用した．Dantzker, R.D., Brook, C.J., Dehart, P., et al.: Am. Rev. Respir. Dis. 120:1042, 1979.)

ついては，この章の後の方の酸素化障害型呼吸不全のところで詳しく述べる）．

9. ARDS の管理

ARDS の管理の概略は下の枠内に列記した．重要な問題は著明な低酸素血症であり，目標としては可能な限りの方法を使って充分な酸素化を達成することである．実際には酸素毒性を回避するために，吸入気の酸素濃度（F_{IO_2}）を0.50以下にして P_{aO_2} を60mmHg 以上に維持する（第9章参照）．

この目標を達成するためには，ほとんどの患者は挿管と，高い F_{IO_2} での人工呼吸管理を必要とする．通常，呼気終末陽圧（PEEP）が同時に利用される．PEEP は呼気終末時に気道内圧を大気圧以上に保つための人工呼吸器の操作である．PEEP は機能的残気量を増加させ，右—左シャントを減少させる．PEEP は F_{IO_2} を増加させないで P_{aO_2} を上げることが出来る，あるいは P_{aO_2} を低下させずに F_{IO_2} を減少させることが出来る（第10章参照）．

PEEP は圧損傷とか心拍出量の低下のような欠点を持ってはいるが，ARDS の治療上での1つの大きな進歩であると考えられている．それでも，ARDS 全体の死亡率は50〜60%で，1967年の最初の報告以来変化していない．ARDS から回復した患者は通常，肺に大きな障害を残さない．せいぜい肺機能検査で軽い拘束性障害や拡散能の軽度低下を残す程度である．ARDS はこのように，少なくとも機能的には，"全か無か（all or nothing）"という結果になる．

ARDS におけるコルチコステロイドの適応については議論のあるところである．実際には ARDS の原因と主治医の経験によって，使用されたりされなかったりしているのが現実である．ステロイドは敗血症性ショックと脂肪塞栓に一般的には使用されているが，それ以外の場合の使用についてはまちまちである．患者を脱水気味に保つために，そしてまた肺水腫を予防する，あるいは治療するために，利尿剤もよく用いられる．酸素化に関する問題（高い F_{IO_2}，PEEP）を別にすれば，全体の管理のもっとも重要な原則は注意深い監視である．ARDS 患者の回復は集中治療室の管理にかかっている，それなしではこれらの患者は間違いなく死亡するであろう．

10. 酸素化障害型呼吸不全の症例

症例と一緒に多項選択式の問題を列記する．各々の問に，もっとも適当と思われる答えを1コ選べ．特別な記載のない限り，すべての値は低地（sea level）のものであり，気圧は760mmHg とする．

25歳の青年が激しい息切れを主訴として救急室へ運ばれた．最近3日間，咳と発熱を主とした上気道症状があった．呼吸困難は進行性であった．診察すると，チアノーゼがありそうで，明らかに呼吸が苦しそうである．吸気時のラ音が左肺底部で聴かれる．胸部レントゲンでは左下葉に肺炎が認められた（図11-5）．体温は102°F（訳注；38.9°C），白血球は17,000/mm³ で軽い左方推移が存在し，Hb は14g%．

ECG は110/分の洞性頻脈であった．喀痰中には多数の白血球が見られたが，細菌は証明出来なかった．HCO_3^- が20mEq/L である以外は電解質は正常であった．空気吸入時の動脈血液ガスは次のようであった．

ARDS の管理

1. 気管内挿管と人工呼吸
2. 高濃度酸素
3. 呼気終末陽圧（PEEP）
4. 患者を脱水ぎみ "dry side" に保つために水分出納に注意する：利尿剤がよく使用される
5. コルチコステロイド（適応はまちまち）
6. 集中管理，たとえば褥瘡を防ぐための体位変換とか吸引
7. 鼻腔栄養とか IVH を使用した栄養管理
8. 注意深い監視
    血液ガス分析
    胸部レントゲン
    Swan-Ganz カテーテル（肺動脈楔入圧，心拍出量）
    気道内圧
    体重

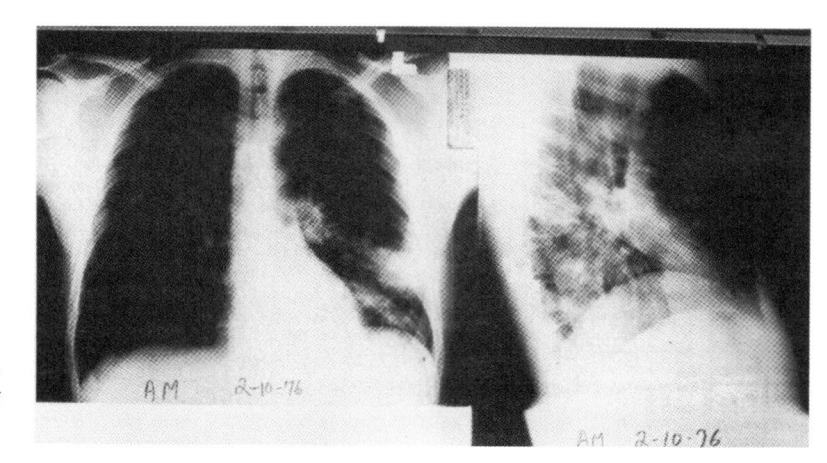

図11-5 酸素化障害を持った患者の最初の胸部レントゲンは左下葉の肺炎像を示した.

```
pH        7.55
PaCO₂     25mmHg
PaO₂      38mmHg
SaO₂      78%
HCO₃⁻     21mEq/L
%HbCO     1.5 %
```

1. 患者の著明な低酸素血症の原因は？
   a. 低換気と静脈血混合.
   b. 過換気がある，そのために酸素解離曲線が左に移動し SaO₂ が減少している.
   c. HbCO が異常に多く，そのために PaO₂ が低下している.
   d. 換気―血流の不均等.
   e. 心拍出量の低下があり，そのために酸素運搬が減少している.

2. 患者の酸素含量はおよそ何 $ml\ O_2/100ml$ であるか？
   a. 10
   b. 12.5
   c. 14.6
   d. 16.0
   e. 18.0

3. 患者の $P(A-a)O_2$ は mmHg で表すとおよそ
   a. 15
   b. 108
   c. 82
   d. 115
   e. 662

4. 患者の酸塩基状態を表す用語として適当なものは？
   a. 著明な過換気と代謝性アシドーシス.
   b. 呼吸性アルカローシスと代謝性アシドーシス.
   c. 慢性呼吸性アルカローシス.
   d. 著明な過換気と急性呼吸性アルカローシス.
   e. 呼吸性アルカローシスと代謝性アルカローシス.

5. この時点で治療に使用するものは？
   a. 重炭酸イオン，軽度高い F_{IO_2} とエリスロマイシン.

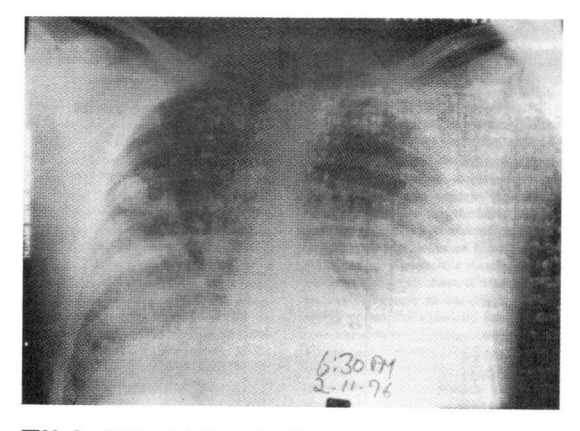

図11-6 図11-5と同じ患者の数日後のレントゲンである．両側肺の広範な浸潤がある．左下葉のウィルス性肺炎で発症したものが，機序は明確ではないが毛細血管の透過性の亢進を惹起し，両側肺の間質と肺胞に蛋白質に富んだ水分の漏出が起こった．

b．28%酸素とエリスロマイシン．
c．40%酸素をマスクで与えて，抗生物質を追加．
d．pHを低下させPaO_2を上昇させるため炭酸ガスと酸素の混合を与える．
e．酸素含量を増加させるためにマスクで28%酸素，と輸血をする．

12時間後になっても，患者の状態は改善しなかった．この時点まで，数回FIO_2が変えられ，そして非再呼吸性マスクで90%酸素を吸入させられていた．患者のPaO_2はわずか55mmHgであった．胸部レントゲンは広範な両側性浸潤影（**図11-6**）を示した，WBCは24,000/mm³まで上昇していた．

患者は成人呼吸促迫症候群を呈した—両側の"真白"な肺と急性の著明な低酸素血症．もっとも可能性のある原因はウィルス性肺炎あるいは類似のものであったと考えられる．

この時点で，酸素化障害のために，挿管が行われ人工呼吸器が装着された．呼吸器セッティングは100%吸入気酸素，14回/分の調節呼吸，700ccの1回換気量，最大吸気圧は40cmH₂O，プラトー圧は35cmH₂O．

血液ガス分析は次のようであった．

pH	7.40
$PaCO_2$	25mmHg
PaO_2	60mmHg
SaO_2	85%
ヘモグロビン	13g%
HCO_3^-	15mEq/L

6．この時点でもっとも考えられる低酸素血症の原因は？
a．低換気．
b．酸素解離曲線の移動．
c．血流はあるが換気されていない肺領域の存在．
d．肺炎による拡散障害．
e．上記の情報だけではわからない．

7．動脈血の酸素含量は何$mlO_2/100ml$であるか？
a．12.2
b．14.8
c．16.4
d．17.4
e．決められない

8．$P(A-a)O_2$は何mmHgであるか？
a．250
b．350
c．400
d．500
e．600以上

9．静コンプライアンス（システムの）は何cc/cmH₂Oか？
a．17.5
b．20
c．35
d．40
e．50

Swan-Ganzカテーテルが肺動脈に挿入された．肺動脈楔入圧は12mmHgで，心拍出量は7l/分であった．混合静脈血が採血されて，PvO_2は34mmHgでSvO_2は65%であった．

10．患者の組織酸素摂取量はmlO_2/minで表すと
a．152
b．188
c．215
d．245
e．310

11．患者のQ_S/Q_Tは？
a．15%
b．29%
c．41%
d．56%
e．情報が足りなくてわからない

12．患者のこの時点の酸塩基情態は次のような特徴を持つ．
a．慢性代謝性アシドーシス．
b．慢性呼吸性アルカローシス．
c．呼吸性アルカローシス＋代謝性アシドーシス．
d．代謝性アシドーシス＋呼吸性アシドーシス．
e．与えられた情報だけでは決められない．

現在の問題は100%の酸素を吸入していて，PaO_2と酸素含量が限界まで低下していることである．酸素中毒の危険性がある（第9章参照）．そのために呼気終末陽圧（PEEP）が開始された．

13. PEEP 10cm を加えると，患者の PaO_2 は110 mmHg まで上昇した，そして $PaCO_2$ は31 mmHg とまだ低値を示した．次のステップは何をするか？
    a．PEEP を5cmH_2O に下げて血液ガス分析を再度行う．
    b．FIO_2 を0.80に減じて血液ガス分析を再度行う．
    c．PEEP を5cmH_2O に，FIO_2 を0.80に下げて血液ガス分析を再度行う．
    d．この FIO_2 と呼吸器のセッティングはそのままにして，数時間後に血液ガス分析を再度行う．
    e．気管内チューブを抜管する．
14. PEEP（特に20cmH_2O 以上にした時）の合併症は？
    a．炭酸ガスの蓄積．
    b．PaO_2 の低下．
    c．酸素運搬量の低下．
    d．酸素中毒．
    e．酸素摂取量の低下．

患者は死亡した．解剖すると肺は重たく浮腫状であった．顕微鏡検査では肺胞―毛細血管膜の広範囲な硝子化と線維化，及び間質の肥厚が認められた（図11-7）．病理変化は回復しなかった ARDS 肺の典型を示した．細菌は証明出来なかった．

11. 慢性閉塞性肺疾患（COPD）における呼吸不全

酸素化・換気混合型障害の原因としてもっとも多いものは重症の慢性閉塞性肺疾患（COPD）である．慢性気管支炎と肺気腫が COPD の中に含まされるが，通常は長期の喫煙が原因である．図11-8は正常，慢性気管支炎，肺気腫の気道を対比して示している．

典型的には，肺気腫は初期には呼吸困難を訴えるが血液ガスはそれ程異常ではない．病理変化は肺胞―毛細血管単位の破壊であり，結果として充分な血流を受けない大きな気腔が形成される．換気/血流（V/Q）比の重要な問題点は死腔の増大で，静脈血混合はほとんど関与していない（第5章）．充分な肺胞換気に応じるために患者が分時換気量を増大させることが出来れば，PaO_2 と $PaCO_2$ はほぼ正常範囲にある．

肺気腫と対照的に，重症の慢性気管支炎の患者はよく，著明な血液ガス異常を示す．高炭酸ガス血症を伴う，あるいは伴わない低酸素血症．低酸素血症は壁の肥厚による終末細気管支の狭窄と気道内の過剰な分泌物が原因である．これが低 V/Q 領域を形成し，結果として静脈血混合を引き起こ

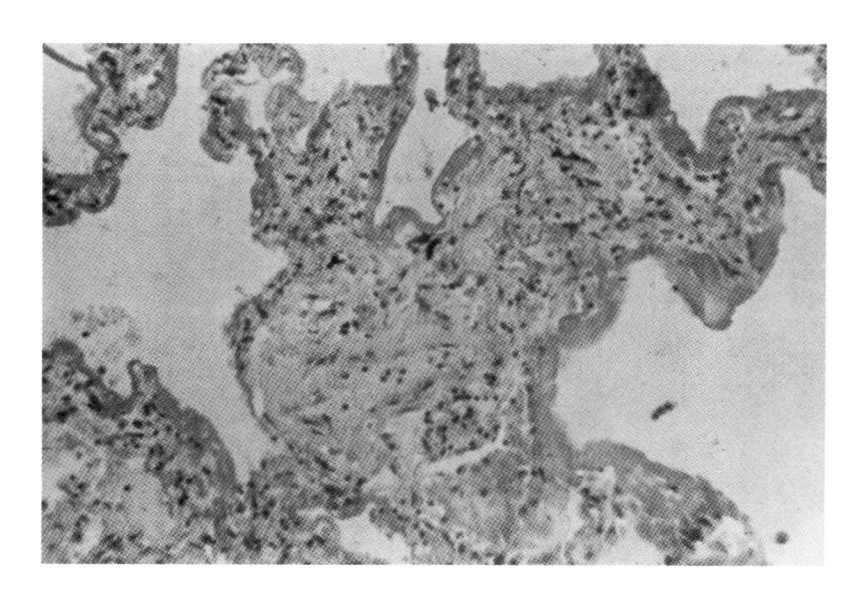

図11-7 ARDS の症例の肺の組織像．肺胞毛細血管膜と間質の肥厚がある．正常では間質は非常に薄い．

正常　　　　　慢性気管支炎　　　　　肺気腫

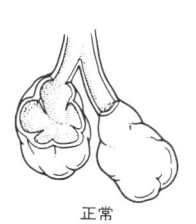

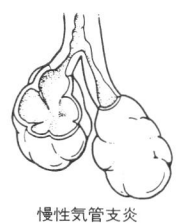

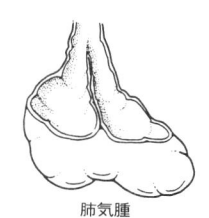

図11-8 正常，慢性気管支炎，及び肺気腫の気道を対比して示した．血管系は除いて肺胞と気道のみを表示している．慢性気管支炎では気道が狭くなっているが破壊されてはいない．肺気腫では破壊がひどく肺胞隔壁や毛細血管の消失がある；2つの肺胞が一緒になって大きな死腔を形成している．

す（第5章）．

努力呼出で1秒量（$FEV_{1.0}$）が予測値の30％以下になると炭酸ガス蓄積の危険性が出てくる（**図3-23**参照）．なぜ，重症の換気障害があるのに，ある患者は炭酸ガス蓄積を起こし，ある患者はそうでないのか，この理由はわかっていない．炭酸ガス蓄積のある患者は1回換気量が少ない傾向にあるが，努力肺活量，$FEV_{1.0}$，分時換気量，拡散能や解剖学的死腔量は2群間で有意差はない．1回換気量の減少が肺胞換気量の減少を引き起こし，それで炭酸ガス蓄積を説明することは出来る，しかしこのような呼吸パターンの患者とそうでない患者がいる理由は不明である．

病変が進行すると，いずれのタイプのCOPDも普通は重症の低酸素血症，高炭酸ガス血症，肺性心，はっきりした心不全を引き起こし死に至る．しかし，適切な治療が患者を最後まで緩和させることが出来るし，病勢を改善させることは出来ないまでも，進行を遅らせることは出来る．次の症例はこれまでの章で述べてきた生理学的理論を強調するものである．

12. COPDにおける換気及び酸素化混合型障害の症例

症例の呈示と一緒に多項選択問題を列挙する．各々の問にもっとも適当な答えを1個選択せよ．特別記載のない場合は，すべての値は低地（sea level）のもので，大気圧は760mmHgである．

65歳の男性が中等度の呼吸困難を訴えて運ばれた．45年間，平均2箱のタバコを吸っていて，家族や医師の勧めにもかかわらず禁煙を拒否し続けている．過去の来院時に測定した肺機能検査結果ではCOPDに一致する著明な気道閉塞があった．

病歴によると，数日前に咳と呼吸困難が悪化するまでは普通の生活をしていた．症状が悪化してから，タバコは半箱に減量した．

診察すると明らかなチアノーゼが指と唇にあり，

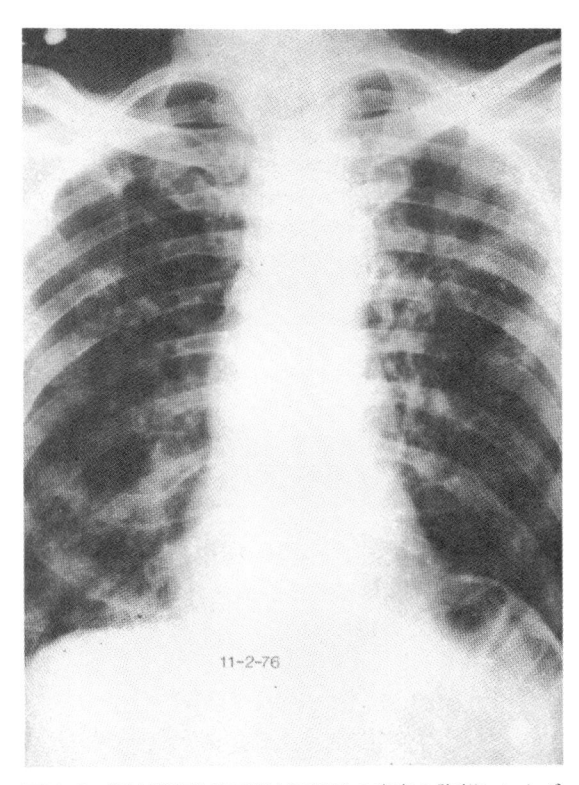

図11-9 慢性閉塞性肺疾患（COPD）の患者の胸部レントゲン．左右の横隔膜は低下しCOPDのための肺の過膨張の所見を示している．はっきりした浸潤影や肺炎の像はない．

両肺底部に笛音と散在性ラ音が聴かれた．呼吸回数は30/分で，補助呼吸筋を使用していたが，意識は清明で，見当識も良好であった．下肢は浮腫状で両手には軽度の振戦がみられた．

救急室での胸部レントゲンでは横隔膜が平坦になっていて，ある程度の過膨張を示した（**図11-9**）．うっ血性心不全の所見はなかった．ECGでは右心負荷の所見はあるが，虚血性変化はなかった．

最初の血液ガス分析は0.21のF_{IO_2}で，次の通りである：

pH	7.36
Pa_{CO_2}	60mmHg
Pa_{O_2}	35mmHg
Sa_{O_2}	51%
HCO_3^-	33mEq/L
ヘモグロビン	17g%

1. 患者の低酸素血症に対するもっとも適当な説明は？
    a．右一左シャントだけ．
    b．V/Q不均等だけ．
    c．低換気とV/Q不均等．
    d．低換気とV/Q不均等及び一酸化炭素値の上昇．
    e．酸素移動に対する拡散障害とV/Q不均等．
2. この時点での処置は？
    a．マスクで50%の酸素吸入．
    b．非再呼吸性マスクで高いF_{IO_2}を与える．
    c．F_{IO_2}の軽度上昇，たとえばマスクで24%酸素．
    d．Pa_{CO_2}を低下させるために人工呼吸器の使用．
    e．1単位の血液の瀉血と100%の酸素吸入．
3. 上の問題に対する答えは次のどの知識に基づいているか？
    a．Pa_{CO_2}が低下すればPa_{O_2}が上昇する．
    b．酸素解離曲線のこの部分ではPa_{O_2}がわずかに変化することでSa_{O_2}が大きく変化する．
    c．酸素解離曲線のこの部分ではSa_{O_2}を改善するためには高いF_{IO_2}が必要．
    d．低酸素血症は生命を脅かすもので，患者のPa_{O_2}は出来るだけ早く改善される必要がある．
    e．酸素を付加して，ヘモグロビンを減少させ

ると全体の酸素運搬量は改善する．

患者に行った処置で最初はうまくいった．しかし，6時間後には彼の意識は清明でなくなり，起こさなければ眠ってしまうようになった．血液ガス分析では，pHが7.1，Pa_{CO_2}は80mmHg，そしてHCO_3^-が24mEq/lであった．清明でない意識の状態と低換気，及び酸血症のために人工呼吸器が必要であると判断した．

4. 挿管前の酸塩基状態はもっとも適切にいい表すと
    a．急性呼吸性アシドーシス．
    b．急性呼吸性アシドーシスと代謝性アシドーシスの合併．
    c．慢性呼吸性アシドーシスと代謝性アシドーシスの合併．
    d．代謝性アシドーシスと代謝性アルカローシス．
    e．これだけの情報だけでは決められない．

この患者はブルー・ブローター，"blue-bloater"の実例である．このblue-bloaterとは低酸素血症と右心不全のある重症の慢性気管支炎の患者をよぶときに使用される用語である．このような異常にもかかわらず，このような患者は適切な医療で何年も生きることが出来る．治療は酸素の適当な使用，気管支拡張剤，ときどきステロイドを加える（喘息の因子がある場合），及び当然のことだが禁煙である．致命傷は上気道感染，肺炎，及びそれ以外の急性肺疾患である．この患者の急性増悪の原因はたぶん感染であったろう．

人工呼吸のセッティングは，呼吸数16/分で1回換気量は800cc．挿管1時間後にF_{IO_2}を0.40で測定した血液ガス分析は？

pH	7.30
Pa_{CO_2}	50mmHg
Pa_{O_2}	75mmHg
Sa_{O_2}	88%
HCO_3^-	24mEq/L

5. この時点で，なすべきことは？
    a．1アンプル（50mEq）の重炭酸イオンそして血液ガス分析をくり返す．
    b．F_{IO_2}を0.50に上げる．
    c．1回換気量を1000mlに上げる．
    d．呼吸の回数を20/分に上げる．

e．呼吸器のセッティングは変化させない．

　利尿剤，ステロイド，抗生物質及び胸部理学療法を使用して，患者は次の数日間に次第に改善した．入院第3日目までには笛音は消失し，意識も清明となり，気分も良さそうになった．その時点で患者は間歇的強制換気（IMV）を受けていて，人工呼吸器呼吸6/分で1回換気量は800mlであった．自発呼吸は10/分であった．F_{IO_2} 0.28での血液ガス分析は？

　　pH　　　　　　　　7.56
　　Pa_{CO_2}　　　　　　40mmHg
　　Pa_{O_2}　　　　　　　65mmHg
　　Sa_{O_2}　　　　　　　94%
　　HCO_3^-　　　　　　35mEq/L
　　ヘモグロビン　　　15g%

6．この時点でなすべきことは？
　a．抜管をするがF_{IO_2}はそのままにする．
　b．6時間後に血液ガス分析を再び行い，若し悪化していなければ抜管し同じF_{IO_2}を続ける．
　c．同じF_{IO_2}でT-チューブを使用する，そして患者は気管内チューブを通して完全に自分自身で呼吸が出来るようにする（すなわち，人工呼吸器からはずす）そして数時間後に血液ガス分析を繰り返し，もし結果が良ければ，抜管する（F_{IO_2}は同じのままで）．
　d．人工呼吸器はそのまま装着する，ただ酸素を中止して空気で呼吸をさせる，もしPa_{O_2}が充分に良ければ抜管する．
　e．1分間のIMV呼吸回数を減少させる，F_{IO_2}は同じに保つ．

7．上の問に対する答えは次のどのような事実に基づいているか？
　a．挿管には多くの合併症が伴うので気管内チューブは出来るだけ早く抜管すべきだ．
　b．血液ガス分析のデータはその時の状態を反映しているだけで，状態は急速に変化する可能性がある，しかしある期間同じような分析値を示すならば患者の状態は落ち着いていると考えられる．
　c．もし患者が気管内チューブを通して自分で呼吸出来れば，抜管しても自分で呼吸出来る．
　d．患者は退院後は空気呼吸をするのだから，空気呼吸で血液ガスが良好であることを確認しなければならない．
　e．人工呼吸器をつけている患者の血液ガスが，人工呼吸器を使用しないで患者が出来る以上に良好なときには，さしあたって患者のベースラインに近づけることを目標とすべきで，抜管してはいけない．

8．この時点で他にどんな情報が欲しいか？（もっとも適当なものを1つ）
　a．胸部レントゲン．
　b．P_{50}．
　c．一酸化炭素ヘモグロビン濃度．
　d．血清電解質．
　e．血清カルシウム．

9．この時点で他にどんな治療が必要であるか？（もっとも適当なものを1つ）
　a．ペニシリン．
　b．輸血．
　c．F_{IO_2}を0.40に上げる．
　d．塩化カリウム．
　e．グルコン酸カルシウム．

10．抜管後退院した，相変わらずタバコを吸っていたが，患者の状態は良好であった．患者の状態が落ち着いている時で，空気呼吸時の血液ガスでもっとも妥当だと考えられるものを選べ？
　a．Pa_{O_2},80；Pa_{CO_2},60；pH,7.35；Sa_{O_2},90
　b．Pa_{O_2},58；Pa_{CO_2},55；pH,7.37；Sa_{O_2},88
　c．Pa_{O_2},90；Pa_{CO_2},35；pH,7.43；Sa_{O_2},90
　d．Pa_{O_2},38；Pa_{CO_2},67；pH,7.38；Sa_{O_2},80
　e．Pa_{O_2},72；Pa_{CO_2},28；pH,7.34；Sa_{O_2},93

13．まとめ

　呼吸不全の定義はガス交換という呼吸器系の基本的機能に基づいている．呼吸器系に障害があるために動脈血酸素分圧（Pa_{O_2}）が異常に低下しているか，炭酸ガス分圧（Pa_{CO_2}）が上昇している状態を呼吸不全とよぶ．肺と気道，胸郭，及び換気を調節する中枢神経呼吸中枢のすべてが呼吸器系の中に含まれているので，肺疾患だけでなく，その他のいろいろな疾患で呼吸不全が発生する．無呼吸の患者を別にすれば，呼吸不全を診断し治療するためには動脈血液ガス分析などに頼らなければならない．

呼吸不全は生理学的にはおおまかに2型に分類される。酸素化障害（酸素化障害型呼吸不全）と換気障害（換気障害型呼吸不全）。酸素化障害性呼吸不全は常に肺疾患が原因であり，その生理学的基礎は換気一血流不均等が一般的である。すなわち，それは常に$P(A-a)O_2$の増大がみられる，肺胞と動脈血PO_2の間に差が生じている。重症の酸素化障害型呼吸不全の実例は成人呼吸促迫症候群（ARDS）である。ARDSは非心原性肺水腫の重症なもので，それはいろいろの誘因で発生する，たとえばショック，外傷，誤嚥などである。肺毛細血管の静水圧の上昇が原因で発生する心原性肺水腫と違って，ARDSは毛細血管の傷害のために血漿が間質と肺胞に漏出するために起こる。ARDSにおいては，毛細血管の静水圧（肺動脈楔入圧で測定する）は正常範囲にある。

換気障害型呼吸不全は肺疾患，胸郭疾患，及び中枢神経（CNS）疾患が原因で起こる。すなわち，純粋な換気障害型呼吸不全では，$P(A-a)O_2$は増大していない。換気障害型呼吸不全のありふれた実例は鎮静剤の過剰投与によるCNSの機能低下である。慢性閉塞性肺疾患で呼吸不全が起こっている場合には，多くの例で換気障害と酸素化障害が合併している，すなわち$PaCO_2$と$P(A-a)O_2$はともに上昇している。

[復習問題]

次に記述する事柄が正しいか，間違っているかを述べよ。

1．すべての呼吸不全患者のPaO_2は呼吸不全のない場合に比べて低下している。
2．酸素化障害型呼吸不全では，つねに$P(A-a)O_2$は増大している。
3．呼吸不全症例では必ず頻呼吸が存在する。
4．酸素化障害型呼吸不全では酸素治療が必ず必要である。
5．換気障害型呼吸不全ではつねに$P(A-a)O_2$が増大している。
6．成人呼吸促迫症候群（ARDS）の定義の中に，正常より高い肺毛細血管楔入圧が入っている。
7．膵炎はARDSの誘因となりうる。
8．心拍出量中に占める肺をシャントしている血液の割合を計算するのには，心拍出量を実測するか仮定する必要がある。
9．昏睡状態の患者では，呼吸数が8回/分以下であれば呼吸不全がある。
10．ARDSは肺気腫の終末的病像の1つである。

References

Ashbaugh, D.G., Bigelow, D.B., Petty, T.L., et al.: Acute respiratory distress in adults, Lancet **2**:319, 1967.
Dantzker, R.D., Brook, C.J., Dehart, P., et al.: Ventilation-perfusion distributions in the adult respiratory distress syndrome, Am. Rev. Respir. Dis. **120**:1039, 1979.
Staub, N.C.: Pulmonary edema: physiologic approaches to management, Chest **74**:559, 1978.

Suggested readings

Bone, R.C., editor: Adult respiratory distress syndrome, Clin. Chest Med., **3**:1, 1982.
Bone, R.C.: Treatment of severe hypoxemia due to the adult respiratory distress syndrome, Arch. Intern. Med. **140**:85, 1980.
Campbell, E.J.M.: The management of acute respiratory failure in chronic bronchitis and emphysema, Am. Rev. Respir. Dis. **96**:626, 1967.
Fowler, A.A., Hamman, R.F., Zerbe, G.O., et al.: Adult respiratory distress syndrome: prognosis after onset, Am. Rev. Respir. Dis. **132**:472, 1985.
Martin, L.: Respiratory failure, Med. Clin. North Am. **61**:1369, 1977.
Matthay, M.A., editor: Symposium on pulmonary edema, Clin. Chest Med. **6**:3, 1985.
Montgomery, A.B., Stager, M.A., Carrico, C.J., et al.: Causes of mortality in patients with the adult respiratory distress syndrome, Am. Rev. Respir. Dis. **132**:485, 1985.
Petty, T.L.: Indicators of risk, course, and prognosis in adult respiratory distress syndrome (ARDS), Am. Rev. Respir. Dis. **132**:471, 1985.
Petty, T.L., and Ashbaugh, D.G.: The adult respiratory distress syndrome, Chest **60**:233, 1971.
Pontoppidan, H., Geffin, B., and Lowenstein, E.: Acute respiratory failure in the adult, N. Engl. J. Med. **287**:690, 1972.
Shapiro, B.A., Cane, R.D., and Harrion, R.A.: Positive end expiratory pressure therapy in adults with special reference to acute lung injury: a review of the literature and suggested clinical correlations, Crit. Care Med. **12**(2):127, 1984.
Sykes, M.K., McNicol, M.W., and Campbell, E.J.M.: Respiratory failure. ed. 2, Oxford, 1976, Blackwell Scientific Publications, Ltd.

付録Gの一般文献も参照されたし。

第 12 章

運動負荷の生理学

1. 運動負荷の生理学
2. 運動負荷時に何が起こるか？
3. 運動負荷中の代謝―好気性と嫌気性
4. 運動負荷中の Pa_{CO_2}
5. 運動負荷試験
6. 運動負荷中の生理学的変化
7. 運動負荷試験のパラメーターの正常値
8. 運動負荷試験の臨床的応用
9. 運動負荷試験の臨床的解釈
10. まとめ

1. 運動負荷の生理学

今まで述べてきた肺機能は，大半を患者の安静時の機能について論じたものである．運動負荷の最中だけとか，階段を昇るようなほんのわずかの間に限って呼吸困難を呈する患者は多い．彼らの安静時の呼吸機能試験は，多くは正常かまたは，異常であったとしてもそれ程低下はしておらず，運動負荷試験に耐えられない理由を説明するのは困難である．なぜ運動負荷は，患者に呼吸困難を発生させたり，悪化させたりすることがあるのだろうか？　運動負荷試験は，どのようにして呼吸困難の原因の診断に役立つのであろうか？

臨床研究としては，比較的新しい分野である運動生理学は，これらの疑問に役立つ．そして，呼吸器病学，心臓病学，スポーツ医学に加え，細胞代謝，生化学とも関連してくる．この章では主に，心肺疾患の診断における運動生理学について述べる．

2. 運動負荷中に何が起こるか？

運動負荷中には，安静時よりも多くのO_2とCO_2が交換される．この単純な代謝が実は，運動時の心臓，肺，循環生理動態の重大な変化を説明しているのである．

動脈血の酸素運搬と組織の酸素取り込みの両方の増加により，酸素供給量の増加がもたらされる．それと同時に，静脈血側では二酸化炭素輸送が増加する．筋肉運動に伴うガス交換量の増量の必要性が，全身の生理学的変化をもたらす．

(1) 代謝の変化

酸素消費量（$\dot{V}_{O_2}$）と二酸化炭素の産生量（$\dot{V}_{CO_2}$）の増加は運動に即応して増加する．好気性代謝を行っている間はブドウ糖と，脂肪は酸素を利用し，究極のエネルギー源であるATPを生じる．体内には極小量の酸素しか貯留されていない．そこで，好気性代謝においては，大気中から血中に酸素を持続的に取り込むことが必要なのである．酸素なしでは，ブドウ糖は嫌気性に代謝され，ブドウ糖1分子あたりのATP産生量ははるかに少ない．それに加えて乳酸が副産物として産生される．

短時間の激しい活動には嫌気性代謝は十分であるが，長時間の運動にはエネルギー産生反応の基質として酸素が必要である．

(2) 心臓の変化

酸素消費量$\dot{V}_{O_2}$はFickの方程式では，心拍出量に関連している．

$$\dot{V}_{O_2} = Q_T \times (C_{aO_2} - C_{vO_2}) \quad (1)$$

Q_Tは，ml/分で表わした心拍出量である．そして（$C_{aO_2} - C_{vO_2}$）は，血液100ml中の動脈血酸素含量と静脈血酸素含量の較差をmlで表示したものである．心拍出量は，1回拍出量（SV）と心拍数（HR）の積であり，以下の式が得られる．

$$\dot{V}_{O_2} = SV \times HR \times (C_{aO_2} - C_{vO_2}) \quad (2)$$

SVとHRの両方は運動負荷に迅速に反応して上昇するが，SVは早期にプラトーに達する．心拍出量のそれ以上の上昇は，心拍数の増加によるところが大きい．

(3) 全身の循環動態の変化

心拍出量の増量分は運動中の筋肉に，それに相応した分の多くの酸素を供給することになる．全身の循環動態の再分布が起こり，皮膚と作業中の筋肉には血管拡張が，内蔵と作業していない筋肉には血管収縮がおこる．血流の再分布により，全身の血管抵抗の減少が生じる．

(4) 酸素取り込みの変化（組織での）

心拍出量の増加や血流再分布とは別に，酸素需要に応じる第3のメカニズムがあり，それは動脈血からの酸素取り込みの増加である．この結果，動静脈血酸素含量較差が増加する．

(5) 肺循環動態の変化

肺循環もまた運動負荷に即応して増加する．潅流されなかった肺胞が，潅流され（肺毛細血管の再開通により），潅流の不十分な領域では血液供給が増加する．結果として，肺血液量と酸素に関する肺の拡散能力の両方が増加する．

(6) 換気の変化

肺血流量が増加するにつれ，分時換気量（$\dot{V}_E$）と肺胞換気量（$\dot{V}_A$）の両者が増加する．このように

して肺はさらに多くの酸素と炭酸ガスを交換し，代謝需要に歩調を合わせるのである．1回換気量（V_T）と呼吸数の両者は運動負荷により増加するけれども，初期段階ではV_EとV_Aの増加はV_Tの増加によるところが大きい．V_Tが肺活量のおよそ60％に達した時，それ以上の換気量の増加は，呼吸数の増加によりもたらされる．

(7) 血液学的変化

酸素運搬能の増加の大半は心拍出量の増加によるものであるが，ヘモグロビン濃度の上昇をきたす場合もある．これは，脾臓とか骨髄から血液循環に流入した赤血球により生ずるもので，同様に血漿量の減少によっても生じる．ヘモグロビンの上昇は，よく訓練された運動家には発生しない．彼らは一般の人よりも安静時の血液量が多い傾向がある．どのような場合もヘモグロビンの増加の大きさは少く，およそ10％であり，運動時の酸素運搬能の増加に関して，ヘモグロビンの増加は重要な働きはしていない．

3．運動時の代謝―好気性と嫌気性

代謝からみると，2つのタイプの運動があり，それは好気性と嫌気性運動である．好気的運動は，食物からアデノシン3リン酸（ATP）を作るために，エネルギー産生反応の基質として酸素を利用している（下の枠内参照）．筋肉運動に必要な酸素の供給が不十分な時，嫌気性代謝が始まる．嫌気性代謝では，グルコースは酸素なしでATPに変換され，副産物として乳酸が産生される．健常者は，数時間にわたり好気性運動をすることができるが，これに対し純粋の嫌気性運動はほんの数分間しか持続できないものであり，なぜなら強い息切れと倦怠感が生ずるからである．

短距離走のような短時間の激しい運動時には，エネルギーは嫌気性代謝からのみ得られるだろう．または，嫌気的代謝は好気性代謝に重畳して発生する．一般的には，嫌気性代謝は安静時酸素消費量と最大酸素消費量のおよそ中間域で始まる．嫌気性代謝が始まる時点は，アネロビック・スレッショールド（嫌気性代謝閾値，AT）と呼ばれる．ATは血液ガスと呼気ガスの特徴的なパターンにより同定される．

臨床問題1
二酸化炭素の産生に関していえば，好気性代謝と嫌気性代謝の相違は何か？

好気性運動及び嫌気性運動における代謝性変化

好気性運動時には，グルコースと脂肪酸の両者が代謝される．グルコース1モルは酸素6モルを利用し二酸化炭素6モルを産生するが，代謝性呼吸商（RQ）については1.0となる．脂肪酸については酸素23モルが二酸化炭素16モルの産生に利用される．RQは0.71を示す．軽度から中等度の運動時（嫌気性代謝閾値以前）の平均呼吸商は，約0.85である．

これに対して嫌気性代謝では，1モルのグルコース当たりわずか2モルのATPを産生するのみである．この時同時に2モルの乳酸が産生され，そしてこれが緩衝作用を受けると，好気性代謝由来の二酸化炭素を余分に生成する．

好気性代謝

$C_6H_{12}O_6 + 6O_2 \rightarrow 6CO_2 + 6H_2O + 36ATP$ （RQ＝1.0）
（ブドウ糖）

$C_{16}H_{32}O_2 + 23O_2 \rightarrow 16CO_2 + 16H_2O + 130ATP$ （RQ＝0.71）
（脂肪酸）

嫌気性代謝

$C_6H_{12}O_6 + 2ADP \rightarrow 2H^+ (乳酸)^- + 2ATP$
（ブドウ糖）　　　　　　　　（乳酸）

$H^+ (乳酸)^- + Na^+HCO_3^- \rightarrow Na^+ (乳酸)^- + H_2CO_3$

$H_2CO_3 \rightarrow H_2O + CO_2$

4. 運動負荷中の $Paco_2$

よくある誤った解釈ではあるが，運動負荷時の努力性呼吸が過換気を来すとか，動脈血二酸化炭素分圧が低くなるとか，誤って考えられている．実際には，嫌気性閾値（AT）にまでは到達しないような軽度から中等度の運動負荷の間は，$Paco_2$ は極めて一定に保たれている．$Paco_2$ の恒常性は，$Paco_2$ の式（第4章）で説明されている．

$$Paco_2 = \frac{\dot{V}co_2 \times k}{\dot{V}_A}$$

好気性運動時は，CO_2 産生（$\dot{V}co_2$）と $\dot{V}_A$（肺胞換気量）は比例して上昇する結果，$Paco_2$ は変化しない（図12-1）．嫌気性運動の場合のみ，$Paco_2$ は低下し，そして乳酸アシドーシスを代償する時にのみ，$Paco_2$ は低下する．

1つの街区をジョギングしてみよ．だが自分の限界を越えてはならない．5分から10分後にはハアハア，フウフウいうだろうが，過換気とはならない．

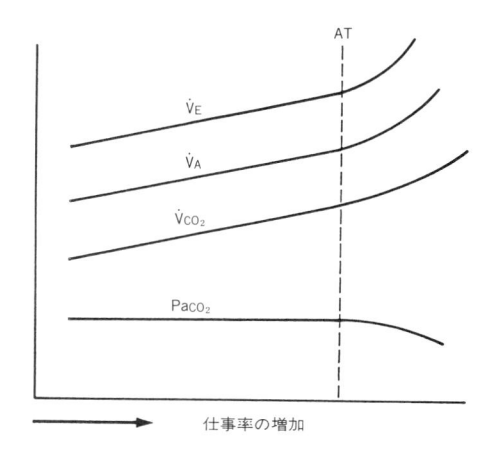

図12-1 分時換気量（$\dot{V}_E$），肺胞換気量（$\dot{V}_A$），代謝性炭酸ガス生産量（$\dot{V}co_2$），動脈血炭酸ガス分圧（$Paco_2$）の運動時に見られる変化．$\dot{V}co_2$ は乳酸干渉作用により発生した二酸化炭素も含めた全代謝性二酸化炭素であり，肺はこれを排泄しなければならない．準最大運動負荷中は，$\dot{V}_E$，$\dot{V}_A$ と $\dot{V}co_2$ は比例関係を保ちながら上昇するため，$Paco_2$ は一定である．ATに達した後，$\dot{V}_E$ と $\dot{V}_A$ は比例して上昇するが，$\dot{V}co_2$ よりも上昇の割合が強く，$Paco_2$ は低下する．この過換気は乳酸アシドーシスの代償として生じる．

臨床問題2

安静時の恒常状態では，よく訓練しジョギング愛好者は，0.8のRQ，40mmHg の呼気終末 Pco_2，そして 6 l/分の分時換気量を示すものだ．2.5mph でトレッドミルを行い，5分後の呼気ガス分析では，$\dot{V}co_2$ は800ml/分，$\dot{V}o_2$ は1000ml/分，呼気終末 Pco_2 は39mmHg，そして分時換気量は30 l/分であった．この時点における肺胞気 Pco_2 及び動脈血 Pco_2 の値はいくらか？

5. 運動負荷試験

運動負荷試験では，監視下においた段階的負荷試験中に，1ないし数種の生理学的パラメーターの測定が必要である．測定にはもっぱら，トレッドミルあるいは自転車エルゴメーターが使用される．この検査は通常，運動を持続するのに必要な仕事の量を段階的に増加させることが必要で，トレッドミルでは，動きを早くしたり傾斜を急にしたりすることで，エルゴメーターでは，車輪の抵抗を増してペダルを重くすることで調節している．

表12-1 段階的運動負荷試験の測定値

試験の段階	測定値
第1群	**マウスピースなし** 患者の反応と症状 心拍数 血圧 心電図 オキシメトリーによる Sao_2
第2群	**マウスピース，酸素及び炭酸ガス分析器** 呼吸数 1回換気量 分時換気量 呼気終末ガス測定値 $\dot{V}o_2$ と O_2 パルス $\dot{V}co_2$ 呼吸商
第3群	**動脈ライン** 血液ガス値——Pao_2，$Paco_2$ と pH HCO_3^- と乳酸 V_D/V_T
第4群	**右心カテーテル** 肺動脈圧 心拍出量 混合静脈血の Po_2 と Sao_2

表12-1は，運動負荷試験で得られる多くの測定値の一覧であり，使用した装置により群別に示されている．第1群の測定ではマウスピースは使用しないが，心電図の持続的モニタリングが必要である．この群には，耳または手指のオキシメーターで行われる（図12-2）非観血的な動脈血酸素飽和度測定が含まれる．表12-1の一覧表には下に進むにしたがって，測定法の侵襲性が強くなる．第2群では呼気ガスの集積が行われ，負荷中はマウスピースを使用しなければならない．マウスピースはホースを通じて分析器に連結し，O_2とCO_2を採取して測定するようになっており，代表的な装置が図の12-3に示してある．第3群は動脈血から得られる測定値であり，カテーテルを動脈内に留置する必要がある．最終群は右心カテーテルを留置して行われるものであり，極く稀にしか必要にならない手技である．表12-1に示されたすべての測定が，すべての運動負荷試験で記録されるわけではない．検査は評価すべき問題に絞り込んで測定すべきである．

6. 運動負荷中の生理学的変化

図12-4は段階的運動負荷試験中に測定できた数多くのパラメーターのグラフである（前ページに示された諸群を参照）．それぞれの横軸は仕事率の増加を表している（たとえばトレッドミルのスピードの増加または自転車の車輪を回す抵抗の増加）．仕事量（work）は通常，キロポンドメーター（kpm）で測定される．1 kpm は 1 kg の物を重力に抗して垂直に1メーター動かすのに必要な仕事量である．単位時間当たりの仕事量はパワーまたは kpm/min であり，それはしばしばワッツ（watts）（600kpm/min がおよそ100ワッツ）に置き換えられる．たとえば，70kg の人が 3 mph，5％の傾斜でトレッドミルを行うと，およそ300 kpm/min または50ワッツのパワーを生じる．

臨床的には，実際の仕事率（注釈；単位時間当たりの仕事量，仕事量の微分，ワーク/時間，パワー）は普通表示できない．そのかわり運動負荷試験では，仕事率は患者の酸素摂取量（$\dot{V}O_2$）によって定量化される．健常者の安静時 $\dot{V}O_2$ はおよそ 3.5ml/分/kg である．安静時 VO_2 の倍数は METS と呼ばれる．10METS は35ml/分/kg で

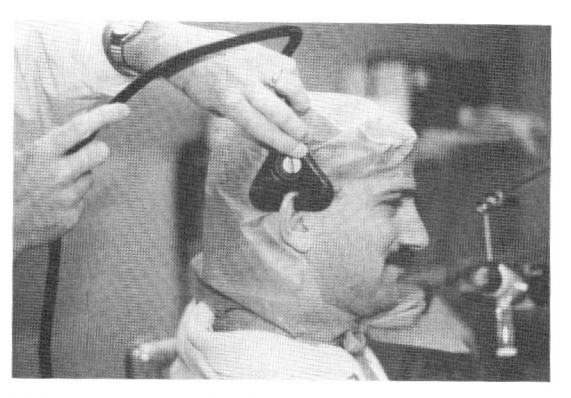

図12-2　運動負荷試験に用いられるオキシメーターの1つのタイプ．オキシメーターは耳の上部に取り付けられる（ヒューレット・パッカード・モデルNo47201A）．検査を行う患者にオキシメーターが取り付けられ，非観血的な酸素飽和度測定が継続して行われる（図12-3も参照）．

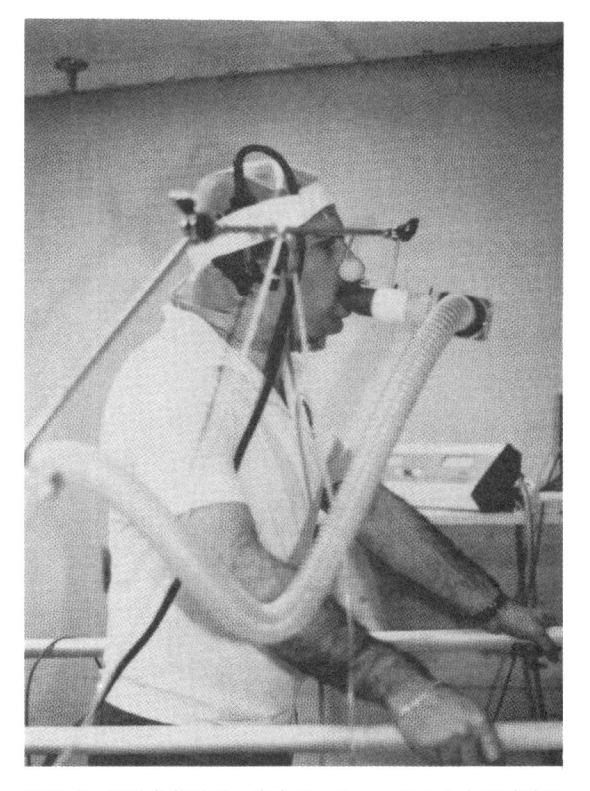

図12-3　運動負荷試験．患者は，トレッドミル上で試験の準備が完了した状態にある．オキシメーター（ヘッドバンドで固定されている）に加え，大きな口径の管に接続されたマウスピースを装着している．呼気のすべては集積されて管を通して持続的に測定器に送られる．

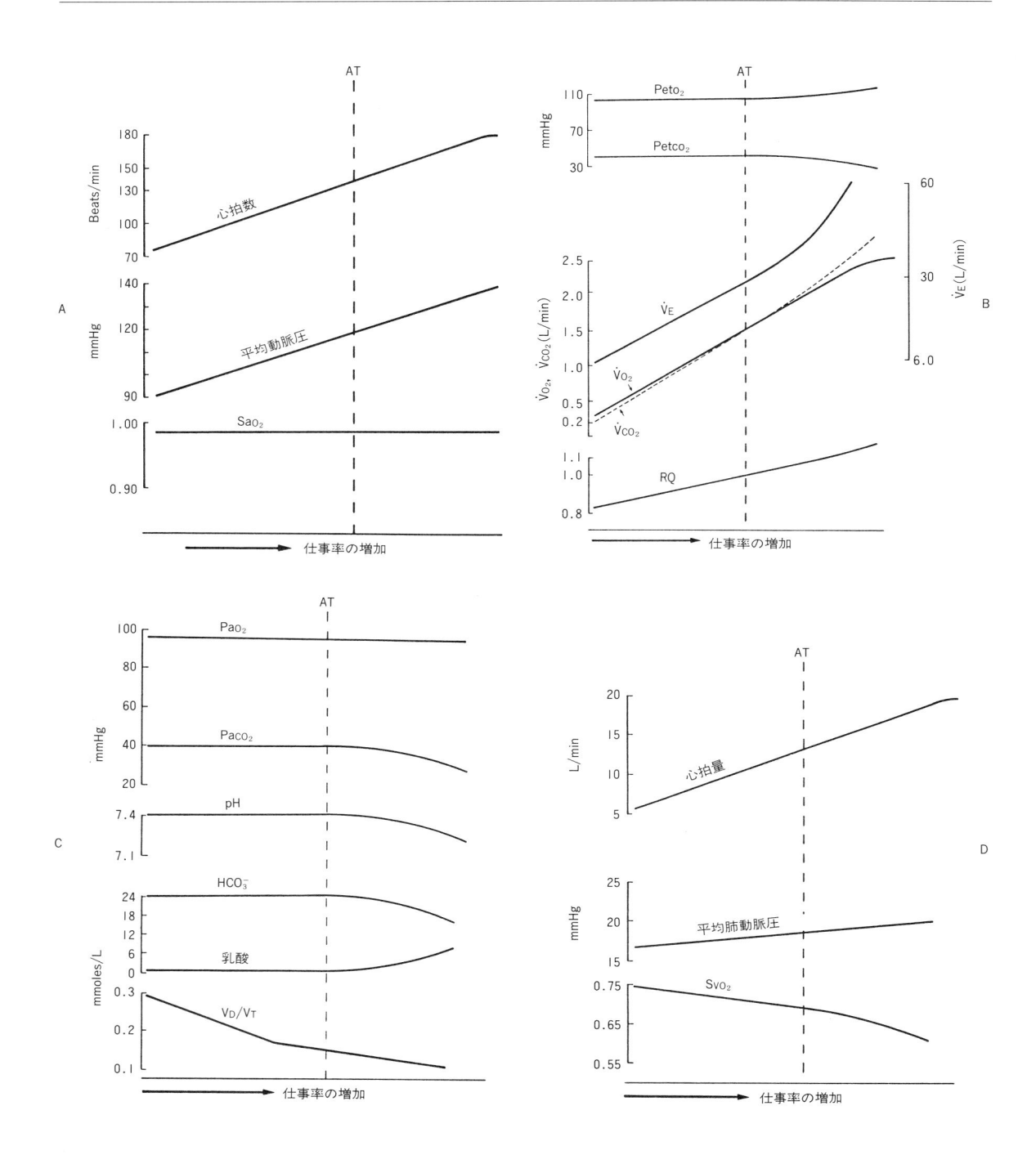

図12-4 運動負荷中の生理学的変化
　A．第1群
　B．第2群
　C．第3群
　D．第4群
AT＝嫌気性閾値

嫌気性閾値（AT）における生理学的変化

　嫌気性閾値は人によりそれぞれ異なった仕事率で発生する．実際にATを識別するのはかならずしも容易ではない．ATの真の開始時点を示すような呼気ガスまたは動脈血ガスの境界が明確でないこともある．にもかかわらずATは明らかな生理的現象である．測定値の数が増せば増すだけATのより妥当な近似点が求まる（図12-4参照）．

呼気ガス測定（表12-1，第2群の測定値から）

- O_2 が消費されるよりも多くの CO_2 がはき出されるので，呼吸商（$\dot{V}_{CO_2}/\dot{V}_{O_2}$）は1.0以上に増加する．
- 呼気終末 P_{CO_2}（Pet_{CO_2}）は低下する．
- $\dot{V}_E$ と $\dot{V}_{CO_2}$ の両者の傾斜は上昇するが，$\dot{V}_{CO_2}$ よりも $\dot{V}_E$ の上昇が強く，これは代謝性アシドーシスを代償していることを示している．
- $\dot{V}_{O_2}$ の傾斜は変化しない．その結果 $\dot{V}_E/\dot{V}_{O_2}$ は上昇する．
- $P(A-a)O_2$ は増加する．これは P_{AO_2}（Pet_{O_2} として測定される）の増加と一定の値を保持している Pa_{O_2} とを反映している．

血液検査値（表12-1，第3群の測定値から）

- 嫌気性代謝での産物である乳酸の増加．
- HCO_3^- は乳酸を干渉し，乳酸のミリモル単位の上昇分にほぼ相当するミリモルだけの HCO_3^- が減少する．
- 運動がATを越えて上昇した時，進行する代謝性アシドーシスを代償するため Pa_{CO_2} は減少する．

ある．運動負荷試験の強さの程度は酸素消費量（$ml\,O_2/$分）の絶対値またはMETS数によって定量化される．上の枠内に示されているパラメーターや図12-4のグラフは次の項で論じられている．そこでは運動に対して，平均的な生理的適合を示す成人の，一般的に見られる変化を表している．嫌気性閾値（AT）での生理学的変化も上の枠内に要約されている．

(1) 第1群の測定値

　患者の反応と症状は，総合的な運動能力について有意義な情報を与えてくれる．時には患者が検査にうまくなじまず，結果は不正確になることもある．トレッドミルやエルゴメーターは多くの患者にとって不慣れな厄介物であり，検者はデータを集積する前には少なくともテストが正確に施行されたかを確認すべきである．

　運動負荷試験の忍耐の限界は呼吸困難，倦怠感，下肢痛，足の疲れ，胸痛によるものである．下肢痛は，乳酸の増加に原因があるのかも知れないが靴が合わないとか，整形外科的な問題などが原因かも知れない．注意深い質問によりその原因を明らかにすることが出来る．胸痛または胸部不快感は心電図と対比すべきである．もし患者が呼吸困難または倦怠感で運動を中止したならば，集積したデータはその原因が心臓か，呼吸器系か，検査に対する不適合なのかを明らかにするはずである（運動負荷試験の臨床的解析の項を参照）．

　心拍数は，運動を開始するとすぐに増加し，$\dot{V}_{O_2}$ と平行して上昇を続ける．心拍数には最上限界がありプラトーを形成するため，$\dot{V}_{O_2}$ は最上限界に達しプラトーになる．最大心拍数予測値は年齢とともに下降する．

$$\text{最大心拍数} = 210 - (0.65 \times \text{年令}) \quad (4)$$

　拡張期及び収縮期血圧の両者は，運動負荷の増加とともに上昇する．収縮期血圧は，拡張期血圧よりもよく比例している．平均動脈圧は，安静時の90mmHgから最大酸素消費量の時の約140mmHgまで上昇する．

　普通，心電図は不整とか異常心室拍動は示さず，洞性頻脈を示す．動脈血酸素飽和度（Sa_{O_2}）は一定の Pa_{O_2} を反映しており，負荷中には変化しない．

(2) 第2群の測定値

　分時換気量（$\dot{V}_E$）は，嫌気性閾値（AT）に達するまでは $\dot{V}_{O_2}$ と正比例して上昇する．ATに達すると $\dot{V}_E$ は CO_2 産生増加を代償すべく上昇する．

正常では換気によって運動負荷の最上限界が決まることはない．運動負荷中の最大の換気量は通常，最大換気量（MVV[*1]）の約65〜70%である．低い仕事レベルの運動負荷では，$\dot{V}_E$の増加は主に1回換気量の増加により起こる．高い仕事率では，呼吸数の増加が$\dot{V}_E$の増加の主体を占めている．

正常では，呼気終末ガス値（Pet_{O_2}とPet_{CO_2}）は，肺胞気ガスを反映している．呼気終末酸素分圧（Pet_{O_2}）とCO_2分圧（Pet_{CO_2}）は，ATまでは一定である．その時点よりPet_{O_2}は上昇し，Pet_{CO_2}は下降する．

安静時の酸素摂取量（$\dot{V}_{O_2}$）は，約250〜300ml/分または約3.5ml/分/kgである．

$\dot{V}_{O_2}$は好気性運動の間は増加し，総合的な運動努力の測定値として唯一最高のパラメーターである．ある一定の仕事量に対して$\dot{V}_{O_2}$が低ければ低いほど，その仕事に対して好気性代謝でより適合していることになる．もし2人の人が同じ仕事をするとする．たとえば，2mphで5分間トレッドミルを行うと，酸素摂取量の低い人の方が生理的により適合していると考えられる．仕事率が増加すると$\dot{V}_{O_2}$は直線的に増加し，やがてプラトーを形成する．このプラトーは健常者ではAT（非常に激しい運動）の後にのみ生じ，これは最大酸素摂取量（$\dot{V}_{O_2}$ max）とよばれる．運動（仕事率）のレベルは$\dot{V}_{O_2}$ maxのレベルを越えて増加できるが，酸素摂取率は一定に停まる．というのは心拍出量がそれ以上増加しないためである．運動負荷試験の種類（たとえばエルゴメーターとかトレッドミルとか）や仕事率の強さやトレーニングのレベルが一定ならば，個々人の最大酸素摂取量は一定である．$\dot{V}_{O_2}$ maxは運動適合性の増加にともないに増加する（図12-5）．心肺疾患のない成人のほとんどでは，$\dot{V}_{O_2}$maxは2〜3 l/分で，それは安静時の$\dot{V}_{O_2}$の約10倍である．世界的水準の運動選手では，$\dot{V}_{O_2}$ maxが4 l/分を越える場合がある．

次式で$\dot{V}_{O_2}$ maxは予測される．単位はl/分で示される（ジョーンズとキャンベル，1982）．

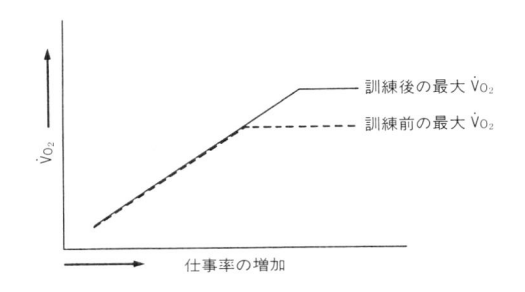

図12-5 トレーニング前後の$\dot{V}_{O_2}$max．$\dot{V}_{O_2}$の傾斜はトレーニングの前後で変化はない．トレーニングにより，$\dot{V}_{O_2}$maxの増加とATの始まりまでの運動量の増加が認められる．世界的クラスの運動選手は，4l/分を越える$\dot{V}_{O_2}$maxを示すことがある．

男性
$$\dot{V}_{O_2}\ max = 4.2 - (0.032 \times 年齢) \pm 0.4 \quad (5)$$
女性
$$\dot{V}_{O_2}\ max = 2.6 - (0.014 \times 年齢) \pm 0.4 \quad (6)$$

O_2パルスは$\dot{V}_{O_2}$/心拍数のことであり，運動適合成のもう1つの有用な指標である．O_2パルスは運動の増加とともに増加する．O_2パルスは健常者では安静時に2.5〜4ml O_2/心拍数で，最大運動負荷時に10〜15ml O_2/心拍数である．どんな仕事率においても，O_2パルスは運動適合性に優れた人がそうでない人より高い数値を示す．

臨床問題3

40歳の男性が登山隊に参加する前に，運動負荷試験の依頼で紹介された．彼は耐久力一杯まで負荷を行われ，呼吸困難により中止した．この時点で彼のO_2摂取量は2.8l/分で心拍数は176/分であった．彼の体力は適合しているか？

二酸化炭素の産生は，運動時には速やかに上昇する．AT前には二酸化炭素の増加分は食物代謝による廃泄物として肺に出てくるものである．AT後では，乳酸を緩衝したために生じる二酸化炭素の追加分が血液に入る（191ページの枠内参照）．

呼吸商（RQ）は肺による酸素摂取量に対する二酸化炭素排出量として測定されるものであり，

[*1] MVVは安静時に12秒間，急速で深い呼吸をおこなって測定される最大の換気量のことで，l/分で表わされる．

ATに近づくにつれ増加する．普通の食事で，軽度から中等度の負荷中のRQはおよそ0.85である．AT時のRQは1.0をこえる．1.0を越す上昇は$\dot{V}O_2$と較べて増加した$\dot{V}CO_2$（乳酸緩衝により生じたCO_2が余分なCO_2として血中へ入る）により引き起こされるのである（191ページの枠内参照）．このRQは代謝レベルでの酸素と二酸化炭素のガス交換を反映してはいない．代謝レベルのRQは1.0をこすことはないのである（炭水化物だけが代謝された時の価が1.0である）．

(3) 第3群の測定値

PaO_2とP(A-a)O_2．肺胞気・動脈血酸素分圧較差(P(A-a)O_2)は低い仕事率では変化しない．しかしATでは上昇する．それは主に肺胞気O_2分圧(PAO_2)の上昇による．負荷中の動脈血O_2分圧(PaO_2)はかなり一定に保たれるのが一般的である．PAO_2の上昇の1つの原因はATに達した後の過換気による．しかしながら，安静時にPAO_2が上昇するとPaO_2もまた上昇するが，運動中にはPaO_2上昇は起こらない．PaO_2が一定なのは，多分混合静脈血酸素含量の減少により引き起こされるのであろう．つまりこの混合静脈血の酸素分圧の低下とPAO_2の上昇とがうまく釣り合っているためである．（訳注：ここでは第5章をもう一度よく読んでよく理解して欲しい．運動時にはPAO_2が上昇してもあまりPaO_2が上昇しないのはなぜか？ この文章だけでは納得できないと考える読者もおられるかも知れない．低V/Q領域の増加（生理学的シャントの増加）や，毛細血管内の血流が十分な酸素化を受けないほどに速くなるとか想像されるかも知れない．しかし，まだ実際のところはよく判っていない．）

動脈血炭酸ガス分圧($PaCO_2$)はAT以下の仕事率では驚くほど一定に保たれる．ATを越えると$PaCO_2$と呼気終末PCO_2($PetCO_2$)は通常低下する．それは主に，進行する乳酸アシドーシスの代償の結果として起こる．

乳酸(lactate)，pH，HCO_3^-は，ATまではかなり一定である．その時点から乳酸がブドウ糖の嫌気性代謝によって増加するのである．またこの時点では，乳酸が血中で緩衝されるのでpHとHCO_3^-は低下し始める．

V_D/V_T．V_D/V_Tの計算（1回換気量に対する死腔量の比）には，呼気と動脈血の両方のPCO_2の測定値が必要である（等式9，第4章参照）．V_D/V_Tは通常，運動時には低下する．初期の低下は急激であるが，それは1回換気量の大きな上昇の結果である．呼吸数の増加が分時換気量の増加の主要因になると，V_D/V_Tの下行線の傾斜は緩くなる．

(4) 第4群の測定値

心拍出量は何倍にも増加することができるし，運動時の酸素摂取量を増加させるためのもっとも重要なメカニズムである．運動負荷の初期には心拍出量は1回拍出量と心拍数の両者の増加により増加する．1回拍出量はすぐにプラトーに達するので，その後の心拍量の増加は心拍数の増加によりもたらされる．

肺動脈圧は肺循環へ送血される心拍出量の著明な増加にもかかわらず，わずかしか上昇しない．

混合静脈血PO_2と酸素飽和度の低下は運動負荷によって組織へ取り込まれる酸素量が増加することにより引き起こされる．

運動耐容能が減少した状態では，前述の生理学的パラメーターの1つかそれ以上は異常であり，それは絶対的な異常値であるか，または達成すべき仕事率と比較して相対的に異常値であるかのどちらかである．たとえば，心疾患の患者は通常のATに達する前に1 mphの歩行をたった2分間行っただけで，乳酸を産生するかも知れないのである．

7．運動負荷試験のパラメーターの正常値

多くの努力依存性試験と同様に，運動負荷試験の正常値の範囲は広い．負荷試験を受ける患者に見合った正常値を用いるように注意を払うべきである．特に年齢と性別を考慮すべきである．**表12-2**はアスベスト暴露歴のある77人の健康な中年男性のグループの正常値を示している（Hansen, Sue, Wasserman, 1984）．

これらの人々は心肺疾患の既往はなく（何人かの患者の胸部レントゲン写真上の胸膜肥厚を除いて），代表的な一般中年男性のデータと考えられた．すべての人々は肺機能検査は正常であった．

8. 運動負荷試験の臨床的応用

生理学的運動負荷試験はいくつかの臨床上の病態を解明するためには有用な方法である（下の枠内を参照）．

本運動負荷試験の臨床的位置ずけについて強調すべき点がいくつかある．

1. 本運動負荷試験は標準的な心臓負荷試験とは異なっている．2つの試験は重複して施行できるが，心臓負荷試験は通常心電図の異常または冠動脈の異常（胸痛またはSTの低下）のみを検索するものである．酸素摂取量を評価するようなことは通常行わず，呼吸困難を引き起こす心臓以外の原因を診断しようと試みることもない．心臓負荷試験を設備している病院は多い．しかし生理学的運動負荷試験のための設備も備えている施設は少ない．
2. 生理理学的運動負荷試験は十分な臨床的評価（病歴，理学的検査，胸部レントゲン写真，ヘマトクリット，安静時の肺機能検査，血液ガス分析，心電図）が終了した後に適応があるだけである．そして別な方法では得られない情報を得るために用いられる．
3. 運動負荷試験は他の検査と同様に臨床的評価法の補助手段の1つであり，すべての臨床像に照らし合わせた上で，検査結果を解釈すべきである．胸部レントゲン写真または血液ガス分析だけでは臨床診断できないように，運動負荷試験のみでは診断すべきでないのである．負荷試験の測定値は，病歴，理学的検査，他の関連のある臨床検査データにとって代わることのできる優れた評価法というものではない．運動負荷試験中には患者が検査に協力しているかとか，この検査を理解しているかとかを注意深く観察することは患者の症状を質的に評価することと同様に重要である．
4. 運動負荷試験のデータを解釈する前には，少なくとも次のデータは手にしておかなければならない．
   a. 検査を行う理由（たとえば，労作時の呼吸困難あるため）．
   b. 理学的検査所見（特に心臓または肺の疾患あるいは整形外科的な障害とか神経筋症状等）．
   c. 安静時心電図，胸部レントゲン写真，ヘマトクリット，肺機能検査（最大換気量を含む）の結果．
   d. 検査中の患者の運動努力の観察と記録（評価）（医師が1人はいつも付き添っていたり，近くに待機したりしているが，データの解釈は他の医師により行われるかも知れないから）．

9. 運動負荷試験の臨床的解釈

呼吸困難の器質的原因のすべては，運動してい

表12-2 77人の男性のエルゴメーターによる運動負荷試験のデータ*

パラメーター	範囲
年齢	34～74
体重(kg)	53～124
体重/予測体重(%)	79～160
$\dot{V}_{O_2}$ max (l/分 STPD)	2.24±0.42
$\dot{V}_{O_2}$ at AT	1.23±0.22
$\dot{V}_{O_2}$ at AT/$\dot{V}_{O_2}$ max (%)	56±8
最大心拍数/分	159±18
$\dot{V}_{O_2}$ max/最大心拍数(ml/beat)	14.2±2.5

Hansen, J.E., Sue., D.Y., and Wasserman, K. : Am. Rev. Respir. Dis. Suppl. **129** : S49, 1984.
* AT：嫌気性閾値
STPD：標準温度，標準圧，乾燥状態

生理的運動負荷試験の一般的な臨床的応用

1. 明らかな器質的疾患によらない運動時の呼吸困難（安静時の呼吸機能検査や臨床的評価では説明できない疾患の場合）
2. 心臓または肺のどちらかの障害により引き起こされる呼吸困難
3. 運動能力の客観的な測定値が要求される時（たとえば，職業性肺疾患の評価や身体的適合能力の評価）
4. 運動負荷試験で誘発される喘息の診断または評価の目的

る筋肉への酸素の供給を妨害することにより生じる．これからの説明は運動を制限する因子についてである．心疾患，呼吸器疾患，あるいは身体的不適合のうち，いずれが制限因子か鑑別する方法に焦点をあてる．このような鑑別の必要性が運動負荷試験を行う主な理由である．

(1) 心臓疾患

心拍出量が身体の酸素必要量を賄いきれなくなった時，心臓は運動を制限せざるを得ない．この制限は1回拍出量（SV），または心拍数（HR）のどちらかの不足によって生じる．心拍出量の障害は，1回拍出量の不足で生じるのが普通である．1回拍出量の不足を補うために，心拍数と，組織の酸素取り込みが増加する（等式2を参照）．心拍数が酸素消費量に関して高過ぎるので，O_2 パルス（$\dot{V}O_2/HR$）は減少している（**図12-6**.Aと**12-6**.B）．期待値よりも低い O_2 パルスは心疾患による運動制限の特徴である．酸素運搬に関する心臓性制限の結果，患者は早期に嫌気性閾値に直面する．そして乳酸の産生や過換気（$PaCO_2$ の低下）が始まるのは，酸素摂取量が比較的低いレベルにおいてである．重篤な呼吸困難が起こり，患者は自分の最大運動負荷能力に到達できない．

(2) 呼吸器疾患

呼吸器に障害がある場合，一般に次の2つのうち1つの方法で運動制限が生じる．
(1) 全換気量または分時換気量（$\dot{V}_E$）の減少
(2) 肺胞毛細管膜を横断するガス交換の障害

$\dot{V}_E$ の減少は，高度の拘束性または閉塞性の肺疾患患者に見られる．

運動負荷中の $\dot{V}_E$ は有用な測定値である．なぜなら患者自身でコントロールできるというのが1つの理由である．最大全換気量は通常，最大換気量（MVV）として，運動負荷試験の前に測定される．もしMVVが測定されない場合は，患者の1秒量の35倍でとして近似値が求められる．たとえば，もし FEV_1 が $3\ l$ ならば，患者のMVVは約 $105\ l/分$ である．

呼吸機能が正常であれば $\dot{V}_E$ は運動の制限因子にはならない．健常者では最大酸素消費量の時点で，$\dot{V}_E$ は換気能力（MVV）のおよそ60〜70％にすぎないのである．$\dot{V}_E$ が，MVVに近づいた時に（呼吸困難により）運動負荷を中止するような患者は，

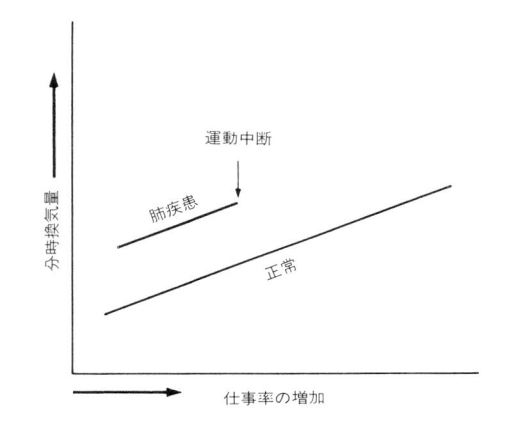

図12-6 心疾患に基く運動制限

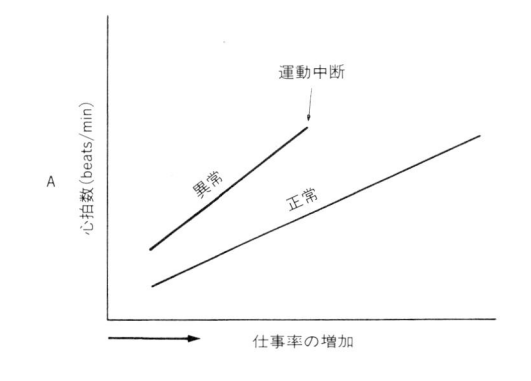

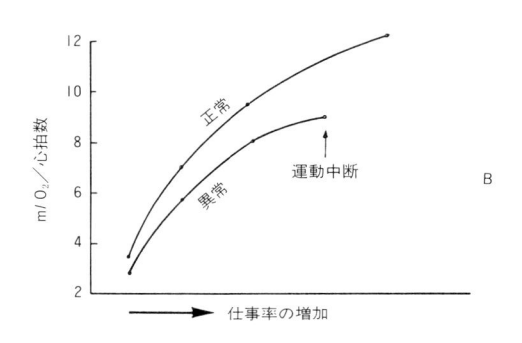

図12-7 換気障害による運動制限

換気予備能が不十分であるといえる．一般的にいって換気障害がある場合には，嫌気性閾値に達する遙か前に運動が中断してしまう（**図12-7**）．もし患者の換気限界を越えて運動負荷が続けられるならば，$PaCO_2$ が上昇するようなことが起こるだろうが，健常者には決して起きるものではない．肺胞・毛細管膜を横断するガス交換の障害は，運動負荷中の肺胞気・動脈血 PO_2 較差の異常増加を引き起こすだろう．安静時の低酸素血症のもっとも一般的な原因は換気/血流（V/Q）の不均衡であるが（**第5章**参照），しかし安静時の V/Q 不均衡は運動中の低酸素血症を予期するものではない．多くのケースでは V/Q の関係は負荷中に改善する．そして PaO_2 は実際に上昇するかもしれない（通常は不変であるが）．PaO_2 の変化は慢性気管支炎と肺気腫の相違点である．前者において PaO_2 は，運動負荷により一定かまたは改善される．一方，肺気腫では PaO_2 は下降するのが特徴である．

PaO_2 は通常，拡散障害があると運動負荷中に低下する．正常では，心拍出量分の血液が肺毛細管を通って流れる時，肺胞には大きな拡散予備力があり，終末毛細管 PO_2 が正常レベルに維持されるように働く．拡散障害は，運動負荷中の終末毛細管 PO_2 及び動脈血 PO_2 の低下を引き起こす（**図12-8.**）．この PO_2 の低下は肺気腫（肺毛細血管床の減少）と間質性肺炎（肺胞・毛細血管間膜の肥厚）に認められる．

臨床問題 4

運動負荷中に血液ガスが次の変化をきたしたが妥当な生理学的説明は？（単位は mmHg）．

⑶ 身体的運動（肉体運動的）負荷適合性不良

身体的運動負荷適合性不良からくる運動負荷制限は，負荷仕事量と酸素摂取量に関連した換気パターン及び心臓の応答により判断される．身体的運動負荷適合性不良の人は一般的にいえば心拍数と $\dot{V}E$ は運動負荷のレベルに応じて比例して上昇するけれども嫌気性閾値の表われるずっと前でへとへとに疲れ切ってしまう．時折，心拍数または $\dot{V}E$ が運動負荷のレベルから予測されるよりも上昇することがあり，これは不安または過換気早期出現（不適当な過換気）によるものである．しかし安静時のすべての評価に照らし合わせ，運動負荷時のデータを注意深く分析するならば，運動負荷適合性不良の原因が心臓性制限なのか肺性制限なのかを区別できる．

前述の議論に基づいて，運動負荷試験の解釈は系統的に進めていくことができる．この進め方は，第1群，第2群，第3群の測定値（**表12-1**参照）を含む負荷試験に基づいている．

1．嫌気性閾値に達しているかどうか決定せよ．

一般に AT は呼吸商や呼気終末 CO_2 分圧（$PetCO_2$）の解析により，及び酸素消費量（$\dot{V}O_2$）曲線の傾きに対する $\dot{V}E$ 曲線の傾斜の割合を分析することにより決定される（**図12-4**と195ペー

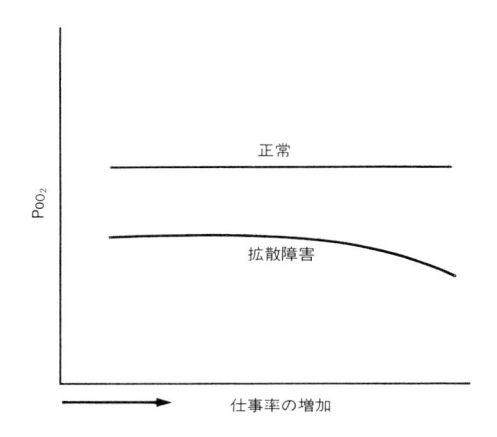

図12-8 拡散障害による運動制限．PaO_2 は，拡散障害によって低下する．

臨床問題 4 の表

	安静時		運動負荷時	
患者 A	PaO_2 65	$PaCO_2$ 40	PaO_2 50	$PaCO_2$ 43
患者 B	PaO_2 71	$PaCO_2$ 37	PaO_2 77	$PaCO_2$ 37
患者 C	PaO_2 80	$PaCO_2$ 32	PaO_2 65	$PaCO_2$ 29

ジの枠内参照）。正常では，AT は酸素消費量が 20 ml/分/kg 近くで生じるはずで，これは50kg の人では $\dot{V}O_2$ は 1 l/分となる．

2．運動負荷時の分時換気量と安静時の最大換気量（MVV）とを比較することにより，患者が換気の限界に達したかどうか決定せよ．もし MVV が運動負荷試験の前に測定されていないならば，MVV は 35×FEV$_1$ を用いて概算することができる．

3．もし血液ガス分析が可能なら，PaO_2 の低下をチェックし，肺胞気・動脈血酸素分圧較差（$P(A-a)O_2$）を計算せよ（第5章参照）．$PaCO_2$ の早期の低下をチェックせよ．AT に達する以前の $PaCO_2$ の減少が不安による過換気により引き起こされるのかも知れない．運動負荷中の PaO_2 の上昇はすべて異常であり重篤な換気障害を現している．

次の症例はこのアプローチの仕方を解り易く示している．

臨床問題 5

症例は60歳の男性で喫煙歴が長く，運動時の呼吸困難を訴えている．検査の結果，患者は呼気時間の延長と収縮期の駆出性雑音が認められた．体重は80kgであった．肺機能検査では中等度の閉塞性障害があり，FEV$_1$ は 1.4 l，MVV は 50.5 l/分で，両者は正常値のおよそ半分であった．

　心臓負荷試験は正常（虚血性変化はない）で，心臓カテーテル検査では軽度の大動脈弁の狭窄を示している．冠動脈撮影では2本の冠動脈のわずかな狭窄を示している．運動時の呼吸困難について調査する必要があり，運動負荷試験の目的で紹介された．次のようなデータが得られた．

a．安静時と運動負荷時のそれぞれの段階での，RQ と O_2 パルスを計算せよ
b．3mph 及び10％の度数での測定値が得られるとすぐに，患者は強い呼吸困難により運動を中止した．嫌気性閾値に達したのか？ 換気の限界なのか？
c．この患者の運動負荷試験についてどのように解釈したらよいか？

臨床問題 6

症例は57歳男性で労作時の呼吸困難の評価のために州の産業局の委託を受けて来院した．患者は印刷工場の労働者として長期間化学物質に暴露された既往歴をもっていた．以前の診断では，"職業関連性喘息"と書かれていたが，この診断に関する理由書きはなかった．患者は階段を昇ったり丘を登ったりするような軽い運動でも，呼吸困難を訴えた．患者は労災による補償を確信していた．

理学的所見では明らかな異常のない肥満男性であった．中等度の肥満（93.1kg，168cm）を除いては明らかな所見はなかった．心電図は正常であり，胸部レントゲン写真の肺野は正常で心陰影も正常の大きさだった．安静時の呼吸機能は以下の通りであった．（カッコ内は予測値に対する％）

安静時の検査は正常であるにもかかわらず，

臨床問題 5 の表

	安静時	2mph 0％度	2.5mph 0％度	3mph 5％度	3mph 10％度
$\dot{V}O_2$ l/分	0.35	0.81	0.95	1.1	1.4
$\dot{V}CO_2$ l/分	0.30	0.61	0.76	0.91	1.2
$\dot{V}_E$ l/分	12	32	34	40	48
RQ	—	—	—	—	—
PaO_2 mmHg	90	96	95	88	86
$P(A-a)O_2$	18	10	12	20	22
$PaCO_2$, mmHg	32	34	33	34	34
心拍数	72	94	99	108	117
酸素パルス	—	—	—	—	—

患者は確かに運動時に呼吸困難を訴えていた．他の医師達は，これは仕事に関連した障害であると説明し，彼はその真相を明らかにしたかった．そのような理由で生理学的負荷試験が行われた．傾斜なしでトレッドミルが行われ結果は次の通りであった．

患者は最終の一連の測定値が得られた後，運動を中止した．この時点で彼は，呼吸困難が強く，これ以上検査を続けられなかった．

a．それぞれの段階の運動負荷における患者のMETSとV_D/V_Tを計算せよ
b．嫌気性閾値に達したのか？ 換気の限界があったのか？
c．この運動負荷試験の結果をどのように患者に説明するか？ これらのデータに基づき，職業上の障害として彼に補償を与えるべきか？

10．まとめ

運動負荷中には安静時よりも多くの酸素と炭酸ガスの交換が行われる．この単一の代謝が実際には，運動中の心臓，肺，循環動態の変化関与しているだけである．心肺機能が，運動負荷中に，代謝機能の増加に対応して充分な酸素を運搬しなくなった時，身体はエネルギーを供給するために嫌気性代謝へと変化する．好気性運動はだらだらと不確実に続きはするが，嫌気性代謝は乳酸の蓄積をもたらし，早期に呼吸困難と疲労が生ずる．

軽度から中等度の運動負荷では，すなわち嫌気性閾値に達する前の運動負荷では過換気にはならない．炭酸ガスの産生増加に見合って肺胞換気が増し，Pa_{CO_2}はほぼ一定に保たれる．嫌気性閾値の始まるこの時点で，乳酸の増加とPa_{CO_2}の低下が起こる．

運動負荷ではいろいろな測定が行われる．運動負荷の測定値は使用する装置に応じて群別に分けられており，非侵襲的なもの（マウスピース，針）から極めて侵襲性の高いもの（右心カテーテル）までいろいろある．心拍数，分時換気量，呼気ガスその他多くの測定値の変化の有様は，いくつかの臨床病態の解析に有用である．生理学的運動負荷試験の適応には，安静時の検査では説明できな

臨床問題 6 の表-1

FVC(l)	3.84 (95%)	Pa_{O_2}(mmHg)	73
FEV_1(l)	3.20 (110%)	Sa_{O_2}(%)	95
FEV_1/FVC	83 (115%)	Pa_{CO_2}(mmHg)	39
MVV(l/分)	112 (99%)	pH	7.44
拡散能力	23 (89%)		

臨床問題 6 の表-2 段階的運動負荷試験の結果（57才男性） マイル/時間

	安静時	1	2	2.5	3	3.5
時間(min)	0	2	4	6	8	10
HR	80	110	123	134	142	154
$\dot{V}_E$(l/分)	6.4	15.1	20.8	29	34.2	38.5
$\dot{V}_{O_2}$(l)	0.230	0.640	0.920	1.15	1.32	1.39
$\dot{V}_{CO_2}$(l)	0.175	0.470	0.690	0.930	1.2	1.35
RQ	0.76	0.73	0.75	0.81	0.91	0.97
METS						
Pet_{CO_2}		28.6	30.8	31.9	32.6	32.5
Pet_{O_2}		118.5	116.7	117.9	120.4	122.4
V_D/V_T						
Pa_{CO_2}	39	39	39	40	41	40
Pa_{O_2}	73	73	73	77	80	83
Sa_{O_2}	95	95	95	96	96	97
pH	7.44	7.44	7.43	7.42	7.41	7.42
HCO_3^-	26	26	25	25	25	25

い運動中の呼吸困難や運動誘発喘息の評価が必要な場合が含まれる．

2大運動制限因子は心疾患と肺疾患である．心疾患では心拍数は，負荷の程度から予測される値よりも高い値のことがよくある．肺疾患では分時換気量は，負荷レベルから予測される値よりも上昇しないことがある．拡散障害もまた運動を制限する．拡散障害では安静時にPaO_2は一般に減少しないが，軽度から中等度の負荷でPaO_2は低下する．

[復習問題]

次の事項は正しいか，誤りかを述べよ．

1. 酸素摂取量と炭酸ガス産生量は，運動負荷中に増加する．
2. 運動負荷中の過換気（$PaCO_2$の減少）は通常，脈拍と呼吸数が安静時レベルの20〜25％だけ上昇する時に始まる．
3. 嫌気性閾値は，酸素摂取量の上昇と無関係に分時換気量が増加する時，同定される．
4. 安静時に低酸素血症を来たさない拡散障害は，運動負荷中の低酸素血症は惹起しない．
5. 健常者では肺胞換気はいつも二酸化炭素の産生増加に釣り合って上昇するので，高炭酸ガス血症は運動負荷中にはけっして起こらない．
6. 慢性閉塞性肺疾患の患者では，運動負荷中のPaO_2の低下は慢性気管支炎よりも肺気腫でより特徴的である．
7. 運動負荷の段階を上げてゆくと，酸素摂取量のレベルもまた上昇するが，プラトーにはならない．
8. 運動適合性の測定値の1つとして，ある運動負荷量に関する酸素摂取量のレベルがある．
9. 毎日，好気性運動を行うと，スパイロメーターで得られる気流速度は改善する．
10. 毎日，好気性運動を行うと，安静時の心拍数を低下させる．

References

Hansen, J.E., Sue, D.Y., and Wasserman, K.: Predicted values for clinical exercise testing; Am. Rev. Respir. Dis. Suppl. **129**:S49, 1984.

Jones, N.L., and Campbell, E.J.M.: Clinical exercise testing, ed. 2, Philadelphia, 1982, W.B. Saunders Co.

Suggested readings

Exercise testing in the dyspneic patient, Am. Rev. Respir. Dis. Suppl. **129**(2), 1984.

Loke, J., editor: Exercise: physiology and clinical applications, Clin. Chest Med. **5**:1, 1984.

Nery, L.E., Wasserman, K., French, W., et al.: Contrasting cardiovascular and respiratory responses to exercise in mitral valve and chronic obstructive pulmonary disease, Chest **83**:446, 1983.

Wasserman, K.: Breathing during exercise, N. Engl. J. Med. **298**:780, 1978.

Wasserman, K.: Dyspnea on exertion: is it the heart or the lungs? JAMA **248**:2039, 1982.

Wasserman, K., and Whipp, B.J.: Exercise physiology in health and disease: state of the art, Am. Rev. Respir. Dis. **112**:219, 1975.

付録Gの一般文献（生理学）も参照されたし．

第13章

胸水

1. 胸水の動力学
2. 漏出液と滲出液
3. 診断手技
4. 滲出液の原因の同定
5. 採取した胸水の臨床検査
6. 胸水のアシドーシスの機序
7. 特定の滲出性胸水に対する臨床検査のやり方
8. 気胸
9. チェストチューブドレナージ
10. 胸膜腔の癒着法
11. 胸水，肺のメカニクス及びガス交換
12. まとめ

胸水は臨床医学のすべての領域，特に内科と外科において主要な病態の1つである．胸水は通常，うっ血性心不全，低アルブミン血症，肺癌，肺炎，結核及び肺塞栓症などに見られる．多くの疾患が胸水を二次的に生じるが，胸水の大部分は心不全，感染，悪性腫瘍，肺塞栓に起因する（**表13-1**）．

胸水を理学的所見で疑うことができるが，胸水の確認はほとんど胸部レントゲン写真による．主要な理学的所見では，肺底部の打診できく濁音と呼吸音の減弱である．

正常の背腹像と側面の胸部レントゲン写真では，よく初期にはメニスクス（半月）がみられる（**図13-1**）とはいえ，しばしば，臥位のX線写真により，胸水が体位変換によって自由に移動するのを明示する必要がある（**図13-2，13-3**）．

1．胸水の動力学

胸水を理解するには正常の胸水の動力学的検討が若干必要である．健常者では胸水は体循環系毛細血管から胸腔内へ，それから肺毛細血管へと絶間なく移動している．胸腔は呼吸の上下運動の際，両方の胸膜が接しているので実際には"潜在的"な空間である．両方の胸膜の間に何かが溜った時にだけ(例：胸水)，実存する空間がはじめて正しく認められるのである（**図13-4**）．

壁側胸膜は滑沢で，きらきらとした半透明の膜

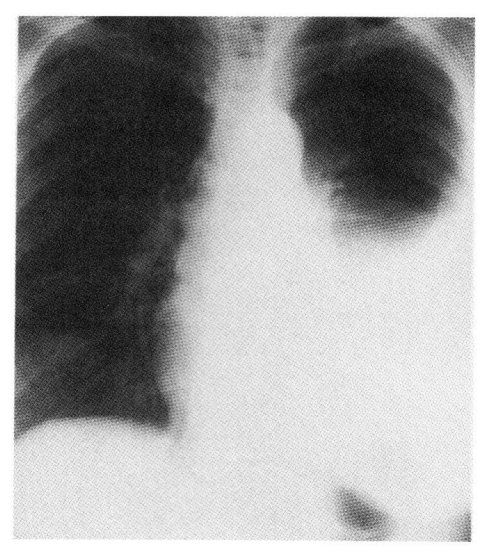

図13-1 胸部レントゲン写真背腹像では特徴的な彎曲面を形成する左胸腔の多量な胸水が観察され，貯留液により心臓が僅かに右方（写真では左側）へ偏位している．このレントゲン像は大量胸水の典型である．この胸水の原因は結核性であった．

が胸腔内を満遍なく覆い，それに体循環系の毛細血管が分布している．これらの毛細血管の静水圧は約＋30cmH$_2$Oである．すなわち胸腔内の静水圧は約－5cmH$_2$Oであるので，約＋35cmH$_2$O前後の正味静水圧が胸腔内へ液体を駆出しようとしているのである（**図13-5**）．

同時に，主に蛋白質による－29cmH$_2$Oの正味の膠質浸透圧は体循環系毛細血管の中で水分の保持に働いている．拮抗する静水圧と膠質浸透圧との差の＋6cmH$_2$Oが体循環系毛細血管から水分を胸腔内へ移動させる．

臓側胸膜もまた半透明で，肺全体をきれいに覆い，肺循環系に由来する毛細血管が分布している．壁側胸膜と比較すると，臓側胸膜は両側肺の肺門部まで陥入して5つの肺葉のすべてを被覆するようになっているので，非常に広範囲な領域を占めている．

臓側胸膜の毛細血管の静水圧は約＋11cmH$_2$Oであり，臓側胸膜の毛細血管から水分を駆出する全静水圧は＋16cmH$_2$Oである（**図13-5**）．臓側胸膜の毛細血管にかかわっている正味の膠質浸透圧は約－29cmH$_2$O(壁側胸膜と同様に)である．－13

表13-1 米国における胸水の原因疾患別のおおよその年間発生数

胸水の原因	頻度
うっ血性心不全	500,000
肺炎（細菌性）	300,000
悪性疾患	200,000
肺	60,000
乳房	50,000
リンパ腫	40,000
その他	50,000
肺塞栓症	150,000
肺炎（ウィルス性）	100,000
腹水を伴う肝硬変症	50,000
消化管疾患	25,000
膠原病―血管炎	6,000
結核	2,500
アスベスト（石綿）曝露	2,000
中皮腫	450

Light, R. W.：Pleural diseases, Philadelphia, 1983, Lea & Febigerより修正して引用

1. 胸水の動力学

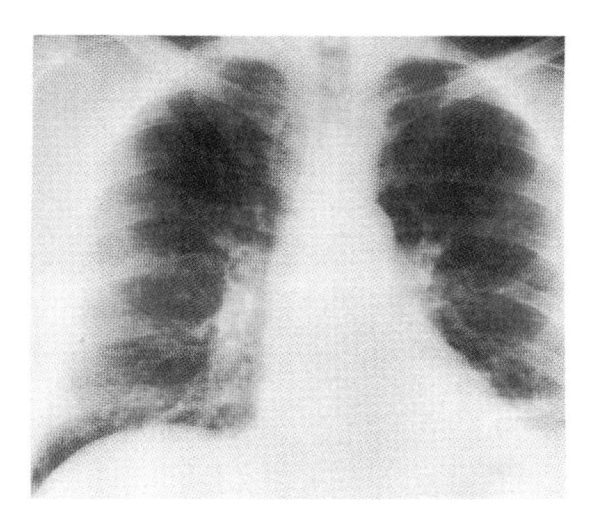

図13-2A 胸部レントゲン写真背腹像では患者の左側の肋骨横隔膜角が鈍化している。このような鈍化像はきれいな胸水，あるいは小房形成を伴う胸水あるいは瘢痕形成などの結果から生じる．

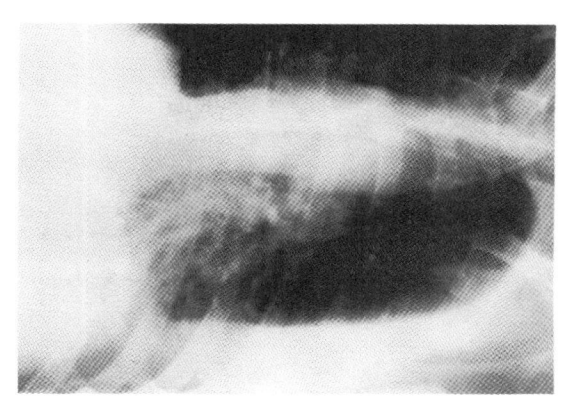

図13-2B 側臥位のレントゲン写真では胸腔内の遊離貯留液が層状に観察される．この胸水の原因は肺癌である．

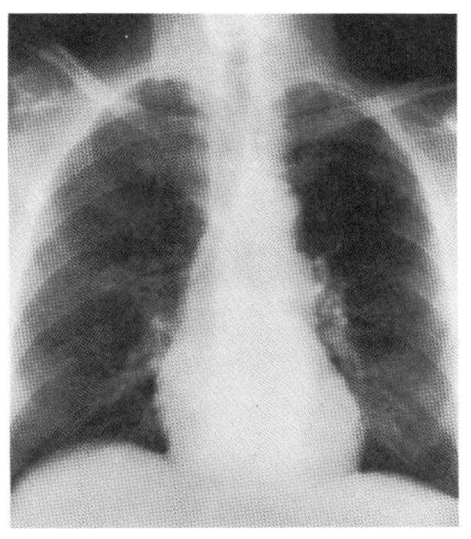

図13-3B 立位におけるレントゲン写真は澄んだ肺野であり思いもよらない所見が観察される．とはいっても，左の肋骨横隔膜角のわずかな鈍化に注意すべきである．

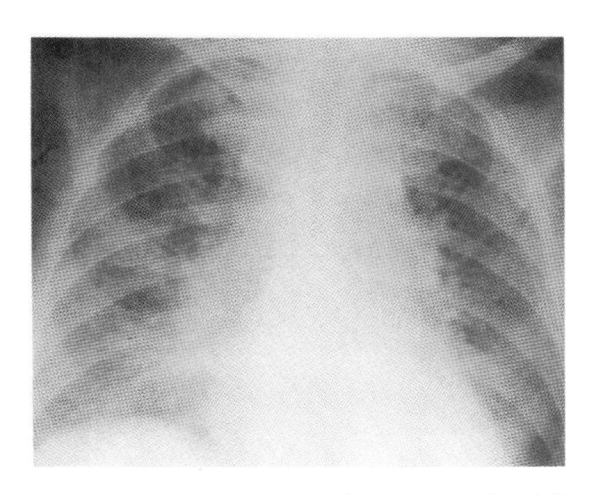

図13-3A レントゲン写真はどちらかというと，うつ血性心不全を疑わせるような両側がかすんで見える仰臥位の患者のものである．この臨床診断は不明のため，立位でもう1回レントゲン写真が撮られた．

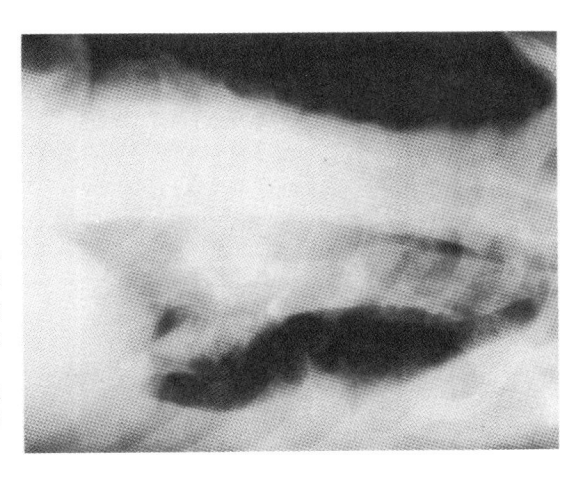

図13-3C 側臥位の患者のレントゲン写真は胸水を表す層状の所見がみられる．これら3枚のレントゲン写真は同じ日に撮影されたものである．最初のフィルムでは遊離性胸水が背側に描写されている．レントゲン写真の立位像では，すべての胸水は肺野の下方境界（肺下部）より低い位置に偏在して，あたかも患者の横隔膜のように見えるのは，実は肺下方に在る胸水の上部の境界面なのである．この胸水は腹水と低アルブミン状態に関連したものである．

cmH₂O の差は臓側胸膜の毛細血管の中へ胸水を吸引しているのである．

2つの血管系の静水圧と膠質浸透圧は液体（胸水）の産生と吸収に動力学的な平衡状態を生じるのである*¹．6 cmH₂O の陽圧は液体を胸腔内へ駆出し，13cmH₂O の陰圧は液体を除去するのに働く．広範囲な臓側胸膜の表面はまた液体の吸収に適している．その結果は壁側胸膜から臓側胸膜への液体の絶間ない移動が起り，2つの表面の間にX線学的では観察されない液体の境界を作り出しているのである．

2．漏出液と滲出液

胸水産生の機序は，胸水が漏出液であるか滲出液であるかで変わってくる．前述の如く，液体の異常な貯留は静水圧の増加，膠質浸透圧の減少あるいはその両方の場合にはいつも認められる．これらのうちのいずれかの機序によって生ずる液体は漏出液と呼ばれる．

＊1　液体の移動は経毛細管体液移動のスターリングの法則にしたがい，第11章"肺水腫"の項目で述べた．

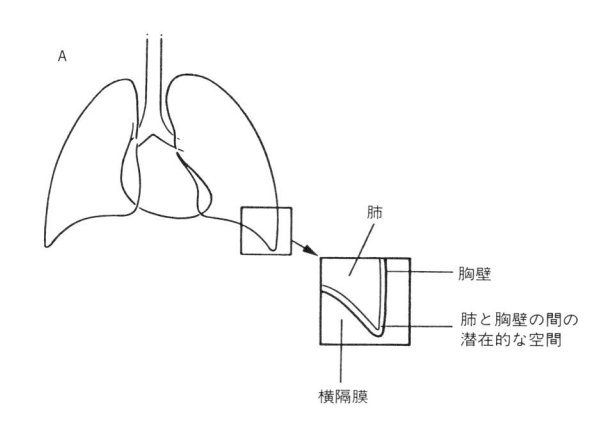

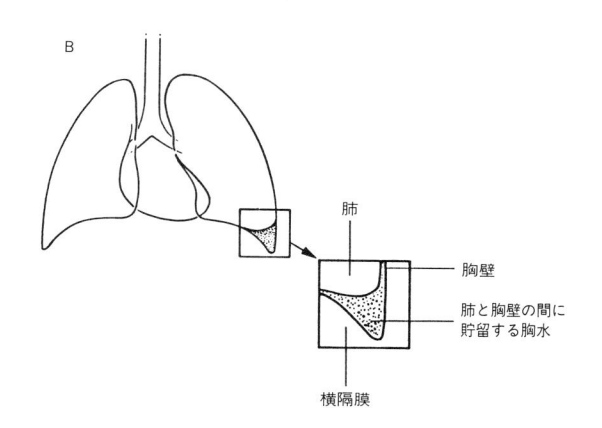

図13-4　胸腔とは2つの胸膜の間に何らかの物質（たとえば胸水，空気，血液）が貯留するまでは潜在的な空間である．
A：図は胸水の見られない胸部レントゲン背腹像を示したものである．右は□の部分の拡大図．
B：図は僅かに左側に胸水が観察される胸部レントゲン背腹像を示したものである．右は□の部分の拡大図．

図13-5　胸水の正常な移動
体循環系毛細血管と肺循環系毛細血管の間の生理的な均衡は壁側胸膜毛細血管から胸腔内へ，それから臓側胸膜毛細血管へと液体が持続的に移動を可能にしている．すべての圧はcmH₂O（水中圧）にて表示する．毛細血管の液体を駆出する圧は陽圧（＋）として示され，毛細血管の液体を保持して吸収する圧は陰圧（－）で表示される．胸腔内へ液体移動を促進する正味＋6cmH₂Oの圧と，胸腔内から液体の除去を促進する－13cmH₂Oの圧がある．この図表では，胸膜表面が離れているが，健康な人では接しており，胸膜液の薄い膜（レントゲンでは見えない）がわずかに間を隔てている．

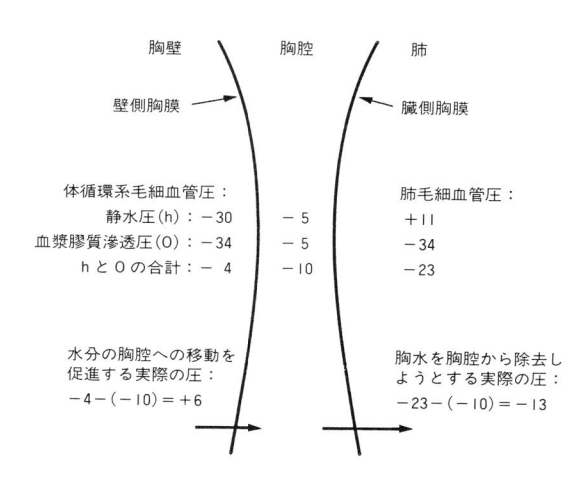

	胸壁	胸腔	肺
	壁側胸膜		臓側胸膜
体循環系毛細血管圧：			肺毛細血管圧：
静水圧(h)：	－30	－5	＋11
血漿膠質浸透圧(O)：	－34	－5	－34
hとOの合計：	－4	－10	－23
	水分の胸腔への移動を促進する実際の圧：－4－(－10)＝＋6		胸水を胸腔から除去しようとする実際の圧：－23－(－10)＝－13

滲出液と比較して，漏出液は蛋白含量が少ない．漏出液を生じる臨床的原因には，うっ血性心不全（静水圧の増加），ネフローゼ症候群と肝硬変（膠質浸透圧の減少）がある（**表13-2**）．漏出の過程では胸膜の表面は組織学的には正常である．

炎症，腫瘍，浸潤性疾患による胸膜表面の病的変化は，膠質浸透圧や静水圧の変化がなくても胸水を来すことがあり得るので，この液体は滲出液とよばれる．漏出液と比較して，滲出液は蛋白含量が多い．

滲出液は，胸膜表面にまず病変が生じた後に産生される．滲出性胸水を生じる例としては結核性胸膜炎，肺炎，肺癌，それに膠原病－血管炎がある（表13-2）．滲出性胸水のほぼ20％は，初回入院時の検索では原因を発見できないものである（Hirsch, Ruffie, Bignon, et al., 1979；Leuallen and Carr, 1955；Storey, Dines, and Coles, 1976）．

すべての胸水は滲出液か漏出液かに区別できるが，ある場合には特別の記載がなされる．縦隔リンパ腫や胸管破裂の患者に見られるように胸腔のリンパ液の排出機構の障害は，トリグリセライドの豊富な乳糜の胸水（乳糜胸 chylothorax）を発生する．胸腔内への血管の破裂は血胸 hemothorax を惹起する．胆管の閉塞や胆嚢の外傷は胸腔内へ胆汁を導き，胆汁胸 bilithorax となる．乳糜，血性，それに胆汁性の胸水は滲出性の特徴をもっている．

漏出液と滲出液の真の区別は検査所見ではなく，ほんとうは液体の形成機序の基本的な相違に基づくものであることに注意を払うべきである．しかし，（臨床的，あるいは治療上の状況判定に基づき，必要なら組織や液体の病理学的評価を加えて）起原が明らかな漏出性または滲出性の胸水は，ある特定の臨床検査項目の値に相関している．漏出液と滲出液を臨床検査で非常によく鑑別する方法がある．完璧ではないが，臨床には十分役立つ方法である．

胸水の蛋白濃度の3g％という基準が滲出液と漏出液を識別するために昔，用いられたことがある．しかし，この基準は胸水症例の約10％において間違った分類を来たした．厳密な病態生理学的な見地から判定された滲出液と漏出液は，血清蛋白と乳酸脱水素酵素（LDH）のそれぞれの血清中濃度に対する胸水中濃度の比によって，より良い識別ができることが1972年の重要な研究によって判った（Light, MacGregor, Luchsinger, et al）．この研究では，以下に述べる基準が，すべての滲出液ではつねに1つ以上認められるのに反して，漏出液ではなに1つ見られないことが判明した．

1. $\dfrac{胸水中のLDH}{血清中のLDH}$ 0.60以上．

2. $\dfrac{胸水中の蛋白}{血清中の蛋白}$ 0.50以上．

3. 胸水中の LDH は血清中の LDH の正常値の上限の2/3より高値である．

仮に胸水がこの基準のどれか1つを示したら，滲出液であることの可能性が非常に高い（95％以上の確診率）．しかし，LDH と蛋白質の基準は単に臨床検査上の相関にすぎず，正確にいえば滲出液または漏出液を定義するのではないのであり，

表13-2 滲出性胸水と漏出性胸水に関連する疾患*

滲出液	漏出液
悪性疾患	うっ血性心不全
癌	低蛋白血症の状態
中皮腫	ネフローゼ症候群
リンパ腫	肝硬変を含む
感染症	気胸，無気肺
肺炎随伴性	肺塞栓症（症例による）
結核性	腹膜透析
真菌性	メイグス症候群
ウイルス性	（良性卵巣腫瘍）
膠原病－血管炎	
全身性エリテマトーデス	
リウマチ様関節炎	
肺塞栓症（症例による）	
膵炎	
横隔膜下膿瘍	
尿毒症	
アスベスト症	
乳糜胸	
外傷性血胸	
食道破裂	
薬剤注入による胸水	
放射線治療後	
サルコイドーシス	
本態性（診断不明）	

* 滲出液と診断された大多数は悪性疾患，感染症，肺塞栓症に起因する．滲出性胸水例についての初回の検査では20％前後は診断不明のままである．漏出液の大多数はうっ血性心不全と低蛋白状態に起因する

これを過大に強調することはできない．時に，滲出液をきたすはずの疾患が臨床検査的な相関関係と適合しないことがある．たとえば，肺塞栓症の患者から採取した胸水は，臨床的にうっ血性心不全の証拠がない時でさえ，漏出液の特徴を示すことがあると記載されてきた（Bynum and Wilson, 1976）．また，患者は複数の疾患をもっているかも知れないし，その結果，診断の混乱を招くような病像を呈すかもしれない．

臨床問題1

以下の患者は最初に胸水が見られ，診断的穿刺を受けた．臨床的情報及び臨床検査成績に基づいて，胸水が滲出液か漏出液のどちらか，また，もっとも適当な原因を述べよ．完全をきたすために，胸水中の白血球数も記載してある．

a．56歳のアルコール中毒症の男性は最初に呼吸困難で受診した．胸部レントゲン写真は多量の左側胸水，微量の右側胸水，それに心肥大が見られた．両下肢に軽度の浮腫があり，患者は110/分の洞性頻脈を示していた．発熱はなかった．検査結果は以下に示す．

検査	血液	胸水
アルブミン	3.6g%	—
総蛋白	6.1g%	1.6g%
LDH	238単位	105単位
白血球数	8500/cu mm	800/cu mm
		（86％リンパ球）

b．64歳女性で，最初に衰弱と6週間で6kgの体重減少で受診した．1年前に心筋梗塞を起こしていたが，近頃の体重減少までは安定した状態であった．胸部レントゲン写真では両側の胸水を認め，それは左側より右側に多かった．検査結果は以下に示す．

検査	血液	胸水
LDH	150単位	210単位
総蛋白	7.3g%	5.6g%
白血球数	6700/cu mm	2000/cu mm
		（98％単核細胞）

細胞診　　腫瘍細胞なし

c．44歳男性で自動車事故による多発性の外傷で入院した．第6病日に胸痛が出現した．胸部レントゲン写真では左側に少量の胸水が見られたが，入院時にはこのような所見を認めていない．肺血流シンチスキャンで"肺塞栓症に関しては不明"と判読した．胸腔穿刺により数10ccの黄色胸水を吸引した．

検査	血液	胸水
LDH	120単位	78単位
総蛋白	7.1g%	4.2g%
白血球数	10555/cu mm	2700/cu mm
	（正常分画）	（55％多形核白血球，45％リンパ球）

3．診断手技

胸水は注射器と針（通常，径14～20ゲージ針）で胸腔内を穿刺して吸引する（**図13-6**）．これは胸腔穿刺 thoracentesis と呼ばれる．胸腔より大気圧が陽圧であるので，胸腔と大気が交通すると気

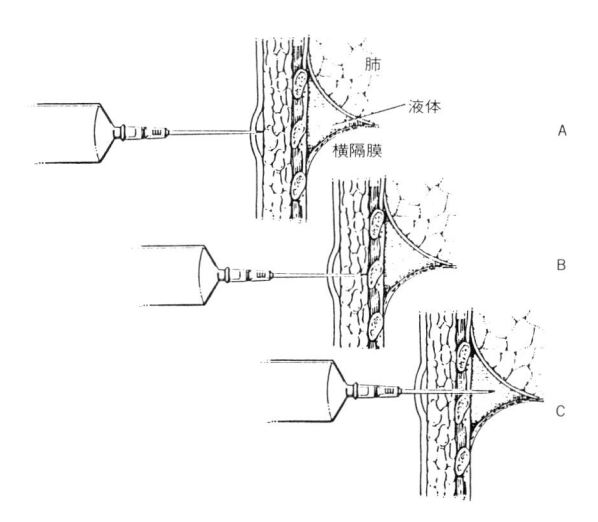

図13-6　胸腔穿刺の手技
A．細い針（0.25ゲージ）を用い，皮膚に局所麻酔を注射する．
B．次いで，太い針（0.22ゲージ）を用い，局所麻酔を肋骨の骨膜周囲に注入する．
C．そして穿刺用の針（0.22ゲージかそれ以上太い針）を用い，胸腔内に差し込み，液体を吸引する．

胸を起こす．したがって，胸腔が大気圧と交通しないよう注意しなければならない．

胸水が胸部レントゲン写真にて容易に観察される場合なら，胸腔穿刺は無難な手技であり，胸水の除去は診断と治療という両方の目的にかなうものである．治療的適応は特に重要で，胸水が多量で患者が呼吸困難を示すときは，その治療の必要性は高い．

一般に，数百ccの胸水は難無く安全に除去することができるが，胸腔穿刺後に起きる低酸素血症には注意が必要である（Brandstetter and Choen, 1979）．また15人の患者が胸腔穿刺20分後に動脈血酸素分圧（PaO_2）が低下した．これは胸水の除去量と低酸素血症の間で直接的関係があることが分る．しかし，この低酸素血症は術中の酸素を投与することにより予防できるのである．

また多量の胸水を急速に除去することは"再膨張性 re-expansion"肺水腫といわれる状態になることが報告されている．生理学的な機序は判っていないが，処置中の胸腔内過剰陰圧の生成と関係しているようである（Light, Jenkinson, Minh, et al., 1980）．一般に，1回の胸水除去量が1500cc以下の場合には，その合併症は防止することができる．胸腔穿刺後の胸部レントゲン写真撮影は気胸の有無を知るためにもつねに撮るべきである．

胸膜生検は胸水それ自身が何かわからぬ時，あるいは悪性疾患か結核かのどちらかが疑われる時に適応がある．胸膜生検はそれ以外では役に立たない．というのは他疾患の胸膜の病理組織所見には有用な診断情報がないからである．

非開胸での胸膜生検はベッドサイドで，胸腔穿刺と同じ時に，特殊な生検針を挿入して行うことができる．この器具の鉤状の部分（フック）で顕微鏡的検索が十分できる大きさの壁側胸膜の小片を引っかけて摘出する．

開胸下に行う胸膜生検は，胸腔鏡的に行うかあるいは開胸肺生検と同時に行うかのどちらかである．胸腔鏡は外科医と手術室が必要な外科的手技であり，それを通してファイバースコープか硬性の内視鏡を胸腔内に挿入して，そこで直視下に小生検組織を採取する．胸腔鏡の方がいいという文献もあるがその手技は万人向きではない．診断が困難な胸水については，それの代りに小開胸と肺生検を好む外科医もいる．

4．滲出液の原因の同定

胸水の臨床診断での主要な問題は滲出液と漏出液を鑑別することではなくて，滲出性胸水の原因を確定することである．このために多くの臨床検査が，滲出性胸水の原因として知られているいろいろの疾患と相関するかどうか検討されてきた．その相関関係が**表13-3**に収録されている．胸水に関する診断能力の高い臨床検査はきわめて稀であるが，診断確定のために実際に使われる検査を以下に示す．

・悪性疾患のための胸水細胞の細胞診検査
・胸腔内感染の診断の目的で行う胸水の微生物培養
・胸腔内感染の診断のために行う，細菌の塗抹検査
・"エリテマトーデス"細胞（細胞質内に摂取した核物質をもつ多形核白血球）のための胸水の沈渣物のライト（Wright）染色．胸水中のこれらの細胞があるときは全身性エリトマトーデスに随伴する胸膜炎と考えられる．
・胸膜生検は悪性疾患を確診できるし，あるいは，中心性壊死（乾酪化）が起こる肉芽性疾患ならば結核と診断できる．

表13-3の検査はいずれもが疑診や除外診断には有用だが，明らかな原因を立証できるわけではない．

表13-3の臨床検査は液体の精査のために（あるいはもし採取できるなら生検組織も），もっとも頻繁に依頼される検査である．各々の検査はその診断的可能性により階級付けがしてある．階級のナンバーとその意味は以下の通りである．

1．検査結果は，疑診の確定診断にも除外診断にも役に立たない．
2．検査結果は，疑診の確定診断や除外診断の助けにはなるかもしれないし，あるいは疾患があるなら，その重症度の評価の助けにはなるかもしれない．診断には到達しない．
3．検査結果は診断確定が可能である．

胸水例のうちの相当な数は胸腔穿刺や胸膜生検ばかりでなく，他の多数の検査をしたところで，最初の検索の期間では診断がつかないものである．

何カ月から何年もの間，診療されておりながらも確定診断のつかない患者が最終的には悪性疾患あるいは膠原病－血管炎と判明することがある（Gunnels, 1978；Ryan, Rodgers, Unni, et al., 1981）．しかし最初に胸水を認めた多数の例が，まだ診断未了ので終ることもある．これらの患者は非特異的な（一般的な）治療でよくなったり，治療しなくても胸水が消失したりして，あるいは胸水が吸収して胸部レントゲン写真上，瘢痕形成を残すものもある．胸水に対してどんな臨床検査をすべきかという，ちょっとした学問上の論争がある（Dines, Pierre, and Franzen, 1975；Storey, Dines, and Coles, 1976；Light, 1983；Peterman and Speicher, 1984；Jay, 1985）．胸腔穿刺は普通は1回しか行われないので，これが有益と思われる検査は省くべきではない．他方，有用な検査があるが，多額の経費がかかる．そのような検査法をしても，結果が患者に役立たなければ金を浪費するだけである．漏出液と滲出液の差を知るために最初の検査で胸水の蛋白質とLDHの値を調べることは有意義で，それによってその液体が滲出液であることがわれば，その後は臨床検査をさらに進めればよいだけである（Peterman and Speicher, 1984）．ただこの方法はあいにく非現実的である．なぜなら，十分量の液体が検査室に保存され，適当に貯蔵され，そしてLDHと蛋白の値が分って，分析するか廃液とするかが必要となるからである．滲出液だと確定された時，または強く疑われた時，どんな検査指示を出すかはさらに難しい．表13-3に示したような知識はその指針として役立つと思う．たとえば，肺炎に随伴する胸水が疑われた場合には，蛋白，LDH，ブドウ糖，pH，

表13-3 胸水の臨床検査の相対的有用性*

	滲出液と漏出液の鑑別	結核	肺炎随伴性	悪性疾患	膠原病－血管炎	肺塞栓症
[生化学検査]						
蛋白**	3	2	2	1	2	1
LDH**	3	2	2	1	2	1
ブドウ糖	1	2	2	2	2	1
アミラーゼ	1	1	1	1	1	1
トリグリセライド/コレステロール	1	1	1	1	1	1
補体	1	1	1	1	2	1
CEA	1	1	1	2	1	1
pH	2	2	2	2	2	1
[細胞解析]						
全白血球数	2	1	2	1	1	1
白血球分画	1	2	2	1	1	1
%中皮細胞	1	2	1	1	1	1
%好酸球	1	1	1	2	1	1
全赤血球数	1	2	1	2	1	2
細胞診	1	1	1	3	1	1
LE細胞	1	1	1	1	3***	1
[微生物学]						
グラム染色	1	1	3	1	1	1
一般細菌培養	1	1	3	1	1	1
抗酸菌染色	1	3	1	1	1	1
抗酸菌培養	1	3	1	1	1	1
[胸膜生検]						
病理組織像	1	3	1	3	1	1
抗酸菌培養	1	3	1	1	1	1

* 　LDH：乳酸脱水素酵素，CEA：癌胎児抗原，LE：全身性エリテマトーデス
** 　血清と胸水における蛋白とLDHの値を同時に比較することにより，95%以上の確率で滲出液から漏出液を区別することができる
*** 　エリテマトーデス性胸膜炎だけのための診断法

白血球，白血球分画，培養，グラム染色試験がつねに行われるべきである．アミラーゼ，トリグリセライド，コレステロール，CEAなどの検査はこの診断を確定したり，除外診断するためには不必要である．

胸腔穿刺をする前にもっとも可能性のある診断を考えることは，適切な臨床検査を指示することになる．実際，疑われる診断に基づいて検査の指示を出すべきことを主張しているものもいる．その究極の目的は不必要な検査を行わないことで，経済的節約ができることにある（Storey, Dines, and Coles, 1976）．

この際の重大なる問題は胸腔穿刺をする時点では診断はつねにわからないものであるし，また，強く疑うべき特定の診断を下すには不十分であるということである．

発熱は感染症と同様に悪性疾患患者にもあるのだろうか？悪性疾患を疑っている患者が実は膠原病－血管炎ではなかろうか？最良の解決法はなぜ胸腔穿刺を行うべきかを熟慮し，もっとも可能性の高い診断を考慮に入れることである．

検査室の能力を考慮に入れて（できない検査を指示することはよくない），いかにその結果を解釈するかである．概して，それが役立つかもしれない検査であれば，依頼しても誤りにはならぬ．診断が確定しないために，胸腔穿刺を繰り返したり，入院期間が長びくよりも検査指示を出す方がより安価である．のみならず，完全な検査を行っても，胸水症例の中には診断不可能として残るものがあることを覚えておく必要がある．

5．採取した胸水の臨床検査

微生物染色検査（塗抹検査），培養，細胞診は診断的価値が高いことはすでに言及してきた．表13-3に胸水に対して検査指示が出される可能性のある臨床検査項目をリストアップした．蛋白や乳酸脱水素酵素（LDH）のようなものは漏出液と滲出液の鑑別に役立つので，ほとんどすべての胸水で調べられる．他の検査としては，癌胎児抗原（CEA）のような検査が時々調べられることがある．以下にいくつかの臨床検査について簡単に述べ，どのようにして胸水の診断に用いるべきかを記述する．

(1) ブドウ糖

正常な胸水中のブドウ糖は血清と同じである．即ち70-120mg/100ml．肺炎性，悪性，リウマチ性にみられる胸水のブドウ糖はpH（低pH，低ブドウ糖）と相関する傾向がある（Light, 1983）．リウマチ様関節炎では胸水のブドウ糖値はほとんど例外なく低下し，50mg/100ml以下を示す．したがって，胸水のブドウ糖値が高値なら，この胸水の原因はリウマチ様関節炎によるものではない．pHとブドウ糖の両方はある特定の胸水では値に相関関係がある場合があるが，pHはより迅速に利用でき，診断上，利用度が高いようである．

(2) アミラーゼ

アミラーゼは一般に膵炎に随伴する胸水で上昇する．唾液腺由来の高いアミラーゼ濃度は食道破裂によって生じた胸水に見られる（Light, 1983）．

(3) トリグリセライドとコレテロール

胸膜リンパ管の流出の中断あるいは閉鎖により起こる乳糜性胸水（chylous effusion）は，トリグリセライドは高値，コレテロールは低値を示す．

乳糜様の胸水 chyliform effusion は長年の感染症，悪性新生物，結核の時に起きる．コレテロールは高値を示し，トリグリセライドは（通常）正常あるいは低下している．リポ蛋白の電気泳動法は乳糜性胸水の確定診断法である．真の乳糜性胸水にはつねに現れる（乳糜様の胸水では欠損する）特徴的な微小脂肪滴（カイロマイクロン）のバンドを示す．110mg/100m以上のトリグリセライドの値は乳糜性胸水の可能性が高い（Staats, Ellefson, Budahn, et al., 1980）．2つの型の胸水共，色調は牛乳様あるいは黄白色である．外観でつねにコレテロールかトリグリセライドかを知ることができるが，しかしながら，真の乳糜性胸水は牛乳様の外観ではない．

(4) 補体

リウマチ様関節炎と全身性エリテマトーデスではともに胸水中の全補体量は減少するが，他の疾患の滲出液では減少しない（Halla, Schrohenloher, and Volanakis, 1980）．これら2つの膠原病－血管炎を除けば，胸水中の補体の測定は診断

(5) 癌胎児抗原（CEA）

ある研究（Rittgers, Lowenstein, Feinerman, et al., 1987）では，癌胎児抗原が12ng/ml以上の数値は悪性病変を強く示唆すると述べている．胸水をもつ121人の患者の中の3人のみがCEAが12ng/ml以上の値であるのに結局，悪性疾患の証明がつかなかった．著者らはCEAは悪性疾患に特有のものでなく，CEAの値の正しい使い方には，患者の完全な臨床的評価及び臨床検査的評価が必要であることを注意しておく．

(6) 細胞

すべての胸水は細胞を含んでいる（図13-7）．細胞数とその形態学（細胞診）は胸水診断の助けになる．ある研究者は胸水細胞の唯一有用な検査は細胞診であり，特に悪性疾患を検索するためにそうであると信じている（Dines, Pierre, and Franzen, 1975）．しかし，これでは視野が狭い．実際に，胸水の文献では完全な細胞数の計数からいくつかの役に立つ相関関係を示唆している．

・ほとんど血性の胸水（赤血球100,000/cu mm以上）は通常，悪性疾患，肺塞栓症，外傷（肋間の動静脈の医原性の裂傷も含む）の3つの内の1つを示している（Light, Erozan, and Ball, 1973）．もちろん，悪性疾患や肺塞栓症はまた非血性胸水を生じることもある．

・白血球数が10,000/cu mm以上の場合はたしかに滲出性胸水と診断する．なぜなら漏出液では，このように多数の白血球はない．したがって，10,000/cumm以下の白血球の場合は漏出液か滲出液かを意味している（Light, Erozan, and Ball, 1973）

・もし（赤血球を除く）胸水細胞の1%以上が中皮細胞であったら，結核性胸水と診断するのは誤っている．（Spriggs, and Boddington, 1960）．なぜなら理由は明らかではないが結核性胸水には多数の中皮細胞を認めることはないからである．このようなことは結核性胸水にリンパ球がしばしば優位に観察されることからも診断上有用である（本章で後述している結核の項を参照のこと）．

好酸球数が胸水中の全白血球数の10%以上あり，一方，末梢血中の好酸球増多症がない場合には，悪性胸水でない強力な証拠となる．245例の悪性胸水の再検討において，胸水の好酸球増多症は12例が記録されていたのみであった（Adelman, Albelda, Gottlieb, et al., 1984）．一般に胸水中の好酸球増多症は結核性胸膜炎ではない．（以前に行った胸腔穿刺により）胸腔内に入り込んだ空気が，機序は判らないが，胸水の好酸球増多症の原因の1つとなることがある．

臨床問題2

以下に示す各々の臨床状態より，胸水についてどのような臨床検査を指示するか，またその理由を述べよ．

a．65歳女性は，3カ月前より体重減少が見られて初めて受診した．胸部レントゲン写真で多量の右側胸水と右肺門部の腫瘤を認めた．熱はなく他の症状もない．理学的所見では右鎖骨上にリンパ節を触知した．

b．24歳のアルコール中毒症の男性は初診時に，高熱，腹痛，左側の胸水が見られた．

c．58歳男性は，初診時に，進行性の呼吸困難，両側性胸水，膝までの下肢浮腫が見られた．熱はなかった．理学的所見では心肥大とS_3の奔馬性リズム（異常な第3音）を認めた．

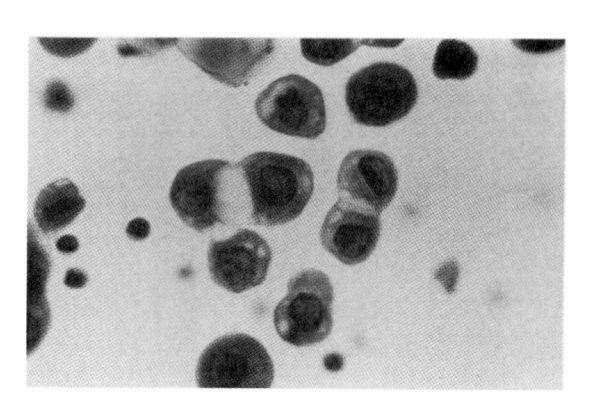

図13-7 胸水中の細胞

すべての胸水は細胞を含んでおり，細胞の数と種類はその胸水を特徴づけるうえで有用である．小さな円形の単核の細胞はリンパ球である．より大きな単核の細胞は中皮細胞である．リンパ球は結核性の胸水中に普通に見られるが，もし非赤血球系細胞の1%以上の数の中皮細胞があるなら，結核性病変であることはほとんどない．

d．51歳の女性は股関節の手術から回復中である．手術前の胸部レントゲン写真は正常である．第3病日に，激しい左側の胸痛と少量の血液の混じる咳嗽により発症した．胸部レントゲン写真では左側に少量の胸水を認めた．

(7) pH

pH測定のためには，数ccの胸水を胸腔穿刺時に嫌気的に収集し，動脈血ガスと同じように測定する．蛋白，ブドウ糖，LDHと比較すると，胸水のpH測定検査は比較的新しい検査法である．そのpH測定の診断価値は，他の幾種かの疾患の診断に有用で，また臨床的重症度と相関関係があり，さらに，検査が迅速に（血液ガス分析と同様に数分で）行えるということである．

正常の胸水はアルカリ性で，7.60に近いpHである．7.50以上の胸水のpHはつねに漏出液を表わしている．7.3から7.5の間のpHは漏出液ないしは滲出液を意味し，7.30以下はいつも滲出液を意味する（Good, Taryle, Maulitz, et al., 1980）．これらの相互関係は正常動脈血pHの様相と似ている（7.36から7.44）．

酸性pHは肺炎随伴性胸水に対するチェストチューブによる胸腔ドレーンの必要性を確認するために，現在は盛んに用いるようになった（肺炎随伴性胸水の項を参照）．酸性胸水(pHが7.30以下)の他の原因としては結核，リウマチ様関節炎，全身性エリテマトーデス，悪性疾患，血胸，食道破裂がある（Good, Taryle, Maulitz, et al., 1980；Good, Antony, Reller, et al, 1983；Good, King, Antony, et al., 1983）．

非常にpHの低い胸水は食道破裂の時に見られ，6.00に近いか，それ以下になるのが普通である．胸水のpHがこのように低い場合には，特に患者が嘔吐しているか，ショック状態にあるなら，食道破裂を考えるべきである．

6．胸水のアシドーシスの機序

胸水の低いpHの発生機序は過去10年にわたる一連の実験により詳細に解析されてきた（表13-4）．それは，

(1) 胸膜，または胸水中細胞によるの大量の酸の産生．
(2) 胸腔内から胸腔外への酸の排泄障害．
という2つの機序の共同作用の結果であるようである．

感染と食道破裂の際の低いpHが発生する主な機序は，胸水中の細胞による酸の発生である．これらの白血球は乳酸を生じ，それは炭酸ガスと水へ代謝される（Potts, Willcox, Good, et al., 1978）．緩衝作用という局面から胸水を見ると，胸水中の炭酸ガス分圧は重炭酸イオンの低下に較べるとはるかに高く上昇するので，pHの低い胸水はP_{CO_2}上昇を伴っているのが特徴である．酸の過剰発生とともに，胸腔からの炭酸ガスの拡散は制限される（Light, 1983）．胸腔から胸腔外への水素イオン移動の妨害は悪性疾患やリウマチ様関節炎でよくみられるものである．このような状況では，肥厚した胸膜は炭酸ガスと水素イオンの胸腔内から胸腔外への移動を妨害する．Good, Taryle, それにSahn (1985)は悪性胸水中の低い

表13-4 胸水pH低値の機序

原因疾患	典型的なpH	主な機序
膿胸	7.2以下	白血球と胸水中の細菌による酸の産生 (Potts, Taryle, and Sahn, 1978；Potts, Willcox, Good, et al., 1978；Taryle, Good, and Sahn, 1979)
食道破裂	6.0あるいはそれ以下	胸水中の白血球の代謝 (Good, King, Antony, et al., 1983)
リウマチ様関節炎	7.25以下	胸膜の肥厚により胸腔から水素イオンが流出するのを封鎖 (Sahn, 1985)
悪性疾患	各種の値：pHが低くなるほどより重症な状態	病的な胸膜による水素イオンの流出の障害 (Good, Taryle, and Sahn, 1985)

pHは腫瘍による広範囲の胸膜侵襲とよく相関し，予後不良を示しているという．

また，全身性のアシドーシスは全身の体液のpHを低下させるので，胸水の低いpHを認めたらつねに，血液のpHと較べることが必要である．

7．特定の滲出性胸水に対する臨床検査のやり方

この項では，滲出液の原因をいくつかあげて，その臨床検査結果について詳述する．胸水のいろいろな原因について突っ込んだ議論をするために，2つの新しい図書を推薦する（Light, 1983 ; Light, 1985）．

(1) 結核

結核性胸水の確定診断は結核菌の培養及び胸膜生検による乾酪性肉芽腫の所見（中心性壊死を伴う肉芽腫）が必要である．しかし，結核性胸水の性状には都合のよい特徴があるので，いくつかの臨床検査を省略するのに役立つのである．

たとえば，実際，どこででも述べられているように，まぎれもない（単一の疾患としての）結核性胸水は以下の所見を示す．

・滲出液に特徴的な乳酸脱水素酵素（LDH）比の高値と蛋白比の高値
・血液のpHが正常の時，胸水のpHは7.45ないしはそれより低値（Good, Taryle, Maulitz, et al., 1980 ; Kokkola, Sahlstrom, and Vuorio, 1974 ; Funahashi, Sarkar, and Kory, 1973 ; Light, MacGregor, Ball, et al., 1973）．
・胸膜中皮細胞数は胸水中の白血球数の1％以下（Spriggs and Boddington, 1960）
・赤血球数は100,000/cu mm以下（Light, Erozan, and Ball, 1973）．

さらに，結核性胸水の90％以上が以下の所見を示す．

・リンパ球優位であり，胸水の白血球の50％以上がリンパ球である（Berger and Mejia, 1973）．

このように，胸水の高いpH，数％より多い中皮細胞，リンパ球優位の見られない胸水所見，またはLDHと蛋白に関して漏出液の値を示す所見などは，非結核性の原因を強く示唆するものである．

まとめると，臨床生化学や細胞数による基準では結核性胸水の診断を下すことはできないが，他の疾患を除外するのには有用である．

(2) 肺炎随伴性の胸水

肺炎で起こる胸水は肺炎随伴性（Parapneumonic）と呼ばれる．これらは複雑性胸水かもしれないし，単純性胸水かもしれないが，前者はLoculation（フィブリン網による小房形成）あるいは膿胸を意味する．膿胸は胸腔の感染と定義されていて，胸水の細菌培養陽性あるいはグラム染色による細菌の存在により診断する．膿胸はつねに排液（ドレナージ）すべきである．排液の行れない膿胸は肺の壊死を来し，致命的となる．排液は通常チェストチューブを用いて行い，チューブの一方を胸腔内に挿入し，他方を吸引装置に接続する（後の項に記載あり）．

小房形成を伴う胸水は臥位（姿勢の変化）の胸部レントゲン写真では水平面を作らない．肺炎随伴性の小房形成の胸水は，感染がなくても胸水の

表13-5 肺炎随伴性胸水の胸腔ドレナージに対する勧告

基準	胸腔ドレナージの必要性
肉眼的に膿汁あり	ただちにドレナージを行う
pH7.00以下，あるいは胸水ブドウ糖 40mg/100m 以下	ただちにドレナージを行う
pH7.00から7.20，あるいはLDH*が1000単位/l 以上	ドレナージを考慮する（たとえば臨床的な改善が見られない，あるいは繰り返しての胸腔穿刺でpHの下降が見られる）
pH7.20以上で，LDHが10000単位/l 以下	ドレナージの必要はない

Light, R. W. : Clin. Chest Med. 6 : 1, 1985, と Light, R. W. : Girad, W. W., Jenkinson, S. G., et al :Am. J. Med. 69 ; 507, 1980. から改変した
* LDHの基準は国際単位に準拠している．
血中LDH値の正常範囲はおおよそ100-200国際単位である．

除去にはドレナージを行うべきである．ドレナージを行わないと，胸膜の線維化と高度の拘束性の障害が起こる．

膿胸はつねにドレナージが必要であるので，肺炎随伴性の胸水では，貯留液に感染性があるかどうかを知ることが重要である．すべての膿胸に膿汁様ものが見られるわけでなく，顕微鏡の観察ですべてに微生物が認められるわけでもない．さらに，細菌の培養で結果を知るには，数日間ないしはそれ以上の期間を要する．このような理由から，胸腔内感染症と関連していて，かつ，すばやく利用できる臨床検査があれば利用すべきである．

胸水のpHはそのような相互の関係を明らかにしている．肺炎随伴性の胸水で（動脈血が正常のpHの際に）pHが7.20かそれよりも低値の場合は胸腔内感染と強い相関関係があることを示し，チェストチューブによるドレナージが絶対に必要である（Light, Gerard, Jenkinson, et al., 1980；Light, 1985）．胸水のブドウ糖値とLDH値と胸水のpHを用いて次の基準が作られている（**表13-5**）．

胸水のpH低値とブドウ糖低値を示すその他の原因には，結核，悪性疾患，リウマチ様関節炎がある．表13-5に表された勧告は肺炎随伴性の胸水にのみ応用できるものである．

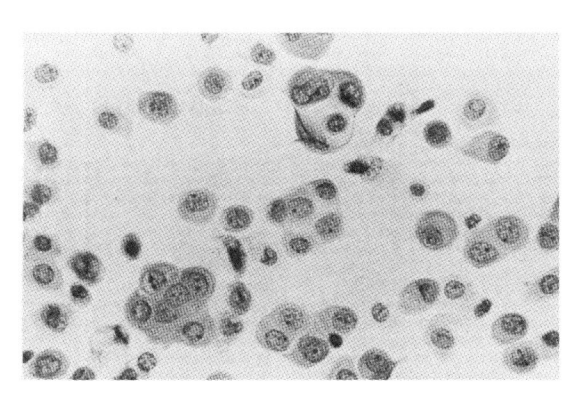

図13-8 悪性疾患の胸水である．顕微鏡下の観察で，悪性細胞は正常細胞から容易に識別される．この所見の細胞は，多くが細胞分裂の種々の段階にあり，細胞診学的に悪性である．

臨床問題3

以下に示す各々の症例において，患者は最初一側性の胸水と発熱があった．どの胸水（A, B, C）が少なくとも結核性らしいか？

胸水検査	A	B	C
pH	7.38	7.32	7.46
赤血球／cu mm	10,350	5,280	26,000
白血球／cu mm	4,700	2,100	8,200
％好中球	62	15	13
％リンパ球	37	78	80
％中皮細胞	1	2	6
％好酸球	0	5	1
蛋白比	0.61	0.52	0.73
ブドウ糖 (mg/100ml)	81	73	72

臨床問題4

患者は初診時，原因不明の胸水が中等量見られた．発熱しており，喀痰からは多量のグラム陰性の微生物が認められた．胸水のpHは7.10，ブドウ糖は37mg/100mlである．胸水のグラム染色，抗酸菌染色は陰性である．この胸水にどのような治療を考えるか？

(3) 悪性胸水

胸膜に癌が浸潤していても，胸水細胞診陽性である以外には，胸水には特徴的な所見はない．胸水は通常，滲出液であり，主たる細胞は単核球である．しかし，腫瘍が胸腔内の血管を圧迫するような際には漏出性のこともある．細胞診で悪性細胞を認める以外は，胸水には悪性疾患の診断に役立つものは何もない（**図13-8**）．

最終的に癌と診断された症例の約半数の胸水では，リンパ腫とは反対に，最初の胸腔穿刺で細胞診で明らかに陽性である．胸膜生検を付け加えることによって精度の高い診断成果を上げることができる（Chernow, and Sahr, 1977）．

胸膜中皮腫は胸膜の悪性疾患の中では稀であるが，確定診断のためには通常，開胸肺生検が必要である（Taryl, Lakshminarayan, and Sahn, 1976 ; Legha and Muggia, 1977）．胸膜中皮腫の多くの症例はアスベストの暴露が先行して発生すると考えられている．

胸水によるリンパ腫の診断は特に困難である．

個々のリンパ腫の細胞は正常のリンパ球と良く似ており，細胞群の小塊でさえも，これらの細胞の真の起源を知る細胞診学的な手掛かりはない．これに反して，癌細胞は個々に異型性が強く，熟練した細胞診士によれば癌の確定診断をすることができる．

(4) 膠原病―血管炎

胸水を引き起こす膠原病―血管炎には全身性エリテマトーデス（SLE）とリウマチ様関節炎（RA）がある．

SLEの胸水では補体は一般に低値を示し，糖の含有量は正常である．SLE細胞が観察された時は，胸膜がエリテマトーデスで侵襲されたと診断する（Good, King, Antony, et al., 1983）．エリテマトーデス胸膜炎による胸水は抗核抗体の力価が1：160ないしはそれ以上である（Good, King, Antony, et al., 1983）．

RAによる胸水は補体の低値と，糖の含有量が通常50mg/ml以下という非常に低いのが特徴である．実際，RAは胸水の低血糖値ともっとも深いつながりのある疾患である．その機序は胸膜表面を横断するブドウ糖の移動障害に関係していると思われる（**表13-4**）．

また，これらの2つの病態（RAとSLE）の胸水のpHについての研究に次のものがある．1つの研究は，7人のRA患者全員の胸水のpHは7.20以下であり，5人のSLE患者全員の胸水のpHはpH7.35かそれ以上であった（Halla, Schrohenloher, and Volanakis, 1980）．その後の研究では，14人のエリテマトーデス胸膜炎の2人の胸水のpHは7.20より低く，1人は7.23であり，他の全員は7.30より高値であったという（Good, King, Anatony, et al., 1983）．このように，低いpHはSLEにもRAにも見られるが，7.30以上の高いpHはSLEにしかみられず，RAの胸水には見られないようである．

(5) 肺塞栓症

肺塞栓症（PE）の約30％から50％には胸水を生じてくるが（Brown and Light, 1985），胸水の所見はその原因の特徴を示すことはない．肺塞栓症に伴う胸水は漏出液であったり滲出液であったり，血性であったり非血性であったりする（Bynum and Wilson, 1976）．肺塞栓症が疑われる時，胸水を吸引する主たる理由は他疾患を捜すためのものであり，肺塞栓症の診断を得ることではない．

もし，外傷（胸腔穿刺中の血管の裂傷も含む）

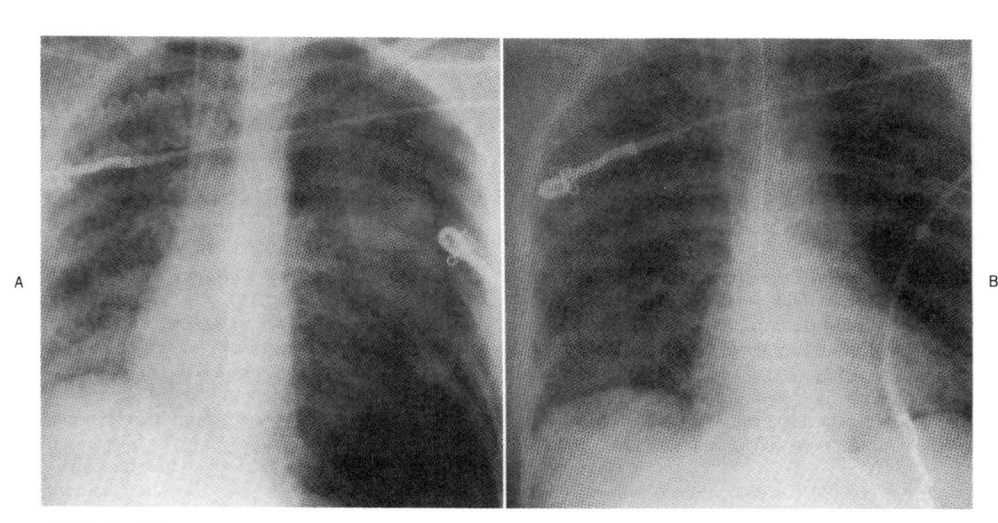

図13-9 気胸
A．陽圧換気を受けている患者の胸部レントゲン写真．大きな左側気胸が中心静脈カテーテルの挿入により発生している．患者の心臓は気胸と反対側へ圧排されていることに注目せよ．
B．チェストチューブ挿入後の胸部レントゲン写真．左肺は十分な再膨張をしている．心臓は今やその本来の位置にあることに注目せよ．

と悪性疾患が除外できるならば，肉眼的に血性の胸水がある場合は肺塞栓症を疑う．他疾患に起因する滲出液で，肉眼的な血性胸水を来たすものはあまりないからである．

肺塞栓症の診断はほとんどつねに肺スキャンと肺血管造影による．胸水は肺塞栓症では一般的なものであるので，診断のつかない胸水の場合はつねに肺塞栓症を考えるようにすべきである．

8．気胸

気胸とは気道を通して肺の内側から，あるいは，胸壁を通して肺の外側から，胸腔内に入り込んだ空気のことである（図13-9）．胸腔内圧は，正常の大気圧より低いので，胸腔と気道または外側の大気圧との間に開口が生じた場合には，いつでも気胸ができるものである（第3章．呼吸時の胸腔内圧の論文を参照）．気胸の原因を下の枠の中にリストアップする．

気胸のもたらす臨床症状——患者の症状，検査の所見，胸部レントゲン写真——は胸腔内に如何に素早く空気が入り込んだのか，そしてその集積された空気の容積に左右される．

胸腔内の空気の量が少ない場合には症状は見られない．空気の漏出時に疼痛が起こるのが普通である．特に壁側胸膜が刺激を受けた場合である．気胸が比較的大きくなると呼吸困難が起こり，チェストチューブによる吸引の適応となる（次項参照のこと）．聴診すると，大きな気胸の領域では呼吸音の減弱や消失があり，打診では共鳴音が増加している．診断はつねに胸部レントゲン写真で確認する（図13-9）．

気胸はそれが胸腔内で緊張性になると，直ちに生命に危機となる．緊張性気胸と呼ばれる状態は漏れ口から吸気毎に空気が流入し，呼気では空気が出ないという一方向性の弁状の役割が生じた時に起こる．その結果は胸腔内が非常に早く陽圧となり，縦隔と大血管が圧迫され致死的なショックの原因になる．この危険な事態を警告する症状は，ショック状態にある患者の一側の胸郭の呼吸音消失と打診上の過共鳴音である．治療は空気が脱出できるように，胸壁を通して直ちにチェストチューブを挿入するか，内径の太い針を直接挿入し，大血管への圧迫を除去することである．幸いにも，このような緊張性気胸は頻度の高いものではない．

多くの気胸は酸素投与はするが，それ以外の特別な治療をすることなく自然に治るものである．自然吸収が起るのは，気胸の空気圧が毛細血管と細静脈周囲のガス圧よりも高いためである．すなわち，この圧勾配が気胸の空気をゆっくり再吸収するのである．酸素投与の効果は，血液が窒素を除去することによってこの再吸収を増強するためである．

軽い自然気胸になっている患者について考えてみよう．気胸が海面位の大気圧下で発生したとすると，胸腔に集積した空気の圧は，760mmHgから5mmHgを引いた胸腔内圧で，755mmHgである．気胸のガスは，気胸のガス圧より低い混合静脈血と同じガス圧を示す周囲の毛細血管及び細静脈によって吸収されるのである．

気胸の空気圧		混合静脈血のガス圧
760mmHg	P_{O_2}	40mmHg
-5mmHg	P_{CO_2}	46mmHg
	P_{N_2}	573mmHg
	P_{H_2O}	47mmHg
755mmHg		706mmHg

胸腔内への空気の漏れが続かない限り，49

気胸を起し得る原因

1. 気道から胸腔内への空気の流入
   a．特発性−明らかな原因がなく自然に発生する．多分臨床的には，はっきりしないブレブ，嚢胞，ブラの破裂による．
   b．食道あるいは他の縦隔臓器の胸腔内への破裂ないし破れ．
   c．慢性の肺疾患（一般には高度の肺気腫，喘息，間質性線維症）．
   d．陽圧換気時，特に呼気終末陽圧を用いることによる（第10章参照）．
   e．気管支胸腔に交通を生じた感染症，腫瘍，異物．
2. 胸壁外から胸腔内への空気の流入
   a．外傷
   b．胸腔穿刺時あるいは胸膜生検時
   c．中心静脈カテーテル挿入時

mmHgの圧較差拡散によっては空気は最終的には完全に再吸収してしまう．

[臨床問題5]
先の例において，患者がフェイスマスクで40％の酸素を投与されており，Pao_2は200mmHgと仮定しよう．もし混合静脈血のPao_2が45mmHgと上昇した場合，その気胸における血中へのガス拡散勾配はどうなるか？

9．チェストチューブドレナージ

多量の胸水貯留を完全に排液する必要がある，または大きな気胸がある場合は，大きな内径のチェストチューブを胸腔内へ挿入する．チェストチューブは迅速に胸腔内から胸水や空気を完全に除去する．チェストチューブは単純な胸腔穿刺よりも患者にとって痛みがつよく，挿入は簡単ではない．しかし，チェストチューブが有益であると判断したら躊躇するべきではない．チェストチューブは単に診断的目的のために挿入するものではなく，胸水や空気を除去する治療が必要な時に行うものである．多くの病院内では，チェストチューブは外科チームの医師によって挿入される．とはいえ，他科の臨床医もまた看護婦や呼吸療法士も同様に，チェストチューブドレナージについてよく理解することは必要である．

チェストチューブの目的は胸腔内から胸水や空気を排除することであるので，チューブは普通，いくつかの型のドレナージシステムに接続されている．すべての接続部は患者の胸腔内に入り込む空気を防止するためにテープで密封されている．排除方式が異なる型式をいくつか以下に手短に述べる．

一方向性弁あるいはハイムリッヒ（Heimlich）弁は排除方式のなかではもっとも単純な型式であり，壁からの吸引や瓶への接続を必要としない．ハイムリッヒ弁はチェストチューブに接続可能な，虚脱しやすいゴム製のチューブ部分からなっている（図13-10）．吸気時には，陰圧がチェストチューブを通ってゴム製のチューブ部分がつぶれる．呼気の際は気道の陽圧が流れて，チューブ部分が開口し，胸腔内の空気が外へ出る．この弁は比較

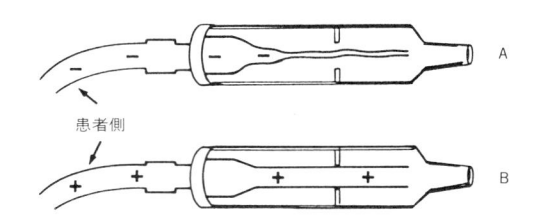

図13-10 小さな気胸の空気排除に使用されるハイムリッヒ（Heimlich）の一方向弁．
A．吸気中に生じる陰性の胸腔内圧はフレキシブルチューブへ伝わり，これを虚脱させ，胸腔内に外から空気が入り込まないように防止する．
B．呼気中に胸腔の圧が陽性になると，フレキシブルチューブが開いて気胸の空気を逃がす．

的小さな気胸には十分であるが，大きな気胸や胸水の排液には普通は役に立たない．

1つの瓶による方式（one-bottle system）はチェストチューブのドレナージ方式の中ではその次に単純な型式である．それは空気が患者の胸腔内から出るようにして，それでいて胸腔内に空気の逆流がないように，水面より低位の条件（ウォーターシール）にする．排液チューブの遠位端は水面（生理的食塩水あるいは水）よりほぼ2cm下に置き，常時，瓶からは大気への漏れ口を残しておく（図13-11）．胸腔内にできた空気圧は瓶の水中圧（たとえば$2 cmH_2O$）をこえた時に，瓶内へ排出される仕組みになっている．もし胸腔内が陰圧になった時には，水で作られた密封状態のため大気の空気が管内へ入り込むようなことはない．胸腔内圧の伝わり方で，チューブが機能的に適切に作動し，水の高さを上昇させたり下降させたりするのを確認できる．排液される瓶には空気の漏れ口が設置されていて，ガスや液体の蓄積で瓶内の圧が上昇しないようにしてある．

簡単であるにもかかわらず，この1つの瓶による方式は稀にしか使用されない．なぜなら，瓶内のドレナージによって集められた物は水中にあるチューブの部分を長くしていきその結果，胸腔内の内容物を出すには高すぎる圧に達する．どうしても使用する時は，気胸を主とし，胸水には用いるべきでない．

2つの瓶によるウォーターシール方式（two-bottle system）の瓶は液体を貯留する収集瓶が接続

9. チェストチューブドレナージ

されているため，貯留水の瓶の水の高さが上昇する一方，ウォーターシールの瓶の水位は一定に保たれている（**図13-12**）．

この方式は少量の空気と胸水の排除には十分であるが，多量の胸水には通常吸引器を追加装備することが必要である．

吸引器を付ける3つの瓶による方式（three-bottle system）は（3つの瓶方式を基にして商品化されている装置も含め），病院内でもっぱら使用されている方法である．たいていの場合，適切なる吸引圧は－20cm H_2O である．正規の吸引圧を補助する吸引調整瓶はウォーターシールの瓶と吸引装置の間に設置してある（**図13-13**）．排液瓶はこの方式では3番目の瓶となっている．

吸引調整瓶に入っている長いオープンチューブは一端が20cm 水中圧の水の中に，他端が外側の空気に開いている（**図13-13**）．

吸引調整瓶の水位の高さは胸腔に用いられる陰圧の最大量を決定する．もし，吸引調整瓶の陰圧の量が水面下のチューブの深さを越えると外側の空気が引き入れられ，水が泡立つことになる．吸引調節瓶内の泡立ちは吸引が管の深さを越えてい

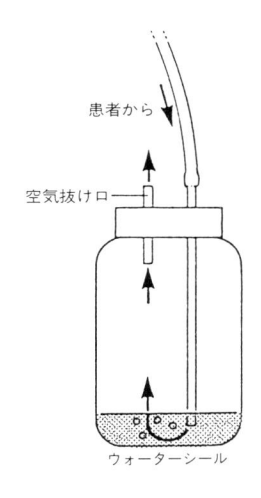

図13-11 1つの瓶による胸腔ドレナージ方式
（Luce, J.M.: Intensive respiratory care, Philadelphia, 1984, W.B. Saunders Co. より）

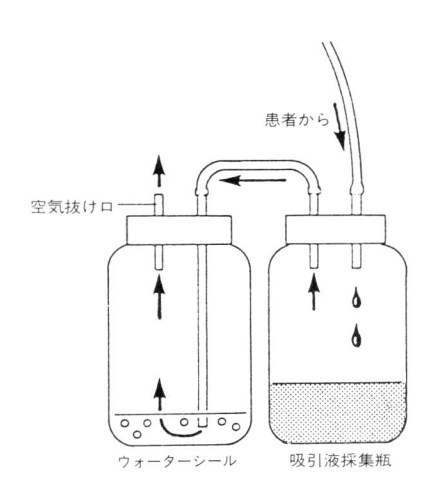

図13-12 2つの瓶による胸腔ドレナージ方式
（Luce, J.M.: Intensive respiratory care, Philadelphia, 1984, W.B. Saunders Co. より）

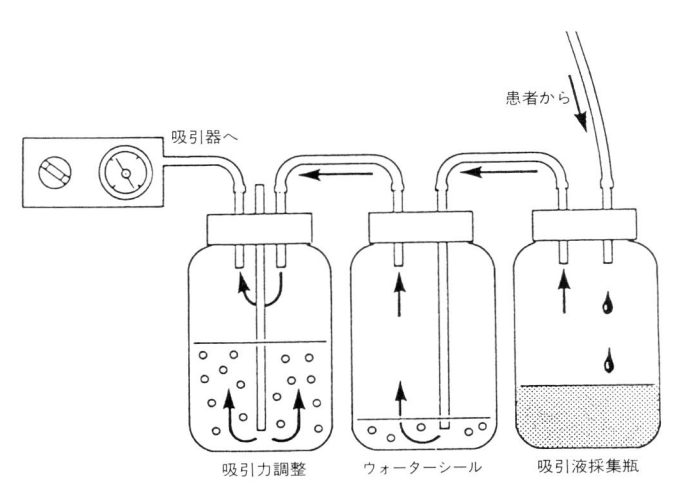

図13-13 3つの瓶による胸腔ドレナージ方式
（Luce, J.M.: Intensive respiratory care, Philadelphia, 1984, W.B. Saunders Co. より）

ることだけを意味し，ドレナージが胸腔から起きていることを意味しているのではない．吸引調節瓶内の水に泡立ちがある際には，瓶内の圧が空気の漏れる孔の深さ（たとえば20cm H_2O）と同等である．この圧（－20cm H_2O）はウォーターシール瓶へ伝わり，と（ウォーターシール瓶の水の高さを引いた圧力となって），吸引集積瓶，そして胸腔へと伝播している．

胸腔内の空気が取り除かれる場合は，気泡がウォーターシール瓶の中に見える（**図13-13**の真ん中の瓶）．もはや吸引すべき胸腔内の空気がなくなると，ウォーターシール瓶は泡立ない．ウォーターシール瓶の連続する泡立ちはこのシステムのどこかで空気が漏れていることを意味している．ウォーターシール瓶の水は，吸引が止った時にのみ患者の呼吸に変る．吸引を止めるときは，吸引調節瓶ではルームエアーに開放しておくべきで，そのようなシステム（2つの瓶によるシステムではウォーターシール瓶がルームエアーに開放されている）内で圧が上昇しないようにすることが大切である．

このシステムは標準的な配管をもつ病院ではどこでも使用されている．いくつかの入手可能な商品は3つの瓶のシステムのものである．商品化された方式は1つのセットですべてが出来上がっており，患者へチェストチューブをつけ吸引装置をこれに連結させるだけでよい．一般的方式は**図13-14**に示した．

見た眼には単純なチェストチューブシステムであるが，その手技にはいくつかの潜在的な問題を含んでいる．もっとも一般的な問題は不適切なドレナージである．不適切なドレナージは一般に次の3つの内の1つで起こる．
(1)患者の胸部の内側ないしは外側におけるチューブの折れ曲がり，(2)胸腔内でのチェストチューブの位置の誤り，(3)胸腔内からのチェストチューブの滑脱．

適切なドレナージは，ある程度は（装着直後と少なくも日毎に撮影した）胸部レントゲン写真とドレナージ方式の機器を細かに注意することにより，維持することができる．

チェストチューブを抜去する時の判断は臨床的に重要な問題であり，ドレナージが十分であるとか，患者の臨床的な経過が良好であるとかによる．チェストチューブは多くは3日から5日で外されるが，人工換気を受けている患者は別で，これらの症例はもっと後に抜去される．

医師によってはチェストチューブを取り去る前に締め金で止める（クランプ）ことを好む者もいる．クランプした後に気胸が（胸部レントゲン写真で判断して）起きなければ，チューブは安全に取り去ることができる．他方，チューブをクランプをしない場合には，単純にウォーターシール（吸引をしない）の装置にそれを繋ぐ．12時間から24

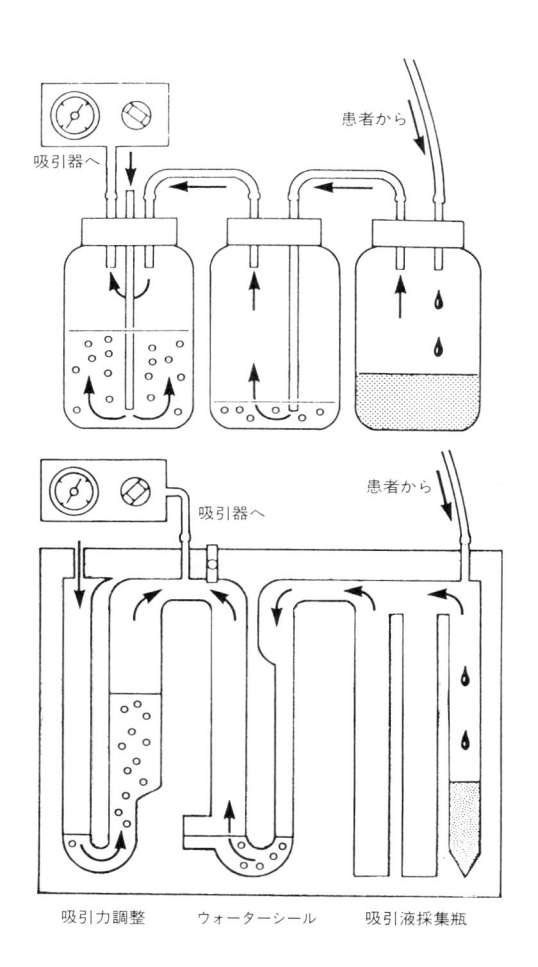

図13-14 ブロイラ・エパック胸腔ドレナージ方式
(Luce, J.M.: Intensive respiratory care, Philadelphia, 1984, W.B. Saunders Co. より)

時間して気胸が起きなければ，チューブを取り外す．

10. 胸膜腔の癒着法

時には，胸水が非常に簡単に再発するので，胸水の持続や蓄積を防止するために胸腔を癒着させることがある．このようなことは悪性疾患の胸水の際，もっとも普通に出あうことであるが，他の疾患によっても起こり，難治性うっ血性心不全もこれに含まれる．胸腔を癒着させるのにいろいろの胸膜"硬化"物質を注入するが，タルク，ナイトロジェン・マスタード，ブレオマイシン，キナクリン（アトラブリン），テトラサイクリン・ハイドロクロリンなどがある．テトラサイクリン・ハイドロクロリンは胸腔内の硬化物質として現在もっとも広く使用されている（Wallach, 1975；Lees and Hoy, 1979）．テトラサイクリの粉末（静脈内投与による治療に使用される物と同じ）を水に溶解し胸腔内へ注入する．

適正な手技としてはチェストチューブを挿入して，薬剤を注入する前に（胸部レントゲン写真を基に）胸腔内の空間が完全に排液されていることを確かめておくことである．薬剤の注入前に硬化による疼痛を軽減するのに，リドカイン（キシロカイン）のような局所麻酔剤をテトラサイクリンと混合する．テトラサイクリンが胸膜表面をなるべく広く被覆できるように，患者の体位をいろいろ変換する．硬化剤注入後，多分発熱反応が硬化剤のすべてに起こるので，テトラサイクリンはそのためにももっとも効果的でもっとも使用すべき薬剤である．

テトラサイクリンが胸膜癒着に効果があるという機序は不明である．ある時期，その非常に低いpHのために胸膜が瘢痕化すると思われていたが，この機序は確認されていない．テトラサイクリン（あるいは幾つかの他の薬剤）の効果がない時には，患者に（胸膜を取り除く）胸膜剥離術（decortication）あるいは開胸による胸膜表面の乱切法のような外科的処置が必要となろう．これらの手技には開胸手術が必要である．幸いにも，テトラサイクリンで良好な結果が達成されることから，開胸手術は現在では稀にしか行われない．

11. 胸水，肺のメカニクス及びガス交換

胸水の量や性質，または胸膜の疾患によって，患者は肺機能の障害を受ける．ある例では，胸膜面は呼吸を制限するような，あるいは副木を当てるような激しい疼痛を感じるような刺激を受ける．副木を当てる状態は，患者が胸痛のために不十分な少い吸気をした時に起こる．もし横隔膜が関係しているなら，疼痛はまた肩にまで及ぶ．

胸水のある患者はある程度すべて拘束性の呼吸障害がある．胸水が胸腔内の肺の容積に比較して多いか，基礎的に実質性肺疾患がある場合は，呼吸困難を感じる（安静時の著明な呼吸困難は治療的な胸腔穿刺の最大の適応である）．

拘束は肺が胸水によって偏移し，正常に膨脹できない状態で生じる．他に原因（胸膜痛，あるいは基礎的な肺ないし胸壁の疾患）がなければ，胸水の量は肺の拘束の程度を決めることになる．全肺気量は少なくとも胸水分だけ減少するからである．

興味あることだが，血液ガスの異常の大部分は，通常，胸水とは一致しないものである（Brandstetter and Cohen, 1979）．一側全部が胸水（あるいは中等量の両側の胸水）であっても，高度の低酸素血症または高炭酸ガス血症は起らない．起る場合は例外なく高度の肺実質疾患がある場合である（理論上，多量の両側性胸水は，ほとんどすべての肺容量を減少させ呼吸不全を起す．しかし，患者はこうなる前に診察を受けるようである）．

多量の胸水のある患者（それに基礎に肺疾患のない）の，典型的な血液ガスの値は低炭酸ガス血症（過換気にて）と，あるかないかの僅かな低酸素血症である．血液ガスが保持されている理由は換気血流比の変化によって説明することができる．多量の胸水は健康な肺を偏移し圧迫し，肺胞換気と毛細血管循環の両者を減少する．その結果として，静脈血混合はほとんど消失するので，正常に近いPaO_2となる．同時に機械的圧縮は過換気反応（たぶん，反射受容体を経て）をもたらす．そこで残った肺組織（たとえ一側肺でも）は過呼吸となる．換気血流比は大きな乱れもなく，PaO_2は正常かそれに近い値に留まる．

臨床問題 6

長期間の喫煙歴を持つ55歳の男性。初診時に右側の2/3を占める胸水が見られた。患者は，安静時呼吸困難と36回/分の呼吸をしていた。動脈血液ガス分析では（FIO_2, 0.21）で，pH 7.47，$PaCO_2$ 55mmHg，PaO_2 51mmHgである。血液ガスの値をどのように解釈するか？

臨床問題 7

患者は多量の胸水で入院した。血液ガス分析は $PaCO_2$ 25mmHg，PaO_2 67mmHg，pH 7.51である。1リットルの胸水を排液後，30分しての血液ガス分析は，$PaCO_2$ 25mmHg，PaO_2 59mmHg，pH 7.49である。両者の血液ガスの試料は患者が室内気にて呼吸している間に採取している。PaO_2 の相違をどのように解釈するか？

12. まとめ

胸水は多くの疾患に見られる。もっとも一般的な原因はうっ血性心不全，肺炎，悪性疾患，肺塞栓症であり，これらの疾患全部で年間に胸水を発生する患者は合衆国では百万人以上と考えれれている。漏出液は正常の胸水（PF）の移動に関係ある静水力学的圧力と膠質浸透圧の不均衡によって生じる。滲出液は疾病による胸膜表面の直接侵襲によって起こる。

滲出液は漏出液と違い，大体次の3つの検査の内のどれかの所見を示す。

(1) 胸水/血清の乳酸脱水素酵素（LDH）比が0.6以上である。
(2) 胸水/血清の蛋白比が0.5以上である。
(3) 胸水のLDHは血清のLDHの正常上限値の2/3以上である。

他の多数の検査法は胸水の検査に役立つが，悪性疾患の胸水を診断する細胞診のような特定な診断法はない。ただ，ある特定の疾患の確認あるいは除外診断に役に立つくらいのものである。胸水のpHは，決してそれのみでは診断を下すことができない検査の典型であるが，多くの病態，特に膿胸の病態の特徴を明らかにするために役立つものである。

多量の胸水を完全に排除するためや大きな気胸がある場合には，チェストチューブを挿入して吸引器に接続する。もっとも一般的なチェストチューブのドレナージ方法は，3つの瓶を相互に連結したものを基本としている。チェストチューブによるドレナージにもかかわらず胸水が繰り返し貯る時は，悪性胸水のことが多い。胸膜を癒着させるために硬化物質を挿入する。もっとも広範に使用される硬化物質はテトラサイクリンである。

復習問題

以下の各々の文のどれが真実でどれが誤っているか述べよ。

1. 滲出液と漏出液の違いは主に，胸水と血液の乳酸脱水素酵素（LDH）や蛋白の比率によって決まる。
2. 胸水は正常では壁側胸膜から臓側胸膜へと流れる。
3. 胸水中のブドウ糖は，リウマチ様関節炎において通常低値である。
4. 全身性のpHは正常であり（注釈：動脈血ガスのpHが正常），胸水中のpHが7.40以上の時には感染性疾患を除外する。
5. 血液pHは正常であり，胸水中のが7.20以下で，胸水の原因が肺炎による時には，チェストチューブによるドレナージが必要であることを示している。
6. 乳糜(性)胸水は通常コレステロール値が上昇し，トリグリセライド値が低下する。
7. 緊張性気胸の空気圧は大気圧より高い。
8. 悪性疾患が疑われる時の胸水の検査の指示のうち，正確な診断的価値がある唯一の検査は細胞診である。
9. 肺塞栓症に起因する胸水はLDHと蛋白の基準に基づけば，つねに滲出性である。
10. 胸水中の細胞の5％以上が中皮細胞であるなら，胸水が結核性である可能性は少ない。

References

Adelman, M., Albelda, S.M., Gottlieb, J., et al.: Diagnostic utility of pleural fluid eosinophilia, Am. J. Med. **77**:915, 1985.

Berger, H.W., and Mejia, E.: Tuberculous pleurisy—critical review, Chest **63**:88, 1973.

Brandstetter, R.D., and Cohen, R.P.: Hypoxemia after thoracentesis, JAMA **242**:1060, 1979.

Brown, S.E., and Light, R.W.: Pleural effusion associated with pulmonary embolization, Clin. Chest. Med. **6**:77, 1985.

Bynum, L.J., and Wilson, J.E.: Characteristics of pleural effusions associated with pulmonary embolism, Arch. Intern. Med. **136**:159, 1976.

Chernow, B., and Sahn, S.A.: Carcinomatous involvement of the pleura: an analysis of 96 patients, Am. J. Med. **63**:695, 1977.

Dines, E.D., Pierre, R.V., and Franzen, S.J.: The value of cells in the pleural fluid in the differential diagnosis, Mayo Clin. Proc. **50**:571, 1975.

Funahashi, A., Sarkar, T.K., and Kory, R.: Measurements of respiratory gases and pH of pleural fluid, Am. Rev. Resp. Dis. **108**:1266, 1973.

Good, J.T., Jr., Antony, V.B., Reller, L.B., et al.: The pathogenesis of the low pleural fluid pH in esophageal rupture, Am. Rev. Respir. Dis. **127**:702, 1983.

Good, J.T., Jr., King, T.E., Antony, V.B., et al.: Lupus pleuritis: clinical features and pleural fluid characteristics with special reference to pleural fluid antinuclear antibodies, Chest **84**:714, 1983.

Good, J.T., Jr., Taryle, D.A., Maulitz, R.M., et al.: The diagnostic value of pleural fluid pH, Chest **78**:55, 1980.

Good, J.T., Jr., Taryle, D.A., and Sahn, S.A.: The pathogenesis of low glucose, low pH malignant effusions, Am. Rev. Respir. Dis. **131**:737, 1985.

Gunnels, J.J.: Perplexing pleural effusion, Chest **74**:390, 1978.

Halla, J.T., Schrohenloher, R.E., and Volanakis, J.E.: Immune complexes and other laboratory features of pleural effusions: a comparison of rheumatoid arthritis, systemic lupus erythematosus, and other diseases, Ann. Intern. Med. **92**:748, 1980.

Hirsch, A., Ruffie, P., Bignon, N., et al.: Pleural effusion: laboratory tests in 300 cases, Thorax **34**:106, 1979.

Jay, S.J.: Diagnostic procedures for pleural disease, Clin. Chest Med. **6**:33, 1985.

Kokkola, K., Sahlstrom, K., and Vuorio, M.: Oxygen and carbon dioxide tensions in the pH of pleural effusion, Scand. J. Respir. Dis. Suppl. **89**:195, 1974.

Lees, A.W., and Hoy, W.: Management of pleural effusions in breast cancer, Chest **75**:51, 1979.

Legha, S.S., and Muggia, F.M.: Pleural mesothelioma: clinical features and therapeutic implications, Ann. Intern. Med. **87**:613, 1977.

Leuellan, E.C., and Carr, D.T.: Pleural effusion: a statistical study of 436 patients, N. Engl. J. Med. **252**:79, 1955.

Light, R.W., Erozan, Y.S., and Ball, W.C., Jr.: Cells in pleural fluid: their value in differential diagnosis, Arch. Intern. Med. **132**:854, 1973.

Light, R.W., Girard, W.M., Jenkinson, S.G., et al.: Parapneumonic effusions, Am. J. Med. **69**:507, 1980.

Light, R.W., Jenkinson, S.G., Minh, V., et al.: Observations on pleural pressures as fluid is withdrawn during thoracentesis, Am. Rev. Respir. Dis. **121**:799, 1980.

Light, R.W., MacGregor, M.I., Ball, W.C., Jr., et al.: Diagnostic significance of pleural fluid pH and P_{CO_2}, Chest **64**:591, 1973.

Light, R.W., MacGregor, M.I., Luchsinger, P.C., et al.: Pleural effusions: the diagnostic separation of transudates and exudates, Ann. Intern. Med. **77**:507, 1972.

Light, R.W.: Parapneumonic effusions and empyema, Clin. Chest Med. **6**:55, 1985.

Light, R.W.: Pleural diseases, Philadelphia, 1983, Lea & Febiger.

Light, R.W., editor: Pleural diseases, Clin. Chest Med. **6**:1, 1985.

Peterman, T.A., and Speicher, C.E.: Evaluating pleural effusions: a two-stage laboratory approach, JAMA **252**:1051, 1984.

Potts, D.E., Taryle, D.A., and Sahn, S.A.: The glucose-pH relationship in parapneumonic effusions, Arch. Intern. Med. **138**:1378, 1978.

Potts, D.E., Willcox, M.A., Good, J.T., Jr., et al.: The acidosis of low-glucose pleural effusions, Am. Rev. Respir. Dis. **117**:665, 1978.

Rittgers, R.A., Lowenstein, M.S., Feinerman, A.E., et al.: Carcinoembryonic antigen levels in benign and malignant pleural effusions, Ann. Intern. Med. **88**:631, 1978.

Ryan, C., Rodgers, R., Unni, K., et al.: The outcome of patients with pleural effusion of indeterminate cause at thoracotomy, Mayo Clin. Proc. **56**:145, 1981.

Sahn, S.A.: Immunologic diseases of the pleura. In Light, R.W., editor: Clinics in chest diseases, Philadelphia, 1985, W.B. Saunders Co.

Spriggs, A.I., and Boddington, M.M.: Absence of mesothelial cells from tuberculous pleural effusions, Thorax **15**:169, 1960.

Staats, B.A., Ellefson, R.D., Budahn, L.L., et al.: The lipoprotein profile of chylous and nonchylous pleural effusions, Mayo Clin. Proc. **55**:700, 1980.

Storey, D.D., Dines, D.E., and Coles, D.T.: Pleural effusion: a diagnostic dilemma, JAMA **236**:2183, 1976.

Taryle, D.A., Good, J.T., and Sahn, S.A.: Acid generation by pleural fluid: possible role in the determination of pleural fluid pH, J. Lab. Clin. Med. **93**:1041, 1979.

Taryle, D.A., Lakshminarayan, S., and Sahn, S.A.: Pleural mesotheliomas: an analysis of 18 cases and review of the literature, Medicine **55**:153, 1976.

Wallach, H.W.: Intrapleural tetracycline for malignant pleural effusion, Chest **68**:510, 1975.

Wallach, H.W.: Letter to the editor, Chest **73**:246, 1978.

付録Gの一般文献（生理学）を参照せよ．

第14章

睡眠時呼吸異常

1. 睡眠時障害の研究
2. 睡眠ポリグラフ検査
3. 正常睡眠
4. 睡眠時無呼吸
5. 閉塞型睡眠時無呼吸
6. Pickwickian（ピックウィッキアン）症候群
7. Ondine（オンデン）の呪い
8. 睡眠時無呼吸の治療
9. Cheyen-Stokes（チェーン・ストークス）呼吸
10. まとめ

1. 睡眠時障害の研究

人間の生涯のほぼ1/3は，睡眠に費やされている．睡眠中に何らかの異常がおきると，日中の行動も障害される．睡眠時の異常に対する研究は比較的新しい研究分野である．この研究を行うには，精神医学，内科，小児科，神経科，呼吸器内科を含めた多くの異なった研究分野の専門家により論議及び研究されなくてはならない．すなわち多方面からの学術的アプローチを必要とし，今後一層発展していく領域である．今までに，生理学者は睡眠時の異常について多く研究を行い，驚くほど多くの人々が睡眠中に呼吸系へ障害をおこしている事を明らかにしてきた．

睡眠時の障害といってもその分野は広く，傾眠，夢遊病，繰り返す悪夢，重症のいびき，下肢の痙攣などでこれらはよく知られている．本章では睡眠中の呼吸器異常について記述するが，この呼吸器疾患は睡眠時ポリグラフ検査によって明らかになったものである．多方面の検索を行う睡眠時検査では，睡眠中に発生する多彩な生理的変化を連続して記録する．ある患者では，夜中の呼吸パターンの異常を解析することにより，日中に発生する特殊な臨床症状の診断を下すことができる．

我々が睡眠に多くの時間を費やすという事実は，睡眠時の病態の研究の必然性を示すものである．睡眠の研究は比較的新しい分野ではあるが，以下の事項はすでに明らかにされているものである．

1) 乳児突然死症候群（SIDS）は，新生児期より1歳未満の間の死亡原因としてもっとも多いものである．死亡例の大部分では中枢神経系に問題があり，そのために呼吸が停止したり，または上気道の閉塞により自発呼吸が障害されるという事が，今までの研究より示唆されている．この領域の研究が発達したことにより，危険性のある乳児に対する無呼吸監視モニターが開発された．このモニターは呼吸の回数が減少したり，または呼吸停止に陥ると，警報音がなるため乳児を起こすとともに，親にも異常の発生を知らせてくれる．

2) 肥満患者の多くは，上気道の閉塞の原因でおこる睡眠時無呼吸発作を経験している．睡眠時無呼吸発作を繰り返せば，低酸素血症や肺高血圧症になりかねない．これらの患者は体重を減量させる事が治療の1つであるが，閉塞した上気道をバイパスするために，気管切開を必要とする例もある．しかし最近の研究によると，患者によっては薬物療法でも気管切開術と同様の効果を挙げることが出来る．また，経鼻的気道内持続陽圧法のように気道の開通性を増す新しい治療法も，気管切開術に代わるものとして考案されている．

3) 慢性閉塞性肺疾患の患者のうちには，夜中重篤な低酸素血症に陥る者があり，酸素飽和度（SaO_2）の低下とともに，不整脈が発生したり突然死に陥る危険性がある．この夜間に発生するSaO_2の下降は，睡眠時の無呼吸発作がなくても起こることがある．夜間の酸素化能のモニター（通常はオキシメーターを用いる）を使うことによってハイリスク患者と認知された例に対して，酸素療法を実施することにより，寿命が延びるといわれている（第9章参照）．

睡眠時に発生する呼吸系の障害を診断するのに睡眠ポリグラフ検査は，必要ではあるが，基礎的臨床症状からでも，この障害のあるなしを知ることが出来る（下の枠内参照）．

2. 睡眠ポリグラフ検査

睡眠時呼吸障害のある患者の多くは，覚醒時の肺機能検査及び血液ガス検査は，正常かあるいは

睡眠時呼吸障害を示唆する手がかり

1．日中の極度の傾眠（当然起きていなくてはならない時，たとえば車の運転中，機械の操作時，あるいは電話中などでも眠ってしまう）
2．特に夜中に大いびきをかく極度の肥満
3．一緒に寝ている者に気ずかれる呼吸パターンの不整（たとえば呼吸のとらえこみや，無呼吸により止まる不整ないびき）
4．繰り返し夜間目がさめる（この際錯乱状態であったり，失見当識に陥っている）
5．日中の血液ガス検査などの通常の臨床検査からは説明することが難しい肺性心の存在
6．原因不明の多血症（ヘマトクリット値55％以上）
7．連続的モニターでわかった睡眠時の不整脈

2. 睡眠ポリグラフ検査

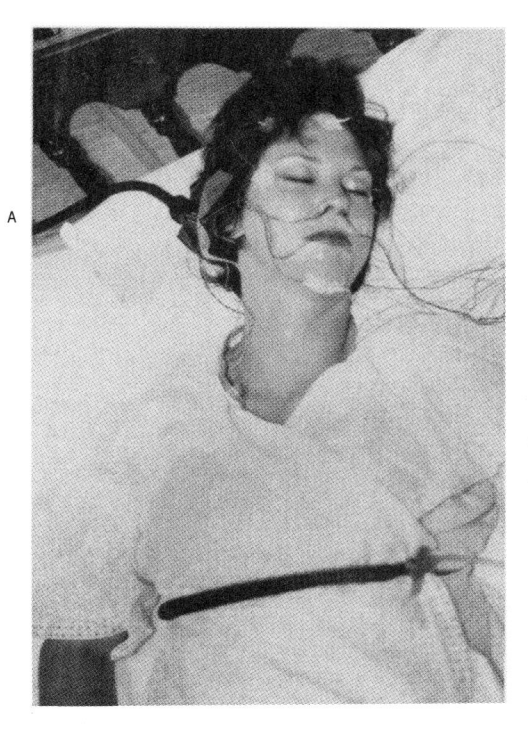

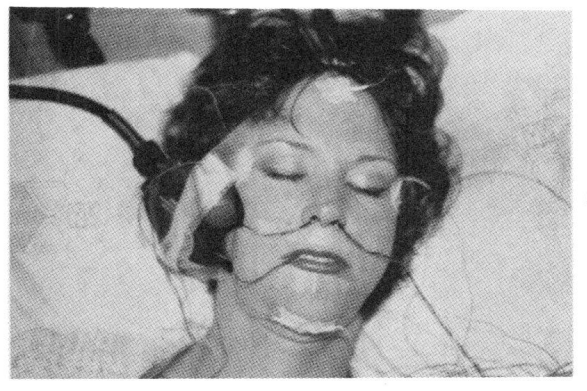

図14-1 睡眠ポリグラフ検査；患者記録装置から出たデータ採取コードに接続されている．
A．患者の腰のまわりに巻かれた黒いバンドは，胸郭の動きを記録するために用いられるストレンゲイジである．
B．右耳には酸素飽和度（図12-2参照）を測定するための，耳用のオキシメータが装着され，顎の下にはテープが装着され，顎の筋肉の動きを記録している（筋電図EMG）．両眼のわきに装着した電極により，眼球の速い動きを記録している（電気眼位図EOG）．口や鼻孔に装着したサーミスタは，気流を記録している．さらに脳波を記録するため頭蓋骨のまわりにコードが装着されている（脳電図EEG）．

それに近い値を示す．正確に睡眠時呼吸障害と診断するには，睡眠中に多種類の測定が必要である（睡眠ポリグラフ検査）．

睡眠ポリグラフ検査を行うには，就寝前に患者を研究室に入れ，記録装置からのデータ採取用コードに接続する．通常検査は夜中行われるが，自発睡眠であれば昼夜を問わない．記録装置としては脳波（EEG），心電図（ECG），口や鼻孔からの気流を測定するためのサーミスタ，胸郭運動の測定器，オキシメータ，眼球運動を測定する装置などである（下の枠内参照）．

睡眠ポリグラフ検査

1. 脳波（EEG）
2. 心電図（ECG）
3. 電気眼位図（EDG）
4. 筋電図（EMG）—通常単電極を顎に装着する
5. 呼吸パターン測定
   a．口や鼻孔からの気流
   b．胸腹運動（ストレーンゲージやインダクタンスニューモグラフを用いる）
6. 酸素飽和度（耳にオキシメーターを装着する）

睡眠中のすべての測定結果は，連続してグラフ用紙に記録される（図14-1）．睡眠ポリグラフ検査によって眠りから覚めるまで，どのような呼吸障害を生じているのか，また，それがどのくらい持続しているのかを知ることができる．

血液ガス検査や肺活量の測定と違って，睡眠ポリグラフ検査を施行できる病院は比較的少ないが，本検査を行うことによって多くの睡眠中の呼吸障害が明白になり，睡眠中の呼吸状態を把握するのに大いに役立つようになった．さらに，睡眠ポリグラフ検査によって睡眠時疾患の発生率やその病型などが明らかにされたため，睡眠研究の装置が完備された研究室がなくても，患者を十分に検査できるようになった．たとえば，呼吸数，心電図，さらに酸素飽和度のモニターは普通の病棟でも実施でき，それらを数時間モニターしただけでも，患者によってはその疾患を明らかにすることができるのである．

臨床問題1

46歳男性，多血症（Ht 57％）があるために呼吸機能検査が依頼された．依頼時身長は175

cmで，体重は141.3kgであった．病歴によれば，昼間にときどき寝入ってしまうことがあるが，車の運転中に寝たことはない．空気呼吸下坐位で得られた安静時血液ガスと，肺機能検査の結果を以下に示す．

血液ガス
PaO_2　　69mmHg
SaO_2　　94%
$PaCO_2$　35mmHg
pH　　　7.44

肺機能	肺容量(L)	予測値(%)
努力性肺活量	4.2	80
1秒量	3.2	85
機能的残気量	1.4	78
予備呼気量	0.3	35

数日後，外来でポータブルの心電図及び耳にオキシメーターを装着して，ベッドに横たえた．約30分間で睡眠状態になったが，30分後には酸素飽和度は92%から47%へと減少した．この間胸郭は動いていたが，口及び鼻孔からの気流はなかった．一方，心拍数は92回から108回と増加し，心室性期外収縮が2つ見られた．極度の低酸素血症のため患者は目覚め，検査は終了した．本症例に対してどのようなアドバイスをすればよいか？

3．正常睡眠

睡眠中の脳波（EEG），筋電図（EMG），電気眼位図（EOG）の変化は明確であり，この変化に基づいて正常睡眠は以下の2つに分類されている．いわゆる非急速眼球運動（NREM）睡眠と眼球急速運動（REM）睡眠である（表14-1）．

NREM睡眠は"静的睡眠"として知られてお

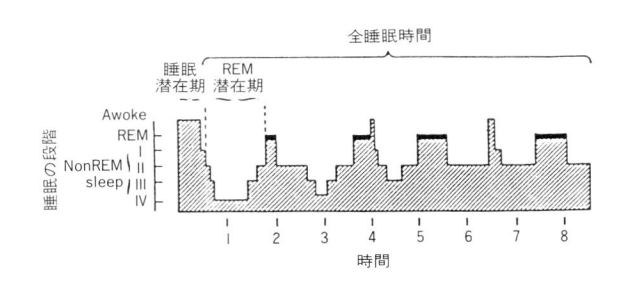

図14-2 REM睡眠とnon-REM睡眠；健康成人の全睡眠過程を示しておりREM（急速眼球運動）睡眠とnon-REM睡眠（第Ⅰ，Ⅱ，Ⅲ，Ⅳ期）が認められる．睡眠潜在期とは明りを消してから眠りにつくまで（第Ⅱ期のはじまりまで）の期間である．REM潜在期とは眠りはじめから最初のREM期に至るまでの期間である．
(Gillin, J.C.: Sleep and dreams. Michaels, R. 編集：Psychiatry vol.3 Philadelphia, 1985, J.B. Lippincott社)

表14-1 NREM睡眠とREM睡眠の生理的特徴

	NREM睡眠	REM睡眠
同義語	静的睡眠 同調的睡眠 徐波睡眠（Ⅲ，Ⅳ期）	動的睡眠 非同調的睡眠 夢見睡眠
代謝	酸素消費量と炭酸ガス産生量の減少 分時換気量の減少	酸素消費量と炭酸ガス産生量の減少 分時換気量の減少
呼吸	段階依存性 Ⅰ〜Ⅱ期では1回換気量や呼吸数は増加したり減少したりし，チェーン・ストークス呼吸に類似する Ⅲ〜Ⅳ期ではなめらかで整っており，自動的である	不整でときどき速くなる
上気道の筋肉	緊張保持	緊張消失
吸気中の炭酸ガスに対する反応	分時換気量は正常に増加する	分時換気量は増加するが正常を下まわる
低酸素血症に対する反応	分時換気量は正常に増加する	分時換気量は正常に増加する

（Ⅰ，Ⅱ，Ⅲ，Ⅳ期はNREM睡眠の段階を表す）

3. 正常睡眠

り，入眠後脳波により分類される4段階のNREM睡眠をさらに細分される．各段階は筋緊張の減少度によってさらに分けられている．知覚認識の点から，静的睡眠は浅麻酔下の患者と比較される．睡眠時無呼吸はNREM睡眠のⅠ・Ⅱ期とREM睡眠時にもっともよくみられる．

70～100分のNREM睡眠後に最初のREM睡眠がはじまる．"動的睡眠"としても知られている・REM睡眠の睡眠深度は深いが，体はピクピク動き，呼吸も不整で時々速くなる．REM睡眠時，咳嗽反射は低下し，また機械的及び化学的刺激に対する反応は一般に減弱する．

REM睡眠は夜間を通じて間歇的に出現し，NREM睡眠と交互する（図14-2）．若い成人ではREM睡眠の期間は，平均すると全睡眠時間のおおよそ1/4にあたるが，この割合は小児ではより高く，一方年齢が増すと低くなる．

一部の詳細な研究は比較的少人数の患者においてなされているにもかかわらず，残念なことに睡眠中の呼吸に何が起こっているのかについては，一定の見解が得られていない．また，呼吸の推移を計測するのに用いられる方法が研究者により異なっており，得られた結果を比較する事が困難である．一番問題となるのは，測定方法により結果が変わってしまうことである．たとえば，1回換気量の測定時，口腔 air way がよく用いられるが，そのために睡眠状態中は1回換気量が増加し，呼吸数は減少することが知られている．

方法論の相違にもかかわらず，睡眠中には代謝が低下するということに関してはすべての報告が一致している．21名の健康成人（男性11名，女性10名）を対象とした研究によれば，睡眠中，酸素消費量（$\dot{V}_{O_2}$）と炭酸ガス産生量（$\dot{V}_{CO_2}$）はともに減少する（White, Weil, Zwillich, et al., 1985）（図14-3）．この代謝の減少は分時換気量（$\dot{V}_E$）の

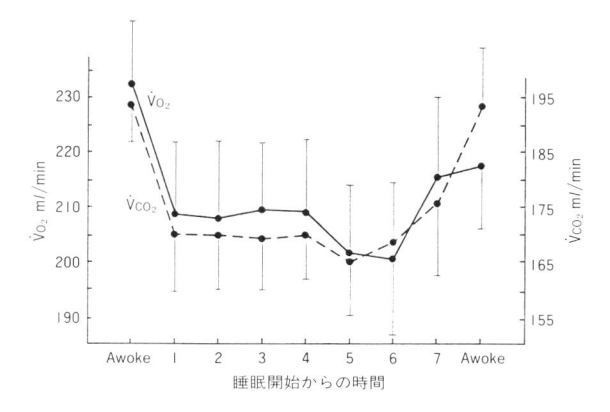

図14-3 睡眠中の酸素消費量と炭酸ガス素産生量の変化；睡眠時間が酸素消費量（$\dot{V}_{O_2}$）と炭酸ガス産生量（$\dot{V}_{CO_2}$）へ及ぼす影響を示す．$\dot{V}_{O_2}$と$\dot{V}_{CO_2}$は睡眠を開始すると急激に減少し，以降夜間中ほとんど一定値を保ち，朝方になると上昇し始める．睡眠開始後1時間から6時間の間における両者の値は，覚醒時平均値より低い．しかし，7時間目には上昇し，覚醒時平均値との間に統計学上有意差はなかった．なお，垂線は標準誤差を示す．
(White, D.P., Weil, J.V., and Zwillich, C.W.: J. Appl. Physiol. 59:384, 1985)

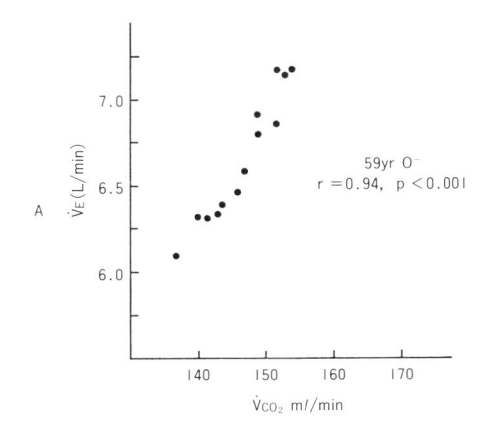

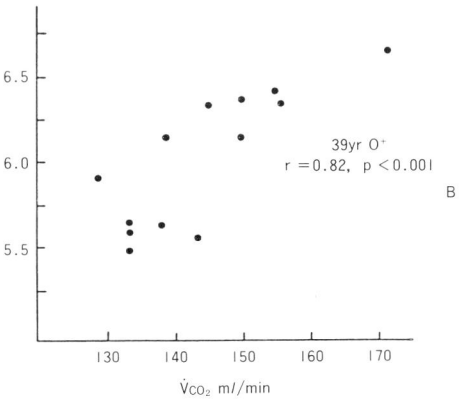

図14-4 睡眠中の分時換気量（$\dot{V}_E$）と炭酸ガス産生量（$\dot{V}_{CO_2}$）との関係；Aは59歳男性，Bは39歳女性である．グラフの点は，3～25分間の測定時間内に記録した値の平均値を示す．2例とも全睡眠過程の経過を示す．睡眠中の換気量と$\dot{V}_{CO_2}$の間には高い相関関係があることがわかる．
(White, D.P., Weil, J.V., and Zwillich, C.W.: J. Appl. Physiol. 59:384, 1985)

低下を伴うが，呼吸数は覚醒時とほぼ同様に維持されており，それは主に1回換気量の減少に起因している（図14-4）．また，これらの代謝と換気量の変動は年齢や性別には無関係である．

REM睡眠中呼吸は不整であるが，$\dot{V}_{CO_2}$，$\dot{V}_{O_2}$，及びV_Eの減少の程度は，REM睡眠とNREM睡眠との間に有意差は認められない．代謝と換気量の減少は，睡眠のステージよりも睡眠時間に関係している（White, Weil, Zwillich, et al., 1985）．

臨床問題2

睡眠中Pa_{CO_2}はごくわずかに上昇している（Douglas, White, Pickett, et al., 1982）．これは炭酸ガス産生量の減少より，肺胞換気の減少の方がより大きいためである（第4章参照）．White, Weil, Zwillichらの情報（前述）から，正常の睡眠中に生じる軽度の高炭酸ガス血症をどのように説明するか？

4. 睡眠時無呼吸

睡眠中さまざまな呼吸パターンの異常が認められるが臨床上もっとも重要なのは無呼吸の発生，すなわち完全な気流の停止である．数秒ぐらいの短い無呼吸期間が睡眠中に出現するのは正常であるが，10秒あるいはそれ以上続く無呼吸期間は異常と考えられている．睡眠時無呼吸症候群は，次

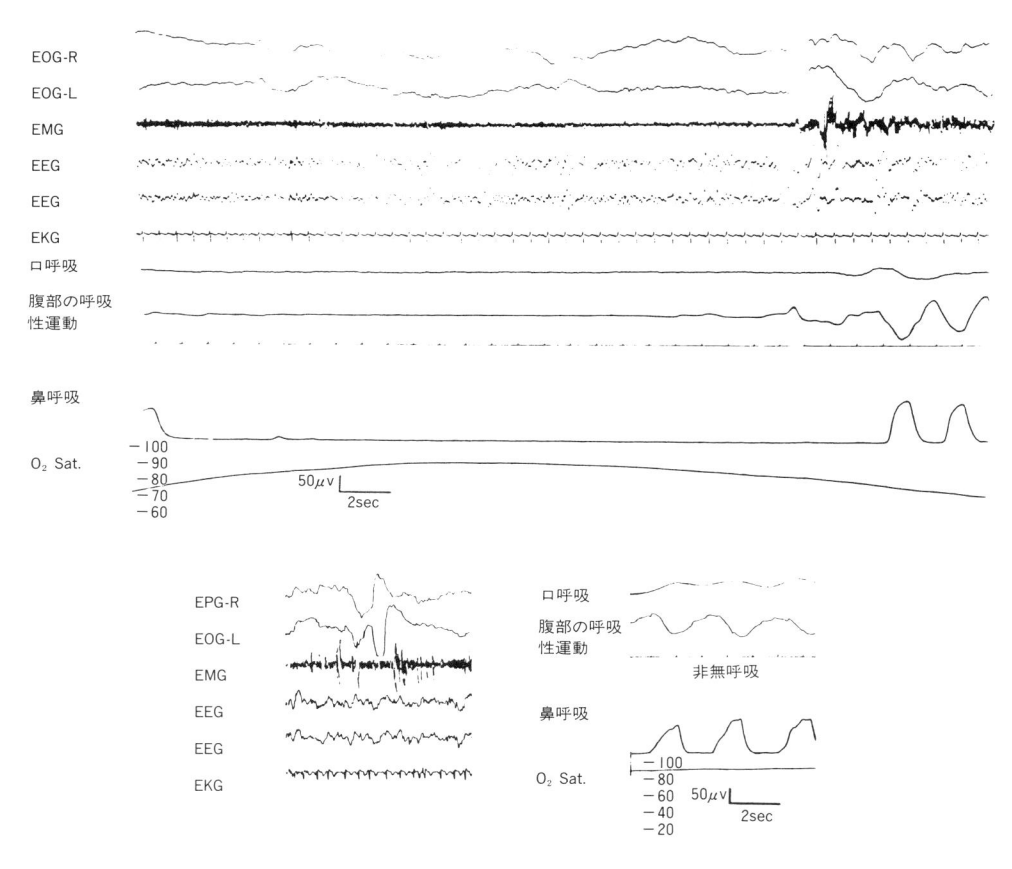

図14-5 中枢性睡眠時無呼吸における睡眠ポリグラフ検査のパターンを示す．左は正常者における睡眠時の換気である．下は口や鼻孔からの気流がなく，呼吸運動（腹式呼吸）がない．肺から耳までの循環時間のため，無呼吸時の酸素飽和度の低下には時間的ずれが生じる．EOG-R, EOG-Lはそれぞれ右・左の電気眼位図，EMGは顎の筋電図，EEGは脳電図，ECGは心電図を表す．
(Mitchell, R.S., and Petty, T.L: Synopsis of clinical pulmonary disease, 第3版, St. Louis, 1982, The C.V. Mosby社)

4. 睡眠時無呼吸

にあげる臨床所見と睡眠ポリグラフ検査からなる2つの診断基準により診断されている．

(1) 一晩に10秒以上続く無呼吸期間が30回以上，あるいは1時間に同様な無呼吸期間が5回以上あること．
(2) 睡眠時無呼吸により生じる症状や徴候があること（例：日中の傾眠傾向，多血症）．

睡眠時無呼吸の診断を確定するには両者の診断基準を満たさなければならない．一時期，(1)の診断基準だけで，本症候群を診断するのに十分であると考えられていたが，健康な人でも，特に高齢者では睡眠1時間当りに5回以上の無呼吸期間があることが証明され (Block, Boysen, Wynne, et al., 1979 ; Berry, Webb, Block, et al., 1984)．かつ，これらの人は無症状で治療の必要はない．患者によっては呼吸が停止することはないが，呼吸数が減少する．低換気の定義は気流の減少であるが，このために酸素飽和度は正常時より4～5％低下する．また，低換気はおそらく部分的な気道の閉塞により生ずることがあり，大きないびきも同じ機構で発生すると思われる．

睡眠時の無呼吸では口や鼻孔に気流が認められないので，睡眠ポリグラフ検査をする必要があり，これを実施すれば容易に診断できる．現在ではこれは大きく分けて2つの型に，すなわち中枢型と閉塞型に分類されている．中枢型睡眠時無呼吸では何らかの欠陥が中枢神経系のどこかに存在し，おそらく脳幹の呼吸中枢に障害がおよんでいると思われる．中枢性に発生する無呼吸では呼吸運動が認められないため，胸郭の動きはない（**図14-5**）．本症の患者では急性灰白髄炎，脊髄神経損傷，または中枢神経腫瘍など中枢性の疾患をもっていることがある．中枢型睡眠時無呼吸の発症は年齢，体重，性別などによる差は認められないが，閉塞型睡眠時無呼吸に比べるとその発生頻度は少ない．

閉塞型睡眠時無呼吸は上気道の閉塞がある事が特徴である．閉塞型睡眠時無呼吸発作時には呼吸性努力（胸郭の動き）があるが，肺を出入りする空気の流れはない（**図14-6**）．閉塞型睡眠時無呼吸は睡眠ポリグラフ検査をすれば比較的容易に認められる．極く少数例に両者を原因とする睡眠時無呼吸をもっていることがあり，これをいわゆる混合型睡眠時無呼吸とよぶ．本症では閉塞型因子が引金となって中枢型無呼吸が出現することが特徴である．混合型睡眠時無呼吸の治療は純粋な閉塞型睡眠時無呼吸の治療と同じである．

ある報告では，耐え難い日中の眠気を訴えるために，睡眠ポリグラフ検査が施行された1983名の

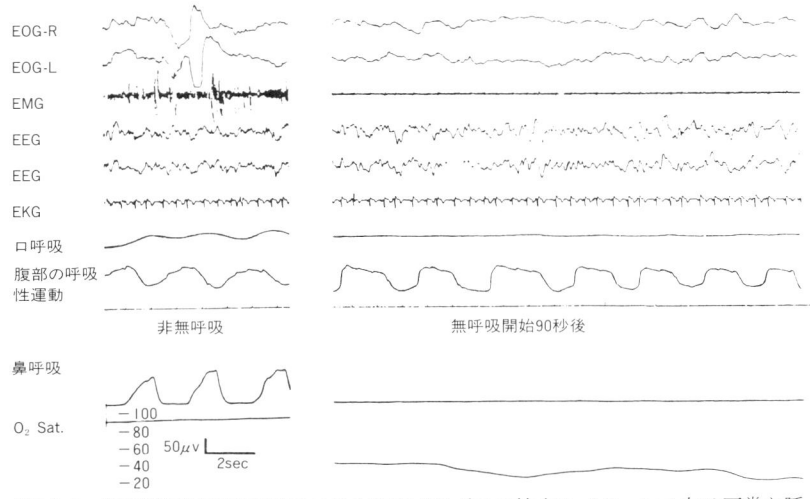

図14-6 閉塞型睡眠時無呼吸における睡眠ポリグラフ検査のパターン；左は正常な睡眠時の換気を示す．右は口や鼻孔からの気流がないが，腹式呼吸は温存されていることを示す．酸素飽和度 (O_2 Sat) が極端に低いレベルまで落ち込んでいることに注目したい．
(Mitchell, R.S., and Petty, T.L.: Synopsis of clinical pulmonary disease, 第3版, St. Louis, 1982, The C.V. Mosby 社)

患者についての報告ではそのうちの857名（43.2%）に睡眠時無呼吸が認められ，その患者のほとんどが閉塞型睡眠時無呼吸であったという（Coleman, Roffwarg, Kennedy, et al., 1982）。一方診断のために48名について睡眠ポリグラフ検査を行った報告では，18名に閉塞型睡眠時無呼吸を，3名に中枢型睡眠時無呼吸を，10名に酸素飽和度の低下を伴う低換気がみられ，残りの17名は正常であった（**表14-2**）。なお，本検査を依頼した主な理由は，耐え難い日中の居眠り（傾眠）と，原因不明の多血症の2つである。また，睡眠時無呼吸を指摘された患者のうち2名を除けば，他はすべて男性であったという。

5．閉塞型睡眠時無呼吸

睡眠時無呼吸のもっとも多い原因は上気道の閉塞であることが，多くの研究により確認されている（Coleman, Roffwarg, Kennedy, et al., 1982, Kryger, Mezon, Acres, et al., 1982）。閉塞型睡眠時無呼吸は，全年齢層において比較的よくみられる疾患であり，成人の1～4％の人が罹患しているという（Sullivan, and Issa, 1985）。下の枠内に閉塞型睡眠時無呼吸のリスクを増す因子をあげる。本症では実に多くの潜在的因子が隠されている事実は，睡眠ポリグラフ検査を施行する前に，病歴採取及び理学的検査などを行うことの重要性を示すものである。

いびきは閉塞型睡眠時無呼吸時によく認められ

閉塞型睡眠時無呼吸のリスクを増す因子

1．肥満（特に男性）
2．アルコール（男性において就寝前に飲酒した時）
3．不規則な仕事（例；夜勤）
4．慢性閉塞性肺疾患
5．巨大扁桃
6．頭蓋骨の変形（例；末端肥大症）
7．巨舌
8．甲状腺機能低下症
9．胸郭変形
10．トランキライザー（特に他のリスクがある例における使用）

表14-2 依頼された48名の患者の睡眠時検査所見

睡眠時ポリグラフ検査の所見	患者数（名）	検査依頼の理由
閉塞型無呼吸	17	傾眠
	1	頸動脈体の切除
中枢性無呼吸	2	傾眠
	1	多血症
低酸素飽和度を伴う呼吸緩徐	9	多血症
	1	中等度の慢性気流閉塞
正常所見	5	傾眠
	5	多血症
	4	中等度の慢性気流閉塞
	3	その他

Kryger, M.H., Mezon, B.J., Acres, J.C., et al. : Diagnosis of sleep breathing disorders in a general hospital. Arch. Intern. Med. 142 : 956, 1982.
(1982, American Medical Association)

る典型的所見の1つであり，不完全に閉塞した上気道を空気が通り抜ける時におこる。したがって，気道が完全に閉塞する直前または直後に，いびきはよく聞かれる。もちろん，いびきをかく人のすべてに閉塞型睡眠時無呼吸があるわけではないが，特に大きくて長く続くいびきがあれば，睡眠ポリグラフの検査を受ける必要がある。特に，いびきといびきとの間に気流がない静寂な期間があるような例では，本検査を必ず行わなければならない。

危険因子が閉塞型睡眠時無呼吸の予知に用いることはできないとしても，睡眠時無呼吸と診断されたならば，それらは治療上での手がかりとなる。たとえば，アルコールは上気道の筋群の緊張を減少させることにより睡眠時無呼吸を悪化させる（Remmers, DeGroot, Sauerl and, et al., 1984）。しかも，この現象は女性にはなく，男性にのみ認められる事が，明らかにされている（Block, Boysen, Wynne, et al., 1985）。したがって，睡眠時無呼吸と診断された人に対しては必ずアルコールの摂取を，特に就寝前などは制限するように忠告すべきである。

閉塞型あるいは混合型睡眠時無呼吸の患者のほとんどは肥満を伴っている。肥満自体が上気道の筋力を弱め，睡眠中に生じる気道抵抗を増加させる。しかし，肥満と明らかに関係があるにもかかわらず，閉塞型睡眠時無呼吸の重症度を体重，昼間の呼吸機能検査，または病歴などによって予測することはできない。

慢性閉塞性肺疾患（COPD）もまた患者を閉塞型睡眠時無呼吸に陥らせる要因となるが，高炭酸ガス血症のように，COPDの重症度を示す病態からは，閉塞型睡眠時無呼吸の有無やその程度を予測することはできない．いい方を変えれば，閉塞型性睡眠時無呼吸のある患者には炭酸ガスの蓄積を認めることはほとんどない．肺疾患が合併した患者を除けば，閉塞型睡眠時無呼吸の患者における日中の血液ガス値は通常正常か，あるいは正常に近い（高炭酸ガス血症，肥満，日中の耐え難い傾眠の3徴候をもった患者については，この項の後のPickwickian症候群の項で述べる）．

閉塞型睡眠時無呼吸は基本的には口・咽頭部の気道の閉塞により生じるものである．この閉塞は生理学的因子，解剖学的因子，または両者に関係している．生理学的因子としては，上気道に存在する筋肉の筋力減弱及び吸気時に作り出される気道内陰圧の低下などがあげられる．いろいろの原因により咽頭やおとがい舌筋の筋力が減弱すると，気流が低下し，呼吸が妨げられる（図14-7）．健康で肥満もなく，いびきをかかない人でも，睡眠時の上気道抵抗は覚醒時に比べると2～3倍増加することが知られている（Hudgel, 1984）．

閉塞型睡眠時無呼吸の患者では，覚醒時における鼻咽頭部気道の虚脱の程度と睡眠時の呼吸障害の重症度との間には相関関係があるとされている（Suratt, Mctier, Wilhoit, et al., 1985）．咽頭筋の異常な減弱に加えて睡眠時の気道抵抗の上昇により，（生理学的見解に基づき）睡眠時に無呼吸発作をおこす多くの症例の病因を説明することは可能である．咽頭筋の減弱に影響を及ぼす因子には，アルコール，鎮静薬，さらに肥満などがある．

咽頭筋の緊張が減弱している例では，上気道に生じた陰圧により，気道は狭窄したりあるいは完全に閉塞する．吸気運動により全気道内が陰圧となり，その結果，吸気気流が発生するが（第3章参照），気道内が陰圧になっても，咽頭筋が正常であればその緊張により上気道は開通したまま維持される．しかし，閉塞型睡眠時無呼吸を示す患者では咽頭筋が減弱しているため，気道に生じた陰圧のほうが気道の開通を保持する筋力にまさってしまう．さらに，上気道の陰圧は鼻閉により強くなるため，鼻閉があると吸気時に口腔咽頭圧はより陰圧がつよくなる．

種々の解剖学的因子によって上気道は狭窄され，患者は閉塞型睡眠時無呼吸に陥る．扁桃肥大，巨舌，小顎，頭蓋顔面の奇形などの存在は気道を狭窄するが，小児では閉塞性睡眠時無呼吸を発生させるもっとも多い因子は，扁桃とアデノイドの過形成である．もちろん，解剖学的狭窄に気道の筋肉の低緊張が加われば，閉塞型睡眠時無呼吸はより一層発生しやすくなる．

6．Pickwickian（ピックウィッキアン）症候群

ピックウィッキアン症候群とは，極端な肥満，高炭酸ガス血症，日中の耐え難い傾眠の3徴候を示す病態をいう．ピックウィッキアン症候群は特殊な疾患をいうのではなく，ただ単に上記の徴候を有する患者をさすための説明的な用語である．

図14-7 閉塞型睡眠時無呼吸における上気道の閉塞（頸部の側面図を示す）．左図では，上気道は開通している．右図では，後咽頭と舌根部が密着して閉塞していることに注意する（矢印）．
(Suratt, P.M., Dee, P. Atkinson, R.L., et al.: Am. Rev. Respir. Dis. 127:487, 1983.)

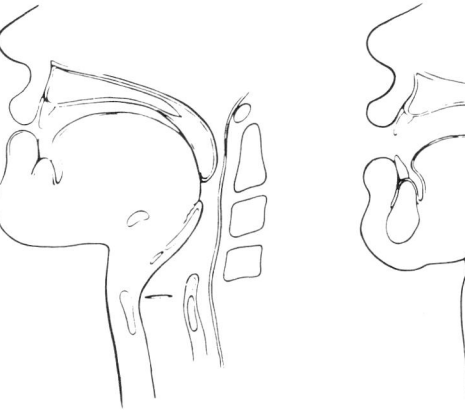

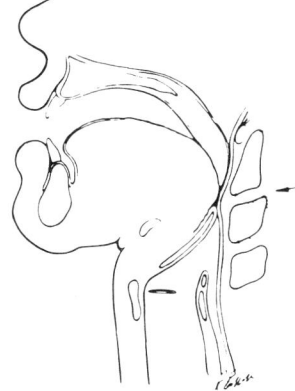

全例ではないがピックウィッキアン症候群の患者のほとんどは，昼間の傾眠の原因と思われる閉塞型睡眠時無呼吸がある．周期的な無呼吸発作とその結果生じる半覚醒により睡眠が十分にとれないため，患者は朝起きた時から日中を通じて傾眠傾向になる．

これらの特徴をそなえた患者については，1956年の論文"肺胞低換気を伴った極度の肥満－ピックウィッキアン症候群"に記述されている（Burwell, Robin, Whaley, et al., 1956）．著者らは，この症候群の名前の由来は Charles Dickens の処女作 The Posthumous Papers of the Pickwick Club（1837）の中にあると述べている．第54章の冒頭に Dickens は Joe という名の人物を登場させている．

　　驚いた番頭の目に写ったのは 1 人の少年，それも驚くほど太った少年だった．少年は使用人として住み込みで働いていたが，まるで眠っている様に目を閉じてマットの上に直立していた．彼は旅のキャラバンの内にも外にもそのような肥満児を見たことがなかった．
　　"どうしたんだい？"と番頭が尋ねた．
この風変わりな少年からは一言も返事はなく，ただ 1 回うなづいたが，微かにいびきをかいている様に番頭には思えた．"どこから来たんだい？"と番頭が尋ねた．
　　少年は答えず，大きな息をしたが，その他には何の反応も示さなかった．
　　番頭は三たび質問を繰り返したが，答えはなかった．ドアを閉めようとした途端に，少年は突然目を開け，数回まばたきをし，一度くしゃみをした後に，あたかもノックを繰り返すかの様に手を挙げた．ドアが開いているのに気づくと，彼は驚いて自分が何をしているかじろじろ見た．そして，ようやくのことで Lowten 氏の顔を見たのである．"何が恐くてそんな風にノックするんだい？"と番頭は怒って尋ねた．
　　"どんな風にだい？"と少年はゆっくりと眠そうな声で尋ねた．
　　"40歳代の貸し馬車御者みたいにさ．"と番頭は返事した．
　　"だって，寝てしまうといけないから，ドアが開くまで，ノックするのをやめれないようにと，御主人様がいってたよ．"

1956年に発表された論文以来，ピックウィッキアン症候群について多くの研究がなされるが，その結果，それは肥満ではなく呼吸への刺激性が減弱していることが本症の原因であることが判明した．（肥満者の数に比べるとピックウィッキアン症候群はそれほど多くない．また，肥満者のほとんどは高炭酸ガス血症に陥っていない）．しかし，換気駆動への刺激性の減弱は肥満により増悪し，体重が減量すると臨床症状はしばしば改善する．また，患者によっては呼吸中枢刺激作用のあるメドロキシプロジェステロン・アセテートの投与が効果的であり，その投与により昼間の血液ガス値が改善されることがある．

7．Ondine（オンデン）の呪い

オンデンの呪いとは，肺及び胸郭は正常であるが，睡眠中の呼吸停止の生じる状態をいう．この睡眠時無呼吸は中枢性であり，閉塞性由来ではない．中枢神経の換気自動制御能が障害されたことが原因で発症するということだけで，肺胞低換気発生の機序が説明できる例に限ってこの名称が適用される（Mellins, Balfour, Turino, et al., 1970）．ピックウィッキアン症候群と同様にオンデンの呪いとは，ある特殊な疾患をいうのではなく，単にある種の患者のために用いられる説明的な用語である．これらの患者のおおよそ半数に，中枢神経系の異常が確認されているが，残りの半数例には明かな病因を認めることができない．

この名の由来は，水の妖精オンデンの伝説に基ずいている．この水の妖精は人間の男と結婚した．（男の方も人間の女とは結婚しようとは思っていないと，妖精は考えていた）．しかし，水の妖精が後に海から戻ってみると，夫は人間の女と再婚していた．夫の背信行為に対して妖精が与えた罰は，あれこれと語り継がれていくうちに多彩に変わったため，現在ではいろいろと違ったものがある（Comroe, 1975；Sugar, 1982）．Jean Giraudoux の書いた戯曲 Ondine が，上記の症候群に用いられる基になったと考えられている．Giraudoux の戯曲の中では夫の名前は Hans となっている．

　　オンデン：ハンスよ．生きる事も，あなたは

忘れることでしょう．
ハンス：生きるって，そんな易々というなよ．言葉ではたやすいが，私には大変なことだ．少なくとも生きていれば，生きることにだって少しでも興味を見い出せるが，私はあまりにも疲れてしまい，もうこれ以上力を出せない．オンデンよ，おまえが私のところを去ってからというもの，かつては自然にできていたすべてのことが，今は何か命令しなければ，できなくなった．草でさえ緑色に見えると命令しなければ，私の目には緑色には見えない．わかるだろう，草が黒色だったらどんなに不快なことか．それが私の受けた罰だ．私は，5感を，200個の骨を，そして1000の筋肉をつねに意識して動かさなければならない．少しでも注意を怠れば，私は呼吸することをも忘れてしまう．そしてみんなにいわれるだろう．息をすることも面倒になり，彼は死んだと．

8．睡眠時無呼吸の治療

睡眠時無呼吸に対して多くの治療が試みられてきた．本症をきたす種々の原因（たとえば，肥満，扁桃の肥大，脳幹の疾患）に対する多くの治療が考案されているが，単一の薬剤投与や手術などはあまり効果的ではないという事実もまた十分に考慮されている．**表14-3**に施行可能な治療法を記載した．

肥満の患者に対しては，体重を減量することがおそらくもっとも有効な治療法と思われるが，これは実施することが難しい治療法である．睡眠時無呼吸の多くの患者にとって，減量はもっとも安

表14-3 睡眠時無呼吸症候群に対する特殊治療法

治療の種類	機序	主な効能
体重の減量	上気道の周囲の脂肪除去 咽頭筋の緊張促進	中枢型・閉塞型睡眠時無呼吸
薬剤（経口）		
・プロトリプチリン：5〜30mg 就寝1時間前	REM睡眠の抑制薬	閉塞型睡眠時無呼吸
・アセタゾールアミド：250mg 2〜4回/日	呼吸促進薬	中枢型睡眠時無呼吸
・メドロキシプロジェステロン：20〜40mg 3回/日	呼吸促進薬	Pickwickian症候群
・テオフィリン（血中濃度が成人で10〜20mg/lに達するまで）	呼吸促進薬	中枢型睡眠時無呼吸
・メシルフェニデート：10mg 3回/日	呼吸促進薬	中枢型・閉塞型睡眠時無呼吸
手術		
気管切開術	閉塞部のバイパス	閉塞型睡眠時無呼吸
口蓋垂咽頭形成術	気道の開放	閉塞型睡眠時無呼吸
下顎挙上術	閉塞の除去	閉塞型睡眠時無呼吸
扁桃摘出術	閉塞の除去	閉塞型睡眠時無呼吸
機械換気		
間歇的陽圧法	気道の開放（維持の換気）	中枢型・閉塞型睡眠時無呼吸
陰圧換気	換気の維持	中枢型睡眠時無呼吸
その他		
経鼻的持続気道内陽圧	気道の開放	閉塞型睡眠時無呼吸
舌保持法	気道の開放	閉塞型睡眠時無呼吸
鼻咽頭エアウェイ	気道の開放	閉塞型睡眠時無呼吸
横隔神経ペーシング	横隔膜の刺激	中枢型睡眠時無呼吸

上がりで，かつ効果的な治療法であるが，減量を実施し，それを維持することが難しいことは周知の事実である．それにもかかわらず，この方法は睡眠時無呼吸発作を有する肥満患者に対しては誰にでも，まず最初に行われる治療法である．

本症に対する特殊な治療法を開始する前に，低換気を発症し得るすべての要因を排除しなくてはならない．たとえば，鎮静薬の投与中止，代謝性アルカローシスの是正，合併する心肺疾患の改善，または甲状腺機能低下症があるならばそれに対する治療などである．

臨床問題3

52歳，女性．肥満で睡眠時無呼吸症候群の疑いのため検査が依頼された．患者は日中の傾眠傾向の既往をもち，持続性の疲労のため入院した．患者に処方されている薬剤は，高血圧に対して利尿剤，ベンゾジアゼパム系のトランキライザー，関節炎に対して非ステロイド系の薬剤である．臨床検査上，甲状腺機能低下症は認められない．また肺機能検査では中等度の拘束性障害があった．安静時空気呼吸下での血液ガス値を以下に示す．

PaO_2	68mmHg
SaO_2	92%
$PaCO_2$	51mmHg
pH	7.40
HCO_3^-	37mEq/L

次に進める検査及び治療は？

1) 薬剤

現在，睡眠時無呼吸の治療に対していくつかの薬剤が投与されている．この章では特殊な薬剤の詳細については言及しないが，ただ単に薬剤を単独で投与しても，睡眠時無呼吸の治療の最善策にはならないことを強調したい．また投与するそれらの薬剤がどの様に作用するかについてを明らかにするためには，多くの研究が必要である．治療が成功するか否かは正確な診断如何によるので，それはなかなか容易なことではない．おそらく睡眠時無呼吸に対して現在もっとも広く用いられている薬剤は，メドロキシプロジェステロン・アセテートであり，これは主にピックウィッキアン症候群の患者に処方されている．

2) 手術

気管切開術は気道の閉塞をバイパスし，症状を緩和するため有効な治療法であるが，主に非生理的であるという理由で，現在では閉塞型睡眠時無呼吸に対してはあまり行われていない．閉塞型睡眠時無呼吸により衰弱したり，または生命の危険に陥ったりするまでは気管切開は実施しない（Guilleminault, Simmons, Motta, et al., 1981）．

口蓋垂咽頭形成術（UPPP）とは，軟口蓋を短縮し，口蓋垂，扁桃，さらに扁桃周囲の余分な組織を取り除く手術である．本手術は，口腔咽頭の組織が明らかに過剰な閉塞型睡眠時無呼吸の症例に対して行われており，ある報告によれば，体重が理想体重より125％あるいはそれ以上ある患者が適応となる（Conway, Fujita, Zorick, et al., 1985）．彼らの研究では，UPPPを施行された66名の患者のうち33名において，臨床的に，及び睡眠ポリグラフ検査によりその有効性が証明されている．また，33名の患者のうち20名では，手術の効果が1年間持続されたという（Conway, Fujita, Zorick, et al., 1985）．

3) 機械換気

この方法が，閉塞型睡眠時無呼吸の患者に対して実際に行われることは少ない．体外よりの陰圧換気が，中枢型睡眠時無呼吸患者の特殊な例に用いられているが，これはかつての鉄の肺と同じ原理である（第10章参照）．

4) その他の治療

閉塞型睡眠時無呼吸に対して，薬物投与及び手術を用わない有効な治療法の1つに，経鼻的気道内持続陽圧法（CPAP）がある（CPAPの一般論については第9章参照）．閉塞型睡眠時無呼吸の治療に対してCPAPを応用した最初の報告によれば，鼻孔に小さなチューブを挿入し，それを通して低レベルの陽圧（4.5〜10cmH₂O）を加えることにより良好な結果を得たという（Sullivan, Berthon-Jones, Issa, et al., 1981；**図14-8**）．咽頭部に持続的に陽圧をかけることにより，CPAPは5名の患者において睡眠時の上気道の閉塞を完全に防

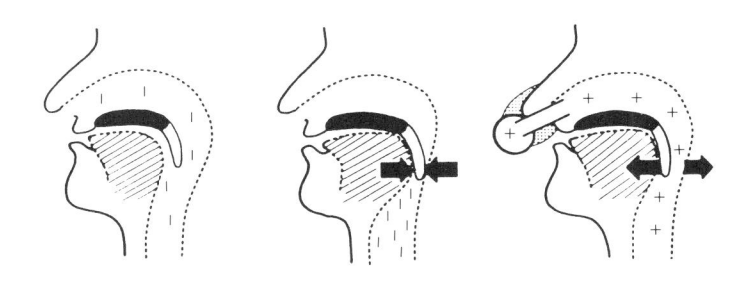

図14-8 閉塞型睡眠時無呼吸対する経鼻的持続気道内陽圧の効果；陽圧により咽頭閉塞を防ぐことができる（矢印）.
(Sullivan, C.E. Berthon-Jones, M. Issa, F. G., et al.: Lancet, 1:862, 1981)

ぎ，全例において良好な睡眠を得た．

SullivanとIssaは（1985），閉塞型睡眠時無呼吸に対するCPAPの提唱者として今でも有名である．

他の報告によれば，マスクを用いて呼気時だけに陽圧を加える方法（EPAP）も閉塞型睡眠時無呼吸に対して有効である（Mahadevia, Onal and Lopata, 1983）．EPAPとCPAPの主な生理学的相違点は吸気時にある．すなわち吸気圧はEPAPでは陰圧であるが，CPAPで陽圧となる．EPAPにより無呼吸の頻度もその持続時間も減少するという事実のため，睡眠中に陽圧を加えることが，閉塞型睡眠時無呼吸に対して有効であることが示唆されている．しかし陽圧を用いたこの治療法は，注意深く施行された例では良好な結果を得るが，その際には十分に整備された装置が必要であり，その上，患者にも協力性が求められるため，未だ広く普及していない．

舌保持装置（Cartwright and Samelson, 1982），矯正歯科的装置（Soll and George, 1985）など様々な方法が，閉塞型睡眠時無呼吸に対して用いられてきたが，一般に勧められている唯一の方法は（肥満患者に対しては）やはり減量である．これを行った上で，それぞれの患者にあった治療方針を念入りに組み立て，さらに，治癒できるまではいくつかの方法を試みるという認識をもたなければならない．

臨床問題4

50歳，男性．高炭酸ガス血症と昼間の傾眠傾向にて検査が実施された．車の運転中にも眠ってしまうため，現在では運転を行っていない．毎日1パックのタバコを吸う．身体所見上では，極度の肥満と両下肢の腫脹以外はさしたる異常は見られない．胸部レントゲンにて肺容量の減少が認められた．立位で空気呼吸下に採取した血液ガス値は以下に示すとおりである．

PaO_2	65mmHg
SaO_2	86%
HbCO	4.9%
$PaCO_2$	51mmHg
pH	7.38

肺機能検査では中等度の拘束性障害を示したが，明かな気道の閉塞所見はない．睡眠時検査では，睡眠時無呼吸症候群に一致した閉塞型睡眠時無呼吸の所見が多くみられる．この検査の間，患者の酸素飽和度は52％まで低下した．

この患者の治療をどのように進めるか．

9．Cheyen-Stokes（チェーン・ストークス）呼吸

古典的な睡眠時無呼吸の中には，多くの異常パターンを示すものがある．その内のいくつかはBiot（ビオー）呼吸（連続的に2，3回速く深い呼吸をした後に，長い無呼吸期に入る）のように神経の障害に関係がある．

チェーン・ストークス呼吸は周期性呼吸のなかでももっとも発生頻度が高く，かつよく研究されている異常呼吸パターンの1つである．チェーン・ストークス呼吸では1回換気量の増加と減少とが交互に出現し，その間に数秒から2分間の無呼吸期がある呼吸パターンを示すことが特徴である（図14-9）．ストークスは彼の研究論文"心・大血管の疾患"（1854）の中で次のように述べている．

この疾患（心臓の脂肪変性）に特有な呼吸障害

の形態は，明らかに完全に呼吸が止まり，続いて弱く短い呼吸が始まり，それが次第に強さと深さを増してこれ以上吸えないというところまで達すると，今度は呼吸は小さくなり始め段々弱くなり，やがて次の無呼吸期に至るものである．

この論文に示された異常な呼吸パターンは，チェーン・ストークス呼吸として現在よく知られており，心疾患以外の状態でも起こるということを除けば，彼の記載はすべて正しい．チェーン・ストークス呼吸は様々な中枢神経系の障害，尿毒症，代謝性疾患をもつ患者などにおいて出現するが，高齢者であれば健康な人でもしばしば見られる．

チェーン・ストークス呼吸は呼吸調節，特にそのフィードバック機構の欠損が原因で発生するといわれている（Cherniack and Longobordo, 1973）．動脈血炭酸ガス分圧（$PaCO_2$）は，通常脳幹の調節中枢により一定のレベルに調節されている．たとえば，肺疾患のために $PaCO_2$ が上昇すると，脳幹の調節中枢から肺胞換気量を増すように指令が送られ，$PaCO_2$ は正常値に戻る．この反応により呼吸形式は変化する．たとえば，呼吸は速くなったり浅くなったりするが，調節中枢が正常の機能をもっていれば $PaCO_2$ は制御される．

うっ血性心不全が原因で生じたチェーン・ストークス呼吸では，循環時間が延長しているため脳幹への血流到達時間が遅くなり，肺胞内で生じている変化をすばやく脳幹が感知できない．その結果，化学受容体で感知される $PaCO_2$ と肺胞の PCO_2 とは相が異なる（図14-9）．したがって肺胞の PCO_2 が上昇している時に無呼吸になり，反対に肺胞の PCO_2 が低下している時に過呼吸を示す．

心不全を伴わない患者では，循環時間の遅延によりチェーン・ストークス呼吸の発生を説明することはできないが，これらの患者の多くは，何らかの中枢神経系の疾患をもっている．さらに，うっ血性心不全の患者のほとんどにチェーン・ストークス呼吸が見られないことより，チェーン・ストークス呼吸が発生するには，脳幹の調節中枢に何らかの異常が存在するはずである．

チェーン・ストークス呼吸の発症は，中枢神経系の調節機構に明かな障害が存在することを意味するが，その際の血液ガス値の変動は比較的小さい．無呼吸期に不整脈が発生したり，または他の理由により命の危険があると診断された時には，アミノフィリンの静脈内投与が勧められている．しかしアミノフィリンによるチェーン・ストークス呼吸の緩和，または改善作用の機序は不明である．

10. まとめ

人間は日常生活のほぼ1/3の時間を睡眠中に過ごしているが，この睡眠時の生理的活動に対しては，近年に至るまで集約された研究はなされていなかった．脳波，肺を出入りする気流，胸郭の動きなど睡眠ポリグラフ検査を行うことにより，睡眠中のいろいろな生理学的変化を測定する事が可能になった．正常睡眠は非急速眼球運動（NREM）期と急速眼球運動（REM）期に分けられ，この2つが交互する．NREM 睡眠では，上気道筋の緊張は保たれ，呼吸は規則正しく行われている．REM 睡眠においては，上気道の筋緊張は減弱し，呼吸は不整になりがちである．睡眠中の全段階において，

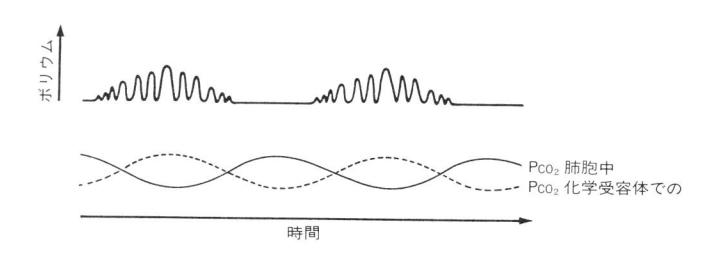

図14-9 チェーン・ストークス呼吸の換気パターン；心不全などで循環時間が延長した例では，無呼吸と過換気と交錯する呼吸パターンと化学受容体が感知する PCO_2 とはずれている．

酸素消費量と炭酸ガス産生量の両者は減少するため，睡眠により代謝は低下することが明示されている．また同時に分時換気量も減少するため，$PaCO_2$ は多少上昇する．

睡眠時無呼吸とは，10秒あるいはそれ以上の期間，呼吸が停止する状態であると定義されている．睡眠時無呼吸症候群と診断するには，一晩に少なくとも30回の無呼吸発作が認められ，その上，二次的多血症や日中の傾眠傾向といった睡眠時無呼吸を原因とした徴候及び症状があることが必要である．睡眠時無呼吸の原因は閉塞型または中枢型に分類され，閉塞型睡眠時無呼吸のほうが中枢型睡眠時無呼吸より発生頻度が高い．それぞれの病態においていくつかの潜在的原因が認められている．

ピックウィッキアン症候群及びオンデンの呪いは，閉塞型や中枢型睡眠時無呼吸にそれぞれ罹患した患者のうち，特殊な病状を有する群を説明するために用いられた用語である．

肥満は，閉塞型睡眠時無呼吸を促進する危険因子としてもっともよく知られている．したがって患者が肥満であれば，どのような治療の方針をとるにしても，まず体重の減量を実施しなくてはならない．いくつかの薬剤及び外科的療法が睡眠時無呼吸の治療に用いられてきたが，すべての患者に一様な効果が得られなかったため，それらの適応については今後の検討が必要である．

復習問題

以下の各々の文について正誤を示せ．
1．REM睡眠は，全睡眠時間の半分以下を占める．
2．アミノフィリンは，閉塞型睡眠時無呼吸の治療に用いられている．
3．咽頭筋群は通常吸気時に気道を閉塞する．
4．鼻閉により，上気道の陰圧の程度は強くなる．
5．チェーン・ストークス呼吸では，5～10秒間続く無呼吸期間により中断される呼吸形式が特徴的である．
6．睡眠ポリグラフ検査の内には，PaO_2 の連続的測定が含まれるべきである．
7．閉塞型睡眠時無呼吸は，中枢型睡眠時無呼吸より多く見られる．
8．メドロキシプロジェステロンアセテートは，ピックウィッキアン症候群の患者に用いられる薬剤である．
9．ピックウィッキアン症候群の患者は，普通覚醒時には過換気を呈する．
10．オンデンの呪いは，NREM睡眠期の第4期におこる発作が特徴的である．

References

Berry, D.T.R., Webb, W.B., and Block, A.J.: Sleep apnea syndrome—a critical review of the apnea index as a diagnostic criterion, Chest **86**:529, 1984.

Block, A.J., Boysen, P.G., Wynne, J.W., et al.: Sleep apnea, hypopnea and oxygen desaturation in normal subjects: a strong male predominance, N. Engl. J. Med. **300**:513, 1979.

Burwell, C.S., Robin, E.D., Whaley, R.D., et al.: Extreme obesity associated with alveolar hypoventilation—a Pickwickian Syndrome, Am. J. Med. **21**:811, 1956.

Cartwright, R.D., and Samelson, C.F.: The effects of nonsurgical treatment of obstructive sleep apnea: the tongue-retaining device, JAMA **248**:705, 1982.

Cherniack, N.S., and Longobordo, G.S.: Cheyne-Stokes breathing: an instability in physiological control, N. Engl. J. Med. **288**:952, 1973.

Coleman, R.M., Roffwarg, H.P., Kennedy, S.J., et al.: Sleep-wake disorders based on a polysomnographic diagnosis: a national cooperative study, JAMA **247**:997, 1982.

Comroe, J.H., Jr.: Frankenstein, Pickwick, and Ondine, Am. Rev. Respir. Dis. **111**:689, 1975.

Conway, W., Fujita, S., Zorick, F., et al.: Uvulopalatopharyngoplasty: one-year follow-up, Chest **88**:385, 1985.

Dickens, C.: The posthumous papers of the Pickwick Club, London, 1837, Chapman & Hall Ltd.

Douglas, N.J., White, D.P., Pickett, C.K., et al.: Respiration during sleep in normal man, Thorax **37**:840, 1982.

Gillin, J.C.: Sleep and dreams. In Michael, R., editor: Psychiatry, vol. 3, Philadelphia, 1985, J.B. Lippincott Co.

Giraudoux, J.: Ondine, 1939. Translated by M. Valency, New York, 1954, Random House, Inc.

Guilleminault, C., Simmons, F.B., J., et al.: Obstructive sleep apnea syndrome and tracheostomy, Arch. Intern. Med. **141**:985, 1981.

Hudgel, D.W.: Sleep Apnea. In Mitchell, R.S., and Petty, T.L.: Synopsis of clinical pulmonary disease, St. Louis, 1982, The C.V. Mosby Co.

Hudgel, D.W., Martin, R.J., Johnson, B., et al.: Mechanics of the respiratory system during sleep in normal man, J. Appl. Physiol. **56**:133, 1984.

Kryger, M.H., Mezon, B.J., Acres, J.C., et al.: Diagnosis of sleep breathing disorders in a general hospital, Arch. Intern. Med. **142**:956, 1982.

Mahadevia, A.K., Onal, E., and Lopata, M.: Effects of expiratory positive airway pressure on sleep-induced respiratory abnormalities in patients with hypersomnia-sleep apnea syndrome, Am. Rev. Respir. Dis. **128**:708, 1983.

Mellins, R.B., Balfour, H.H., Turino, G.M., et al.: Failure of automatic control of ventilation (Ondine's curse), Medicine

49:487, 1970.

Remmers, J.E., DeGroot, W.J., Sauerland, E.K., et al.: Pathogenesis of upper airway occlusion during sleep, J. Appl. Physiol. **44:**931, 1978.

Soll, B.A., and George, P.T.: Treatment of obstructive sleep apnea with a nocturnal airway-patency appliance (letter), N. Engl. J. Med. **313:**386, 1985.

Stokes, W.: Diseases of the heart and the aorta, Dublin, 1854, Hodges & Smith.

Sugar, O.: In search of Ondine's curse, JAMA **240:**236, 1978.

Sullivan, C.E., Berthon-Jones, M., Issa, F.G., et al.: Reversal of obstructive sleep apnea by continuous positive airway pressure applied through the nares, Lancet **1:**862, 1981.

Sullivan, C.E., and Issa, F.G.: Obstructive sleep apnea. In Kryger, M.H., editor: Symposium on sleep disorders, Clin. Chest Med. **6:**633, 1985.

Suratt, P.M., Dee, P., Atkinson, R.L., et al.: Fluoroscopic and computed tomographic features of the pharyngeal airway in obstructive sleep apnea, Am. Rev. Respir. Dis. **127:**487, 1983.

Suratt, P.M., McTier, R.F., and Wilhoit, S.: Collapsibility of the nasopharyngeal airway in obstructive sleep apnea, Am. Rev. Respir. Dis. **132:**967, 1985.

White, D.P., Weil, J.V., and Zwillich, C.W.: Metabolic rate and breathing during sleep, J. Appl. Physiol. **59:**384, 1985.

付録Gの一般文献も参照されたし．

第 15 章

新生児及び乳児

1. 出生時の変化
2. アプガースコア
3. 小児の病歴
4. バイタルサイン
5. 理学的検査
6. 胸部レントゲン検査
7. 肺機能検査
8. 血液ガス
9. 換気―血流比不均衡
10. 酸素療法
11. 血行動態評価
12. 乳児突然死症候群
13. 呼吸促迫症候群（IRDS）
14. まとめ

前章までは，成人患者について述べられている．示された症例はすべて，生理的正常値と同様に，成人についてである．新生児及び乳児の呼吸システムは，この章に示すようにいくつかの点において成人と異なるものである．どの様に記述しようとしてもこの領域を完全にカバーすることはできないので，新生児及び乳児のユニークな問題にハイライトをあてることにする．他の読者は，この主題についてのいくつかの優れた教科書（この章の最後にリストしてある）を参照されたい．

　乳児の年齢は，暦年齢または修正在胎週数で定義される．暦年齢は，18カ月のように出生日から計算される．修正在胎週数は，28週のように受胎日から計算される．出生時満期児は，在胎38週から42週までである．在胎37週以下の新生児は未熟児であり，43週以上は過熟児である．

1．出生時の変化

　胎児は出生の数時間のうちに，大きな変化を経験する．循環，呼吸生理学における2，3の変化を，ここで簡単に述べることにする．

　胎児では，右心系と左心系は並列的に大動脈に血液を押し出す（**図15-1**）．胎児の心臓は，下大静脈を経由して，胎盤から酸素化された血液を受けとる．この胎盤からの血液の大部分は，卵円孔を通して左心房へシャントし，そこから左心室，大動脈へと流れるのである．頭部からの静脈血は卵円孔を通してシャントせず，直接右心房から右心室へと流れる．しかし，胎児は肺動脈と大動脈をつなぐ動脈管をもっているので，直接的にも間接的にも，右心系の心拍出量の大部分は大動脈へとシャントする．出生後短期間のうちに，動脈管と卵円孔は閉鎖し，血流のパターンは成人型へと変化していく（**図2-12**参照）．

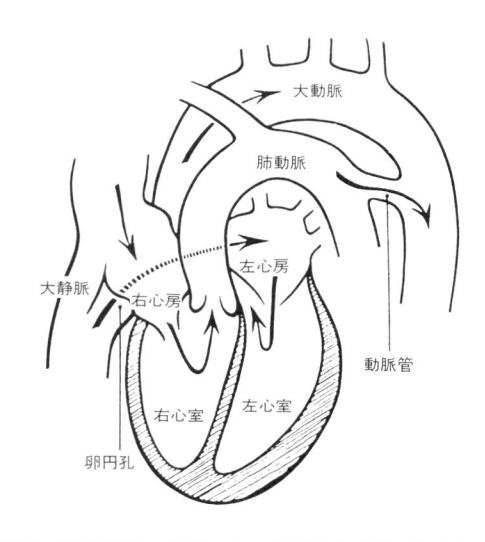

図15-1 胎児循環．胎盤からの血液は右心房に流入し，卵円孔（FO）から左心房へと選択的にシャントし，左心室から大動脈へと流れる．頭部からの血液は右心房へと流入し，右心室，肺動脈へと流れ，動脈管（DA）を通って大動脈へとシャントする．これらのシャントは，生後すぐに閉じる．(Slonim, N.B. and Hamilton, L.H.: Respiratory Physiology, ed. 4, St. Louis, 1981, The C.V. Mosby Co.)

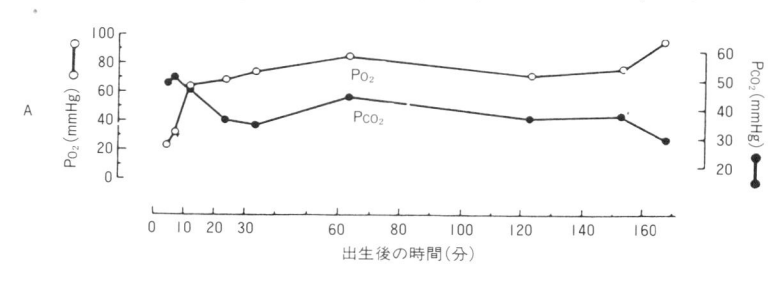

図15-2
A．成熟児（満期出生児）の出生後のPa_{O_2}及びPa_{CO_2}の変化．出生後の時間（分）
B．仮死に陥った新生児の出生後のPa_{O_2}及びPa_{CO_2}の変化．
(Fanaroff, A.A., and Martin, R.J.: Behrman's neonatal-perinatal medicine: diseases of the fetus and infant, ed. 3, St. Louis, 1983, The C.V. Mosby Co.)

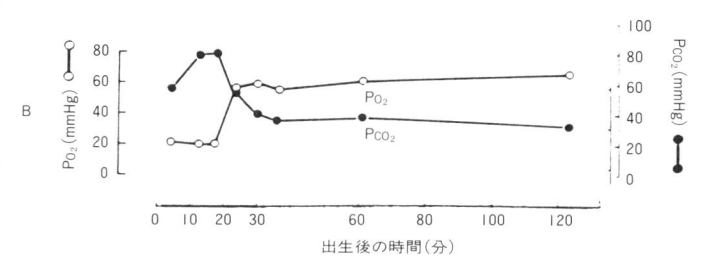

1. 出生時の変化

　胎児のガス交換の器官は，胎盤であるが，出生時及びその後の生活では，この機能は肺へ移る．出生時，肺は膨らみ，肺血管抵抗は低下する．動脈血酸素分圧（PaO_2）が空気呼吸で増加するので，卵円孔と動脈管は閉鎖し始め，すべての静脈血は肺へと流れる（もし新生児が出生後低酸素状態になると，血流は再度動脈管を通して流れるようになる）．

　出生前には，肺は液体で満たされている．出生後，肺は空気で満たされ，サーファクタントの助けで開き続ける．サーファクタントは，表面張力を低下させ，少ない肺気量時に肺胞を虚脱させないようにする燐脂質である．未熟児は正常量のサーファクタントをもっていないので，呼吸促迫症候群（respiratory distress syndrome：RDS）になり易いリスクをもっている（この章の後部でまた述べる）．

　健康な新生児は，一過性の呼吸性アシドーシスを示す．最初の呼吸による換気の開始は，動脈血炭酸ガス分圧（$PaCO_2$）の急速な下降をもたらし（Fox, 1983），1時間以内にPaO_2は正常値近くまで上昇する（図15-2．A）．したがって仮死があり呼吸開始が遅れると，血液ガスの正常化は遅れる（図15-2．B）．

　胎児ヘモグロビン（Hb F）は成人ヘモグロビン（Hb A）よりも酸素親和性が高く，結果としてHb Fの酸素解離曲線は左へシフトする（図15-3）．左へシフトした酸素解離曲線のすべてがそうであるように，一定のPO_2値についての酸素の組織への放出はより少なくなる（より多くの酸素がヘモグロビンと結びついたままになっている）．Hb Fの割合が高いほど，チアノーゼが認められる時点のPO_2が低くなる（図15-3）．

臨床問題1

　出生後，胎児ヘモグロビンの残存が，PaO_2やSaO_2が正常であるのになぜ，組織の低酸素をきたすかを説明せよ．

　Hb Fが高い酸素親和性をもっている理由は，それが異なった分子構造をもっているからではなく，Hb Aと比べて2,3-diphosphoglycerate（DPG）とあまり強くは結びついていないからで

ある．有機燐酸である2,3-DPGは，ヘモグロビンの酸素親和性を低下する（第6章参照）．Hb Fは，Hb Aと同じ程度には2,3-DPGと結合しないので，Hb FのP_{50}は低い（この酸素解離曲線は成人ヘモグロビンの酸素解離曲線を左へシフトさせたものである）．

　新生児の血液の全ヘモグロビン量は正常では約18g％，結合可能酸素量は約25ml O_2/100ml 血液であり，これらの値は母親の値よりも高い．Hb Fの割合は出生時高く，約1年でほとんど無視できる割合にまで低下する（表15-1）．

　P_{50}はHb Fの量が低下するにつれて上昇することに注目すべきである．ひどい貧血の症例ではHb Fは1年以上も存在することがあるし，ある種の成人の貧血ではHb Fは再出現して，無視で

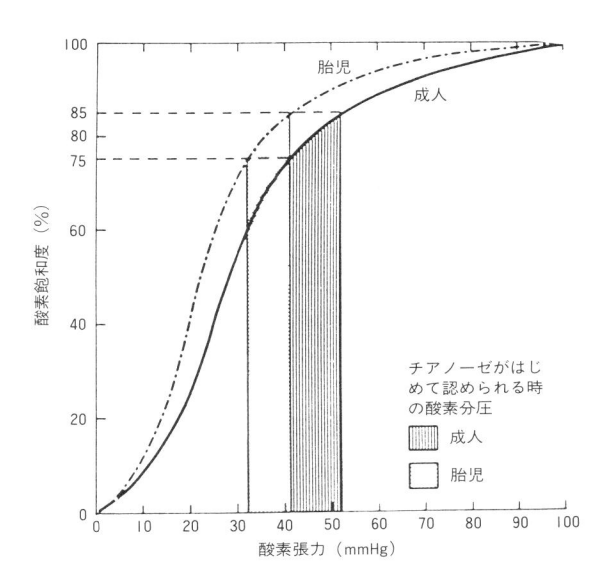

図15-3 胎児ヘモグロビンの酸素解離曲線と正常成人の曲線との比較．
胎児ヘモグロビンのP_{50}は成人ヘモグロビンのそれより低い．正常ヘモグロビン量では，軀幹部のチアノーゼは酸素飽和度が約85％の所で検出できる．成人ヘモグロビン（HbA）ではこのレベルの酸素飽和度は50mmHgをちょっとこえたPaO_2に相当する（正常pHの時），胎児ヘモグロビン（HbF）ではこれに相当するPaO_2は40mmHgをちょっと越えた値である．したがって，HbFの割合が高いほど軀幹部のチアノーゼが検出できるPaO_2が低くなる．
(Fanaroff, A.A., and Martin, R.J.: Behrman's neonatal-perinatal medicine: diseases of the fetus and infant, ed. 3, St. Louis, 1983, The C.V. Mosby Co.)

きないぐらいの量になる．

> 臨床問題 2
>
> 次のような検査値を示す新生児の，動脈血酸素含量はどの位か？ ヘモグロビン量18g％（50％が胎児型，50％が成人型ヘモグロビン），PaO_2 95mmHg，SaO_2 98％．

2．アプガースコア

出生直後の新生児の状態の評価法としてもっとも広く使われているものは，アプガースコアであり，これは分娩時の特別な生理的判定基準を点数化したものの合計点である（表15-2）．このシステムは，小児科医である Virginia Apgar によって開発された（Apgar, 1953）．アプガースコアは，出生時の皮膚色，呼吸努力，心機能，筋肉の緊張度及び痛覚刺激に対する反応を手っ取り早く評価することを主眼としている．

8から10点のアプガースコアは，仮死がないことを示している．5から7点のスコアでは，新生児は軽い仮死状態と考えられ，3から4点のスコアでは中等度の仮死，0から2点のスコアは重症の仮死と考えられる．それぞれの低い方のレベルでは，より濃度の高いモニタリングと蘇生の努力が要求される．

ほとんどの新生児は，生後1分と5分後にアプガースコアをとる．もしその新生児がなんらかの窮迫状態にあれば，アプガースコアはもっと頻回に，かつより長時間測定する．たとえば，病的新生児では，アプガースコアは生後1，2，5，10，15，20分に記録する．

> 臨床問題 3
>
> 生下時に末梢のチアノーゼがあり，痛覚刺激で泣き，不規則な呼吸をし，腕は曲げ，心拍数は1分間90の新生児の，アプガースコアは幾らか？

3．小児の病歴[*1]

新生児の病歴は通常，両親，母親の陣痛や分娩の記録及び新生児自身の医学的記録等の様々な情報源から得られる．特に重要な観点を以下に示す．

[*1] この段落及び次の2つ（バイタルサインと理学的検査）の段落は，Deming, 1985の発表に基づいている（文献参照）．

表15-1 成熟児の酸素輸送

児数	年齢	全ヘモグロビン (g/dl 血液)	O_2 容量 (ml/dl 血液)	P_{50} at pH7.40 (mm Hg)	2,3-DPG (m mol/ml) 赤血球	胎児ヘモグロビン (％)
19	1日	17.8±2.0	24.7±2.8	19.4±1.8	5433±1041	77.0±7.3
18	5日	16.2±1.2	22.6±2.2	20.6±1.7	6850±996	76.8±5.8
14	3週	12.0±1.3	16.7±1.9	22.7±1.0	5378±732	70.0±7.33
10	6-9週	10.5±1.2	14.7±1.6	24.4±1.4	5560±747	52.1±11.0
14	3-4月	10.2±0.8	14.3±1.2	26.5±2.0	5819±1240	23.2±16.0
8	6月	11.3±0.9	14.7±0.6	27.8±1.0	5086±1570	4.7±2.2
8	8-11月	11.4±0.6	15.9±0.8	30.3±0.7	7381±485	1.6±1.0

(Oski, F.A. : Hematologic problems. In Avery, G. B., editor : Neonatology : Pathophysiology and management of the newborn, ed, 2, Philadelphia, 1981, J.B. Lippincott Co.)

表15-2 アプガースコア

徴候	スコア 0	スコア 1	スコア 2
皮膚色	軀幹：蒼白または青 四肢：青	軀幹：淡紅色 四肢：青	全身：淡紅色
心拍数	なし	緩徐（100以下）	正常（100以上）
反射性	反応なし	何等かの動き	泣く
筋緊張	だらんとしている	四肢を曲げる	活発に動く
呼吸	なし	緩徐，不規則	強く泣く

母親の病歴：その新生児の母親は，妊娠前は健康であったか？　何か投薬を受けていたか？　慢性疾患に罹患しているか？糖尿病の母親から産れた新生児は，その妊娠期間に比べて生理学的に未熟であり，それゆえ呼吸促迫症候群のような未熟性に起因する疾患に罹患しやすい．

家族歴：未熟児や新生児呼吸器病の家族歴があるか？　呼吸促迫症候群のような重症の疾患は，同胞に出現しやすい．出生後早期から呼吸上の問題の原因となる先天性疾患である，嚢胞性線維症 (cystic fibrosis) は，もし他の同胞がその患者であれば，その可能性が高い．

妊娠歴：妊娠中に母親は何か病気にかかったことがあるか？　母親には軽い呼吸器症状を起こすだけのウイルス感染が，新生児にはひどく作用することがある．母親に何等かの性器出血がなかったか？　性器出血の原因は普通は母体側であるが，時には胎児側であることもある．出血歴のある母親から産れた新生児は，循環血液量不足になりやすい．

　羊膜や尿路系の感染の所見があったか？　感染症がある母親から産れた新生児は，感染症のリスクが正常出産児より高い．母親は何か外傷を受けていたか？　外傷があると胎児への酸素やその他の栄養の運搬が障害されやすい．母親の子宮は妊娠の間，順調に発育していたか？　もし妊娠の期間中，子宮が正常に発育していなければ，胎児は肺形成不全や重症の奇形となりやすい．妊娠中のこれらの問題のいずれでも，新生児の呼吸を障害することとなる．

陣痛の記録：もし母親に発熱，白血球増加，脆弱子宮，24時間以上の羊膜の破裂の病歴，嫌な匂いのする羊水及び胎児の頻脈があれば，新生児の感染症を疑うべきである．もし母親の低血圧，胎児の心拍数異常，胎動の減少，羊水中への胎便の出現，遷延分娩や異常な性器出血があれば，新生児の仮死を疑うべきである．

分娩中の記録：呼吸器疾患の発生頻度は，修正在胎週数によって変化する．病歴によって，母親の最後の月経期間 (last menstrual period : LMP) の日付を確認でき，分娩予定日が推定できる（これは母親の病歴で出産予定日 [estimated date of confinement : EDC] として現される）．他の重要な疑問点は出産の方法に関係している，たとえば経腟分娩か帝王切開か，自然分娩か鉗子分娩か，そして低位鉗子か中位または高位鉗子分娩かといった方法である．自然または低位鉗子経腟分娩であれば，正常分娩が示唆され，結論としてその児は健康な赤ん坊である．高位鉗子分娩または予期せぬ帝王切開では，陣痛や出産の間に何等かの困難なでき事が起ったことを示唆し，このような方法で生れた児は呼吸器疾患のリスクが増加する．麻酔の方法を知ることもまた役に立つ，たとえば麻薬を静注したか筋注したか，局所麻酔か，硬膜外麻酔か，脊椎麻酔か全身麻酔か等である．麻薬や全身麻酔薬は胎児の血液に移行し，呼吸抑制を引き起こす．脊椎麻酔薬は母体の血圧を低下させ，胎児の酸素供給を危うくする．

分娩後の病歴：大部分の新生児にとって，分娩後の病歴は"正常"である．しかしすべての新生児は，もし気道を清潔にすること以外何もなくても，出生時に何等かの呼吸補助は必要とされる．その新生児はこの単純な処置だけであったか？　酸素投与を追加したか？　バッグで人工呼吸をしたか？　気管内挿管が必要であったか？　もしそうであれば，どのくらい速やかに，その新生児は回復したか？　全般的な病歴として，その新生児はどの位の間入院していたか，退院時の状態，分娩以来のどのような医学的な問題があったかといったことが記録されるべきである．

4．バイタルサイン

　体温，心拍数，呼吸数，血圧といったバイタルサインのチェックは，どのような臨床的な検査においても必要なことである．小児の正常値を，**表15-3**に示す．小児患者は体のサイズが小さいので，バイタルサインの測定のみならずその解釈においても特別なアプローチが必要となってくる．

　新生児の体温は，正常では成人と同じ範囲である．新生児の体温は，一般的には腋窩または直腸で測られる．口腔温と比較すると腋窩温は約1°F (0.56℃) 低く，直腸温は約1°F高い（**表15-3**）．

　新生児は，熱産生と熱喪失とのバランスによって体温を維持している．しかし，熱喪失は体重に

対する体表面積の割合によって大きく規定されるので，新生児は年長児や成人よりも熱喪失は大きい（表15-4）．

平均的な成熟新生児の体表面積は0.25m²，体重は3.5kgであるので，体表面積－体重比は成人男性の3倍以上となる（表15-4）．未熟児ではその比はもっと大きく，成人男性の7倍以上である．相対的に大きい面積－体重比のため，未熟児は容易に熱を失い易く，体温を保つためには環境に大きく依存している．

新生児の高体温は，一般的には環境因子が原因である．すなわち衣服が多過ぎる，熱源が近過ぎる，保育器の加温のし過ぎ等である．稀に新生児の高体温は，感染の結果であることもある．逆に低体温は，新生児では年長児や成人よりも感染の兆候であることが多い．急性感染症時には，新生児は正常の熱産生を維持できなくなるため，低体温が起こると考えられる．成人と異なり，新生児は低体温があっても戦慄はこない．

環境温は新生児にとって，特に重要である．疾病罹患中の新生児のほとんどは，中性温度環境（neutral thermal environment：NTE）に置かれるが，このNTEは酸素消費量が最低となる環境温度である．図15-4は酸素消費量，体温及び環境温度の間の関係を示している．もし環境温度が中性温域から外れると，新生児は一般的には一定の体温を保つことはできるが，酸素消費量の著明な増加というコストを払うこととなる．中性温度環境は，体重に修正在胎週数や出生後の経過時間を勘案して決定される．

心拍数は正常の場合は，修正在胎週数（修正在胎週数が少ないほど心拍数は多い）と出生後の経

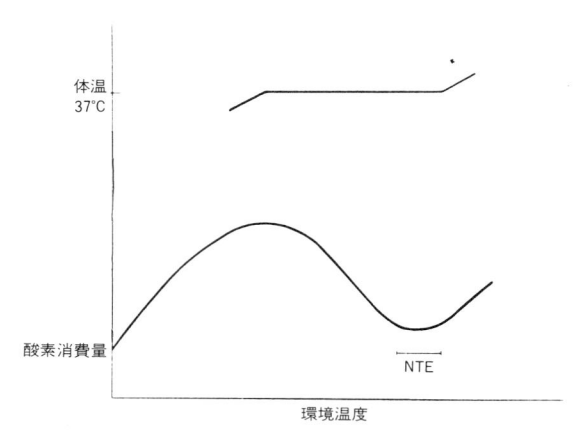

図15-4 酸素消費量，体温及び環境温度間の相互関係．中性温度環境(NTE)以外では，新生児が一定の体温を保とうとするために，酸素消費量が増加する．
(Wilkins, R.L., Sheldon, R.L., and Krider, S.j., editors: Clinical assessment in respiratory care, St. louis, 1985, The. C.V. Mosby Co.)

表15-3 新生児及び小児のバイタルサインの正常範囲

バイタルサイン	新生児	成熟幼児と小児
体重	98-99（口腔）	同じ
	97-98（腋下）	同じ
	99-100（直腸）	同じ
心拍数/分	120-200	100-180（3歳まで）
		70-150（3歳以上）
	35-55	20-30（6歳まで）
血圧(mm Hg)		
収縮期	60-90	75-130（3歳まで）
		90-140（3歳以上）
拡張期	30-60	45-90（3歳まで）
		50-80（3歳以上）

表15-4 体表面積－体重比

	体表面積 (m²)	体重 (kg)	体表面積/体重 (m²/kg)
成人男性	1.7	80	0.02
成熟新生児	0.25	3.5	0.07
在胎28週の新生児	0.15	1.0	0.15

過時間によって変化する（**表15-3**）．頻脈と徐脈の範囲は，新生児に対しては修正在胎週数によるべきであり，乳児に対しては出生後の経過時間によるべきである．健康な満期産の新生児の平均の心拍数は１分間に約175であるが，正常でも出生後はかなり少ない．新生児の頻脈は，啼泣，痛み，循環血液量の減少，薬剤，発熱及び心疾患が原因であることが多い[*2]．徐脈は低酸素や，啼泣時に起こり易いバルサルバ（valsalva）現象，心疾患及びある種の薬剤によって引き起こされる．

橈骨動脈のサイズが小さいため，乳児や新生児の脈拍は，一般的には指の腹を用いて，上腕動脈または大腿動脈の部分で触れる．上腕動脈は，上腕の内側表層に存在し，仰臥位の新生児では肘の内顆のちょっと中枢側を走っているので，この部で上腕動脈の脈拍を触れることができる．大腿動脈は，大腿の真ん中でちょうど鼠径靱帯の下にある．

正常新生児の呼吸数は，修正在胎週数と，いつ，その呼吸が測定されたか，すなわち睡眠中か覚醒中であるかといった因子に左右される．覚醒中の呼吸数は，睡眠中よりも高い傾向にある．正常成熟児は，１分間に35から55回呼吸している．修正在胎週数が少ないほど，呼吸数は多い．

頻呼吸は低酸素血症，代謝性や呼吸性のアシドーシス，不安，疼痛，発熱及び啼泣によって引き起こされる．呼吸緩徐（少ない呼吸数）は，一般的には麻薬のようなある種の薬剤によって引き起こされるが，新生児の呼吸緩徐は，呼吸性の非代償状態で起る．まず，呼吸促迫の新生児は，一般にぎりぎりの許容できる血液ガス値を示す多呼吸となる．病状が進行し，呼吸仕事量の増加に新生児が疲れてくると，呼吸が停止する直前に呼吸緩徐が現れる．

無呼吸とは，呼吸努力の停止である．ここで任意に，長い無呼吸とは20秒以上の呼吸の停止，短い無呼吸とは10から20秒の呼吸の停止とする．５から10秒の呼吸の停止は，呼吸休止（respiratory pause）とよぶ．新生児はまた周期性呼吸とよばれる現象を示すことがある．これは呼吸休止または短い無呼吸が正常な呼吸中に時々みられる呼吸のことである．この呼吸パターンは，数分から数時間続く．

長い無呼吸の発現は，つねに異常であるが，短い無呼吸と呼吸休止の発現は，新生児の修正在胎週数によっては正常である．短い無呼吸と呼吸休止は，未熟児では一般的であり，３ヵ月までの正常成熟児にもみられる．乳児突然死の際には無呼吸発作が先行することがある．乳児突然死症侯群は，この章の後の方で述べる．

呼吸数は，胸壁の動きを目で見ることにより，また聴診器による聴診の間に呼吸数を数えることにより，測定する．視診は，その児の本当の安静時呼吸数に近い呼吸数を測定することが可能である．しかし，正常新生児の呼吸は相対的に小さい１回換気量によって速いため，１回１回の呼吸を肉眼的に判断するのは困難である．そのような状態では，聴診器を触れることによってその児は少し呼吸数を増やす反応をするが，呼吸数は聴診器による聴診によって数える方がよい．

新生児の呼吸では，規則性と深さがチェックされるべきである．多くの未熟児は，正常範囲の呼吸数であるが，周期性呼吸や正常呼吸の間に無呼吸が入るといった不規則な呼吸のパターンももっている．なお肺疾患をもった新生児は正常の呼吸数であるが，１回換気量は小さいので，肺胞換気量は減少している．

血圧の正常値は，その児の体の大きさによって変動する，すなわち大きい児は高い血圧を示す．成熟児の収縮期血圧は，90mmHgを越えず，拡張期血圧は60mmHgを越えない．成人と同じように，新生児の血圧は，カフを用いて，または動脈カヌラを挿入することにより測定できる．

5．理学的検査

新生児と乳児の理学的検査は，４つの古典的診察法の内の３つに基づいている，すなわち視診，触診と聴診である（４番目の古典的診察法である打診は，新生児や乳児ではあまり用いられない）．

新生児の理学検査のうちもっとも重要なものは，視診であろう．最初に新生児を，裸で仰臥位にさせる．診察者は，疾患の程度を評価するために児

[*2] 頻脈は新生児では心拍出量を増加させる唯一の方法である．すなわち安静時１回拍出量は，正常でも最大１回拍出量の90％以上である．

の全身所見を最初に観察し，奇形をチェックし，児の体位が修正在胎週数に見合ったものかどうかに注意する（**図15-5**）．安静時の成熟新生児は，"胎児"の体位になるように腕と脚を曲げている．修正在胎週数の少ない児は，筋緊張が低いので，安静時に四肢は屈曲しない．

新生児の肺は，成人と同じ位置関係にある．新生児の胸部は，成人の胸部に比べてより大きな前後径をもっている．成長とともに前後径は減少し，成人の形態に近くなる（**図15-6**）．胸部の輪郭と胸郭の各部分の解剖学的な目印は，新生児も成人も同じである．

乳児の皮膚に，チアノーゼがあるかどうかを調べる．しかしこのチアノーゼの評価は，新生児では特に困難である．中枢性のチアノーゼは，動脈血中の酸素飽和度（SaO_2）とヘモグロビン量とに依存している（成人と同様）のみならず，胎児ヘモグロビンと成人ヘモグロビンの比にも依存している（正常値は**表15-1**参照）．

低体温やヘマトクリットが65％以上の新生児では，青みがかった四肢（末端チアノーゼ）を呈しているが，これは本当のチアノーゼではない．未熟児は皮膚が薄いので，本当に低酸素状態の時でもまったくピンクに見える．したがって舌，爪床や口腔粘膜の色を見ることが，体全体としての酸素化の状態を知るもっとも信頼性ある手掛りとなる．

臨床問題4

チアノーゼを判断するためには，毛細血管中にどのくらいの還元型ヘモグロビンがあればよいか？
 a．全ヘモグロビン量の少なくとも20％．
 b．全ヘモグロビン量の少なくとも50％．
 c．100mlの血液中に5gのヘモグロビン．
 d．100mlの血液中に10gのヘモグロビン．
 e．上記のいずれでもない．

新生児の呼吸のパターンもまたよく観察すべきである．呼吸促迫状態にある児は，頻呼吸，肋間陥没，鼻翼呼吸，場合によっては呻吟を特徴的に示す．陥没呼吸は，肺が胸壁に比べてコンプライアンスが低下すると起こる．吸気の間，その児は肺を膨らせるために横隔膜を強く収縮する．これは大きな胸腔内陰圧を作り，その結果，胸壁は抵抗の弱い点で内方へ虚脱する．この虚脱の部位は普通，肋間（肋骨の間），肋骨下（肋骨下縁の下方）または胸骨下（胸骨下端の下方）である（**図15-7**）．肺疾患をもった新生児は，体の中心（胸骨下及び肋骨下）に向う大きな陥没呼吸を示しやすい．呼吸促迫を起こすような心疾患をもった児は，大きな心臓が胸骨の後方への動きを妨げるため，側胸部で肋間陥没を示しやすい．

新生児は鼻呼吸をしており，必要な分時換気量は鼻を通じて取り込まれる．鼻翼呼吸（吸気時の鼻孔の拡大）とは，気道を拡大し，気道抵抗を減少し，空気の流量を増加させようという試みであ

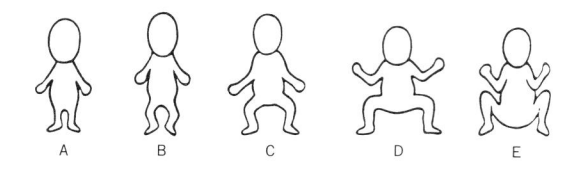

図15-5 AからEへと，異なった在胎週数の新生児の体位．28週で生れた未熟児（A）から成熟新生児（E）．
(Wilkins, R.L., Sheldon, R.L., and Krider, S.j., editors: Clinical assessment in respiratory care, St. louis, 1985, The. C.V. Mosby Co.)

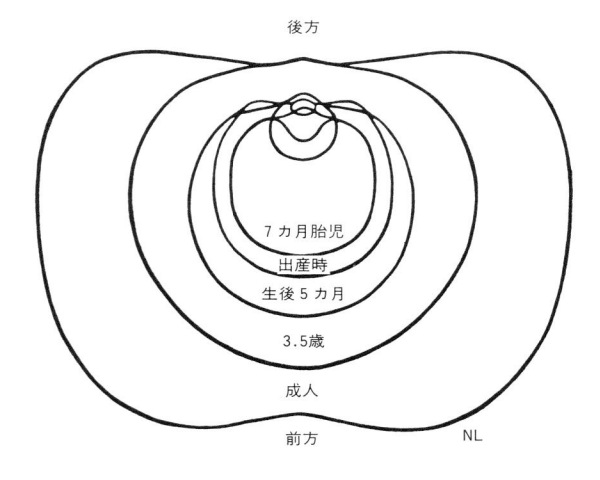

図15-6 年齢による胸郭の前後形状の変化．
(Wilkins, R.L., Sheldon, R.L., and Krider, S.j., editors: Clinical assessment in respiratory care, St. louis, 1985, The. C.V. Mosby Co.)

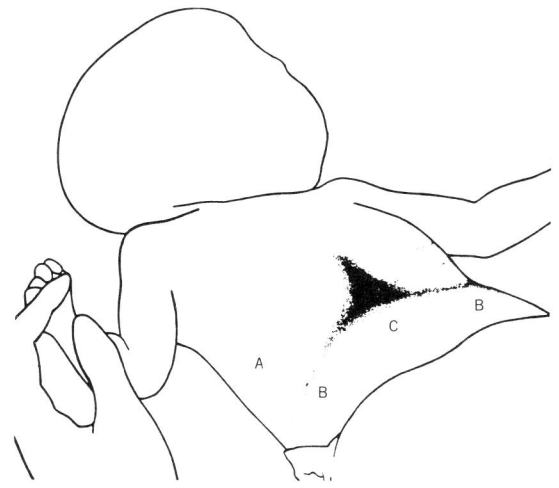

図15-7 胸壁虚脱の発生部位.
陥没は肋間（A），肋骨下（B），胸骨下（C）の部分に起こる．
(Wilkins, R.L., Sheldon, R.L., and Krider, S.J., editors: Clinical assessment in respiratory care, St. louis, 1985, The. C.V. Mosby Co.)

る．
　呻吟は呼気の終りで，急速な吸気の直前に聞かれる．これは肺内のガス量を増加させようという新生児の試みであり，肺気量の減少する疾患（たとえば呼吸促迫症侯群）において特徴的に見られる．吸気の終末に新生児は声門を閉じ，閉じた声門を通して能動的に息を吐きだす．呻吟の音は児が急激に声門を開き，急速に息を吐き，次いで息を吸い，声門を再び閉じる時に発生する．
　呼吸のパターンや呼吸努力を観察していると，前胸部では胸壁の動きが増加しているのが観察される，すなわち心臓の収縮にあわせた胸壁の上昇や移動等である（過剰運動性前胸部）．このような胸壁の運動は右心系の容量の増加を示し，一般的には動脈管を通じての左右シャントの結果である．誕生後，動脈管が開存している時は，大動脈からの血液は直接肺動脈へと流れ，結果として肺水腫とうっ血性心不全をきたす．過剰運動性前胸部がある場合は，呼吸促迫が単に肺からだけでなく心臓の異常の結果であるかもしれないという可能性である．
　新生児における触診は，肺では腹部ほどには有用ではない．新生児は，横隔膜を呼吸力の主要な動力源として使用している．新生児の腹壁の筋肉は弱いので，腹部内臓が呼吸に伴って大きく動く．腹部の動きを妨げるもの，すなわち腹部臓器の腫大（たとえば肝，脾）や腹腔内の腫瘍等は，したがってどんなものでも呼吸に影響する．液体や空気による腹部の膨満もまた，腹部の動きを妨げる．新生児の腹部を触診する時は優しくあつかうことが重要であり，もし乱暴な触診をしたために指先で腫瘤を奥へ押しやってしまえばその腫瘤は感じられなくなる．
　聴診は新生児が静かであれば，有用な情報を提供してくれる．最適の状態でみるには，聴診は一般的には視診の直後に行うことである．大体の新生児は仰臥位や側臥位でいるが，聴診には腹臥位が一番良い．聴診は，その児が動き出す前にすむようにしなければならない．もし体位が悪くてよく診察ができなければ，適当な体位に優しく動かさねばならない．
　呼吸音のタイプは，成人と同様である（第1章参照）．呼吸音の減弱は空気の流量の減少を意味し，呼吸促迫症候群において特徴的な所見である．喘鳴（ウィージング）はBPD（Bronchopulmonary dysplasia）や喘息のような，収縮した気道を空気が流れることを意味する．クラックルは，一般的には肺内の過剰の液体（肺水種）または肺胞内空気部の感染（肺炎）を意味する．
　新生児が正しく気管内挿管をされているかどうかの疑問がある時には，腹部を聴診すべきである．もしその気管内チューブが食道内にあれば，胃内に大きな呼吸音が聞えるであろう．
　年長児では使われないが，新生児ではよく使われる技術は，透光検査である．新生児の胸壁は相対的に薄いので，暗室で明るいファイバー光を胸壁に当てると，皮膚に接触した点の周りに明るい光のかさができる．気胸や気縦隔があれば，片側肺全体が光に浮び上がる．透光検査は，迅速かつ安全であり，ある種の重篤な状態の迅速な診断も可能である．

6．胸部レントゲン検査

　レントゲン写真の見方と胸部レントゲン写真の撮り方は，新生児と年長児とではかなり違う．年長児では，X線のビームは後から前へ通り抜ける

（後前方向）．この方法はレントゲンのビームが体を通り抜ける時に，ビームの拡散から来る歪みを小さくする．また成人では，レントゲン写真を撮影する時は立位が好まれる．新生児は簡単には立位ができず，胃を下にして強制的に横たえられることを嫌うので，大部分のレントゲン検査はレントゲンフィルムの上に横たわった体位すなわち仰臥位で行なわれる．その結果，レントゲンビームは新生児の前から後へと通り抜ける（前後方向）（図15-8）．

年長児では，前後または側面のレントゲン所見によって，標準的な撮影でも肺の全ての部分の観察を可能にする．レントゲン所見の解釈は，成人と同様に系統的に行う．特別な注意は，大きな気道（喉頭，気管，主気管支）について払われるべきである，すなわち大きな気道が胸部の中で正常な位置にあるか，外部の腫瘤や圧によって偏位していないか，内部の腫瘤や肺の低形成による陰影欠損がありはしないかなどである．

時として，胸部及び腹部の側臥位のレントゲン写真は，胸膜腔の液体や気体の存在や異物による閉塞を見出すのに有用である．年長児では，そのような閉塞は吸気と呼気の胸部レントゲン写真の組合せによってわかる．閉塞が完全でない時（すなわち吸気時にいくらかの空気が閉塞部を通過する）は，閉塞した方の肺は，閉塞していない肺と比べて呼気時に相対的に過膨張しているように見える．

新生児は吸気や呼気の状態での撮影に協力できないので，部分的な気管支閉塞の発見のためには，右または左の側臥位でレントゲン写真を撮影する．たとえば，もしその新生児が右主気管支に部分的な機械的閉塞をもっていたら，左を下にした側臥位では左の肺は収縮または虚脱するが，右を下の側臥位では右の肺は膨張をしたままであろう．

一般的に，もしある新生児に説明のつかない頻呼吸，チアノーゼ，異常な呼吸音，胸部や気道の奇形がある時や非常に状態が悪い時には，胸部レントゲン写真を撮影すると何かを得ることがある．

7．肺機能検査

図15-9に，新生児の全肺気量（total lung capacity：TLC）を成人男女のTLCと比較して示す．下位の分画（1回換気量［tidal volume：TV］，

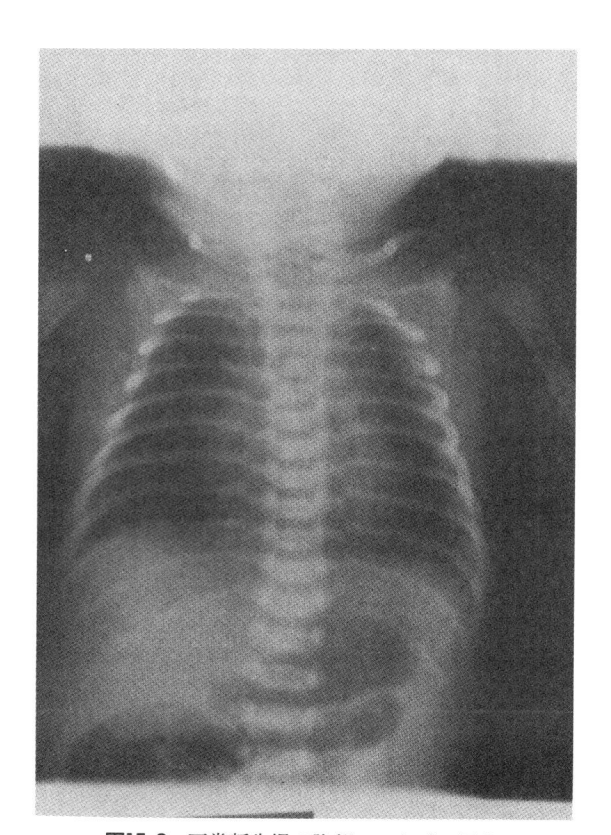

図15-8 正常新生児の胸部レントゲン写真．

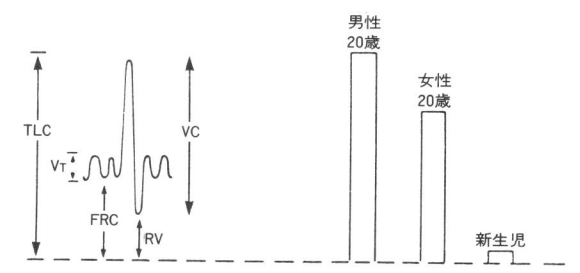

図15-9 若年成人と比べた新生児の全肺気量．**左，** 正常成人のスパイログラム．RV＋VC＝TLC．右の棒グラフはTLCを現している．TLCは成人男子の平均約6 l，成人女子の平均約4.2l，平均的サイズ（3kg）の新生児で約160 ml である．TLC, 全肺気量；V$_T$, 1回換気量；RC, 機能的残気量；RV, 残気量；VC, 肺活量．
(O'Brodovich, H.M., and Chrnick, V.: The functional basis of in children, Philadelphia, 1983, W.B. Saunders Co.)

機能的残気量［functional residual capacity：FRC］，残気量［residual volume：RV］及び肺活量［vital capacity：VC］）の絶対値は，TLCの減少に比例して減少する．

肺機能は，乳児や新生児においても検査することができる．しかし，この検査のための規格化した測定器具は入手できない．肺機能を測定している育児室は，検査医の要求を満たすような手作りの器具を作る能力をもった，主要な教育や研究の機関だけである．病気の乳幼児を取り扱う新生児保育室の大部分は，肺機能を測定できない．

新生児と成人の肺機能検査における基礎的な差異は，患者の協力能力である．成人や年長児の肺機能検査は，簡単な命令にしたがう患者の協力によっているが，新生児では，患者の協力なしに行われなければならない．

3つの肺気量が，比較的容易に新生児においても測定できる，すなわち機能的残気量（FRC），胸郭ガス量（thoracic gas volume：TGV）及び啼泣肺活量（crying vital capacity：CVC）である．この3つの気量のすべては，児の協力と無関係に測定できる．しかし，これらの検査結果の解析には，ある程度の注意が必要である．正常値の幅は大きく，3つの検査すべては誤差を含みやすい．それぞれの新生児，または同じ新生児の異なった時間の間での結果を比較するためには，その値は体重または身長に基づいて規格化されねばならない，すなわちガスcm^3/体重kg，またはガスcm^3/身長cmである．

FRCは次の2つの方法のうちの1つにより測定する．すなわち閉鎖式ヘリウム稀釈法（もっとも一般的方法）と開放式窒素洗い出し法である．プレチスモグラフで測定されるTGVは，気道に繋がっていようといまいと胸腔内にあるすべてのガス含量を示している．

CVCは，新生児が泣いている時の1回換気量を測定したものである．これは，FRCの変化を引き起こすような肺疾患をもち（たとえば呼吸促迫症侯群），かつFRCの測定が困難であるような新生児の経過観察に有用である．CVC測定では，その新生児が元気に泣くことができなければならないので，病気の新生児では困難であろう．

コンプライアンスや抵抗のような他の肺機能の測定は，可能ではあるがほとんどの臨床の場では実用的ではない．

臨床問題5

身長100cm（約39インチ）の幼児のTLCは1.15 l である．その児の肺活量はおよそのくらいの値と思うか．

a．525ml
b．650ml
c．725ml
d．870ml
e．960ml

8．血液ガス

新生児の血液ガスは，血液サンプルの分析または経皮的ガス分析によってモニターする．酸素分圧（P_{O_2}），炭酸ガス分圧（P_{CO_2}）及びpH測定のための血液は，動脈，毛細血管または静脈からとる．新生児における血液ガスの正常値は，いつ，その血液が採血されたかに厳密に依存している（図15-2参照）．図15-2に示すように移行期の後，血液ガス値は成人のそれと似てくる．

動脈サンプルは，新生児や幼児の血液ガス分析でもっとも信頼できる情報源である．この事実は，この年齢のグループの動脈穿刺に伴う問題は種々あるものの，重要視されなければならない．その処置（動脈穿刺）は，熟練した技術とともに他の人の介助が必要である．新生児や乳児期早期は動脈が小さく，また大人しくしていることは期待できないので，動く時は，動脈損傷のリスクは増加する．またもしそのことで新生児を泣かせれば，動脈血は安静状態を反映しなくなる．啼泣は呼吸のパターンを次の2つのいずれかに変化する，すなわち過呼吸または息こらえから呼吸停止の2つである．どちらであっても，急激にP_{O_2}とP_{CO_2}に変化がくる．

動脈穿刺に問題があるので，毛細血管サンプルが広く用いられている．毛細血管からの採血は，動脈穿刺よりも技術や努力を必要としない．毛細血管の採血には指や耳朶を用いることができるけれども，一般には新生児の踵の皮膚を穿刺することが多い．

毛細血管P_{CO_2}とpHの値を動脈サンプルから

得られる値と比較してみると，P_{CO_2} は 2 から 5 mmHg 高く，pH は 0.01 から 0.03 低い．これらの小さな差は，臨床上ではあまり重要ではない．毛細血管 P_{O_2} と動脈 P_{O_2}（Pa_{O_2}）の間の差はもっと著しい．不幸なことに，毛細血管と動脈の P_{O_2} の間には固定した関係式がない．毛細血管 P_{O_2} が 50 mmHg の新生児は，50 から 90 mmHg の間のどこか，もしくはもっと高い Pa_{O_2} の値をもっている．しかし，Pa_{O_2} は毛細血管 P_{O_2} より低くなることはない．

　動脈血に近似した毛細血管サンプルを得るには，四肢は約 103°F（39.4°C）に暖めなければならない．暖める時には新生児が熱傷をしないように，また保温器具がかえって体温低下や二次的な末梢温低下を来さないように注意すべきである．もし，四肢が浮腫，チアノーゼや冷感があったり，末梢循環不全状態であれば，すべての値は信頼できないであろう．また，毛細血管穿刺は痛いので，そのサンプルはその児の啼泣時の状態を反映しており，それは安静時とは異なっていることに注意すべきである．

　患児のモニタリングの分野でのもっとも著しい進歩の 1 つは，経皮的酸素及び炭酸ガス測定電極の進歩である．経皮的酸素(tcP_{O_2})電極は皮膚毛細血管の酸素を測定し，動脈 P_{O_2}（Pa_{O_2}）は測定しない．しかし，tcP_{O_2} は電極の直下の血流が低下しないという条件を備えれば，大体において Pa_{O_2} に近似している（**図15-10**．A）．血流の低下は，アシドーシス，ショック，低血糖及び皮膚の不適切な保温等によって起こる．そのような状態では，tcP_{O_2} は Pa_{O_2} より著しく低くなる．

　tcP_{O_2} のモニターは，動脈血の採取でおきる生理学的な変化を知る良い方法であるといえる．サンプル採取に際しては，3 つの時点の tcP_{O_2} 値を記録すべきである，すなわち，新生児を採血によって刺激する前，注射器内への血流の流入開始時，及びサンプル採取後約 1 分の時点である．この 3 点の tcP_{O_2} 値は，その児の安静状態，動脈採血によって引き起こされる生理学的変化，及び Pa_{O_2} と tcP_{O_2} の間の関係の評価に役立つものである．経皮的炭酸ガス（tcP_{CO_2}）電極もまた入手可能である．tcP_{O_2} 電極のように，tcP_{CO_2} は皮膚の中に

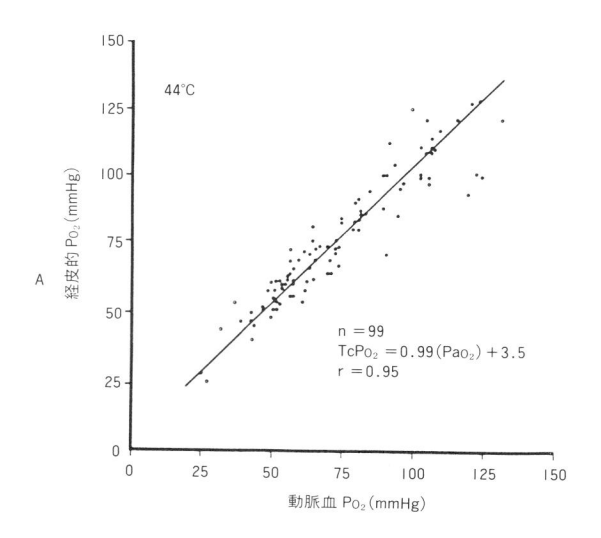

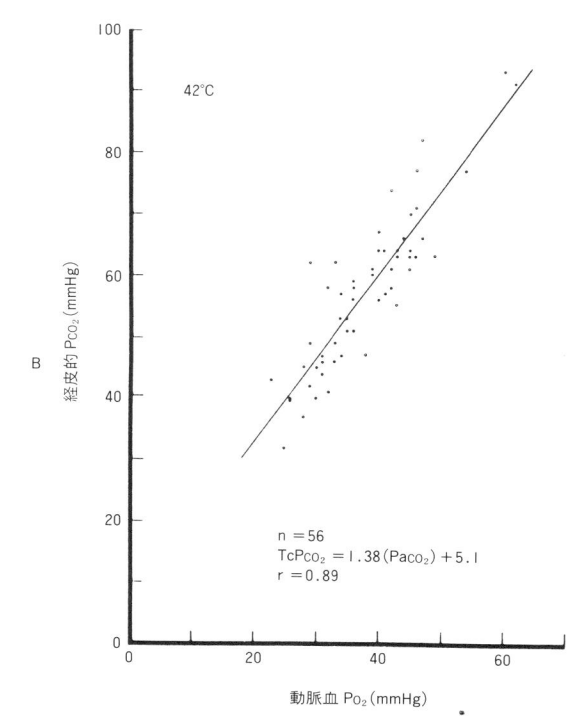

図15-10 経皮的及び動脈血測定による P_{O_2} と Pa_{O_2} の関係．
A．呼吸促迫症候群の未熟新生児における tcP_{O_2} と Pa_{O_2} の相関関係．
B．心肺疾患を有する未熟及び成熟新生児における，tcP_{CO_2} と Pa_{CO_2} の相関関係．
(Fanaroff, A.A., and Martin, R.J.: Behrman's neonatal-perinatal medicine: diseases of the fetus and infant, ed. 3, St. Louis, 1983, The C.V. Mosby Co.)

あるガスの測定であって，血液中のガスの測定ではない（図15-10．B）．tcP_{CO_2}は動脈中の炭酸ガス分圧（Pa_{CO_2}）と必ずしも同じでないので，呼気中のP_{CO_2}モニター（第4章参照）と同じく，Pa_{CO_2}のトレンドモニターとして有用である．

9．換気—血流比不均衡

成人と同じように，換気—血流比（ventilation-perfusion：V/Q）不均衡が，新生児の低酸素血症のもっとも一般的な原因である．しかし，その現れ方には著しい差がある．第5章の臨床問題8では，右側の肺炎に罹患している54歳の男性では，Pa_{O_2}は左側（正常肺）を下にした時に改善することを述べた．少なくとも成人では，原則的には，重力は血流と換気を下になった方の肺に増すので，酸素化は正常肺が下になった時に改善する．正常肺には換気を妨げるものがない（その肺は病気ではない）ので，結果的には有利なV/Q関係となり，病気の肺が下になった時よりも良い血液ガスとなる．

新生児では，反対のケースが見られる（Heaf, Helms, Gordon, et al., 1983）．一側性の肺疾患をもった児では，酸素化は良い方の肺が上にある時に改善する，すなわち病気の肺が下になった時である．この所見は，一側性の肺疾患に罹患した11生日から27カ月の乳幼児において証明された（Davies, Kitchman, Gordon, et al., 1985）．換気スキャンを用いて，著者らは，換気の分配は下になった肺には少なく，成人のパターンと反対であることを見出した．この研究における新生児では，病気の肺が下になった時に，高いPa_{O_2}を示した．

換気におけるこの差は，乳幼児と成人との間にある肺メカニクスと横隔膜機能の差によって説明することができる（Davies, Kitchman, Gordon, et al., 1985）．新生児の胸壁は成人に比べて柔らかい（伸び縮みしやすい）ので，安静時の胸腔内の陰圧は少なくなる（大気圧に近くなる）．この理由のため，下になった気道は少ない肺気量でほとんど閉塞し，空気は優先的に上の肺へと分配される．また，成人の大きな重量の腹腔内容が下になった横隔膜の収縮力を増加させ，結果的に成人では下になった肺に相対的に換気が増加することになると述べている．

大きな差は換気の分配であって，循環ではないことを理解しておかなければならない．新生児の循環は，血液の流れる距離が短いため肺尖部と肺底部（または上部と下部）の間の血流の差異が成人ほどには大きくないけれども，成人と同じように優先的に肺底部へ流れる．

どの年齢で換気の新生児型の分配が成人のパターンへ変化するのかは知られていないが，一側性肺疾患をもった新生児は，正常肺が上になるようにして管理すべきである．

10．酸素療法

酸素療法の原則は，小児患者に対する方法も含めて第9章で述べた．適正な動脈血酸素分圧を維持できる可能なかぎり低い吸入気酸素濃度（F_{IO_2}）を与えるという基本的なルールが，未熟新生児にも非常に重要である．補助的に酸素を与えられる低出生体重児は，水晶体後線維増殖症（未熟児網膜症［retinopathy of prematurity：ROP］）の発生と，それに続く失明という大きなリスクがある．2つの大規模な研究によると，水晶体後線維増殖症は，動脈血酸素分圧（Pa_{O_2}）ではなく，低出生体重と投与された酸素の投与時間に関係していた（Kinsey, Arnold, Kalina, et al., 1977；Campbell, Bull, Ellis, et al., 1983）．

成人と同じように，臨床所見だけでは低酸素血症や酸素療法の信頼できる指標とはならない．その新生児が貧血であればチアノーゼは発現しないであろうし，逆にその児が多血症であれば動脈血酸素含量が減少していなくてもチアノーゼは発現するであろう．

酸素投与の方法については，小児患者に対する方法も含めて第9章で述べた．鼻カヌラと顔マスクに加えて，新生児は酸素テントや酸素フードによって酸素を投与する．酸素テントは，一般にサイズが大きいことや大量の酸素を必要とするために，成人の医療ではもはや使用されない．しかし新生児や幼少児では，酸素を顔に直接投与するよりもテントの方がよりよく耐えうる．新生児では成人よりももっと，吸入気酸素濃度（F_{IO_2}）を厳密にモニターする必要があり，新生児集中治療部では，F_{IO_2}は持続的にモニターされなければならない．

11. 血行動態評価

新生児の血行動態のモニターは，成人よりもある面では易しく，またある面では困難である．臍帯血管が開存しているので，大動脈や下大静脈へのカヌラ挿入は，比較的容易である．しかし肺動脈へのカヌラ挿入はまったく困難であり，一般的には心臓カテーテル検査室で行われるべきである．動脈管や卵円孔が開存しているので，新生児には肺血管抵抗に依存して大量の右左シャントが起こりうる．これらのシャントは，心拍出量の正確な計算を，不可能ではないにしても困難にする．

臍動脈及び臍静脈へのカヌラ挿入は，大部分の新生児室では日常の処置である．その手技は，注意深い生理学的なモニターのもとに無菌的な状態で行う．図15-11は，臍動脈カテーテルと臍静脈カテーテルの両方が挿入された新生児の，側面X線写真を示している．

臍動脈カテーテル挿入の適応は以下のようなものである．

1. 血液ガス分析のために頻回の動脈採血が必要な時．
2. 持続的な血圧モニター．
3. 大量の血液補充（たとえば，交換輸血）．

臍静脈カテーテル挿入の適応は以下のようなものである．

1. 中心静脈圧モニター．
2. 大量の血液補充．

これら2つの循環動態モニターでは，新生児でも成人や年長児と同じような多くの問題を引き起こしやすい．すなわち感染，出血，血栓形成，塞栓や動脈攣縮が新生児循環動態モニターでは大きな問題である．

12. 乳児突然死症候群

アメリカ合衆国では1年間に約8,000から10,000例の乳児が，最初の誕生日を迎える前に，突然にはっきりした理由もなく死亡している．剖検では，低酸素血症性の変化がよく見られてはいるものの，死亡の明らかな原因は見い出されていない．"crib（幼児用寝台）死亡"または"コット死亡"と呼ばれている．

睡眠時無呼吸症候群のように，乳児突然死症候群（SIDS）には多くの有力な原因が考えられ，特別な疾患というよりは症候群として分類されている．ある研究では，SIDS 患者の解剖の結果，肺の小動脈の平滑筋と右室の肥厚化が見られ，これは頻回の，もしくは慢性的な低酸素血症の存在を示している（Shannon and Kelly, 1982）．このことは原因を示しているのではないが，低酸素血症が

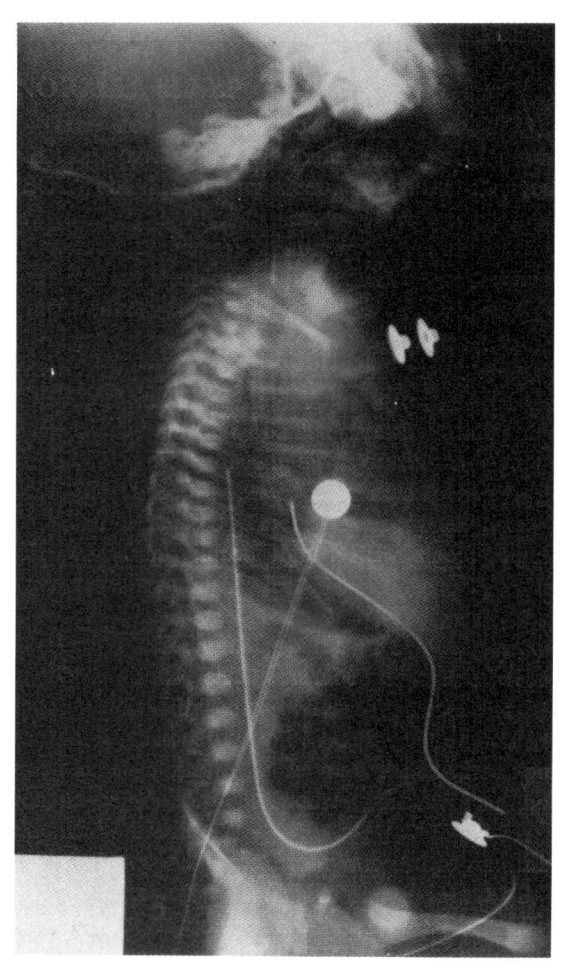

図15-11 臍静脈カテーテル及び臍動脈カテーテルが挿入された状態を示した側面レントゲン写真．
動脈カテーテル（このレントゲン写真では下部）は臍から入り，臍動脈からそれにつながる動脈の枝を経由して胸部大動脈に至る．静脈カテーテル（このレントゲン写真では上部）は臍から入り，臍静脈からそれにつながる静脈の枝を経由して右房に至る．
(Wilkins, R.L., Sheldon, R.L., and Krider, S.J., editors: Clinical assessment in respiratory care, St. louis, 1985, The. C.V. Mosby Co.)

関与しているか，もしくは先行する何かが無呼吸へと連続するということを示唆している．

ほとんど死亡に近い状態である"ニアミス"から助かった乳児は，いったんは呼吸を止めたものの，やがて完全回復まで復活する．ニアミスの患者から，研究者はSIDSの犠牲者に何が起こったかについて，多くの情報を得ることができた．睡眠時無呼吸は，何度かニアミスに陥った乳児によく見られる所見である (Shannon and Kelly, 1982)．乳児でも成人の睡眠時無呼吸に似た原因が認められている，すなわち上気道閉塞（アデノイド肥大）と中枢性の低換気である．これに加えて，心臓の伝導障害，痙攣，脳奇形，中毒（ボツリヌス，有機燐剤）や乳児期重症筋無力症が見い出されている．多くのSIDSに近い状態にある乳児では，動脈血炭酸ガス分圧が安静睡眠時でも45から50mmHgに上昇しており，異常な呼吸パターンが見られる．

睡眠時無呼吸がニアミス乳児において見られるもっとも多い異常であるということにより，魅力的な臨床応用の道が開ける，すなわちSIDSのリスクのある乳児を発見し，次の無呼吸を予防することである．無呼吸モニターは，SIDS前駆症を発見するのに有用である (Shannon and Kelly, 1982; Avery and Frantz, 1983)．これらの器具は絶対に確実というわけではないが，訓練された医療スタッフの監視の下に24時間連続的に使用すると，様々な疑問点の解明や合併症を回避することに役立ち，患者の予後は一般的には改善するのである (Shannon and Kelly, 1982)．

13. 呼吸促迫症候群 (IRDS)

歴史的には，呼吸促迫症候群 (infant respiratory distress syndrome: IRDS) の疾患概念は，成人呼吸促迫症候群 (adult respiratory distress syndrome: ARDS) の概念の確立以前に特徴が確立していた．実際ARDSは，多くの未熟児（図15-12）に見られる破滅的な呼吸不全に似ているためにそう命名されたのである．2つの異なった状態が肺生理学上，同じ様な変化（大量の肺内シャント及び低い肺コンプライアンス）を表すが，それ

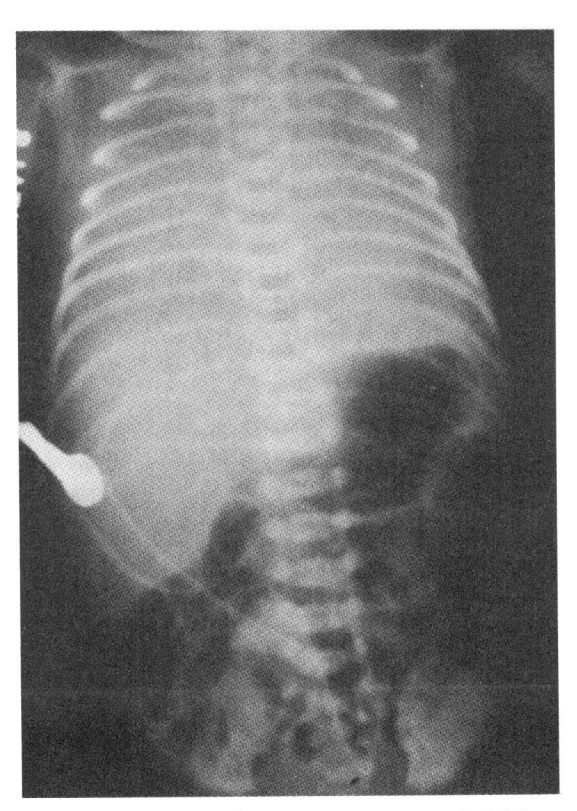

図15-12 呼吸促迫症候群新生児の胸部レントゲン写真．

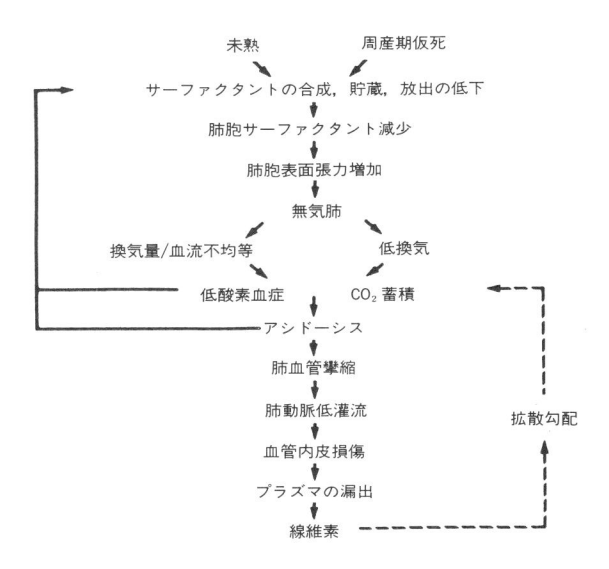

図15-13 呼吸促迫症候群の図示．
(Fanaroff, A.A., and Martin, R.J.: Behrman's neonatal-perinatal medicine: diseases of the fetus and infant, ed. 3, St. Louis, 1983, The C.V. Mosby Co.)

らの原因は大きく異なっている(**図15-13及び表15-5**)。基本的には、IRDS は未熟肺の正常サーファクタント活性の欠如の結果であり、最大の危険因子はしたがって少ない修正在胎週数である。IRDS は、在胎28週から30週の新生児の70％以上に起こるが、37週以上ではほとんど稀である（Martin, et al., 1983）一方 ARDS は、敗血症や外傷のような肺毛細血管から浸出液が洩れるといった破滅的な特別の出来事の結果であり（第11章参照）、サーファクタント活性は、この肺胞への浸出液のため二次的に低下している。

IRDS には魅力的な展望がある、それはコルチコステロイドの出生前投与による IRDS 予防の可能性である。コルチコステロイド治療は、IRDS の発生頻度を低下させ重症度を軽減する。ステロイドは在胎34週以前で、分娩前24時間から7日間に投与された時のみ効果的である。

図15-14は、肺気量と肺容量を正常の新生児と IRDS の新生児とで比較したものである。IRDS 児における肺気量の変化は、質的には ARDS（第11章参照）におけるものとよく似たものとなっている。

IRDS の治療のゴールもまた、ARDS におけるものと同様である、すなわち肺の大量シャントを減少させ、肺コンプライアンスを改善させることである。しかし、新生児へのステロイドの投与は、

表15-5 ARDS と IRDS の比較

	IRDS	ARDS
発生頻度（推定）	年間 40,000	年間 150,000
背景	少ない在胎週数；未熟性	外傷、敗血症など
基礎的原因	正常サーファクタント活性の欠如	不明；たぶん多因子性
予防	満期までの妊娠継続；分娩前のステロイド	促進因子の回避
生理	高度の換気-血流比不均等；低い肺コンプライアンス	高度の換気-血流比不均等；低い肺コンプライアンス
病理	ヒアリン膜；繊維症	ヒアリン膜；繊維症
治療	人工呼吸器補助；高い F_{IO_2}；PEEP；ジェット換気	人工呼吸器補助；高い F_{IO_2}；PEEP；通常の従量式人工呼吸器
総合的死亡率	変動する*	50％から60％
治癒患者の肺機能	良好	良好

* 修正在胎週数に依存する：26週から28週で生れた新生児が IRDS を起こした時は約50％の死亡率

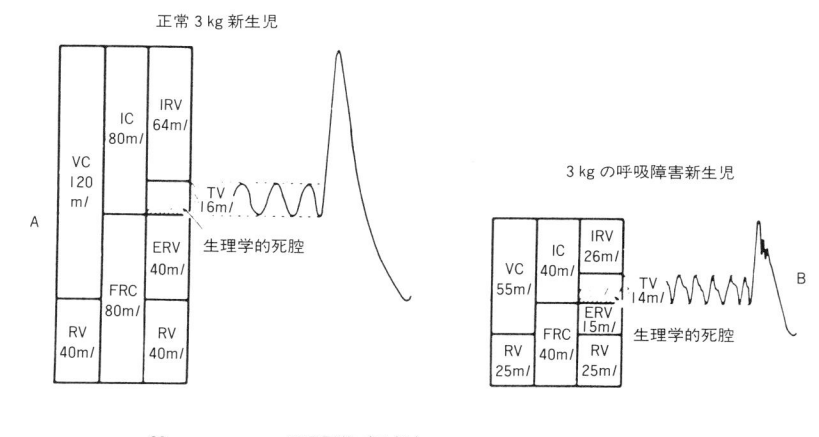

図15-14 正常新生児と呼吸促迫症侯群新生児における肺気量。
(Fanaroff, A.A., and Martin, R.J.: Behrman's Neonatal-perinatal medicine: diseases of the fetus and infant, ed. 3, St. Louis, 1983, The C.V. Mosby Co.; 原典は Cook, C.D.: Respiration and metabolism of newborn in fants. Exhibited at International Congress of Pediatrics, Copenhagen, 1956)

効果がまだ確立されていない.

　IRDSのモニタリングと換気の方法は，ARDSとはいくらか異なっている．高頻度換気と経皮的PO_2の測定は，ARDSよりもIRDSにおいてよく使われている（図15-10）．高頻度換気ではない通常の容量設定型換気が使われる時には，機械的人工換気に対する自発換気の回数は，成人ほどには重要ではない．もっと重要なことは，自発換気と人工換気の同調である．たとえば，新生児が人工呼吸器サイクルの吸気の時に呼気を行うと胸腔内圧は非常に高くなり，その結果肺損傷が起きる．その予防のために新生児の胸壁の動きを，人工呼吸器のサイクルを聞きながら自分の目で観察すべきである．人工呼吸器の吸気の間に，胸壁が内側へ陥没することや外側へ膨らめないことは，自発呼吸が人工呼吸器と同調していないことを示している．

　気管内挿管をしている新生児の気道内圧の測定には，最高，平均気道内圧及び呼気終末陽圧（positive end-expiratory pressure：PEEP）が用いられている時は呼気終末圧などがある．これらの圧は成人と同じように解釈する．静的気道内圧，気道抵抗，肺コンプライアンス，胸腔内圧，肺気量及び呼気ガス分析は，新生児の臨床管理では一般には測定しない．しかし，吸入気酸素濃度（FIO_2）は正確に測定されなければならない．人工呼吸のような閉鎖系では，FIO_2は人工呼吸器回路の吸気側で測定すべきであり，自発呼吸をしている新生児では，FIO_2は新生児の鼻の近くで測定すべきである．

14. まとめ

　出生時に胎児は，循環呼吸生理学的に大きな変化に遭遇する．ガス交換機能は，胎盤から出生時に空気によって膨らむ肺へと移る．新生児の動脈血酸素分圧（PaO_2）が上昇するので，卵円孔及び動脈管は閉鎖し始め，すべての静脈還流は肺へと流れる．出生後最初の数時間以内に，新生児は低酸素血症や呼吸性アチドーシスを経験し，約3日後，血液ガス値は小児や成人のそれと同じになる．出生時のアプガースコアは，素早く客観的に新生児の全体の状態評価を行うよい方法である．

　新生児や乳児の呼吸の評価は，成人とはいくつかの重要な点で異なっている．病歴の重点は，母親の健康，妊娠，陣痛，分娩，家族歴及び出生後の時期に置かれている．新生児の体温は正常では成人と同じ範囲にあるが，小児はより大きな体表面積一体重比のため，大きな熱喪失を起こしやすい．正常新生児の心拍数及び呼吸数は，成人よりかなり多い．

　乳幼児の肺機能測定は，努力が必要な検査には協力できないので，困難である．したがって，伝統的な肺活量の代りに，啼泣肺活量及び機能的残気量が測定できるが，これらの測定は誤差を含みやすいので注意深く解釈すべきである．より容易に得られまた解釈できるのは，動脈または毛細血管の血液ガス値である．経皮的モニタリングは，血液サンプルに代わりうるものであることが証明され，新生児集中治療部ではPO_2（$tcPO_2$）及びPCO_2（$tcPCO_2$）測定として広く使われている．

　呼吸促迫症候群（IRDS）は，成人呼吸促迫症候群（ARDS）と同じ生理学的問題をもっている．IRDSの原因は，肺の未熟性に起因する正常サーファクタント活性の欠如である．IRDS治療のゴールはARDSと同じであるが，高頻度人工呼吸と経皮的モニタリングはIRDSの管理に非常に多く用いられている．

| 復習問題 |

次のそれぞれについて正しいか，過っているかを述べよ．

1．アプガースコアは，出生後の大腿部の血圧測定を含む．
2．体表面積―体重比は，成熟新生児と7カ月の乳児とではほとんど同じである．
3．新生児の心迫数で，95/分は正常以下である．
4．正常成熟新生児は，40から60回/分呼吸する．
5．一側性肺疾患を持つ乳児は，良い方の肺を上にした体位に保つべきである．
6．IRDSの発生頻度は，出生時の在胎週数に反比例する．
7．胎児ヘモグロビンは，成人ヘモグロビンよりも低い酸素親和力を持つ．
8．正常新生児の血液ガス測定では，低い$PaCO_2$と上昇したpHを示す．
9．経皮的方法によって測定されたPO_2は，動脈

血採血によって測定されたPO_2と同じである．
10. 臍動脈カテーテル挿入の適応の1つは，頻回の血液ガス測定である．

References

Apgar, V.: A proposal for a new method of evaluation of the newborn infant, Anesth. Analg. **32:**260, 1953.

Avery, M.E., and Frantz, I.D.: To breathe or not to breathe: what have we learned about apneic spells and sudden infant death? N. Engl. J. Med. **309:**107, 1983.

Campbell, P.B., Bull, M.J., Ellis, D.F., et al.: Incidence of retinopathy of prematurity in a tertiary newborn intensive care unit, Arch. Ophthalmol. **101:**1686, 1983.

Davies, H., Kitchman, R., Gordon, I., et al.: Regional ventilation in infancy: reversal of adult pattern, N. Engl. J. Med. **313:**1626, 1985.

Deming, D.D.: Respiratory assessment of the newborn and the child. In Wilkins, R.L., Sheldon, R.L., and Krider, S.J., editors: Clinical assessment in respiratory care, St. Louis, 1985, The C.V. Mosby Co.

Fanaroff, A.A., and Martin, R.J.: Behrman's neonatal-perinatal medicine, ed. 3, St. Louis, 1983, The C.V. Mosby Co.

Heaf, D.P., Helms, P., Gordon, I., et al.: Postural effects on gas exchange in infants, N. Engl. J. Med. **308:**1505, 1983.

Kendig, E.L., and Chernick, V.: Disorders of the respiratory tract in children, Philadelphia, 1983, W.B. Saunders Co.

Kinsey, V.E., Arnold, H.J., Kalina, R.E., et al.: PaO_2 levels and retrolental fibroplasia: a report of the cooperative study, Pediatrics **60:**655, 1977.

Martin, R.J., Fanaroff, A.A., and Skalina, M.: The respiratory distress syndrome and its management. In Fanaroff, A.A., and Martin, R.J.: Behrman's neonatal-perinatal medicine, ed. 3, St. Louis, 1983, The C.V. Mosby Co.

Oski, F.A.: Hematologic problems. In Avery, G.B., editor: Neonatology: pathophysiology and management of the newborn, ed. 2, Philadelphia, 1981, J.B. Lippincott Co.

Shannon, D.C., and Kelly, D.H.: SIDS and near-SIDS, N. Engl. J. Med. **306:**959, 1982.

Slonim, N.B., and Hamilton, L.H.: Respiratory physiology, ed. 4, St. Louis, 1981, The C.V. Mosby Co.

Suggested readings

Golden, S.M., and Peters, D.: Handbook of neonatal intensive care, St. Louis, 1985, The C.V. Mosby Co.

Lough, M.D., Doershuk, C.F., and Stern, R.C.: Pediatric respiratory therapy, ed. 3, Chicago, 1985, Year Book Medical Publishers, Inc.

Lough, M.D., Williams, T.J., and Rawson, J.E.: Newborn respiratory care. Chicago, 1981, Year Book Medical Publishers, Inc.

See also General References in Appendix G.

付録Gの一般文献も参照されたし．

付録

A. 臨床問題の解答
B. FVC と FEV_1 の正常値
C. 基本的等式，公式
D. 略号と記号
E. 用語解説
F. 臨床的によく遭遇する疾患
G. 文献
H. マイクロコンピュータ・プログラム

付録A

臨床問題の解答

第1章

1. 落とし穴；患者の多くは"タバコを吸っていますか？"という質問を文字どおりに受け止める。もし1日前か1週間か2週間前に禁煙していたとすれば、彼らはまじめに"いいえ"と答えるであろう。これは普通の答で、うそではない。この医師は"タバコを吸ったことがなかったでしょうか？"と引き続き質問すべきであるし、喫煙歴をもっとはっきり質問すべきであった。もし喫煙者で、肺に腫瘤があったとすれば癌の可能性が高いし、非喫煙者なら癌の可能性は少ない。

2. 落とし穴；処方された薬の内容と実際に患者が内服するものとの間にはたいてい大きな隔りがあるものである。患者は実際には、処方箋通りには薬を飲んではいなかった。インターンがコピーしたリストは決して患者の真の内服歴を示してはいない。インターンがもし患者に直接聞いたとしたら、きっとわかったはずである。薬の飲み方がよくわからず、時たましか飲んでおらず、先月は効果が出るほどは飲んでない。治療不足が喘息に悪影響を及ぼしていたのである。十分な薬歴聴取はリストよりうんといい。そうすれば、実際に患者がどんな薬を飲んでいるか、そしてどんなふうにとか、何時とか、そして患者が内服処方をどんな形で理解しているかも明らかになる。いろんな理由で、よく患者は処方通りには薬を飲まないものである。

3. 落とし穴；患者はアスベスト肺を呈している。その診断はX線異常影と職歴に基づくものである。患者には石綿曝露の確かな職歴がある。もしインターンがこの線に沿って病歴聴取をしていたら、少なくとも10年間患者がボイラーのアスベスト製被履物を剥ぐ仕事をしていたことを知ったであろう。職歴は正しい診断をつけるのにきわめて必要である。少なくとも会社や職場名からだけで粉塵曝露有りと考えるべきではない。炭坑労働者とはいっても、事務職もおれば、炭坑の入り口で石炭運搬車から荷おろしをする仕事、さらには石炭の鉱床の前面で発破をかける仕事も含まれるのである。粉塵暴露の機会や危険性は職種毎に異なる。

4. 落とし穴；喘息の重症度を決めるのに、理学的所見は必ずしも頼りになる指針ではない。このことを充分知らないと、そして、また気流の客観的測定データがないと落とし穴に落ちる。患者に喘鳴がないのは、不十分な気流のためである。患者が深呼吸をして激しく息を吐き出さなければ喘鳴は聴取できないことがしばしばある。

5. 落とし穴；喘息はどんな年齢層にでも起こる。しかし非可逆性があればこの診断は疑わしい。特に非喫煙者では、他の条件でも喘鳴は起きる。上気道の閉塞もこれに含まれる。甲状腺腫の一部が5年前に剔出されており、今は残存甲状腺が増大し気管を圧迫している。この増殖は主として胸骨後部にあるので、理学的所見でははっきりしない。フローボリウム曲線と、胸部レントゲン写真とが喘息と一致しないことを示しており、正しい診断を促している。

6. 落とし穴；頻呼吸は発熱や頻脈と同様に重要な臨床症状である。ほかに何も原因がない時にはじめて、頻呼吸の原因が不安や痛みがもとで起きたものであるとすべきである。術後患者、肺炎、無気肺、肺塞栓、敗血症、その他でも頻脈が先に現われてくることがある。事実この患者は肺炎で、102°F（注釈；38.9℃）の発熱があることではじめて診断された。

7. 答；患者aは上気道感染と思われる病歴をもっている。これには胸部レントゲン検査はめったに必要にはならない。

   患者bは喫煙者で、最近慢性の咳が出ている。彼は肺癌やその他の肺の諸疾患のリスクが高いので、胸部レントゲン検査は明らかに必要である。

   患者cは喘息が発症したばかりである。このような場合は胸部レントゲン検査は必要で、合併症や続発する肺の病態を除外する必要がある。

   患者dは肺気腫である。うっ血性心不全の臨床的診断は（たとえば、患者の病歴と理学的所見だけに基づいての）、慢性肺疾患では極めてむずかしい。したがって、胸部レントゲン検査はこのような患者の診断やうっ血性心不全を除外するためには最適の非侵襲的検査である。

復習問題の正解答と誤解答

1．正 2．誤 3．誤 4．誤 5．正
6．誤 7．正 8．誤 9．誤 10．誤

第2章

1. 大気中の $P_{O_2} = F_{IO_2} \times$ 気圧
$= 0.21 \times 253$
$= 53.13 \text{mmHg}$

エベレストの頂上での登山家の肺胞の P_{O_2} の値は，深呼吸の程度，呼吸商，頂上の気圧（P_B）によって決まる．1981年の米国医学エベレスト探検では，呼気ガスサンプルに基づく肺胞 P_{CO_2} は7.5 mmHgであった．O_2 なしで登山家がこの山頂に登坂できたであろうか？肺胞気 P_{O_2}（P_{AO_2}）は肺胞気式（この等式は第5章に紹介されている）により計算で求められる．

$P_{AO_2} = F_{IO_2} \times (P_B - 47\text{mmHg } H_2O \text{ 蒸気圧})$
$\quad - P_{CO_2}/R$

R値（呼吸商）を0.85と仮定すれば，
$P_{AO_2} = 0.21(253-47) = -7.5/0.85$
$= 34.5 \text{mmHg}$

もし肺胞気-動脈血 P_{O_2} 較差がわずか6 mmHg ならば（若い登山家の正常値），P_{aO_2} は約28mmHgである．高度に馴化訓練を受けた人はこの P_{O_2} でも生存可能であろう．実際数人の登山家は酸素補充なしで，エベレスト山頂へ登れた．

2. それぞれの状況において両者の値とも正しい．学生が測定した肺活量は ATPS 状態で測定されたものであり，同量の空気は体内では，より高い温度にさらされ（BTPS状態），より大きな容積を占める．コンピュータ・プログラムはこの違いを計算して，ATPS 状態の測定値に1.074というこの検査が行われた時点での補正値を掛けている．

3. STPD：標準温度，標準圧，乾燥状態，0℃，760 mmHg，水蒸気圧0．酸素消費量は ATPS 状態で測定される．ATPS から STPD に変更するためには，一般的なガスの法則を利用する．

STPD ATPS
$V_1 P_1/T_1 = V_2 P_2/T_2$
$V_1(760)/273 = 327(747-47)/298$
$V_1 = (327)(700)(273)/(298)(760)$
$= 276 \text{ml (STPD)}$

4. ガスの拡散に対して障害物がなければ，血漿の P_{O_2} は空気中のそれと同等である．

空気中の $P_{O_2} = 0.21(760-47) = 154 \text{mmHg}$
O_2 含量 $= 0.003 \times (P_{O_2})/100\text{m}l$ の血漿
$= 0.003 \times (154)/100\text{m}l$ の血漿
$= 0.462 \text{m}l \; O_2/100\text{m}l$ の血漿

ヘモグロビンを血漿に加えると血液に酸素がより多く入り易くなる．酸素は P_{O_2} に影響を与えずにヘモグロビンと化学的に結合するからである．新しい酸素含量は以下のとおり．

Hbと結合した O_2 の量＋血漿に溶存した O_2 ヘモグロビン（Hb）は1グラム当たり O_2 を1.34cc保持できるので，10g%の Hb 濃度においては，13.4cc/100ml の血液となる．酸素含量は Hb の追加で著明に増加するのが，P_{O_2} は不変であり，154 mmHg である．拡散には障害物がないので，空気から多くの酸素が血中に入って Hb と結合する．

血漿に溶存している酸素の量は，ガス相の分圧の関数であり，ヘモグロビン含量の関数ではない．血液がいつも同じ酸素分圧の空気中に自由にさらされている限り，血液の P_{O_2} は変化しない．5g%のヘモグロビンをさらに加えると（総計15g%）酸素含量は増すが，P_{O_2} は変化しない．

5. 呼吸筋で消費される酸素量は比較的少量であるので，過呼吸や運動の最中でさえも酸素摂取はごくわずかしか増えない．同様の理由で，代謝性の二酸化炭素の産生もわずかなものである．しかし分時換気量が2倍になれば，肺からの炭酸ガスの排泄量は約2倍となる．この例においては，代謝性の $\dot{V}_{O_2}$ は肺からの $\dot{V}_{O_2}$ と等しいが，代謝性の $\dot{V}_{CO_2}$ は肺からの $\dot{V}_{CO_2}$ の約1/2に過ぎない．

6.
a．P_{aO_2} は P_{vO_2} より大きく，P_{aCO_2} は P_{vCO_2} より小さいのでこの症例の血ガスは正当なデータである．
b．この血液ガス値のあるものは測定上のエラーないしテクニカル・エラーである．なぜなら，P_{aO_2} は P_{vO_2} より低いはずはありえない．
c．この1組の血液ガス値にもまた誤りがあるはずである．なぜなら P_{aCO_2} が P_{vCO_2} より大きいはずがないからである．

復習問題の正解答と誤解答

1．正 2．誤 3．正 4．誤 5．正
6．誤 7．誤 8．誤 9．正 10．正

第3章

1. コンプライアンスは圧の変化に対する容量の変化である．この問題は以下に述べる．
   肺コンプライアンス（C_L）
   　　＝3000ml/胸腔内圧の変化
   この問題では息こらえ時の胸腔内圧は－30 cmH$_2$O である．しかし，吸気開始時では胸腔内圧は 0 ではなく－5cmH$_2$O（安静時では胸腔内圧はいつも大気圧より低い）である．このように胸腔内圧の変化は25cmH$_2$O であり，30cmH$_2$O ではない．
   　　C_L ＝ 3000/［－30－（－5）］
   　　　　＝ －3000/25＝120ml/cmH$_2$O
   （訳注：通常，コンプライアンスは絶対値で表わす）
   これは正常な肺コンプライアンスである．

2. 1回換気量は10l/40呼吸あるいは250mlである．患者は速く浅い呼吸をしている．それは肺の拘束性障害の典型的なものである．これは深い呼吸ができないので（拘束性障害だから），速く浅い呼吸で，適正な肺胞換気を維持しようとする患者の努力なのである．第4章で述べるが，この呼吸型は正常の呼吸より効率が悪く死腔換気を増加する．

3. 気道抵抗（R_{aw}）は駆動圧を気流で割ったものである．この例において，R_{aw} は1cmH$_2$O/0.5l/秒もしくは2cmH$_2$O/l/秒であり，正常範囲内の値である．気流が同じで駆動圧が5cmH$_2$O ならば R_{aw} は10cmH$_2$O/l/秒である．

4. 吸気時間/呼気時間比（I/E 比）は正常ではほぼ1である．気道閉塞（たとえば喘息とか慢性気管支炎）は典型的な呼気時間の延長を示す．気道抵抗の増加のため呼出に長い時間がかかり，結果として，I/E 比が減少する．

5. 残気量は強制呼出後に肺に残った空気量である．
   　　RV ＝ TLC － VC ＝5.4－3.5＝1.9l
   機能的残気量は予備呼気量プラス残気量
   　　FRC ＝1.9＋1.3＝3.2l

6. もし TLC ＝ 6l で FVC ＝4.2l ならば，残気量＝1.8l．FVC が1/3減少すれば FVC は2.8l．もし TLC が不変なら新しい RV は6－2.8＝3.2l であるはず．初期の RV/TLC 比は1.8/6.0＝0.30で正常値．新しい比は3.2/6.0＝0.53．RV/TLC の著しい増加が FVC の減少によって生じ，これは高度の閉塞性肺疾患の特徴である．TLC は正常か増加するが，これは気道閉塞を来す背景因子に依る．

7. 時間－量曲線上では最大気流速度点でタンジェント（傾斜）を引くことは難しい．この理由でピークフロー測定にはピークフローメーターが望ましい．この FVC 曲線においては，最大気流速度点（次の図参照）のタンジェントは約5.6l/0.5秒，すなわち11.2l/秒（672l/分）．p.38に図3-8 が載っており，ピークフローを表す線が引いてある（臨床問題7）．FVC25％から75％の最大中間呼気流量は臨床問題10に述べてある．

8. 患者A，FEV$_1$/FVC ＝ 4.0/5.5＝73％
   　　　　　－正常下限
   患者B，FEV$_1$/FVC ＝ 1.4/4.6＝30％
   　　　　　－気道の高度閉塞
   患者C，FEV$_1$/FVC ＝ 2.0/2.3＝87％
   　　　　　－有意な気道閉塞認めず．
   患者C は気道閉塞があるかもしれないが，FEV$_1$/FVC からは読めない．FEV$_1$ と FVC が共に著しく減少しておれば，高度気道閉塞があってもしばしばわからないことがある．また，正常の FEV$_1$/FVC は細気管支領域の閉塞を否定できないことがあることを知っておくべきである．

9. 口すぼめ呼吸をすることの生理学的な理由は，肺胞に至るまでの気道内圧を上げることによって，呼気時に気道が閉塞するのを防ぐことにある．気道内圧上昇は胸腔内圧に抵抗して気道の虚脱を防ぐ．呼気時に気道内圧を上げると EPP は口側へ移動する．

10. FVC25％と FEV75％の間の最大中間呼気流量は図3-8に表された，FVC25％と FVC75％の間を結ぶ直線である．大体，それぞれ強制呼吸開始から1l と3l の値だけ吐いたところである．この線の傾斜は MMF$_{25-75}$ であり，約3.2l/秒である．

11. スパイロメトリーの曲線は実際のトレースを書き直したものである．BTPS 条件へ修正せずにおけば下記に近い数値が計算で求められるはずである．

気管支拡張剤			
測定	正常値	投与前	投与後
FVC(l)	4.00	1.95	2.80
FEV_1(l)	3.15	1.10	1.50
FEV_1/FVC(%)	79	56	54
ピークフロー(l/分)	≃480	≃80	≃150

2点はさらにはっきりなる．第1点は，患者のスパイログラムは明らかに回復したが，FEV_1/FVC は減少した．このことは FVC の方が FEV_1 よりよけいに回復したことを意味する．気管支拡張剤の効果をチェックするのは FVC と FEV_1 を別々に評価するのがよい．第2点は，ピークフローはスパイログラムの曲線から近似値で求める．なぜなら急峻なスロープは描くのが難しいからである．60秒間について補外法で求める．

12. 解釈．気管支拡張剤の使用前はスパイロメーターの全パラメーターは著明に低下していた．それ ばかりか，FEV_1/FVCは60%にしかすぎず(予測値は80%)，患者は中等~高度の気道狭窄が認められる．

気管支拡張剤の使用後は FVC, FEV_1 及びピークフローは改善した．MMF_{25-75} はわずかに増加したが，FEV_1/FVC は低下した．先の問題のように，これは気管支拡張剤そのものの効果を示している．FVC が FEV_1 より少しよけいに改善したのである．これらの所見は気管支喘息の診断に合致するものである．

13. 解釈：気管支拡張剤の使用前は FEV_1/FVC の正常予測値の下限である75%よりやや低下していた．また MMF_{25-75} は減少していた．この検査成績では中等度の気道狭窄を示しており，2週間前の検査では明らかな改善が認められている．

復習問題の正解答と誤解答

1．誤　2．正　3．誤　4．誤　5．正
6．誤　7．正　8．誤　9．正　10．正

第4章

1. この患者は不安からきた過換気と診断されるかもしれない．この診断はもし，不幸にも，この患者に鎮静剤が与えられ，本当に低換気状態になれば危険なものになる．第一に，十分量の空気が入ってないのかもしれない．1回換気量(V_T)の評

価が難しいものだ．たとえ V_T がわかっており，したがって患者の分時換気量（$f \times V_T$）がわかっていたところで，肺胞換気状態は知るのが困難である．というのは死腔換気量や二酸化炭素の産生量は不明だからである．肺胞換気が適正な量かどうかは Pa_{CO_2} を測定することによってのみ評価できる．

2．最初の質問に用いられた同じ理由付けはここでも通用する．呼吸の深さは臨床的には評価が難しい．患者がある呼吸運動状態にあるとき，肺胞換気を正確に評価するのは難しい．昏睡状態の患者は過換気状態にあると思われる．また，そうあることがしばしばある．もし肺胞換気が十分かどうか（昏睡状態の患者ではいつもだが）という疑問があれば，Pa_{CO_2} をチェックすべきである．

3．b：Pa_{CO_2} 40，$\dot{V}_A$ 8.6，$\dot{V}_{CO_2}$ 400．Pa_{CO_2} は肺胞換気量に対する二酸化炭素産生量の比率である．もし二酸化炭素産生量が上昇すれば（ランナーの場合のように），$\dot{V}_A$ もそれに見合うように上昇する．その結果，ランナーは分時換気量を増すが，$\dot{V}_A$ に対する
$\dot{V}_{CO_2}$ の比率は同じである．答 a は比率は変化なしだが，P_{CO_2} が低いので理屈に合わない．答 c は P_{CO_2}，$\dot{V}_A$ 及び $\dot{V}_{CO_2}$ が運動中には変化すべきなので誤りである．答 d に関しては，もし $\dot{V}_A$ が 2 倍になり $\dot{V}_{CO_2}$ が変化しないとすれば，Pa_{CO_2} 20 mmHg となるべきであり，40 は正しくない．最後に答 e では，$\dot{V}_{CO_2}/\dot{V}_A$ は正常であるから，Pa_{CO_2} は上昇するはずがない．

4．d：Pa_{CO_2} は年令依存性でも性依存性でもない．これらの特性は P_{CO_2} 式の中には入っていない．妊娠は過換気を生ずるが，これは $\dot{V}_E$（呼気分時換気量）の増加の結果であり $\dot{V}_A$ の増加である．答 c もまた正しくない．酸素消費量もこの P_{CO_2} 式の関数の1つである．ある状態（たとえば運動）では酸素消費量と二酸化炭素の生成がともに上昇する．酸素消費量の増加そのものは Pa_{CO_2} の上昇を来すものではない．分時換気量は答 e における Pa_{CO_2} 値の違いを説明できるかもしれないが，1回換気量と呼吸数は同じなので分時換気量（$f \times V_T$）はまた同じであり，分時換気量では説明できない．答 d は消去法により，最適の解答である．より重要なことは，同じ $\dot{V}_E$ が，異なった Pa_{CO_2} 値をもつためには，$\dot{V}_{CO_2}$ か $\dot{V}_D$（死腔換気量）のどちら

かが異ならなければならない．

5．c：$\dot{V}_A$ が適正かどうか臨床状態を評価するためには，二酸化炭素産生量（$\dot{V}_{CO_2}$）のレベルを必ずしも知る必要はない．$\dot{V}_{CO_2}$ は P_{CO_2} 式の分子であり，したがって，Pa_{CO_2} は $\dot{V}_{CO_2}$ に対して適切な $\dot{V}_A$ を与える．患者がどのような $\dot{V}_{CO_2}$ を示そうとも，その $\dot{V}_{CO_2}$ に関して $\dot{V}_A$ が適切かどうかを知るのは大切である．その臨床病態にとって Pa_{CO_2} が適切か否かということを決めるには患者の精神状態，呼吸型，Pa_{O_2}，pH を知ることが必要である．この情報は次の質問に対する解答の形式で詳しく取り扱っている．

6．
a．患者は過換気状態にある．低い Pa_{CO_2} は代謝性アシドーシスに対する適切な代償作用によると説明できる．
b．患者は二酸化炭素の産生量に関して，正常な肺胞換気状態にあるといえる．なぜなら Pa_{CO_2} は正常範囲（38mmHg）であるからである．しかし，もし患者に呼吸努力をするような負荷が加えられれば，過呼吸をするであろう．この例の"正常"P_{CO_2} は気道閉塞病変が高度であるためと説明できる．
c．この患者は Pa_{CO_2} の上昇があり，低換気状態と診断できる．この上昇は重炭酸の腎性貯溜により代償され（ほぼ正常の pH を示す），急性症状には苦しんでいない．この症例の高炭酸ガス血症は重症肺疾患患者がうまく適応した生理学的機序なのである．患者は正常 Pa_{CO_2} を維持するために辛い努力をしなくても良いのである．
d．患者は多量の空気を吸ったり吐いたりしているにもかかわらず，低換気状態にある．これは患者の死腔について何を語っているのだろう．もし分時換気量が正常，あるいは上昇しているならば，死腔換気量は極めて大きいはずである．
e．この患者は二酸化炭素の産生量に関して肺胞換気量は正常である．しかし，この状況において適切なのであろうか？否．この低い Pa_{O_2}（40 mmHg）は過換気反応を誘導するはず．たぶん，この患者は中枢性呼吸刺激に影響を与える薬剤のとりすぎに苦しんでいるのだろう．鈍い換気応答の原因を知らずには，その臨床像は Pa_{CO_2} を十分には説明し難い．より多くの情報が必要である．

要約すれば，正常範囲にある Pa_{CO_2} は，肺胞換

気が二酸化炭素の産生に十分見合うものであるということを示しているに過ぎない。肺胞換気が患者にとって必要なだけ十分あるとか，ないとかというようなことを意味してはいない。このレベルの話は臨床の流れを見ながら，Pa_{CO_2} を説明していくことでのみ評価できるのである。反対に，高いあるいは低い Pa_{CO_2} は二酸化炭素の産生量に対してそれぞれ，あまりに少ない，またはあまりに多い肺胞換気を意味しているが，それはまた適切な臨床応答を反映していることもある．

7．肺胞換気は P_{CO_2} 式から計算しうる．

$$\dot{V}_A = \frac{\dot{V}_{CO_2} \times 0.863}{Pa_{CO_2}} = 200 \times 0.862/80$$

$$= 2.16 l/分$$

この結果は $\dot{V}_A$ の正常値のほぼ1/2である．10回/分の呼吸数でガス交換膜である肺胞へ216ml供給する．解剖学的死腔を150ml と仮定すれば1回換気量は約366ml となり，分時換気量は3.66l となる．睡眠薬は $\dot{V}_E$ を減らし，$\dot{V}_{CO_2}$ に関しては不十分な $\dot{V}_A$ をもたらす．

8．この患者では，$\dot{V}_E$ は700ml ×10/分=7l/分である．固定した $\dot{V}_E$ では $\dot{V}_A$ は $\dot{V}_D$ に依存する．肺の病態に変化がなければ $\dot{V}_D$（だから $\dot{V}_A$ も）は一定である．

$$\dot{V}_A = [(200ml/分) \times 0.863]/38mmHg$$
$$= 4.54 l$$

$\dot{V}_A$ は固定しているので，新しい Pa_{CO_2} は簡単に計算で求められる．

$$Pa_{CO_2} = [(300 l/分) \times 0.863]/4.54$$
$$= 57mmHg$$

状況によっては，二酸化炭素の産生が増加する場合がある．たとえば発熱，甲状腺機能亢進症，運動，食餌の変化などの場合によく見られることである．気管内挿管中の患者に高カロリー輸液を始めると二酸化炭素の産生が有意に増加する．もし $\dot{V}_A$ が制限されたり固定されていれば Pa_{CO_2} は増加するだろう．このシナリオは極めて状態の悪い気管内挿管中の患者によく見られる．

9．患者の $\dot{V}_E$ は550×16＝8.8l/分で正常よりやや高値．先に述べたように，高炭酸ガス血症は二酸化炭素産生量に較べて少ない $\dot{V}_A$ で引き起こされるものである．二酸化炭素の産生が増加しているのに，$\dot{V}_A$ はまだ少ないままに留まっていること

に注意を払うべきである．しかしながら患者は安静にしているので $\dot{V}_{CO_2}$ はほぼ正常である．それぞれの1回換気量が550mlであるから，高炭酸ガス血症の説明は V_T の大半が死腔になりつつあるということであるに違いない．その結果として $\dot{V}_E$ が上昇するにもかかわらず $\dot{V}_A$ は減少している．これは大半の COPD 患者に見られる高炭酸ガス血症の説明である．

10．病歴と過去の肺機能検査から，以前には慢性の肺疾患はなかった．主たる変化は12ヵ月間の50kgの体重増加，胸部レントゲン写真の心不全疑い，高炭酸ガス血症である．Pa_{CO_2} の上昇は $\dot{V}_E$ の減少や $\dot{V}_D$ の増加，あるいは両者のためである．1回換気量（300ml）と呼吸数（28）は，8.4l/分の $\dot{V}_E$ となるが，これは1年前の半分である．高度の肥満と二酸化炭素の産生の増加を考えると，8.4l/分は低値である．少なくとも，この理由によって $\dot{V}_A$ は減少している．

少ない1回換気量は，さらに各呼吸の容量のうち死腔に行く割合が増加していることを示している（V_D/V_T の増加）．今の呼吸数は1年前より多いので，$\dot{V}_D$ もまた増加している．

要約すると彼女の高炭酸ガス血症の原因は $\dot{V}_E$ の減少と $\dot{V}_D$ の増加である．臨床的には高度の肥満（胸郭という"フイゴ"の障害）と心不全である．

11．答：$V_D/V_T = (56-26) \div 56 = 0.54$ これは非常に高い V_D/V_T で，人工呼吸器からの早期離脱は困難のようである．V_D/V_T が高値になればなるほど，$\dot{V}_A$ を満足するために吸入しなければならない空気は多くなり，呼吸仕事量も増える．V_D/V_T が高いかどうかが，ウィーニングか，それとも人工呼吸器治療の延長かの決め手となる．特にもし合併症があれば（たとえば，呼吸筋脆弱や電解質不均衡），なおさらウィーニングは困難である．

12．$\dot{V}_A$ が1 l/分減少したときの Pa_{CO_2} は図4-3から作図で求めるか Pa_{CO_2} 式から計算で求める．

$$Pa_{CO_2} = \frac{\dot{V}_{CO_2} \times 0.863}{\dot{V}_A}$$

患者 A は Pa_{CO_2} が5.5mmHg上昇して34.5mmHg となる．患者 B は Pa_{CO_2} が29mmHg上昇して86.3mmHg となる．$\dot{V}_A$ の実質的な減少は，正常か少ない Pa_{CO_2} よりも，高炭酸ガス血症の P_{CO_2} に大きな影響を与えるものである．

$\dot{V}_A$ が固定している時は，$\dot{V}_{CO_2}$ は Pa_{CO_2} の増加をもたらすことを銘記せよ．（**図4-3**を見よ）．この増加は重症の COPD 患者の運動中に起こりうるし，また，人工呼吸器治療を受けている患者に急に炭水化物の投与量を増やした場合に見られる（臨床問題8を見よ）．このようなケースでは $\dot{V}_{CO_2}$ が増えても，$\dot{V}_E$ や $\dot{V}_A$ はそれに比例して増加しない．その結果として，Pa_{CO_2} が上昇する．そしてまた，すべての臨床的高炭酸ガス血症の基本的原因を示している．すなわち二酸化炭素の産生に対して肺胞換気のレベルが低いということである．

復習問題の正解答と誤解答
1．誤　2．正　3．正　4．誤　5．正
6．誤　7．正　8．正　9．誤　10．正

第5章

1．情報がもっと必要だ．海面レベルで F_{IO_2} が0.21の場合 Pa_{O_2} 90mmHg は正常である．より高い F_{IO_2} では，この Pa_{O_2} は正常ではない．100%の酸素を吸入している患者では，Pa_{O_2} が90mmHg は重症な呼吸不全を意味している．Pa_{O_2} を P_{AO_2} と比べることによってのみはじめて，肺が酸素を正しく摂取しているかどうか知ることができるのである．

2．酸素の受け渡し（transfer）の適正度を判定すべきである．各症例とも Pa_{O_2} は85mmHg である．それらの値は海面レベルのものなので気圧は760mmHg である．各例について $P_{(A-a)O_2}$ を計算する．
 a．$P_{AO_2} = 0.21(760-47) - 1.2(25)$
  $= 150 - 30 = 120$
  $P_{(A-a)O_2} = 120 - 85 = 35mmHg$
 この場合は，$P_{(A-a)O_2}$ は上昇している．
 肺は酸素の受け渡しがうまく行っていない．
 b．$P_{AO_2} = 102mmHg$（上述のように計算した）
  $P_{(A-a)O_2} = 17mmHg$
 この上昇は境界領域．患者の肺には僅かに問題がある．
 c．$P_{AO_2} = 90mmHg$
  $P_{(A-a)O_2} = 5mmHg$
 高炭酸ガス血症にかかわらず，肺胞から毛細血管への酸素の受け渡しには障害がない．
 d．$P_{AO_2} = 0.40(713) - 1.2(3.0)$
  $= 285 - 36 = 249$
  $P_{(A-a)O_2} = 164mmHg$
 $P_{(A-a)O_2}$ は著しく上昇している．
 Pa_{O_2} は正常だが，肺の酸素の受け渡しの障害が確実にある．

3．a，c，e，f．P_{AO_2} と Pa_{O_2} の両者とも同じ量減少するため，P_{CO_2} の上昇(b)だけでは $P_{(A-a)O_2}$ は変化しない．貧血（d）か一酸化炭素（h）は P_{AO_2} にも Pa_{O_2} にも直接の影響は与えない．高度(g)は気圧の低下により，P_{AO_2} も Pa_{O_2} も減少させる．

4．
 a．$P_{AO_2} = 0.40(760-47) - 1.2(50)$
  $= 225mmHg$
  $P_{(A-a)O_2} = 225 - 150 = 75mmHg$
 $P_{(A-a)O_2}$ が上昇しているので，この患者には肺疾患があると思われる．
 b．$P_{AO_2} = 0.28(713) - 1.2(75)$
  $= 200 - 90 = 110mmHg$
  $P_{(A-a)O_2} = 110 - 95 = 15mmHm$
 低換気が著明にもかかわらず，肺疾患の証拠はない．高炭酸ガス血症は，中枢神経あるいは胸郭も含めた疾患の結果である可能性が高い．
 c．$P_{AO_2} = 0.21(713) - 1.2(15)$
  $= 150 - 18 = 132mmHg$
  $P_{(A-a)O_2} = 132 - 120 = 12mmHg$
 この例のように肺が健常なら，過換気 Pa_{O_2} は容易に100mmHg 以上に上昇する．
 d．$P_{AO_2} = 0.80(713) - 40 = 530mmHg$
 （因子1.2は F_{IO_2} が100%に近いので除くことを注意すべきである．）
  $P_{(A-a)O_2} = 530 - 350 = 180mmHg$
 高い Pa_{O_2} にかかわらず，その肺は酸素の受け渡しを正常のようにはやっていない．
 e．$P_{AO_2} = 0.21(713) - 1.2(72)$
  $= 150 - 80 = 64mmHg$
  $P_{(A-a)O_2} = 64 - 80 = -16mmHg$
 負の $P_{(A-a)O_2}$ は生存できる数値ではない．これはよくある検査結果であって，以下の状況で説明できる．(1)不正確な F_{IO_2}，(2)不正確な血液ガス測定，(3)転写ミス．

5．リードヴィル（Leadvill）の気圧を用いて（**表5-2**），P_{AO_2} を計算せよ．
 $P_{AO_2} = 0.21(517-47)\ 1.2(27)$
  $= 99 - 32 = 67mmHg$

したがって，

$P(A-a)O_2 = 67 - 40 = 27 mmHg$

リードヴィル (Leadville) では海面位と較べて，P_{AO_2} がずっと低値だが，$P(A-a)O_2$ は27mmHgに上昇している．これは酸素の受け渡しに問題があることを示しており，すなわちV/Qの不均衡である．患者は高地肺水腫で罹んでいた．

6．アセテート液で血液透析をしている間，二酸化炭素は血液から逃げ透析液に入る．透析中のP_{aO_2}を計算するよう求められた．

すなわち，$P(A-a)O_2$，P_{AO_2} 及び pH がそのまま変化しない場合，そして毎分50mlの二酸化炭素が透析液に逃げている場合のP_{aO_2}を求めよという質問である．

〈透析前〉

$R = 200/250 = 0.80$

$P_{AO_2} = 0.21(713)$
$\quad -38[0.21+(1-0.21)/0.80]$
$\quad = 150 - 46 = 104 mmHg$

$P(A-a)O_2 = 104 - P_{aO_2}$（測定値）
$\quad\quad\quad = 104 - 84 = 20 mmHg$

〈透析中〉

$R = 150/250 = 0.60$

$P_{AO_2} = 0.21(713)$
$\quad -38[0.21+(1-0.21)/0.60]$
$\quad = 150 - 58 = 92 mmHg$

$P(A-a)O_2 = 20 mmHg$
（透析前と同様であるから）

$P_{aO_2} = P_{AO_2} - P(A-a)O_2$
$\quad = 92 - 20 = 72 mmHg$

このように，透析中にはP_{aO_2}が84から72へと，12mmHg低下する．

7．$P_{AO_2} = 0.21(713) - 1.2(74)$
$\quad\quad = 150 - 89 = 61 mmHg$

$P(A-a)O_2 = 61 - 42 = 19 mmHg$

73才の女性としては$P(A-a)O_2$は正常範囲にあるので，P_{aO_2}は高炭酸ガス血症で数値が低下していると考えられる．彼女には肺炎やその他の急性肺疾患はないようである．

8．$P(A-a)O_2$の増加はほとんどつねにV/Qの不均衡によって起きるけれども，この不均衡がどうして静脈血混合 (venous admixture) を起こすかということを説明する試みはよく行われている．この肺疾患患者は患側である右側を下にして右側臥位になったところ，低酸素血症が増悪した．血流は重力に依存するため，吊り下がった右肺へ血流が増加したのである．換気もまた重力の影響を受けるけれども，肺炎のため右肺の換気は減少している．このように血流は換気に比べて増加する．こうして静脈血混合が増加するのである．患者が左側臥位をとれば，血流は健常側の左側肺へ流れ，疾患肺で減少する．その結果，静脈血混合が減少する．

潅流に及ぼす重力の影響のため，片側に肺疾患があり，低酸素血症を呈している成人患者には，一般的には正常肺を吊り下げる姿勢がすすめられている．しかし幼児では反対のことが推奨される（第15章参照）．

9．肺塞栓症はたいてい低酸素血症をきたす．この機序はV/Q不均衡であるが，しかし正確にいえばどうであろうか？肺動脈内の血塊は肺胞の大集団へ潅流を減少させることになり，結果として肺胞腔を死腔にしてしまう．死腔の増加だけでは低酸素血症を起こすとは限らない．肺動脈塞栓症の患者が過換気を示すという事実は，死腔の増加を充分に代償しようとする行為である．その代り，低酸素血症は，静脈血混合の増加によって起きるのである．すなわち，シャントか低V/Q比によって低酸素血症が起こる．静脈血混合を増加させる可能性のある機序が少なくとも2つはある．

1）血液は凝血塊の詰った血管を迂回して塞栓のない血液循環へシャントする．この流路を変えた血液は，その肺胞を飛び越して塞栓のない肺循環に入る．その結果は正常肺毛細血管の過剰潅流となり低V/Q比の部分を作り，こうして静脈混合の増加が起きるのである．

2）肺動脈の凝血塊はキニンや他のペプチドを局所で放出するが，これらは周囲の肺胞毛細血管の構築に影響を与える．結果として，限局性無気肺か気管支痙攣かのいずれかによって正常V/Q単位は低V/Q単位へ転換され，肺胞換気は潅流と比べて減少することになる．

肺塞栓における両機序の出現については実験的証拠があり，臨床的にも両機序の役割は十分考えられる．$P(A-a)O_2$の増加によって表れてくる低酸素血症は必ずV/Q比の不均衡で生じ，それゆえに肺の病的状態を表現している．これが重要な点である．

臨床的状況がどうあろうと肺生理学の基礎を理解するとその機序を説明するのに役立つものであ

復習問題の正解答と誤解答

1．誤　2．正　3．正　4．正　5．正
6．誤　7．誤　8．誤　9．正　10．正

第6章

1．動脈血酸素含量
$$= (0.98 \times 15 \times 1.34) + (0.003 \times 92)$$
$$= 19.7 + 0.28$$
$$= 19.98 ml\ O_2/血液100ml$$

2．それぞれの患者の酸素含量を計算せよ．
患者A．$(0.85 \times 1.34 \times 15) + (0.003 \times 50)$
$$= 17.09 + 0.15$$
$$= 17.24 ml\ O_2/血液100ml$$
患者B．$(0.94 \times 1.34 \times 8) + (0.003 \times 80)$
$$= 10.08 + 0.24$$
$$= 10.32 ml\ O_2/血液100ml$$

酸素含量に基づけば患者BはAよりずっと低酸素血症である．患者BはAよりずっと高いPaO_2をもっているのだが……．この結果は酸素化を評価するのにヘモグロビンがいかに重要であるかを明快に示しており，PaO_2やSaO_2のみに頼るべきではないことを示している．

3．b：この患者のPaO_2は正常だがSaO_2は著明に低下している．このような不一致をきたすもっとも多い原因は，ある物が酸素のヘモグロビンとの結合を妨げるためである．別の原因が証明されるまでは，一酸化炭素に違いないと考えるべきである．他のどのような状況もこのような不一致を説明できないだろう．一定のPaO_2の下では貧血はSaO_2に影響しない．低温は酸素解離曲線を左側へシフトして，ある一定のPaO_2に対してSaO_2を上げる．高度の肺実質病変はSaO_2を低下させるが，それとてPaO_2の減少によるものである．2つの値に不一致はない．最期に，この血液ガス値はどの年齢にとってももちろん正常とはいえない．

4．b：臨床問題1と同様に酸素含量は計算できる．
酸素含量＝$(0.50 \times 1.34 \times 13) + (0.003 \times 85)$
$$= 8.97 ml\ O_2/血液100ml,\ (\fallingdotseq 9 ml)$$

一酸化炭素中毒ではPaO_2は正常だがSaO_2や酸素含量は減少していることをもう一度銘記せよ．

5．PaO_2は85mmHgでSaO_2は60%である．後者はSaO_2の予測値である95%以上からみるとずっと低値である．pHも$PaCO_2$も正常なので，ある物がヘモグロビンの正常な飽和を妨害しているようである．この動脈ガス値は，メトヘモグロビン血症か，重症な一酸化炭素中毒か，あるいは遺伝性ヘモグロビン異常症かである．

正常状態では，ほとんどすべての成人のヘモグロビンは還元状態にあり，還元状態というのは鉄がFe^{++}という場合のみをいうので，酸素との結合には無関係である．鉄がFe^{+++}ならば，ヘモグロビンは酸化された（オキシヘモグロビンとは異なる）という．すなわちFe^{+++}をもっているヘモグロビンはメトロヘモグロビンで，酸素運搬能はない．

酸素で飽和されている，この60%のヘモグロビンはオキシヘモグロビン（還元型，Fe^{++}）である．酸素と結合していない正常ヘモグロビンは非酸素化（deoxygenated）（還元型，Fe^{++}）であり，この非酸素化ヘモグロビンはPaO_2の低下の結果として生するのがほとんどだが，ここでは問題にならない．酸素で飽和されていない40%のヘモグロビンはカルボキシヘモグロビン（Fe^{++}，一酸化炭素と結合）か，メトヘモグロビン（Fe^{+++}）か，アミノ酸の異常配列をもつ非常に高いP_{50}を示すヘモグロビンである可能性がある．

酸素化されていないこの40%のヘモグロビンが，メトヘモグロビン（Fe^{+++}）か，正常ヘモグロビン（還元型，Fe^{++}）ならばチアノーゼが現われ．もしそれがカルボキシヘモグロビンならチアノーゼは来ない．

6．酸素供給量は心拍出量×酸素含量である．すなわち5000ml血液/分×8.97ml O_2/血液100ml＝448.5ml O_2/分

酸素供給量は心拍出量が正常でもSaO_2の減少（すなわちCaO_2の減少）によって減少する．一酸化炭素中毒においては，酸素供給量の減少は低酸素血症の2大原因のうちの1つである．もう一方は酸素解離曲線の左方移動である．左方移動の結果，ヘモグロビンと結合した酸素は正常より，より強固に結び付き，組織へ酸素を容易に渡さない．

7．酸素摂取量（$\dot{V}O_2$）は心拍出量×（$CaO_2 - CvO_2$）（式3）である．心拍出量は5.2l/分．与えられた情報から，CaO_2とCvO_2は計算せねばならない．PaO_2のみがわかれば，SaO_2を計算するためには

標準酸素解離曲線を使用する．pH が7.5, Pa_{O_2} が80mmHg, Sa_{O_2} が94%．ここでは，
$$Ca_{O_2} = (0.94 \times 15 \times 1.34) + 0.003 \times 80$$
$$= 19.13 ml\ O_2/血液100ml$$

Pv_{O_2} はわかっていないので，同じ酸素解離曲線を使用して Pv_{O_2} を逆に計算する．pH が7.5で Sv_{O_2} が75%なので Pv_{O_2} は約38mmHg となる．ここで
$$Cv_{O_2} = (0.75 \times 15 \times 1.34) + (0.003 \times 38)$$
$$= 15.19 ml\ O_2/血液100ml$$

よって
$$\dot{V}_{O_2} = 5200 \times (19.13 - 15.19) = 205 ml\ O_2/分$$

8. $\dot{V}_{O_2} = Q_T \times (Ca_{O_2} - Cv_{O_2})$
$$(Ca_{O_2} - Cv_{O_2}) = \dot{V}_{O_2}/Q_T$$
$$= (250 ml\ O_2/分)/(血液7500ml/分)$$
$$= 3.33 ml\ O_2/血液100ml$$

この患者は Ca_{O_2} の計算によって明らかになった動脈血低酸素である．
$$Ca_{O_2} = 6g\%Hb \times (1.34 ml\ O_2/gHb)$$
$$\times 0.97 + 0.003 \times 125$$
$$= 7.80 ml\ O_2/血液100ml$$
$$+ 0.38 ml\ O_2/血液100ml$$
$$= 8.18 ml\ O_2/血液100ml$$

この動脈血低酸素の代償の中心は心拍出量の増加である．

9.
 a : $\dot{V}_{O_2} = Q_T \times (Ca_{O_2} - Cv_{O_2})$ ……（式3）
$$Ca_{O_2} - Cv_{O_2}$$
$$= (250 ml\ O_2/分)/(血液5000ml/分)$$
$$= 5 ml\ O_2/血液100ml$$

海面レベルでは，正常肺の30才の成人で室内気を吸う場合，Pa_{O_2} は90mmHg 以上，Sa_{O_2} は97%程度である．したがって，
$$Ca_{O_2} = (0.97 \times 1.34 \times 15) + (0.003 \times 90)$$
$$= 19.77 ml\ O_2/血液100ml$$
$Cv_{O_2} = 19.77 - 5 = 14.77 ml\ O_2/100ml$ の血液
$Cv_{O_2} = (Sv_{O_2} \times 1.34 \times Hb) + (0.003 \times Pv_{O_2})$
$Sv_{O_2} = [Cv_{O_2} - (0.003 \times Pv_{O_2})]/(1.34 \times Hb)$

この計算のためには，$(0.003 \times Pv_{O_2})$ は極めて小さいので無視する．そうすると，
$Sv_{O_2} = 14.77/20.1 = 0.73$（あるいは73%）

動脈血の酸素解離曲線を用いると，Sv_{O_2} 73%は39mmHg の Pv_{O_2} となる．静脈の pH は動脈の pH より酸性であるので，Sv_{O_2} 73%は39mmHg よりわずかに高い．

 b : 心拍出量2.5l/分として9aの計算をせよ．
$$(Ca_{O_2} - Cv_{O_2}) = 10 ml\ O_2/血液100ml$$
$$Cv_{O_2} = 9.5 ml\ O_2/血液100ml$$
$$Sv_{O_2} = 47\%$$
$Pv_{O_2} \fallingdotseq 26mmHg$

 c : $F_{I_{O_2}}$ 1.0として Pa_{O_2} を計算せよ．患者の肺は正常と考えられるので，肺胞の P_{O_2} は約673mmHg，そして Pa_{O_2} は650mmHg となるだろう．（これは $P_{(A-a)O_2}$ を23mmHg，また，100%酸素を吸入すると $P_{(A-a)O_2}$ は増加すると仮定している．第5章参照）．この Pa_{O_2} では Sa_{O_2} は100%である．9aのように同じ計算をせよ．
$Sv_{O_2} = 17.05/20.10 = 0.85$，あるいは85%．
この Sv_{O_2} では Pv_{O_2} はほぼ50mmHg である．

 d : ヘモグロビン濃度が8g%ならば，Ca_{O_2} は 10.45ml O_2/血液100ml に等しい．9aのように計算せよ．
$Sv_{O_2} = 5.45/(1.34 \times 8) = 0.51$，あるいは51%．この解離曲線から Pv_{O_2} は約27mmHg である．貧血の時に高度の低酸素血症を予防するために，特に心拍出量の増加のような生理学的調整が起きる．この理由により，慢性の貧血では Pv_{O_2} は普通は正常である．

10. ドブタミン治療の前後で，Ca_{O_2} は少し減少するが，Pa_{O_2} と Sa_{O_2} は適量のように見える．しかし，Sv_{O_2} も Pv_{O_2} もともに，動脈血測定値のみから想像する値より低い．混合静脈血値の減少は，身体の要求に対して不十分な酸素供給量を示している．この不十分さは心拍出量の減少の結果でもある．

ドブタミン治療の後では心拍出量は増加する．その結果として酸素供給量は改善し，Sv_{O_2} と Pv_{O_2} は有意に高値となる．

この症例は酸素化の包括的な評価が，心拍出量や混合静脈血を含む複雑な測定値をいかに必要としているかを表している．このような測定をしないならば，患者の酸素化の状態に関して誤った評価を下す可能性がある．

復習問題の正解答と誤解答

1．誤　2．誤　3．誤　4．正　5．正
6．正　7．正　8．正　9．正　10．誤

第7章

1．この患者は脱水と蜂巣炎（cellulitis）で入院した．

血清 HCO_3^- は入院の3日間いつも上昇が見られ、明らかな酸・塩基障害を示していた。一般的には、HCO_3^- の上昇は一次性代謝性アルカローシスか呼吸性アシドーシスの代償を意味するものである。

血液ガス所見は第3病日で調べられ、その所見は pH7.20, $Paco_2$ 92mmHg, HCO_3^- 35mEq/l であった。彼女が入院したときは、呼吸性アシドーシスだったが、この時は診断はまだついていなかった。鍵は、第1病日に見られた HCO_3^- の高値である。メペリジンとジアゼパムは呼吸をさらに抑制し、第3病日には代償の効かない点まで二酸化炭素の蓄積を促進した。この患者は気管内挿管と人工換気を必要とし、結果的には回復した。

2. HCO_3^- の計算値と測定値の間に10mEq/L の開きがある。pH と $Paco_2$ が正しい限り、HCO_3^- の算出値も正しい。もちろん pH か $Paco_2$ が間違いならば HCO_3^- もまた間違いだろう。この患者においては、血液ガス値は代謝性アルカローシス(HCO_3^- の上昇)状態を示唆している。静脈の HCO_3^- は正常で、それゆえ血液ガス値と一致しない。この隔たりの妥当な理由については103ページの枠内の中に概略が示されている。

このような矛盾がある場合、血液ガス値と血清 HCO_3^- とも信用できない。もし $Paco_2$ と pH に信憑性があるなら算出された動脈血 HCO_3^- も信頼できるし、一方、静脈の HCO_3^- は無視されるべきである。

3. 静脈の重炭酸イオンと動脈の重炭酸イオンが等しいと仮定して静脈の重炭酸イオンを求めよ。
アニオンギャップ $= Na^+ - (Cl^- + HCO_3^-)$
20mEq/L $= 145 - (104 + HCO_3^-)$
$HCO_3^- = 21$ mEq/L
それで pH $= 6.1 + \log [21/0.03(50)] = 7.25$

4. 急性の CO_2 蓄積は pH を低下し、急性呼吸性アシドーシスの状態を引き起こす。しかし、それは急性呼吸性アシドーシスだけなのか、あるいは何か他のプロセスが介在しないか？急性の CO_2 蓄積は、$Paco_2$ 10mmHg の増加分あたり、約0.07単位の pH の低下をきたすものである。患者の pH は、0.26低下している、または $Paco_2$ の増加分30mmHg から予測される pH の低下を0.05だけ上回っている。このことはさらに、代謝性変化があることを示唆している。さらに計算で求めた HCO_3^- は正常値の下限である。急性 CO_2 蓄積とともに HCO_3^- は2ないし3mEq/L は上昇しなければならない。したがって正常値下限の HCO_3^- は代謝性変化がさらに加わっていることを示唆するもう1つの証拠である。中等度の乳酸アシドーシスを惹起する潅流の減少が代謝性変化分を説明し得るであろう。

5. HCO_3^- と pH は低値でこれは代謝性アシドーシスの状態であることを示している。代謝性アシドーシスが完全に代償されると、$Paco_2$ は減少しなければならない。$Paco_2$ が正常値下限にある事実は、2つの可能性を暗示している。代謝性アシドーシスが発生したばかりの段階でいまだ12時間も経っていないか、または代謝性アシドーシスが慢性であって患者はこれを代償するための過換気が出来ない場合である。後者の場合は相対的な呼吸性アシドーシスを表しており、というのは $Paco_2$ を低くしてアシデミア(酸血症)に対応できないからである。(もし、$Paco_2$ が下がれば pH も上昇するだろうが)。後の状況はまた不吉である。というのは代謝性障害に加えて呼吸性の異常が指摘されるからである。

詳細な臨床評価やフォローアップによってのみ、2通りの機序のいずれかを決定できるものである。

6. 患者の血液ガス値は慢性呼吸性アシドーシスの範疇である。患者の病歴を考えてみると、数日間、二酸化炭素の蓄積があったように思われる。(しかしながら、酸・塩基マップは慢性呼吸性アシドーシスを明らかにしてはいない。酸・塩基マップのある特定の点へ到達するのは1つの道というよりたくさんの道がある)。

7. この若い女性の血液ガス値は急性呼吸性アシドーシスの帯の中に入る。二酸化炭素の蓄積が多分、数時間以内に起こっている。この蓄積は他の臨床的な原因でも起こりうるが、薬物の過量服用の時によく見られる。昏睡状態で高度の低換気状態のために、気管内挿管や人工換気が必要である。

8.
パートA. d：より多くの情報がなければあいまいである。血液ガス値や他の臨床生化学検査によって、もし酸・塩基平衡障害が認められれば、次の論理的思考は臨床的原因を決定するのに役立つものである。$Paco_2$, pH, HCO_3^- の上昇は明らかに代謝性アルカローシスを示唆するが、他の可能

性もある．個々の血液ガス値は2次元の図表上の1点になるはずである．そしてそれはいろいろな方向からたどりつくことができ，何か特別な酸・塩基平衡障害を診断できるという訳でもない．血液ガス値だけに基づいて代謝性アルカローシスを診断する場合には怖い落とし穴が2つある．

1) 血液ガス値だけを利用するのは臨床的に不十分である．というのは代謝性アルカローシスには原因がいくつかあるからである．臨床的な原因を見つけ平衡障害は補正すべきである．アシドーシスやアルカローシスという用語は，代謝性や呼吸性という形容詞をもってはいるが，貧血とか発熱とかと類語である．それは基礎に隠れている病態の生理学的変化の表現であって，それ自身が臨床的診断ではない．

2) この患者は実際のところ代謝性アルカローシスではなくて，酸・塩基平衡上の別の障害を合併した代謝性アルカローシスのようである．この患者の初期の血液ガス値はいろいろな病態を示している．それは単純な代謝性アルカローシス，慢性呼吸性アシドーシス，その後で急性の過換気（急性呼吸性アルカローシス）と代謝性アルカローシスを合併した呼吸性アシドーシスが起きている．たとえば，1週間前の患者の肺機能検査と血液ガス値が正常だったとして，かつ，この期間に利尿剤を服用したと考えればよい．その場合の診断は一次性の代謝性アルカローシスがもっとも可能性が高い．一方，慢性的CO_2蓄積の患者であるかもしれない．たとえば，Pa_{CO_2} 60mmHg, pH7.41の状態で，肺炎を起こし，Pa_{CO_2}が60から50mmHgへとなりpHは正常を越えた可能性がある．後者の場合のシナリオは，慢性呼吸性アシドーシスに換気が急増した状況（呼吸アルカローシス）を示していて，一次性代謝性アルカローシスではないというものである．このように患者は代謝障害だけか，呼吸性障害だけか，あるいは両方の障害を持っている可能性がある．詳細な臨床的病歴及び検査成績の経過（可能なら，以前の血液ガスデータも含め）を利用してこそ，真の病因が確定できるのである．

パートB． この患者の病歴と検査成績の経過にはCOPDとCO_2蓄積がある．その後，心不全を起こした．治療後はもとのレベルの血液ガス値へ戻った．省れば，入院時の血液ガス値は急性の過換気と慢性呼吸性アシドーシスである．

9．d：激しい嘔吐（代謝性アルカローシスをきたす）をしている尿毒症（代謝性アシドーシスをきたす）の患者は同時に両方の代謝性障害を持つものである．この患者は腎不全があり，BUN値は121mg/dlである．pHは7.51とアルカリ性ながら，この患者はアニオン・ギャップ（25mEq/l）の上昇により代謝性アシドーシスがあることが確定した．

与えられた情報からは，一次性呼吸性アシドーシスの合併を完全に除外することは難しい．（患者が回復した後，基礎に呼吸器疾患がないことが解った．酸塩基平衡障害を完全に理解するには数日から数週間のフォローアップが必要である．）

多くの疾患をもっておれば，各病態の相対的な重症度により，pHは低く，あるいは高く，あるいは正常である．ある1回きりの血液ガス値で診断したり，他の病態を除外したりすべきではない．患者の詳しい病歴や臨床経過や検査データを知ることによってのみそれは可能である．

10．この患者の血液ガスは慢性呼吸性アルカローシスの帯の中に入っている．しかしながらこの情報は診断を下す材料ではなく，可能性を示唆するのみである．診断は臨床像や他の臨床検査データを総合して下すものである．彼女は混合性障害があるのだろうか？　すなわち，呼吸性アルカローシスと代謝性アシドーシスの合併という……．
アニオンギャップを計算すると，
$$AG = Na^+ - (Cl^- + HCO_3^-) = 142 - 118$$
$$= 24 mEq/l$$

このAGは上昇しており，これは代謝性アシドーシスを示している．しかし完全な代謝性アシドーシスではない．というのは血液ガス値は代謝性アシドーシスの帯から外れている．代謝性アシドーシスと呼吸性アルカローシスの両者が合併した状態にある証拠が揃っている．後者はたぶん，過剰な人工換気の結果である．代謝性アシドーシスの原因は捜されなければならない．というのは与えられた情報からは明らかにし得ないからである．AGは上昇しているので，潅流低下か薬剤誘起性代謝性アシドーシスの可能性がある（105ページの枠内を見よ）．

11．この患者は初期には慢性呼吸性アルカローシスであった．それは数日間の過呼吸の結果であり，その期間中に腎臓は重炭酸イオンを排泄して，pHは正常に復帰した．現在彼女の喘息の状態は悪化

している．2つの血液ガス諸値を酸・塩基マップに並べると，急に低換気状態になったことが解る．2度目の血液ガス値は急性呼吸性アシドーシスと代謝性アシドーシスの間にある．

彼女は見かけ上の代謝性アルカローシスにすぎないのである．なぜなら，障害は真に呼吸性のものである．初期は呼吸性アルカローシス（腎性代償を伴った）であり，その後に呼吸性アシドーシスが続いたのである．区別は重要である．治療は呼吸のプロセスのためのものであって，代謝性のプロセスのためのものではない．適正な換気に戻すべきである．挿管か他の積極的な治療が必要なのである．彼女は一次性の代謝障害ではない．

この症例は原発性障害が患者の酸・塩基平衡障害だけが原因であるという考えを除外するために，どのように酸・塩基マップを利用できるかということを示ししたものである．酸・塩基マップはまた酸・塩基平衡障害を診断できるものではないという考え方を強調したものである．診断はすべての臨床的，もちろん動脈血ガス分析をも加えた臨床的評価の後に正しくすべきものである．

12. この酸・塩基マップ上に血液ガス値をプロットすると，この患者は単に呼吸性アシドーシスだけではないことがわかる．このガス値は急性呼吸性アシドーシスの予測帯の外に落ちる．患者にはまた代謝性アシドーシスもみられる．もし呼吸性アシドーシスが単一の病態ならば，pHは7.1でなく7.2が予測さるべきである．アニオンギャップの上昇は代謝性アシドーシス-ショックや高度の低酸素血症による－を確認する補助になる．

挿管した後，人工換気で，$Paco_2$は正常値である40mmHgに落ちている．しかし代謝性障害（乳酸アシドーシス）は補正されておらず，まだ酸性状態に留まっている．最期の血液ガス値は代謝性兼呼吸性アシドーシスを示しているが，しかし，初期のものより程度は軽くなっている．

復習問題の正解答と誤解答

1．誤　2．正　3．正　4．誤　5．正
6．正　7．正　8．誤　9．正　10．誤

第8章

1. これは高度の肺性心で右心不全の症例である．肺疾患があるほか，動脈血低酸素，右室拡大，肺動脈拡大（胸部レントゲン上みられる），右室ストレインパターン（ECGにみられる），II音の増強（肺動脈弁閉鎖音），肺野に浸潤影がない（これは左室性うっ血性心不全を除外できる）などはこの診断を確実にするものであり，侵襲性の検査の必要性はない．正しい治療法は低流量の酸素補充と利尿剤である．

2. d：乾燥した皮膚，正常な胸部レントゲン写真，低血圧（体位性の変化を伴う）はすべて高度の脱水を指摘している．この患者では，血清電解質検査値が脱水を確認するのに役立ち，血清ナトリウムとカリウムは低値を示した．脱水の原因は1～2日間の嘔気・嘔吐であり，たぶん，過量のアルコール摂取と関係がある．このような明らかな症例においては侵襲性の検査法による血行動態モニタリングは必要ではない．正しい処置は輸液と，尿量，精神状態，血清電解質，バイタルサインなどの注意深い監視である．もし改善しない場合や，処置していて難渋する心不全が起きた場合にのみ血行動態モニタリングが必要である．

3. 与えられた情報によれば，リストされた診断はすべて可能性がある．しかし，もっともそれらしい診断はARDSと心原性ショックである．患者の胸部レントゲン写真は肺水腫を示しており，それは肺毛細血管の漏出（ARDS）か左心不全によるものであろう．外傷や大手術を受けた患者で，大量輸液を受けたものでは，上のどちらかの状態が極めて可能性がある．正しい処置をするには，心拍出量や肺動脈楔入圧を測定すべきである．情報採集のために，ベッドサイド心臓カテーテル検査が必要である．

4. カーディアックインデックス
　　$= (3.1l/分)/(1.8m^2) = 1.72l/分/m^2$
　ストロークボリューム
　　$= (3100ml/分)/(120beat/分)$
　　$= 26ml/beat$
　ストロークインデックス
　　$= (26ml/beat)/(1.8m^2) = 14ml/beat/m^2$
　SVR $= [(66-5)mmHg]/(3.1l/分)$
　　　$= 20mmHg/l/分$
　PVR $= [(31-24)mmHg]/(3.1l/分)$
　　　$= 2.26mmHg/l/分$
（混合静脈血酸素測定値は得られておらず，％シャントや酸素摂取量は算出できない．）この患者は心原性ショックで苦しんでいる．心拍出量が低

値のため，不十分な全身的灌流状態である．ストロークボリュームもストロークインデックスも極めて低い．心拍数の増加も少量の1回拍出量を埋め合わせることはできない．患者は不十分な心拍出量のため低血圧状態であり，部分的な代償として全身血管抵抗が上昇している．肺血管抵抗は正常範囲にあり，肺動脈圧の上昇は左心不全によって起きている．提示されたデータからは，この患者には右心不全の証拠はない．

5．患者A：PAPもPAWPも正常であり，PAWPはPAPと同等である．もし必要なら，PAWPの代わりに拡張期PAPは左心側の圧の監視に使えるだろう．

患者B：PAPは上昇しており，PAWPは正常であり，高度の慢性肺疾患によくみられるパターンである．PAWPが正常の場合，肺高血圧は左心不全のせいではない．この2つの測定値の不一致があるので，拡張期PAPはPAWPを見るために使うことは出来ない．

患者C：PAPもPAWPも上昇している．両者の圧はほぼ等しい．PAPの上昇は左心圧の上昇により生じたようで，肺自身の疾患によるものではない．このような症例では，拡張期PAPのみの測定でPAWPを監視しても信頼性がない．それはPAPがPAWPの変化通りに動かないからである．

6．PAWPは肺毛細血管静水圧と左心流入圧の両者の情報を提供するものである．ここでは，PAWPと毛細血管静水圧との関連性の説明と，肺水腫における後者の役割を求められているのだ．

患者Aは低血圧でPAWPは低く血清アルブミンレベルは正常である．この症例では，肺水腫は静水圧的あるいは膠質浸透圧的力によって起きたようには見えない．低いPAWPと正常な膠質浸透圧である肺水腫は成人呼吸困難症候群（ARDS）の病像である（第11章に論じている）．

患者Cは正常血圧である．PAWPは明らかに上昇していて，もしこれだけでないにしても，肺水腫の主たる生理学的機序のように見える．血清アルブミンレベルは非常に低く，低い膠質浸透圧を示唆している．このような症例においては，それぞれの因子の相対的な影響度を知るのは困難である．

肺水腫に影響を与える第3の因子は毛細血管透過性の増加であり，これは第11章出述べる．

7．患者AはPAWPが低値で，これは左室流入圧（LVEDP）の低値を示している．治療は大量の輸液である．

患者BはPAWPが上昇しているが，この尿量の減少の原因が低い左室流入圧であるということは出来ない．PAWPの上昇のより大きな可能性は，拍出量の低下のためである．治療は心拍出量を増加するように処置するべきである．

8．これは敗血症性ショックの像である．すなわち全身性感染による低血圧である．心拍出量は増加しており，全身血管抵抗は低く，楔入圧は正常である．この患者の肺の浸潤陰影は，ARDS（肺毛細血管の透過性亢進）がもっとも考えられ，左心不全は考えられない．血行動態的な立場からすれば，治療的処置は（肺の浸潤影にかかわらず）もっと輸液を増すことであり，これに加えて抗生物質の投与である．

9．他の病態もいろいろある中で，患者はうっ血性心不全を起こした．楔入圧の上昇は左室拡張期圧の上昇と左室不全を示している．カーディアックインデックスは正常範囲にあるが，患者には処理困難なほどの水分を与えられている．楔入圧値がなければ，試行錯誤的に治療をするしかないだろう．楔入圧の値の上昇が判かっているから，患者に利尿剤を投与し，水分を制限した．この治療法で患者は徐々に回復した．

10．

1PM：はじめは肺動脈圧（PAP）は上昇しており，肺動脈楔入圧（PAWP）は正常であった．患者は低血圧（95/65）で，カーディアックインデックスは正常範囲の下限値であった．血液ガス値は酸素化と換気の改善を示している（救急室で得られた値と比較して）．これは，基礎因子としての肺疾患，あるいは低酸素血症やアシドーシスによって起きた肺高血圧症の病像である．全身性低血圧症は多分，脱水や水分不足によって生じているのだろう．この時点での処置は血行動態や動脈ガスの監視の下での輸液である．

3PM：2時間後PAWPは5mmHgだけ上昇した．そして全身血圧も心拍出量も増加した．PAPは極くわずかに減少し，血流ガス値の改善も見られた．輸液は明らかに好ましい結果をもたらしたのである．

11PM：血液ガス値は今や，正常なpHで十分な酸

素化を示している．PAWPは16mmHgまで増加し，心拍出量は十分正常範囲にあり，左室充満圧の改善を反映している．PAPは48/24とまだ上昇したままである．これらの変化は背景因子との肺疾患によって起きた肺高血圧の姿である．（そして，一時的な低酸素血症やアシドーシスではない．）この時点で輸液は徐々に減らすことが可能で，また人工呼吸器からのウィーニングも考えることができる．

復習問題の正解答と誤解答
1．誤　2．誤　3．誤　4．正　5．後
6．正　7．誤　8．正　9．正　10．正

第9章

1．当然のことながら体組織には酸素は貯蔵できないので，呼吸しなければ，利用できる酸素は機能的残気量（FRC）のなかの分量と血液の中の分量の合算となる．
FRC中酸素貯蔵量 $= 0.21 \times 3l = 630 ml\ O_2$
血液中酸素貯蔵量 $= (5000ml \times 20ml\ O_2)$
　　　　　　　　　$/(100ml) = 1000ml\ O_2$
酸素貯蔵量総量 $= 1630ml\ O_2$

　　毎分250mlの酸素が組織から奪われるから，3分強で半分の酸素貯蔵量を使ってしまう．この時点でのPa_{O_2}の減少は危機的である．なかには適応現象が起こるとはいえ（たとえば，アシドーシスは酸素解離曲線を右方移動する），3〜4分も無呼吸が続けば，ほとんどの患者は何らかの低酸素性臓器障害を示すだろうし，死亡することもあり得る．

2．
  a．安静時には快適であるが，この患者は高度の低酸素血症である．酸素の補充で生理学的な恩恵を受けるが，特にこれは歩行時において顕著である．
  b．この人はまた低酸素血症であるが，主としてこれは高度の貧血によるものである．Sa_{O_2}は若干減少（91%）しているが，酸素吸入療法はSa_{O_2}を改善するが，数パーセント以上も改善するということはない．概して，このような控え目な改善効果しかないので，酸素吸入は患者が急に悪化するか，安静時にも症状がある場合にのみ用いる程度のものである．
  c．Sa_{O_2}は十分であるが，肺炎があり，頻脈があるため，患者の状態は酸素を補充（吸入）するのが正しい．
  d．この患者は酸素補充（吸入）の適応はない．
  e．この患者は低酸素血症で，過換気で呼吸頻数であり，酸素補充（吸入）で楽になるはずである．

3．3人の患者のすべてが経鼻酸素吸入を2l/分で受けているが，1回換気量の差によって，F_{IO_2}の結果が異なる．
  a．2l/分の流量は33.3ml/秒と等しく，そしてそれは，鼻カヌラから吸入される100%濃度の酸素の量である．
$50ml(1.00) + 33.3ml(1.00) + 216.7ml(0.21)$
　　解剖学的　　　鼻ヌカラ　　1回換気量中の
　　リザーバー酸素　酸素　　　その他の酸素
　　　$= 300ml(0.xx)$
$0.xx = 128.9/300 = 0.43$
  b．$50ml(1.00) + 33.3ml(1.00) + 416.7ml(0.21)$
　　　$= 500ml(0.XX)$
$0.xx = 171.44/500 = 0.34$
  c．ここで吸入時間を1.5秒とする．2l/分は33.3ml/秒であるので，各呼吸毎にこの患者は鼻カテーテルから50ml吸入することになる．
$50ml(1.00) + 50ml(1.00) + 500ml(0.21)$
　　　$= 600ml(0.xx)$
$0.xx = 205/600 = 0.34$
もしこの患者が同量の1回換気量（600ml）を各呼吸毎に1秒間で吸入するとしたら，
$50(1.00) + 33.3(1.00) + 516.7(0.21)$
　　　$= 600(0.xx)$
$0.xx = 191.81/600 = 0.32$

4．F_{IO_2}は上昇しているので，患者のPa_{CO_2}は減少するようなことはないだろう．多くの場合，Pa_{CO_2}は上昇する．というのは低酸素呼吸刺激を鈍麻させるためであり，したがって解答cとeは除外する．Pa_{CO_2}が62mmHgまで上昇するというのはPa_{O_2}がわずかに3mmHgだけ上昇しただけなので，これもまた考え難い（選択b）．Pa_{CO_2}が50から55mmHgへと変化した時pHが増加しないので，解答aは正しくない．

　　この理由で，正解はdである．解答dの血液ガス値は，酸素化の改善，引き続いて起きるPa_{CO_2}の上昇とpHの低下によって十分説明される．

5．酸素に対比して，二酸化炭素は主として重炭酸イオンの型で身体に貯蔵されている．この理由で，過剰な二酸化炭素を排泄するのは酸素を吸うより時間がかかる．酸素補充のため，酸素を吸入すると，過剰の二酸化炭素は体内に蓄積される．酸素の補充が中止されると，$PaCO_2$ は二酸化炭素が排泄されるよりもずっと速やかに低下する．

低酸素呼吸刺激はやがて過呼吸を起こすが，この結果は PaO_2 の低下に続いてのみ起こるものである．PaO_2 の低下してゆく時，$PaCO_2$ はまだ高値のままで，それは酸素吸入以前の値より高いままである．肺胞気式（$PAO_2 = PIO_2 - PaCO_2$）から，PaO_2 は室内気の値より低下することがわかる．

血液ガス値2の $PaCO_2$ は血液ガス値1よりも12mmHg だけ高値であるので，PaO_2 は室内気の値(48mmHg)より12mmHg も低下し，36mmHg 程度となる．やがては過剰な二酸化炭素は吹き流されるが，それは酸素を吸入する以前の値よりもより高度の低酸素血症になるまでは起らない．

この機序による PaO_2 の減少は慢性的二酸化炭素蓄積のある患者に対する間歇的酸素療法が何故重大な危険性があるのかという主な生理学的理由である．

6．2.5気圧下では，大気の PO_2 は $FIO_2 \times P_B$ で，
　　$1.00 \times 1900 = 1900$ mmHg
肺胞 PO_2（PAO_2）は，
　　$FIO_2 \times (P_B - 47) - PaCO_2$
　　　$= 1.00 \times (1900 - 47) - 37$
　　　$= 1816$ mmHg

患者が健康な肺をもっていると仮定すれば，PaO_2 は1700mmHg を越える．もしカルボキシヘモグロビンがなければ SaO_2 は1である．
$HbCO = 4\%$ なので
$SaO_2 = 1.00 - 0.04 = 0.96$ あるいは96％

復習問題の正解答と誤解答

1．正　2．誤　3．正　4．誤　5．正
6．正　7．誤　8．正　9．正　10．誤

第10章

1．
　a．この昏睡状態の患者は CO_2 蓄積があり，人工換気を必要としている．昏睡状態の患者の意識の状態は評価ができない．注意を与えないと PCO_2 は上昇の一途をたどるであろう．その結果，高度のアシデミア（酸性血症）と低酸素血症になる．この患者は酸素化よりも肺胞換気の改善のために人工換気すべきである．
　b．この若い患者は意識清明だが高度の低酸素血症で呼吸困難状態にある．
　　毎分42回の呼吸をしており，$PaCO_2$ は38 mmHg，PaO_2 は47mmHg しかない．PaO_2 を改善するためには挿管し，人工換気をしなければならない．
　c．この女性は肺気腫で，意識は清明だが中等度の呼吸困難がある．しかし PaO_2, $PaCO_2$, pH は差し迫った危険な状態ではない．保存的治療を行い挿管しないようにすることが最適の治療である．この時点で人工換気をしても得るところは少ない．
　d．この女性は糖尿病性代謝性アシドーシスで，代謝性アシドーシスを代償するために過換気をしている（第7章をみよ）．この患者を人工換気する理由はない．
　e．この麻薬中毒者は麻酔薬中毒の拮抗剤によく反応するが，すぐに半昏睡に陥る．しかし過換気ができるので（$PaCO_2$ 31mmHg），また酸素化が適正であるので，この時点では人工換気は必要がない．この患者の意識状態は，麻酔薬中毒の拮抗薬の注射を繰り返すことによって改善できるよう，努力を続けなければならない．

2．アシストコントロールモードにおける分時換気量は，
　$16 \times 700 = 11.2 l/$分
IMV モードにおける分時換気量は，
　$(12 \times 700) + ($自発的換気数8回$)$
　　$\times 1$ 回換気量$) = 8.4 l/$分$ + ?$

（この問題には与えられていない）重要な情報は自発性1回換気量である．それは計測で約200ccであった．実際的には，自発呼吸は非効率的で，肺胞の換気にはほとんど役立たなかった．IMV モードは分時換気量（$11.2l/$分から$10l/$分）と肺胞換気量の実質的な減少をともにもたらした．後者の減少は $PaCO_2$ を47mmHg へと上昇させ，呼吸困難の症状を生じた．この患者には適正な肺胞換気を保つために全16回の人工呼吸器の呼吸が必要である．

3．
　a．患者は呼吸不全により気管内挿管を受けた．血液ガス分析は，呼吸性兼代謝性アシドーシス

および高度の低酸素血症を示していた．できるだけ速やかに PaO_2 を改善するためには，最初に100%酸素を投与するのが最適である．できるだけ多くの心筋を保護するためには，PaO_2 を速やかに増す方法がベストである．もし血液の値が適切なら F_{IO_2} は減らすことができる．

b．初期の1回換気量は大きくすべきであり，約15cc/kg あるいは750cc がよい．

c．inspiratory pressure limit（吸気圧制限）は1回換気量に必要な peak inspiratory pressure（最高吸気圧）に左右される．もし最高吸気圧が $40cmH_2O$ ならば吸気圧リミットは $60cmH_2O$ が適切である．

d．呼吸数の初期設定は12〜14/分がよい．患者は過剰気味に換気すべきだが，pH を急激に変化させアシデミアからアルカレミヤに急いで変化させるのはよくない．

e．最大吸気速度を，吸気時間が約0.5から1.5秒になるように調整する．通常40l/分である．

f．吸気相へ切り替わる感度はアシストコントロールを使うかコントロールモードを使うかによって変わる．もし患者が自分で機械の引き金を引いたら，アシストコントロールモードが作動する．この例では吸気性感受性ダイヤルが"on"となる．

この時点では PEEP は用いない．というのは患者には PEEP なしで，十分な酸素化が行われているからである．また，平均気道圧が高くなればなる程，心拍出量に影響が出てくる．左室不全の患者にとっては，PEEP は最期の手段である．

4．この患者は COPD で，呼吸性アシドーシスがある．彼の主たる生理学的危険は，低酸素血症というよりも呼吸性アシドーシスとアシデミアである．肺胞換気を強化して患者の状態を改善しなければならない．

a．40%酸素投与が望ましい．

b．患者は高度の COPD なので1回換気量は大きくしなければならない．しかし大きすぎてコンプライアンスの大きい肺に損傷を与えるのもよくない．大きな1回換気量は死腔を越えた換気を行い，それは適切な肺胞換気を達成するのに必要である．初期の1回換気量は800cc として，最大吸気圧を用心深く観察することである．

c．吸気圧リミット（吸気圧制限）は最大圧（ピーク圧）より $20cmH_2O$ 高く設定する．つまり $40cmH_2O$ の最大圧に対してリミット圧は $60cmH_2O$ とする．

d．呼吸数は10/分に設定する．

e．最大吸気流速は40l/分に設定する．

f．吸気の感受性ランプは消灯される．選択した換気モードはIMV（間歇的強制換気）である．PEEP はコンプライアンスの高い肺には禁忌である（解答 b をみよ）．

この若い患者は睡眠薬を飲みすぎた．人工呼吸器で換気し始めの頃の血液ガス分析は pH 7.25, $PaCO_2$ 56mmHg であった．両値とも挿管前の血液ガス値より明らかに改善した．患者はまだ人工呼吸の安定した状態であなく，安定した状態にするためには，この分時換気量の状態のままでもっと時間が必要である．この時点では F_{IO_2} のみを変えるべきであり，0.40まで減少できるものである．

6．気道圧の変化はプラトー圧（ピーク圧ではない）と呼気終末圧の差である．
システムコンプライアンス
　＝1回換気量/気道圧の変化
　＝$800cc/(20-0)cmH_2O = 40cc/cmH_2O$

正常な（肺疾患のない）システミックコンプライアンス（総コンプライアンス）は約40〜80cc/cmH_2O である．極めて低いシステムコンプライアンス（15〜25cc/cmH_2O）は肺繊維症や肺水腫の状態に見られる．コンプライアンスが治療で改善しない疾患の場合は予後不良である．

7．
a．システムコンプライアンスはプラトー圧から PEEP 圧（$35cmH_2O$）を引いた値で，900cc を割ったものである．システムコンプライアンスは26cc/cmH_2O である．

b．システミックコンプライアンスはプラトー圧（$64cmH_2O$）から PEEP（$5cmH_2O$）を引いた値（$59cmH_2O$）で1回換気量900cc を割ったものであり，$15cmH_2O$ である．

この患者のコンプライアンスは減少している．すなわち，同じ1回換気量を達成するのにより大きな圧を必要としている．この変化は肺や胸部の進展性不良に起因している．この患者では，気管内チューブがすべって右主気管支に入った．チューブを引き戻した後，コンプライアンスは正常に戻った．

8．この肺気腫の患者は換気不全が進行するため気管内挿管がなされた．肺気腫はコンプライアンス

の高い疾患である．すなわち，肺は正常より伸展しやすい．過剰な気道圧は肺胞を過伸展し，肺毛細血管を圧迫し，生理学的死腔を生む．この機序はP_{aCO_2}の上昇の説明になる．分時換気量は6，7.2，8.4l/分と数時間かけて増加させていったが，気道圧上昇によって生じた余分な死腔（生理学的死腔）の穴埋めは出来なかった（この説明は，患者の二酸化炭素産生量は変化しないという仮定のもとでの話）．

9. 死腔と1回換気量の比は，Bohr（ボーア）の死腔式（第4章）で計算できる．
$$V_D/V_T = (P_{aCO_2} - P_{ECO_2})/P_{aCO_2} = 0.57$$
ここではP_{ECO_2}は呼気P_{CO_2}の平均値である．この数値は正常値（約0.30）より高く，ウィーニングが困難であることを予測できる．概して，V_D/V_Tが大きくなると人工呼吸器につながれた患者をウィーニングするのは困難になる．

10. IMV 8l/分に乗った状態で，患者の血液ガス値（ABG#4）は，平常の値（ABG#1）に近い．二酸化炭素の蓄積があるが，よく代償されており異常な症状を訴えることもない．IMVの数を減じていきながらウィーニングが可能である．（168ページに大枠を述べたが）ウィーニングのためのパラメーターは揃っているが，ウィーニングは慎重に行うべきである．ウィーニングを続けながら患者を慎重に観察し，時に血液ガスを採って観察することが必要である．

注：もう1つのウィーニングのテクニックは，人工呼吸器から5分とか10分間とか外して，同じF_{IO_2}で維持して，呼吸数や呼吸困難を観察することである．IMVは一般的なウィーニングの方法であるが，この試行錯誤的方法より優れているという証拠はないのである．

復習問題の正解答と誤解答

1. 誤　2. 誤　3. 誤　4. 正　5. 正
6. 誤　7. 誤　8. 正　9. 正　10. 誤

第11章

酸素化障害型呼吸不全の1例

1. d. 低酸素血症をきたす原因の多くはV/Q不均衡である．すなわち，肺胞－毛細血管にある無数のユニットの換気と血流の比が変わるのである．解答aは誤りであり，なぜなら患者は換気不足ではないからである．解答bは正しくない．というのは，左方移動した酸素解離曲線のこのP_{aO_2}の値では，より高いS_{aO_2}となり，どんな場合でもP_{aO_2}の低値の説明はできない．解答cは誤りで，なぜなら患者のHbCOのパーセントは正常範囲にあるからである．最後に，解答eを選ぶ証拠はない．

2. c.
$$O_2 含量 = S_{aO_2} \times Hb(g\%)$$
$$\times (1.34ml\ O_2/gHb)$$
$$= 0.78 \times 14 \times 1.34$$
$$= 14.63ml\ O_2/血液100ml$$

3. c.
$$P_{(A-a)O_2} = P_{AO_2} - P_{aO_2}$$
$$P_{AO_2} = F_{IO_2}(P_B - 47mmHg)$$
$$-1.2(P_{CO_2})$$
$$= 0.21(760-47) - 1.2 \times 25$$
$$= 120mmHg$$
$$P_{aO_2} = 38mmHg$$
ゆえに
$$P_{(A-a)O_2} = 120 - 38 = 82mmHg$$

4. d.
低いP_{aCO_2}は患者の過換気を示す．酸・塩基マップでは，この血液ガス値は急性呼吸性アルカローシスの帯の中へ落ちる．

5. c.
低濃度酸素吸入をする必要はない．なぜなら二酸化炭素の蓄積はないし，したがって解答a，b，eは不適当である．また，貧血もないので輸血も必要ではない．解答dは正しくない．なぜなら，この混合気はP_{aCO_2}を上昇し，呼吸仕事量を増やし，基礎疾患である肺炎の治癒に何ら寄与しないからである．

6. c.
その患者にはシャントがある．すなわち血流は患者の肺を通るが換気されていない．解答aは正しくない，なぜなら換気不足ではないからである．解答bは正しくない．なぜなら酸素解離曲線にみられる変化はP_{aCO_2}に影響を与えないからである．100%酸素は拡散障害のバリアーを克服できるので解答dは正しくない，最期に，情報が得られシャントが明らかとなったので解答eは間違いと

いうことになる．明らかな右・左シャントがないなら，肺内いっぱいに吸い込んだ酸素を呼吸している間，PaO_2 は600mmHg 以上となる．

7．b．
  酸素含量＝$SaO_2 \times Hb \times 1.34$
  　　　＝$0.85 \times 13 \times 1.34$
  　　　＝$14.8 ml\ O_2/$血液100ml
  PaO_2 は低値（60mmHg）だから溶存酸素の量は無視できる．

8．e．
  100％酸素を呼吸している時は，
  $PaO_2 = F_{IO_2}(P_B - 47) - PaCO_2$
  肺胞気式中の1.2という因子は100％酸素を呼吸する場合は窒素が肺から追い出されるので，1.00という値となることを明記せよ（もし，長い肺胞気式を用いるならば，F_{IO_2} が増加するにしたがってカッコの因子は減少して，1.00に近づくことを明記せよ）．
  $PaO_2 = F_{IO_2}(P_B - 47) - PaCO_2$
  　　　＝$1.0(713) - 25 = 688$mmHg
  $P(A-a)O_2$
  　＝$688 - 60 = 628$mmHg

9．b．
  コンプライアンスは圧の変化分に対応する肺容量の変化分である．人工呼吸器につながれた状態での静コンプライアンスは，
  　1回換気量／（プラトー圧 − 呼気終末圧）
  呼気終末圧は 0 であるから，
  　静コンプライアンス
  　　＝$700/35cmH_2O = 20cc/cmH_2O$
  この静コンプライアンスは低い．健常な肺の場合は，人工呼吸器につないだ状態での静コンプライアンスは40から60cc/cmH_2O の範囲にある．20cc/cmH_2O しかないという値は，患者が非常に固い肺で苦しんでいるという証拠を明らかに示してる．

10．d．
  心拍出量（Q_T）と SvO_2 がわかって，酸素摂取量（$\dot{V}O_2$）を計算する場合，動脈血酸素含量（CaO_2）は判っているので Fick の式を用いていれば可能であり，静脈血酸素含量（CvO_2）も簡単に計算できる．
  $\dot{V}O_2 = Q_T \times (CaO_2 - CvO_2)$
  $\dot{V}O_2 = (7000 ml/$分$)$
  　　　$\times (14.8ml\ O_2/100ml - 11.3ml\ O_2/100)$
  　　　＝$(7000ml/$分$) \times (3.50ml\ O_2/100ml)$
  　　　＝$245ml\ O_2/$分

11．d．
  $Q_S/Q_T = (C_cO_2 - CaO_2)/(C_cO_2 - CvO_2)$
  C_cO_2 は終末毛細管（end-capillary）の酸素含量である．CaO_2 は動脈血酸素含量，CvO_2 は混合静脈血酸素含量である．C_cO_2 は終末毛細血管の PO_2 が肺胞の PO_2（688mmHg）と等しく，かつ終末毛細血管血液が 100％飽和されているという仮定の下で計算される．％シャントを計算する場合は溶存酸素を含めることが重要である．
  $Q_S = [(13 \times 1.00 \times 1.34) + (0.003 \times 688)]$
  　　　$- [(13 \times 1.34 \times 0.85) + (0.003 \times 60)]$
  $Q_T = [(13 \times 1.00 \times 1.34) + (0.003 \times 688)]$
  　　　$- [(13 \times 1.34 \times 0.65) + (0.003 \times 34)]$
  $Q_S/Q_T = (19.48 - 14.99)/(19.48 - 11.42)$
  　　　＝$4.49/8.06 = 0.56$
  肺内の右左シャントが56％というのは生存できない数値である．

12．c．
  片一方の過程（代謝性アシドーシスあるいは呼吸性アルカローシス）では pH が7.40にはならない．それぞれの pH が打ち消し合って pH は正常となる．この程度のアシドーシスで見られる換気よりもずっと激しく，患者は過換気していることに注目すべきである．たぶん，人工呼吸器によって患者は一次性の呼吸性アルカローシスを示しているのである．

13．b．
  PEEP の利点の1つは，F_{IO_2} を許容水準まで下げることができることである．適切な PaO_2 が達成できたら，まず次に調整するのは F_{IO_2} である．2つの設定を同時にかえるのは良くない，なぜなら，動脈血ガス値に出てくる変化がどの設定の変化によって生じたものか知ることができないからである．PaO_2 は良好だが，F_{IO_2} は高すぎるので，同じ設定を続けるのはよくない．

14．c．
  PEEPによく見られる合併症は，PaO_2 が上昇を続ける利点もあるが，心拍出量の低下をきたすことである．酸素輸送量は心拍出量と酸素含量の積

付録A．臨床問題の解答

であるから，酸素輸送量は結果的に減少することがある．（少なくとも普通は）PEEPは解答a，b，d，やeの結果をもたらすことはない．

COPDにみられる酸素化障害型兼換気不全型呼吸不全の1例

1．d．

患者は明らかに換気不足（$PaCO_2$は60mmHg）であり，PaO_2の低値については少なくとも1つ以上の理由がある．大気圧を760mmHgとすると，$P(A-a)O_2$は37mmHgであり，これは値が高く，換気と血流の不均衡を示唆している．最後に，このPaO_2ではSaO_2は51%でなく60%を越すべきであることを明記すべきである．SaO_2の低値は，酸素以外にヘモグロビンと結合している何者かがあることを示唆している．ヘビースモーカーでは一酸化炭素がもっともよくあるその犯人である．

2．c．

この患者は二酸化炭素の蓄積者であり，高すぎるFIO_2は呼吸の低酸素性換気駆動を麻痺させる危険を生じ，低換気を増悪する．したがって，低いFIO_2の酸素吸入（low supplemental FIO_2）は理想的な初期治療である．

3．b．

酸素解離曲線を見て，患者のPaO_2が曲線の急峻な立ち上がり部分にあることを見るべきである．そうすれば，PaO_2のわずかな増加がSaO_2の比較的大きな増加をもたらすことがわかる．結果として，低酸素性換気刺激を維持したまま酸素含量を増すことができる．

4．b．

もし患者の問題点が呼吸性アシドーシスだけならば，この$PaCO_2$でのpHはほぼ7.15程度であり，7.10ではない，（図7-3の急性呼吸性アシドーシスの帯を見よ）．pHは代償されていない急性呼吸性アシドーシスの予測された値より低いので，なにか他のpHを下げる要因，たとえば代謝性アシドーシスを持っているに違いない．

5．e．

人工呼吸器につないで1時間後，患者の$PaCO_2$は80mmHgから50mmHgへ下った．患者が一時的な通過点にあるのは明らかで，人工呼吸器とはまだうまく合った状態には達していない．もう1時間後には$PaCO_2$はより低下するだろう．人工呼吸器の設定は放置しておくのが一番であり，特に$PaCO_2$を下げる処置を急がないことである（解答cやdのようには）．解答aのそのステップは，pHは$PaCO_2$の低下によって上昇しているので不必要である．過剰なHCO_3^-は$PaCO_2$がさらに減少したら，好ましくないアルカローシスが，起きてくるものである．40%の吸入気酸素を呼吸している間のPaO_2は適量であるから，解答Bのステップは正しくない．

6．eあるいはc，臨床問題7の解答を見よ．

7．e．

患者の酸塩基平衡をもとにもどし，患者の換気の状態を，人工呼吸器をつけないで室内気を吸っている時のような状態にするのが目標である．患者は今，代謝性アルカローシスにあり，これは利尿剤やステロイドの投与で起きたもので，高いpHと正常の$PaCO_2$を示している（その結果，HCO_3^-の高値を示している）．代謝性アルカローシスの代償は低換気である．患者から抜管すると同時に低換気が起きるだろう．それは少なくとも，一部はアルカローシスを代償するためのものである．抜管とともに生じる患者の低換気のもう1つの理由は，患者の慢性肺疾患と関連がある．病歴に基づき，かつ動脈血ガス値をみれば，患者には二酸化炭素が蓄積している可能性が極めて高い．

低換気の危険の1つは低酸素血症が生じることである．なすべきことは，(1)患者が人工換気をしている間は"正常な"低換気状態を達成し，抜管後すぐに急性の低換気にならないようにすることである．そして，(2)積極的に代謝性アルカローシスを治療することによって，低換気を起こす代謝性の原因を除くことである．

1つの方法は，アルカローシスを補正している間，毎分当りのIMV呼吸数を減らすことである．これは患者が徐々に低換気となるので，酸素化の適正さを確認しながら，同時に代謝障害のプロセスを補正できる．この処置をさらに24時間行うと，より安全な抜管に成功するに違いない．

このような患者を人工呼吸器からウィーニングするにはたくさんの方法がある．ここに与えられた解答の中では，前述の理由により，eがもっとも合理的である．しかしながら，医師の多くはもう1つの合理的な方法である解答cを選ぶだろう．このような症例を治療する場合，関連ある生理学

8．d．

　この患者は代謝性アルカローシスであるから，血清 K^+ を測りたいと思うだろう．他の検査はどれも，この時点では特に必要ないようだ．

9．d．

　代謝性アルカローシスのため，患者は低カリウム血症がもっとも考えられる．

10．b．

　解答 a は正しくない．なぜなら，患者は PaO_2 80 mmHg と $PaCO_2$ 60 mmHg の値を示すことはないだろうから（もしそうなら，$P(A-a)O_2$ が負となり，それでは生存できないから）．解答 c はあり得ないだろう．なぜなら，患者には慢性の二酸化炭素の蓄積があるからである．これらの血液ガスの値は $PaCO_2$ の軽度減少だけでなく，正常 PaO_2 であり，両者ともこのような重症の患者にはありそうにもないからである．解答 d もあり得ない．なぜなら，平静である患者には低すぎる値である．生理学的立場からいえば，この PaO_2 は 75% より少ない SaO_2 となるだろうし，とても 80% ではない．なぜなら，これらのガス値が代謝性アシドーシスを示唆しているし，そうであるべき理由が見つからない．さらにまた，患者がこの程度まで過換気になって，しかも平常に見えるなど，ありそうにないことである．

復習問題の正解答と誤解答

1．正　2．正　3．誤　4．正　5．誤
6．誤　7．正　8．誤　9．誤　10．誤

第12章

1．好気的代謝における二酸化炭素は，炭水化物や脂肪が酸素と化学的に結合し，結果として，二酸化炭素と水が産生されることにより生じるものである（図12-1を参照）．嫌気的代謝においては，二酸化炭素は乳酸の緩衝により産生される．段階的運動負荷テスト時のように，嫌気的代謝が好気的代謝と平行して進行する場合は，好気的代謝からくる二酸化炭素に加えて，乳酸由来の二酸化炭素がこれに加わる．この時点（嫌気的閾値）では，肺に与えられる二酸化炭素の総量は増加し，これは $\dot{V}CO_2$ のスロープの上昇から読み取れる（図12-1参照）．

2．トレッドミル走行中の，よく鍛錬されたジョギング愛好者の肺胞気 PO_2 と動脈血の PO_2 を測定するよう要求されている．安静時の呼気終末 PCO_2（$PetCO_2$）は 40 mmHg で RQ は 0.8 であった．トレッドミル開始 5 分後，患者の RQ はまだ 0.8 [$\dot{V}CO_2 = 800$，] $\dot{V}O_2 = 1000$) であった．しかし分時換気量は 30 l/分へ上昇した．$\dot{V}E$ が 5 倍に増加したにもかかわらず，$PetCO_2$ はほとんど変化せず 39 mmHg である．$PetCO_2$ は $PaCO_2$ を反映し，これらはまた $PaCO_2$ を反映するものである（第 4 章を見よ）．分時換気量の著明な増加にもかかわらず，ジョギング愛好者の $PaCO_2$ は不変であり，過換気を示してはいないのである．

3．この 40 才の男性は以下の最大 $\dot{V}O_2$ 予測値と実測最大 $\dot{V}O_2$（$\dot{V}O_2$max）及び心拍数を示している．
式：$\dot{V}O_2$max　$4.2-(0.032 \times$ 年齢$)$（l/分）
最大心拍数　$210-(0.65 \times$ 年齢$)$（　/分）

	予測値	実測値
$\dot{V}O_2$max	2.92	2.80
最大心拍数	184	176

彼は予測値と近い $\dot{V}O_2$max と最大心拍数に達し，急速歩行に対して生理学的によく順応した．

4．患者Aは安静時低い PaO_2 と正常な $PaCO_2$ を示している．運動中は，患者の PaO_2 は下がり，$PaCO_2$ は少し上昇した．この所見は拡散障害と高度の換気制限の合併を示唆しており，重症の肺気腫とよく一致している（運動のレベルにかかわらず，肺胞換気は正常に上昇して二酸化炭素の産生量にマッチする．そうすれば $PaCO_2$ は決して上昇せず正常である）．重症な肺気腫患者は肺毛細血管が消失しており，すなわち拡散膜が減少しているのである．肺気腫における高度の気道狭窄は運動の応じた分時換気量の増加を妨げている．

　患者Bは安静時においてやや低い PaO_2 と正常の $PaCO_2$ を示す．運動中の患者の $PaCO_2$ は変化しない（正常所見である）が，PaO_2 は 6 mmHg 上昇している．PaO_2 は運動中はほぼ一定であるのが普通である．安静時の低い PaO_2 を上まわり，一方で $PaCO_2$ の変化がないのは，肺の中で換気・血流の不均等分布が改善したことを示唆している．このような変化は慢性気管支炎患者の運動負荷によく見

られる．

　患者Cは安静時に，正常ギリギリの低いPa_{O_2}と低いPa_{CO_2}を示している．運動中にはPa_{O_2}は15mmHgだけ減少し，Pa_{CO_2}もまた少し下がり，過剰換気を示唆している．このPa_{O_2}の低下は肺線維症のような高度の拡散障害でよく説明がつく．肺の血流が増加するにつれて酸素化の平衡時間が減少し，それでPa_{O_2}が低下する．

5．この症例は，患者に運動負荷テストを要求する一般的な病態を例示している．患者には軽度の心不全はあるが，安静時には症状がない．気道狭窄はある．何が呼吸困難を惹起しているのだろうか？

a．呼吸商は$\dot{V}_{CO_2}$を$\dot{V}_{O_2}$で割ったものである．O_2パルスは酸素摂取量（cc/分）を心拍数で割って（ccO_2/heart beat）で表したものである．RQもO_2パルスも下記に示す．

	Rest	2mph	2.5mph	3mph	3mph
RQ	0.86	0.75	0.80	0.83	0.86
O_2パルス	4.86	8.62	9.60	10.19	11.97

b．嫌気性閾値（AT）を決める1つの方法は，血中乳酸の上昇を測定することであるが，この患者では乳酸は測定できない．ATを決めるもう1つの方法は，二酸化炭素排泄量$\dot{V}_{CO_2}$の上昇に対する分時換気量$\dot{V}_E$の上昇の比較である．$\dot{V}_E$の増加が，$\dot{V}_{CO_2}$の増加を上回った時，ATに達しているのである．この患者においては，分時換気量も二酸化炭素の排泄量もそれぞれ4倍に増えており，それでATには達していない．換気の制限についてはどうなっているのだろうか？安静時の患者のMVVは50.5l/分である．運動中止直前の分時換気量は48l/分まで達した．普通は，最大運動換気（maximal exercise ventilation）は安静時のMVVの約65%である．約33%の余力を残している．この患者の運動換気量は自身のMVVの90%以上である．こうして，患者が運動を中止した理由は換気制限によるものであることがわかる．

c．患者は呼吸困難で運動を中止した．それは換気制限と関連しているようにみえる．心拍はO_2パルスに相応して増加した．最大心拍数予測値（predicted maximal heart rate）には達しなかったので，運動に対する心臓の制約でないのは明らかである．運動時の呼吸困難は，換気障害ともっとも関係があり，心臓の問題ではない．

6．この患者は過去に数人の医師から診てもらっていたが，正式な運動負荷テストは受けていなかった．安静時の肺機能検査は正常であった．しかし，運動時呼吸困難の病歴が明らかにあった．

a．METSは安静時（分時）酸素摂取量を組み合わせたものである．V_D/V_Tはボーアの式（第4章参照）から算出される．
$V_D/V_T = (Pa_{CO_2} - Pe_{CO_2})/Pa_{CO_2}$
METSの計算値とV_D/V_Tは以下の通りである．

	マイル/時間				
	1	2	2.5	3	3.5
METS	2.7	3.9	4.8	5.5	5.8
V_D/V_T	0.27	0.21	0.20	0.20	0.19

b．この患者は嫌気的閾値に近づいたが，到達はしなかった．Pa_{CO_2}は低下しなかったし，RQは1を越えなかった．また患者のpHは一定であったし，重炭酸イオンは低下しなかった．換気制限はなかった．安静時のMVVは112l/分であった．最大運動換気量（maximal exercise ventilation）は38.5l/分であり，MVVより有意の低値であった．心拍数は適当に増加した．運動終了後に喘鳴はなかった．

c．肥満と座りづくめの仕事が原因で，患者はこの検査に適していないと判定された．換気制限も心臓性の制限もなかった．疲労と呼吸困難により，10分間の運動負荷テストが続行できないだけであった．最終的には，職業に関係のあることでその病状が生じているもではないことが判った．

復習問題の正解答と誤正解

1．正　2．誤　3．正　4．誤　5．正
6．正　7．誤　8．正　9．誤　10．正

第13章

1．
a．心肥大を伴った両側胸水は心不全（CHF）を疑う．心不全の患者の胸水は漏出液（低蛋白とLDH比）の特徴があるはずである．飲酒家はまた肺炎の危険性が高く，その胸水は滲出液である．しかし患者には発熱が見られず，胸部レントゲン写真上肺炎はない．

胸水と血清の蛋白比（1.6/6.1＝0.26）と，LDH比（105/238＝0.44）はそれぞれ漏出性機序と密接な関連がある．このように臨床的及び臨床検査的評価により，胸水は心不全由来の漏出液であるといえる．胸水中の白血球数の低値とリンパ球主体の構成はまたこの原因と一致するものである．

b．この女性にははじめ，両側胸水が見られた．両側性の滲出液の一般的な原因は悪性腫瘍である．それは体重減少や衰弱によっても疑われる．両側性の漏出液の普遍的な原因はCHFであり，また心筋梗塞のせいのことが多い．胸水穿刺液中には癌細胞が検出されなかったが，リンパ球主体の構成は悪性腫瘍かCHFかである．胸水と血清比は滲出性の原因を示唆し，CHFによる両側胸水ではないことを示している．（蛋白比，5.6/7.3＝0.77；LDH比，150/210＝0.71）．これらの所見により，患者は胸膜生検で詳細に検査され，胸膜への転移性癌であることが判明した．

c．この患者の病歴からは，肺塞栓が強く疑われる．肺塞栓は胸水のありふれた一原因である．しかし胸水の特徴は周知の如く，非特異的である．たとえば胸水は漏出液であったり滲出液であったり，血性であったり非血性であったりする．この胸水は滲出液の特徴があり，多形核白血球主体の構成であって，感染性原因の場合とも合致している．要約すれば，肺塞栓は強く疑われるが，この例の胸水の所見は，感染性疾患以外を除外したり，あるいは否定する必要もないことである．

2．
a．悪性が強く疑われる．もっとも重要な胸水の臨床検査は細胞診で，それだけで診断が確定することもある．胸水についての追加すべき検査には以下のものがある．

LDHと蛋白
これらは胸水が滲出液か漏出液かを決定するものである．滲出液ならば，胸膜が腫瘍に直接，侵されているのを示唆することになろうし，漏出液ならば，胸膜は直接，侵されてはおらず，別の機序で胸水が生じていることを示唆することになろう（たとえば，腫瘍による血管の圧迫）．

pH
pHが低ければ低い程，腫瘍の侵襲が広範であり，あるいはまた，長期間持続していることを示す．

細胞数とその分類
悪性胸水の場合，普通，リンパ球か単球を主体とする構成である．多数の多形核白血球が検出されれば，他の原因による胸水が疑われる．多数の好酸球は悪性の疑いが強く，中皮細胞の著増は結核を強く否定する．

CEA
CEAの高値は悪性の原因を明確にするが，低値は悪性を除外できるものではない．

トリグリセライド
110mg/100mlを越すトリグリセライドの値は乳び胸水を示唆するだろうし（胸水がミルク色をしていなくても），胸管の疾患を疑う．

培養と微生物学検査
この症例においては，細菌学的検査は経費の浪費である．それでもなお，初診時に原因不明の胸水のある患者には，単なる習慣というのでなくて，胸水を培養検査に出す．病気が非感染性ならば，この検査は省くことができる．胸水を伴う肺結核症では有熱が普通であり，結核が疑われるならば，結核菌の検査に送られるべきである．

要約すれば，それぞれの臨床検査のオーダーには合理性がなければならない．検査の結果は，正常であれ異常であれ，診断の助けになるものでなければならない．

b．この患者の病歴から，胸水の原因は感染ないし炎症性の原因が考えられる．胸水については以下の検査を行うべきである．

蛋白，LDH
これらの検査は感染を漏出液から鑑別可能である．

培養と微生物検査
これらの検査は感染を診断する．

細胞数，pH，グルコース
これらの検査は感染との関連を考える上で有用である．

アミラーゼ
このテストは膵臓炎の診断の手助けになる．

以上述べたように，悪性はほとんど考えられないので細胞診検査を優先して行うべきではない．

c．これはうっ血性心不全の症例である．胸水の重症度や他疾患の疑いの程度に応じて，胸腔穿刺の適応が決まる．もし胸腔穿刺が行われたら，以下の臨床検査が適当である．

付録A．臨床問題の解答

蛋白，LDH
　これらの検査は胸水が漏出液であることを確定する．
pHと細胞数
　これらの検査は胸水の特徴を知ることができる．
d．臨床的には，肺塞栓がもっとも考えられる．胸水は採るべきではない．他の診断的検査，たとえば肺の血流スキャン，がより良い方法である．

3．胸水cは結核由来のものとは，とても考え難い．高いpH（7.46）と中皮細胞カウント（6%）はともに，TBの胸水と矛盾する．この2つの検査は診断を確実にするために用いられるべきものではない．しかし結果は他の疾患を示唆した．この患者は転移性胸腹炎である．（患者Aは肺炎，患者Bは膠病病性－血管炎の胸水である）．

4．この患者にはチェストチューブを挿入すべきである．pHもグルコースも極めて低値で，臨床的には両側性胸水である．たとえ，初回のグラム染色，坑酸菌染色で細菌が検出されなくても，胸水はすぐさまドレナージすべきである．

5．Pa_{O_2}の上昇は，P_{N_2}を低下させ，血液中のすべてのガス圧の総計を減少させる．

　　　　動脈血ガス
　　P_{O_2}　　　　200mmHg
　　P_{CO_2}　　　　40mmHg
　　P_{H_2O}　　　　47mmHg
　　P_{N_2}　　　　473mmHg
　　　　──────────
　　　計　　　760mmHg

　動脈血のすべてのガス圧の総計が大気圧と等しいと仮定すれば，P_{N_2}は静脈血中のP_{N_2}と等しい．しかしP_{O_2}はより低下し，この症例では45mmHgである．このように，胸腔内気体は，以下のガス圧を持った毛細血管や細静脈で取り囲まれている．

　　　　混合静脈血
　　P_{O_2}　　　　44mmHg
　　P_{CO_2}　　　　46mmHg
　　P_{H_2O}　　　　47mmHg
　　P_{N_2}　　　　473mmHg
　　　　──────────
　　　計　　　611mmHg

酸素の補充は，気胸の空気の拡散の勾配を49mmHg（755－706）から144mmHg（755－611）へ上げる．

　理論上は，F_{IO_2}が高ければ高い程，その勾配は大きくなり，再吸収はますます速まる．酸素毒性の問題は考えるべきで，実際には高いF_{IO_2}を数時間投与するか，低いF_{IO_2}を（たとえば0.40か，まだ少なめに）より長時間の投与するかである．

6．この患者の動脈血液ガス値（pH 7.47，Pa_{CO_2} 55 mmHg，Pa_{O_2} 51mmHg）は胸水によるよりも，肺そのものの病気でよく説明される．呼吸困難は，患者が過剰換気を試みた結果の徴候である．一側肺の2/3が胸水で圧迫されているとしても，残りの1/3の肺と対側肺は二酸化炭素を排出するには十分である．

7．$P(A-a)O_2$は胸水穿刺のあとに低下したが，これは換気・血流比の不均衡によってのみ説明される．正確な機序は不明であるが，たぶん，胸水の除去は患側肺の潅流を肺胞換気以上に増加させたためだろう．

復習問題の正解答と誤正解
1．誤　2．正　3．正　4．誤　5．正
6．誤　7．正　8．正　9．誤　10．正

第14章

1．覚醒時には，この患者の血液ガス値も肺機能検査値も軽度障害を示すのみである．

　Pa_{O_2}の低値は多分，異常な肥満と肺底部の無気肺と関連がある．Sa_{O_2}は適当である．予備呼気量は非常に低く，他の肺容量は正常か軽度減少である．これは肥満型の特徴である．ポリソムノグラフィーの簡便型（EEG，EMG，EOGを含めない）は閉塞性睡眠時無呼吸（胸郭は動くが，気流は途絶する）の診断を確定することができる．1回の無呼吸発作は酸素飽和度の著明な低下を一時的にきたす．

　睡眠時における酸素飽和度低下発作の繰り返しは，多血症の原因となり得る．昼間の傾眠傾向は，たぶん，夜間の再発性の無呼吸発作と不眠に起因するので，ただ良眠が得られないというだけの単純なものではない．少なくとも，この患者は体重の減量を開始すべきである．酸素飽和度の著明低下があるので，完全なポリソムノグラフィーを受け，十分な治療をするために睡眠センターへ紹介

2．高炭酸ガス血症は CO_2 の量に対して，不十分な肺胞換気量（$\dot{V}_A$）の結果で起きるものである．$\dot{V}_A$ の低下は分時換気量（$\dot{V}_E$）の低下のみで，あるいは死腔換気量の増加，ないしは両者の合併によって生じる．睡眠中の $\dot{V}_E$ の低下は，$\dot{V}_A$ の低下へつながる．もし $\dot{V}_A$ が $\dot{V}_{CO_2}$ に比例して低下するのであれば，Pa_{CO_2} は不変のままである．睡眠中の Pa_{CO_2} の軽度上昇は，$\dot{V}_{CO_2}$ の低下よりも $\dot{V}_A$ の低下が大きいためである．これは高炭酸ガス血症の説明にはなるが，不均衡の理由は不明である．

3．この血液ガスは代謝性アルカローシスを示唆するが，これは二酸化炭素の蓄積によるものであろう．それは血清電解質を調べれば明らかになろう．患者の血清カリウム値が低ければ，彼女は KCl の補充を受けるべきである．利尿剤はこのアルカローシスの原因としてもっとも考えられる．これを中止して，高血圧については何か他の薬を使用したほうがよい．最終的には，ベンゾディアゼピン・トランキライザーは中止すべきである．

数週間後，アルカローシスが改善されても，なお，昼間の傾眠傾向があるようであったら，ポリソムノグラフィーが必要である．

4．この患者はピクウィキアン症候群の特徴像を呈している．すなわち，肥満，高炭酸ガス血症，昼間の傾眠状態を示している．以下の手順で処置するのがよい．
1. 完全な禁煙
2. もし可能なら監視下において体重の減量をすぐに開始する．
3. 昼間の傾眠が治らないうちは車の運転をしない．
4. メドロキシプロジェステロンアセテート，20 mg, 分3

復習問題の正解答と誤正解
1．正　2．誤　3．誤　4．正　5．誤
6．誤　7．正　8．正　9．誤　10．誤

第15章

1．組織へ供給される酸素の量は正常より低い．というのは，胎児ヘモグロビンは，正常成人のヘモグロビンより，しっかり酸素と結合しているからである．胎児ヘモグロビンのこの性質は Pa_{O_2} に影響しない．それは，肺胞と肺毛細血管の境界の働きであるから（第5章参照）．この Pa_{O_2} にとって，胎児ヘモグロビンの酸素親和性の増加は確かに，肺毛細血管内でわずかに Sa_{O_2} を上昇する．

2．胎児ヘモグロビンは大人のヘモグロビンと同じ酸素容量がある（$1.34 ml\ O_2/gmHb$）．だから動脈血酸素含量（Ca_{O_2}）は第6章で述べたのと同じように計算する．

$$Ca_{O_2} = (1.34 ml\ O_2/gHb)$$
$$\times (18gHb/100ml)$$
$$\times 0.98 + 0.003 \times 95$$
$$= 23.64 + 0.29$$
$$= 23.93 ml\ O_2/血液100ml$$

3．ポイント
末端のチアノーゼ	1
刺激で泣く	2
不整呼吸	1
幾分屈曲した状態	1
心拍数90	1
アプガールスコア	6

アプガールスコア6点は軽度の仮死の指標と考えられる．このような点数はバッグやマスクによる酸素投与の必要性を示し，また幼児の足をたたいたり，暖かいタオルで乾かしたりする必要がある．

4．c．正常な大人のヘモグロビンに関していえば，毛細血管に100mlの血液あたりに少なくとも5gの脱酸素化ヘモグロビンがあれば，普通チアノーゼが認められる．チアノーゼは脱酸素化ヘモグロビンの百分比ではなく総量のみに基づくものである．

5．d．図15-9では，成人では，VC は TLC のほぼ，3/4であることを示している．この比率は新生児でも同じで，870mlが正解である．図15-14をもう一度見よ．

復習問題の正解答と誤正解
1．誤　2．誤　3．正　4．正　5．正
6．正　7．誤　8．誤　9．誤　10．正

付録B

FVCとFEV₁の正常値

スパイロメトリーの測定値では努力性肺活量（FVC）と1秒量（FEV₁）の2つがもっとも利用度が高い。その正常値はこの付録に記載してある*。これらの正常値は白人のものであり、黒人かアジア人の成人では、10～15%低値が正常値と考えたがよい（人種に関した情報や肺機能検査に関するより詳しい情報はこの付録の末尾の文献を参照されたし）。

男性のFEV₁及びFVCの正常値

図1はFEV₁に関して2本の年齢尺、FVCに関して2本の年齢尺を示している。高校生程度の少年や成人に関しては、年齢と靴を脱いだ身長の値を直線で結べ。直線はFEV₁かFVCを、同年齢、同身長の白人の平均値のところで横切る。低年齢層の少年ではFEV₁とFVCは、身長の縦軸と直交する水平

---

* これらのノモグラムは以下の著者の許可を得て複製した。
Corre, K.A., Hansen, J.E., and Rothstein, R.J.: Nomograms for predicted FEV₁ and FVC in children, adolescents, and adults, Mt. Sinai J. Med. 52:515-318, May 1985.

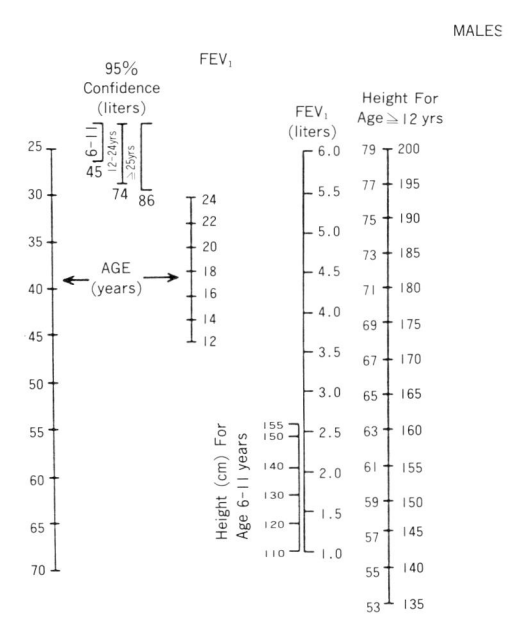

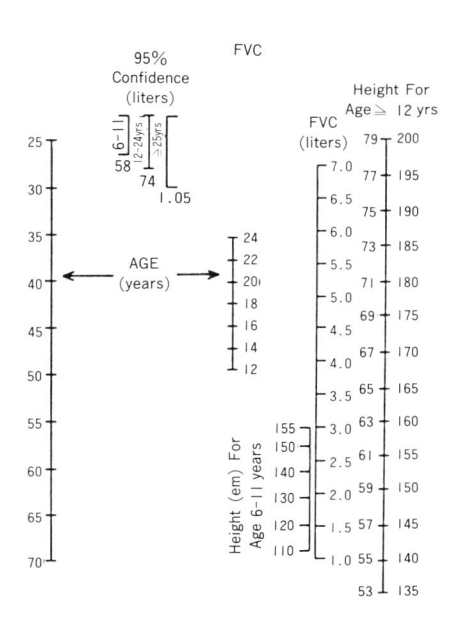

線となる。これは、これらの群においては、年齢は影響因子ではないからである。年齢依存性の95%信頼値幅を平均値から引き算することによって白人の正常下限値が得られる。

例

患者は40歳男性で身長178cm。40歳の年齢値と178cmを直線で結ぶとFEV₁ 4.2 *l*, FVC 5.1 *l* が得られる。これらは40歳、白人男性の平均値である。正常下限値を見つけるにはそれぞれ0.86と1.05を引き算する。そうすることによって、FEV₁ 3.34, FVC 4.05が得られる。有色人種男性では、正常値と正常下限値はこのノモグラムの値より約10%～15%低値となる。

女性のFEV₁とFVCの正常値

図2はFEV₁とFVCについて2本の年齢尺を示している。年長の少女と成人女性に関しては、その人の年齢と身長を結ぶ直線がFEV₁尺かFVC尺と交錯する点がそれぞれ、白人女性のFEV₁とFVCとなる。低年齢層の少女については、年齢とは無関係だから、FEV₁とFVCは、身長の縦軸と直交する水平な直線から得られる。平均値から正常白人の下限値は年齢依存性の95%信頼値幅を引き算することによって得られる。

例

患者は9歳女性で137cmである。137cmとFEV₁尺とを結ぶ水平線は約1.9 *l* の平均値を示す。同様

に，FVC尺と直交する水平線は約2.2 l の平均値を示す．それぞれ，0.45と0.62を引き算すると，FEV_1 1.45 l，FVC_1 1.58 l の正常下限値を得ることができる．有色人種の女性では，このノモグラムで得られる平均値や正常下限値より約10〜15%だけ低値となる．

References

Damon, A.: Negro-white difference in pulmonary function, Hum. Biol. **38**:380-393, 1966.

Miller, C.J., Cotes, J.E., Hall, A.M., et al.: Lung function and exercise performance of healthy Caribbean men and women of African ethnic origin, Q.J. Exp. Physiol. **57**:325-341, 1972.

Oscherwitz, M., Edlavitch, S.A., Baker, T.R., et al.: Differences in pulmonary functions in various racial groups, Am. J. Epidemiol. **96**:319-327, 1972.

Schoenberg, J.B., Beck, G.J., and Bouhuys, A.: Growth and decay of pulmonary function in healthy blacks and whites, Respir. Physiol. **33**:367-393, 1978.

Seltzer, C.C., Siegelaub, A.B., Friedman, G.D., et al.: Differences in pulmonary function related to smoking habits and race, Am. Rev. Respir. Dis. **110**:598-608, 1974.

Woolcock, A.J., Colman, M.H., and Blackburn, C.R.B.: Factors affecting ventilatory lung function, Am. Rev. Respir. Dis. **106**:692-709, 1972.

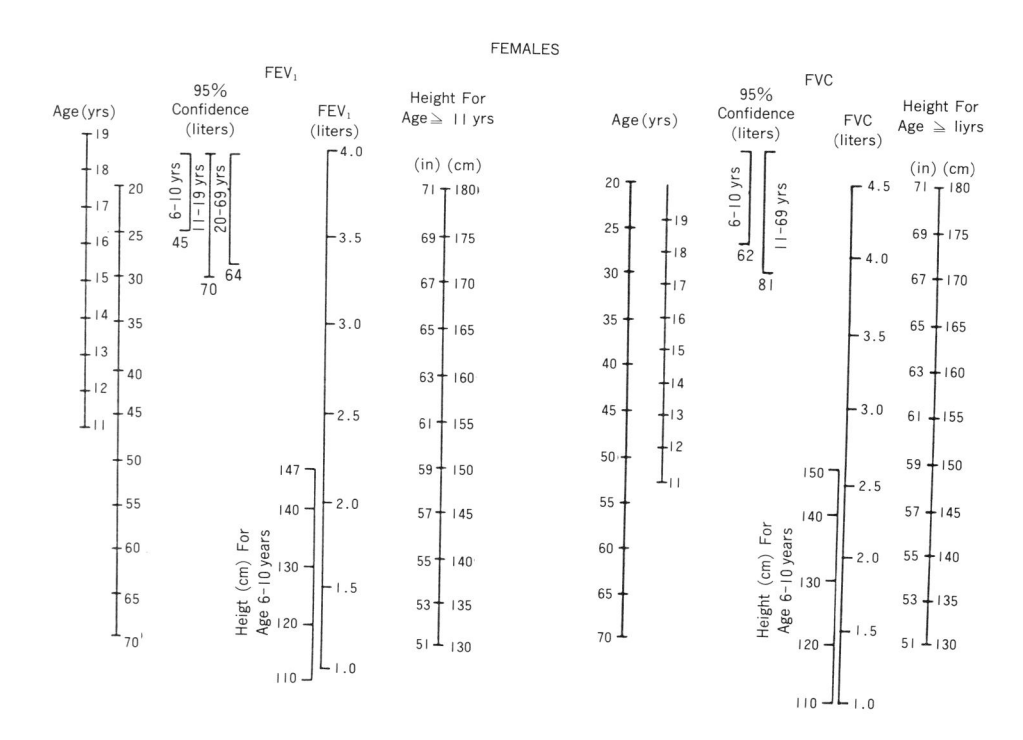

付録C
基本的等式，公式

肺の生理学について，基本的等式と公式を用いないで，学習したり理解することはできない．ここでは，使用された順にしたがって，もっとも重要なものと思われるものを述べる．

Dalton の分圧の法則：
$$P_T = P_1 + P_2 + P_3 + \cdots\cdots + P_n$$
（第2章，p.20）

理想的ガスの一般法則：
$$\frac{P_1 V_1}{T_1} = \frac{P_2 V_2}{T_2}$$
（第2章，p.21）

肺コンプライアンス：
$$C_L = \frac{容積の変化}{圧の変化}$$
（第3章，p.34）

気道の抵抗：
$$R_{aw} = \frac{駆動圧}{気流}$$
（第3章，p.35）

全肺気量：
$$TLC = VC + RV = IRV + TV + ERV + RV$$
（第3章，p.36）

分時換気量：
$$\dot{V}_E = f \times V_T$$
（第4章，p.54）
$$\dot{V}_E = \dot{V}_A + \dot{V}_D$$
（第4章，p.54）

肺胞 P_{CO_2} 等式（もっとも重要な等式，後述）：
$$P_{ACO_2} = \frac{\dot{V}_{CO_2} \times 0.863}{\dot{V}_A}$$
（第4章，p.56）

呼吸商：
$$RQ = \frac{\dot{V}_{CO_2}}{\dot{V}_{O_2}}$$
（第4章，p.56）

恒常状態 (steady state) の関係：
$$RQ\,(代謝) = RQ\,(肺)$$
（第4章，p.57）

Bohr 死腔等式：
$$\frac{V_D}{V_T} = \frac{P_{ACO_2} - P_{ECO_2}}{P_{ACO_2}}$$
（第4章，p.61）

簡略肺胞 P_{O_2} 等式：
$$P_{AO_2} = F_{IO_2}(P_B - 47) - 1.2(P_{ACO_2})$$
（第5章，p.71）

肺胞気-動脈血 P_{O_2} 較差：
$$P(A-a)_{O_2} = P_{AO_2} - P_{aO_2}$$
（第5章，p.74）

動脈血酸素含量：
$$C_{aO_2} = (S_{aO_2} \times Hb \times 1.34) + (0.003 \times P_{aO_2})$$
（第6章，p.88）

動脈酸素供給量：
$$O_2\,供給量 = Q_T \times C_{aO_2}$$
（第6章，p.93）

酸素摂取量のための Fick 等式：
$$\dot{V}_{O_2} = Q_T \times (C_{aO_2} - C_{\bar{v}O_2})$$
（第6章，p.93）

Henderson-Hasselbalch 等式：
$$pH = pk + \log \frac{HCO_3^-}{0.03(P_{aCO_2})}$$
（第7章，p.101）

陰イオン・ギャップ（不測定陰イオン）：
$$AG = Na^+ - (Cl^- + HCO_3^-)$$
（第7章，p.106）

心拍出量(Q_T)，1回拍出量(SV)，と心拍数(HR)との関係：
$$SV = \frac{Q_T}{HR}$$
（第8章，p.124）

全身血管抵抗：
$$SVR = \frac{MSAP - CVP}{Q_T}$$
（第8章，p.124）

肺静水力学と膠質浸透圧との関係：
$$Qf = K(Phyd_c - Phyd_i) - K_a(Ponc_c - Ponc_i)$$
（第11章，p.177）

肺をシャントした心拍出量の%：
$$\frac{Q_S}{Q_T} = \frac{C_{cO_2} - C_{aO_2}}{C_{cO_2} - C_{\bar{v}O_2}}$$
（第11章，p.178）

好気的，嫌気的ブドウ糖代謝の差異：

好気的
　　ブドウ糖 + 6O_2 → 6CO_2 + 6H_2O + 36ATP
（第12章，p.191）

嫌気的
　　ブドウ糖 + 2ADP → 乳酸 + 2ATP
（第12章，p.191）

P_{CO_2} 等式の導出：
$$\dot{V}_{CO_2} = F_{ECO_2} \times \dot{V}_A$$
$$= F_{ACO_2} \times \dot{V}_A \qquad ステップ1$$
$$F_{ACO_2} = \frac{P_{ACO_2}}{P_B - P_{H_2O}} \qquad ステップ2$$
$$\dot{V}_{CO_2} = \frac{P_{ACO_2} \times \dot{V}_A}{P_B - P_{H_2O}} \qquad ステップ3$$

$$P_{ACO_2} = \frac{\dot{V}_{CO_2}(STPD) \times (P_B - P_{H_2O})}{\dot{V}_A(BTPS)}$$
ステップ 4

$$P_{ACO_2} = \frac{\dot{V}_{CO_2}(ml/minSTPD) \times (P_B - P_{H_2O})}{\dot{V}_A(L/minBTPS) \times CF\ 1000ml/L}$$
ステップ 5

ここで，CF は STPD を BTPS に変える補正因子を示す．気圧が760mmHg で，P_{H_2O} が47mmHg のときは CF は0.826である．

$$P_{ACO_2} = \frac{\dot{V}_{CO_2} \times 713}{\dot{V}_A \times 0.826 \times 100} \qquad \text{ステップ 6}$$

$$P_{ACO_2} = \frac{\dot{V}_{CO_2} \times 0.863}{\dot{V}_A} \qquad \text{ステップ 7}$$

注意：この等式では，どの補正因子を用いても，同じ結果をもたらす（0.863）

BTPS 補正因子の計算（ステップ 5 の CF）

$$\frac{V_1 P_1}{T_1} = \frac{V_2 P_2}{T_2}$$

V_1, P_1 と T_1 は STPD 状態である；V_2, P_2 と T_2 は BTPS 態である．

$$\frac{V_1(760)}{273} = \frac{V_2(760-47)}{310}$$

$$V_1 = V_2 \times (760-47) \times \frac{273}{310}$$

$$V_1 = V_2 \times 0.826$$

0.826 はステップ 5 の CF ある．

附録D

略号と記号

元素と化合物：

O_2	酸素
CO_2	二酸化炭素
N_2	窒素
He	ヘリウム
H_2O	水
Na^+	ナトリウムイオン
K^+	カリウムイオン
Cl^-	塩素イオン
HCO_3^-	重炭酸イオン
$NaHCO_3$	重炭酸ソーダ（重曹）
H_2CO_3	炭酸
CO	一酸化炭素
CN	シアン（青酸）
CA	炭酸脱水酵素
Hb	ヘモグロビン
$HbCO$	一酸化炭素ヘモグロビン
HbO_2	オキシヘモグロビン（酸化血色素ヘモグロビン）

ガス含量，分画，圧，飽和：

Ca_{O_2}	動脈血の酸素含量
Cv_{O_2}	混合静脈血の酸素含量
Cc_{O_2}	肺胞の終末毛細血管血の酸素含量
$C(a-v)_{O_2}$	動脈・静脈酸素含量の差
$F_{I_{O_2}}$	吸気の酸素分画
$F_{E_{O_2}}$	呼気の酸素分画
P_B	大気圧
P_{O_2}	酸素分圧
$P_{I_{O_2}}$	吸気ガスの酸素分圧
$P_{A_{O_2}}$	肺胞気酸素分圧
Pa_{O_2}	動脈血酸素分圧
$P(A-a)_{O_2}$	肺胞・動脈血酸素分圧較差
$P(a-A)_{CO_2}$	動脈血・肺胞炭酸ガス分圧較差
Pv_{O_2}	静脈血酸素分圧
Pc_{O_2}	肺胞の終末毛細血管血の酸素分圧
P_{CO_2}	炭酸ガス分圧
$P_{I_{CO_2}}$	吸気ガスの炭酸ガス分圧
$P_{A_{CO_2}}$	肺胞気の炭酸ガス分圧
Pa_{CO_2}	動脈血炭酸ガス分圧
Pv_{CO_2}	静脈血炭酸ガス分圧
P_{50}	ヘモグロビンが酸素で50%飽和のさいの酸素分圧（P_{O_2}）
Sa_{O_2}	動脈血の酸素飽和度
Sv_{O_2}	静脈血の酸素飽和度

肺容積と換気量の記号：

V	気量
V_D	死腔気量
V_A	肺胞気量
V_T	1回換気量
V_D/V_T	死腔・1回換気量比
$\dot{V}$	換気量
$\dot{V}_D$	死腔換気量
$\dot{V}_E$	分時換気量
$\dot{V}_A$	肺胞換気量

血流，拡散，ガス交換の記号：

Q	血流量
Q_S	シャント量
Q_T	心拍出量
Q_S/Q_T	シャント分画
$D_{L_{CO}}$	一酸化炭素拡散能力
$D_{L_{O_2}}$	酸素拡散能力
V/Q	換気・血流比
$\dot{V}_{O_2}$	肺または体代謝の酸素消費量
$\dot{V}_{CO_2}$	肺または体代謝の炭酸ガス排出量
R または RQ	呼吸商

付録E

用語解説

a/A 比：計算した肺胞気 P_{O_2}（P_{AO_2}）に対する測定動脈血 P_{O_2}（P_{aO_2}）の比。肺の状態が安定であれば，F_{IO_2} に変化しても，a/A 比は比較的安定に保たれている。

acid-base（酸・塩基平衡）：血液の酸またはアルカリ。これは血液緩衝の大部分を占める重炭酸緩衝系の成分の変化で決まる。これらの成分は（pH, HCO_3^-, P_{aCO_2}）Henderson-Hasselbalch 等式に関係している。

acidemia（酸血症）：動脈血の pH が7.36以下。

acidosis（アシドーシス）：酸血症に傾く生理的過程。それは代謝または呼吸に起因する。代謝性アシドーシスは血中重炭酸の一次性の減少によって起こり，呼吸性アシドーシスは血中 P_{CO_2} の一次性の増加によって起きる。

adult respiratory distress syndrome（ARDS）（成人呼吸促迫症候群）：急性，電撃的非心臓性肺水腫。これは重症低酸素症を随伴する。

alkalemia（アルカリ血症）：動脈血の pH が7.44以上。

alkalosis（アルカローシス）：アルカリ血症に傾く生理的過程。それは代謝または呼吸に起因する。代謝性アルカローシスは血中重炭酸の一次性増加によって起こり，呼吸性アルカローシスは血中 P_{CO_2} の一次性減少によって起きる。

alveolar air equation（肺胞気式）：計算に用いられる等式は肺胞の P_{O_2} を意味する。もっともよく用いられる等式は，$P_{AO_2} = F_{IO_2}(P_B - 47\ mmHg) - 1.2(P_{aCO_2})$

alveolar ventilation（$\dot{V}_A$）（肺胞換気）：肺胞に到達して，ガス交換に関与する空気。これは解剖学的には決まらないで，$\dot{V}_A$ と肺胞気 P_{CO_2} の関係で決まる：$\dot{V}_A = \dot{V}_{CO_2} \times k/P_{aCO_2}$ の関係で決まる。ここでは，$\dot{V}_A$ は肺胞換気に，$\dot{V}_{CO_2}$ は毎分 CO_2 排出量に，P_{aCO_2} は肺胞 P_{CO_2} に等しく，k は0.863である。

alveolar-arterial P_{O_2} difference（肺胞気・動脈血酸素分圧較差）[$P(A-a)O_2$]：計算された肺胞 P_{O_2} と測定された動脈血 P_{O_2} との差。また，A-a 差（gradient）ともいう。その差の増加はガス交換の不全を示し，普通，換気と血流の不均衡の結果である。

alveoli（肺胞）：気道の最終末端。毛細管の網に包まれている。肺胞毛細管はガス交換の場所である。

aminophylline（アミノフリン）：methylxanthine 剤は喘息と可逆的気道疾患に用いられる。（付録Fの喘息の項参照）

anaerobic exercise（嫌気的運動）：エネルギー源として酸素を使わない運動。

anemia（貧血）：循環赤血球の数の減少。ヘマトクリットまたはヘモグロビン量で定量する。

anion gap（陰イオン・ギャップ）：定量された陽イオンと陰イオンの差。
$AG = (Na^+ + K^+) - (Cl^- + HCO_3^-)$。$K^+$ は通常計算では無視する，したがって，正常 AG は8-16 mEq/L。上昇した AG は普通代謝性アシドーシスの状態を示す。

apnea（無呼吸）：呼吸の停止。睡眠時無呼吸は夜間睡眠中の何回もの，1回が10秒以上続く無呼吸が特長である。

arterial（動脈の）：動脈に関係するもの。生後，全身の動脈は酸化される。これに反して，肺動脈はむしろ脱酸素化される。

asbestosis（アスベスト症）：アスベスト塵を吸い込むことによって起きる間質性肺疾患である（付録F参照）。

asthma（喘息）：可逆的気道閉塞（付録F参照）。

atelectasis（無気肺）：肺のある部の虚脱。少数の肺胞の場合または全葉の場合を含める。吸収性無気肺は高 F_{IO_2} 療法時に低 V/Q の部位に起きる。窒素は洗い出され，肺胞の酸素が血液の中に吸収された後，肺胞は虚脱となる。

ATPS：ambient temperature, pressure, saturated の略。環境またはルーム・エアで集められたガス量を表すために用いられる。（環境温度，圧，湿度100%）

Avogadro's law（アボガドロの法則）：同一圧と同一温度のもとでは，いかなるガスも同一容積の中には同数の分子を含むという法則。

Avogadro's number（アボガドロ数）：ガス 1 モル中の分子の数—6.02×10^{23}。理想なガスとしては，STPD（標準温度，圧，乾燥）条件で，1グラムモルに22.4 l があること。そして 6.02×10^{23} 分子が含まれていること。

barometric pressure（P_B）（大気圧）：海抜 0 で，760 mmHg。上空に行くにしたがって減少する。

base excess（ベース・エクセス）：専門的には血液 1 l を pH7.40にするに必要な酸またはアルカリ強度。しばしば，代謝性アルカローシス（正のベ

ース・エクセス）または代謝性アシドーシス（負のベース・エクセス）を表現するために用いられる．ベース・エクセスは試験管内の測定を想定した概念であって，生体内の緩衝作用を考えることではない．

beta-adrenergic drugs（ベーター刺激剤）：アドレナリンのベーターレセプター（気管支拡張を来す自律神経部）を刺激する薬剤．エピネフリンはベーター刺激剤である．

bicarbonate（HCO_3^-）（重炭酸イオン）：血液の主な緩衝成分—重炭酸塩システム．低 HCO_3^- は代謝性アシドーシスと呼吸性アルカローシスに見られ，高 HCO_3^- は代謝性アルカローシスと呼吸性アシドーシスに見られる．

Bohr dead space equation（ボーアの死腔式）：一回換気量に対する死腔の率を計算するのに用いる等式：

$V_D/V_T = (P_{aCO_2} - P_{eCO_2})/P_{aCO_2}$,

ここで，P_{aCO_2} は動脈血 P_{CO_2} であり，P_{eCO_2} は呼気中の P_{CO_2} である．

Bohr effect（ボーア効果）：ヘモグロビンの酸素親和性に及ぼす P_{CO_2} の効果．また，この親和性に対する H^+ の効果を述べるためにも用いられる．P_{aCO_2} または，H^+ の増加はオキシヘモグロビンの飽和度を減少させ，酸素解離曲線が右へ動くことであり，P_{CO_2} または H^+ の減少はその逆の効果である．

Boyle's law（ボイルの法則）：一定温度において，与えられたガス容積はガス圧に逆比例して変化するという法則：$P_1V_1 = P_2V_2$，ここで，P_1V_1 は最初の圧と容積，P_2V_2 は最終の圧と容積．この法則は肺容量の体積プレチスモグラフィーの測定原理となっている．

breathing（呼吸）：ガス交換のための周期的リズミカルな吸気と呼気の動作．

bronchiole（細気管支）：肺胞が現われる前の最小気道．直径 2 mm 以下．

bronchiolitis（細気管支炎）：細気管支の急性炎症（付録F参照）．

bronchitis：気管支の炎症（付録F参照）．

bronchodilator（気管支拡張剤）：気管支を拡張する薬剤．喘息に用いられる気管支拡張剤はテオフィリンとベータ刺激剤を含んでいる（付録F参照）．

BTPS（body temperature, pressure, saturated の略）：体温（37℃），環境圧，湿度100％の条件下ですべての肺気量や肺容量やその他を表すのに用いる．

capacity（容量）：2つまたはそれ以上の肺気量の空気量．たとえば，機能的残気量は呼気予備量と残気量からなる．

carbon dioxide（CO_2）（二酸化炭素）：代謝の副産物．CO_2 は肺からガス交換の過程で排出される．平静なときは代謝の間に産生される CO_2 量と肺から出る量は同じである．

carbon monooxide（CO）（一酸化炭素）：無臭，無色のガスで，正常に血中に少量存在する．この過剰は毒性である．酸素がヘモグロビンに結合するのを妨げるからである．

carbonic anhydrase（炭酸脱水酵素）：CO_2 を水和し炭酸の形へ触媒する酵素．

carboxyhemonglobin（HbCO）（一酸化炭素ヘモグロビン）：一酸化炭素とヘモグロビンの結合．一酸化炭素はヘモグロビンへの結合が酸素より約200倍大である．

carcinoma（ガン）：悪性腫瘍の一般的型．種々の臓器にある上皮細胞よりできる．例，気管支と大腸（付録E参照）．

carina（分岐部，カリーナ）：気道の分岐または分枝点．主分岐点（通称，カリーナ）は気管が右と左の気管支に分かれる点．

Charles' law（シャルルの法則）：一定圧でのガス容量は絶対温度に正比例することを示す法則（Kelvin 度）．$\dfrac{V_1}{V_2} = \dfrac{T_1}{T_2}$

ここで，V_1 と V_2 は絶対温度 T_1 と T_2 に相当した同一ガス量の容量である．

chemoreceptor（ケモレプター，化学受容器）：化学変化を認識しうる臓器または細胞群．脳幹のケモレセプターは CO_2 に鋭敏であり，血液 P_{CO_2} が上昇すると，正常状態では呼吸を促進する．

chloride（Cl^-）（塩素イオン）：重要な細胞外イオン．これは血中の重炭酸と逆比例関係にある．高塩素イオン状態は低重炭酸状態と相関する．

chloride shift（塩素イオン移動）：二酸化炭素は全身の毛細管に摂取されるので，重炭酸イオンは赤血球の中で増加する．電気的中和を防止するため，塩素は細胞からプラズマの中へ拡散する．

chylous（乳ビ）：カイロマイクロンの過剰．乳状脂粒過剰．乳状脂粒は主としてトリグリセライドで作られた脂肪分子である．

collagen-vascular diseases（膠原病—血管炎系疾患）：結合組織の異常を特長とする疾患群（付録F参照）．

compliance（コンプライアンス）：伸展性（膨張

性)．これは圧の変化あたりの容積の変化である；単位は $ml/mmHg$ または l/cmH_2O．低コンプライアンス肺は高コンプライアンス肺より伸展性が少ない．

conductance（コンダクタンス）：抵抗の逆．管を通る空気または血流の流れやすさを計ること．単位は $l/sec/mmHg$ または $l/sec/cmH_2O$．

continuous positive airway pressure（CPAP）（持続的気道内陽圧）：人工呼吸によらない空気の陽圧放出のことで，臨床的に用いられる用語．

corticosteroids（コルチコステロイド）：副腎皮質より正常に産生されるホルモン群．副腎より産生されるよりはるかに大量にコルチコステロイドは肺疾患の変化の治療に使われる．特に喘息で（付録F参照）．

croup（クループ）：小児の上気道の或る特殊な感染状態．クループ患者は，高いピッチの吸気性喘鳴を示す．

cyanosis（チアノーゼ）：皮膚，爪，及び，または，粘膜の青色の変色．中枢性チアノーゼは少なくともヘモグロビンの5g%が全身毛細管内で脱酸素化された場合に起きる．正常ヘモグロビン量（15g%）から比べると，これは約83%の Sao_2 を示す．メトヘモグロビンは中枢性チアノーゼとは別の原因である．末梢性チアノーゼは酸素不飽和無しに，血管攣縮により起きる．

cystic fibrosis（のう胞性繊維症）：外分泌に関係する遺伝性疾患．しばしば，重症な肺疾患を起こす（付録F参照）．

cytology（細胞診）：細胞の悪性，異常性変化を見る顕微鏡的技術．

Dalton's law（ダルトンの法則）：個々のガスの分圧の合計に等しい混合ガスの総圧を示す法則．$Pr = P_1 + P_2 + P_3 + \cdots\cdots + P_n$ ここで，Prは全圧，P_1 — Pn各個のガス圧，大気圧＝ $P_{N_2} + P_{O_2} + P_{CO_2} + P_{H_2O}$．ここで，$P_{N_2}$，$P_{O_2}$，$P_{CO_2}$ 及び P_{H_2O} はそれぞれ窒素（アルゴンArとクリプトンKrなどの他の不活性化ガスの痕跡量を加える），酸素，炭酸ガス，水蒸気の分圧．また，分圧の法則ともいう．

dead space（死腔）：新鮮な空気は受け入れるが，ガス交換に関与できない肺，または上気道の空間をいう．**解剖学的死腔**は正常のガス交換のない全気道を意味する．**生理学的死腔**は解剖学的死腔に加えるに，灌流されない，または灌流量減少下にあるあらゆる肺胞空間を意味する．生理学的死腔と1回換気量の比は P_{ECO_2} と P_{aCO_2} より計算できる（Bohrの死腔等式）．

diffusing capacity（D_L）（拡散能力）：透過膜を介してのガス移動率．肺拡散能力は一酸化炭素を用いて計る（D_{LCO}）．D_L の単位は $ml\ gas/mmHg/min$．拡散能力の減少は肺胞表面積の減少，肺間質の肥厚，または貧血（毛細血管血量の減少）により起きる．拡散障害は普通，静止状態では低酸素血症を生じることなく，運動時に低酸素血症をきたす．

diffusion（拡散）：高濃度の部位より低濃度の部位へ物質が受動的に運ばれること．拡散は酸素と炭酸ガスが体内で交換される生理的過程である．まず，肺胞気と肺毛細管血，そして，全身毛細管血と代謝組織との間で．

dyspnea（呼吸困難）：呼吸が困難と思われる感覚．呼吸が短くなったと訴える患者は呼吸困難状態である．症状は専門語であるが，呼吸困難はまたサインでもある．たとえば，患者が呼吸困難と見えるということである．

elastic recoil（エラスティック・リコイル）：肺または胸壁が休止状態へ戻る傾向．これは一定の肺容積における胸腔内圧と肺胞圧の差で測定する．全肺気量のとき，最大である．

emphysema（肺気腫）：肺胞・毛細血管単位の破壊を示す慢性肺疾患（付録F参照）．

empyema（膿胸）：文字通りにいえば，胸腔内の膿；細菌感染による胸腔内浸出液にも用いられる．

eosinophil（好酸球）：ピンクに染まる細胞顆粒を特長とする白血球．エオジン細胞の増加は喘息やアレルギー状態によく見られる．

expiratory reserve volume（ERV）（呼気予備量）：機能的残気量のレベルから呼出されうる空気量．ERV＋残気量＝機能的残気量．

exudate（滲出液）：炎症または毛細管の漏れによって生ずる液．一般に蛋白に富んでいる（transudate漏出液と比較せよ）．

fibrosis（繊維化）：組織の瘢痕．肺繊維症はよくある疾患で，拘束性肺疾患の原因である．

flow（フロー）：単位時間あたりのガスまたは液の動き．単位は cm/sec，l/sec，l/min など．

flow volume curve（フローボリューム曲線）：変化する容量（肺活量曲線の）の各点における対応する流速（呼気または吸気）をプロットしたもの．呼気と吸気曲線が同一の軸でプロットされると，フローボリュームループがえられる．

flow volume loop（フローボリュームループ）：呼気と吸気の間の容量に対する空気の流れを持続的に記録すること．

forced expiratory volume（FEV）（強制呼気量）：十分に吸気した後，カ一杯吐き出す量．一般に最初の1秒間の量をFEV_1として計る．

forced vital capacity（努力性肺活量）：全肺気量のレベルまで吸気した後，カ一杯排気しうる空気量．肺活量計で測定する．呼吸器患者の標準テストである．

fraction of inspired oxygen（F_{IO_2}）（吸入気酸素濃度）：吸気ガス中の酸素分画．専門用語としては少数で表現する（例0.21）であるが，F_{IO_2}はよく％で表現される．例，21％．

functional residual capacity（FRC）（機能的残気量）：正常の1回換気量の最終点において肺内，および気道内空気量．肺と胸腔の静止点．（訳注：胸郭の弾性と肺の弾性がつり合った点．）

gas exchange（ガス交換）：肺の主たる機能．ガス交換とは大気と肺毛細管の間の，また，全身の毛細管血と代謝している組織の間で，酸素と炭酸ガスを受け渡しすることである．

general gas law（ideal）（ガスの一般法則）（理想的）：この法則はシャルル，ボイル，アボガトロの法則の組み合わせである．典型的なものとして，$P_1V_1/T_1 = P_2V_2/T_2$ ここで，P_1，V_1，T_1は初めの圧，容積，温度，P_2，V_2，T_2は最後のもの．一般法則は1つの条件から他の条件への変換に用いられる．たとえば，BTPSよりSTPDへの変換．

Haldane effect（ハールデン効果）：血中のP_{O_2}の増加によって，ヘモグロビンが二酸化炭素を結合する能力が低下する効果（Bohr効果と比較せよ）．

helium（He）（ヘリウム）：空気より軽い不活化ガス．ヘリウムと酸素の混合ガスは空気の流れの機作の研究に用いられる．

hemodynamic monitoring（血行動態モニタリング）：心臓・血管の圧，流れ，抵抗の変化を追跡する過程．臨床的には，これは血流に乗せて誘導する右心カテーテル（Swan-Ganzカテーテル）と末梢動脈内挿入のカヌラで行う．

hemoglobin（Hb）（ヘモグロビン）：酸素を運ぶ鉄蛋白複合体．ヘモグロビン1分子は酸素4分子とまで結合しうる；1gのヘモグロビンは最高1.34 mlのO_2を結合する．ヘモグロビンに結合している酸素量はPa_{O_2}の関数である；Pa_{O_2}が増加するにつれて，酸素飽和度（Sa_{O_2}）は増加する．ヘモグロビン―酸素解離曲線はPa_{O_2}とSa_{O_2}間の関係を示す．

Henderson-Hasselbalch equation（ヘンダーソン-ハッセルバルヒの式）：重炭酸緩衝システムの3成分の関係を示す等式：pH，重炭酸イオン，Pa_{CO_2}．この等式は他の2成分がわかっていると，1つの成分を計算できる（p.101参照）．

$$pH = pk + \log(HCO_3^-/0.03Pa_{CO_2})$$

hydrostatic pressure（静水圧）：液体の重さ，または心臓のパンピング動作の結果生じた圧．この圧は液を毛細管から押し出す方向に，また，膠質浸透圧に抵抗する方向に作用する．

hyperbaric pressure（高圧）：大気圧より高い圧．高圧室では大気よりより高い酸素の吸入ができる．

hypercapnia（高炭酸ガス血症）：血中の高いP_{CO_2}．即ち，動脈血中で44mmHg以上．

hyperventilation（過換気）：肺胞換気が炭酸ガス産生に必要な量を超えた状態．これはつねに標準値より低いP_{CO_2}を来す．

hypocapnia（低炭酸ガス症）：血中の低いP_{CO_2}で，動脈血で36mmHgより少ないもの．

hypopnea（呼吸低下）：1回換気量または呼吸数の減少．その結果，酸素不飽和を来す．

hypoventilation（低換気）：肺胞換気が炭酸ガス産生に必要な量より少ない状態．これはつねに標準値より高いP_{CO_2}を来す．

hypoxemia（低酸素血症）：血中の低酸素．この言葉はいつも使われるので，低Pa_{O_2}または低動脈血酸素含量ともいう．

infiltrate（浸潤）：胸写での異常陰影．これは非特異的表現で，肺炎，腫瘍などを示す．

inspiratory capacity（IC）（最大吸気量）：FRCの点から吸気しうる肺の能力，1回換気量と吸気予備量を含む．

inspiratory reserve volume（IRV）（吸気予備量）：正常の吸気の後，吸気可能な最大肺容積．IRV＋1回換気量＝最大吸気量

interstitium（間質）：肺では肺胞膜と毛細管膜との間の領域をいう．弾力組織とリンパを含む．多くの疾患は主として間質に起きる（付録F参照）．

lung capacity（肺容量）：両肺内の空気量．肺容量は肺気量の2つまたはそれ以上を含む，4つの肺気量は最大吸気量，機能的残気量，肺活量，全肺気量である．

lung volumes（肺気量）：両肺内に含まれる空気の最小量の意味．4肺容量とは1回換気量，呼気予備量，吸気予備量，残気量．

lungs（肺）：気管以下のすべての気道を含む2個の呼吸臓器．

lymphoma（リンパ腫）：がんの1型，リンパ節のリンパ球より発生するもの．

maximal midflow（MMF）（最大呼気中間気流量）：これは習慣的に強制肺活量の25％と75％の点の間を結ぶ線で描く．この方法で計ると MMF_{25-75} と呼ばれる．単位は l/sec．

maximal voluntary ventilation（MVV）（最大換気量）：1分間に動きうる空気の最大量．実際には，12または15秒の間にできるだけ早く吸気と呼気をさせる；そして，呼気量を5または4倍する．最大換気量は肺や胸壁のメカニクス，患者の自発意志などの全呼吸系の大体の評価である．

metabolic acidoisis（代謝性アシドーシス）：血中重炭酸イオンの低下の最初の生理的経過．これは過剰換気（$Paco_2$ の低下）によって代償される．もし，他に酸塩基平衡の障害がないと，代謝性アシドーシスは常に正常血液pHより低いことになる．呼吸性アルカローシスに見られる代償的重炭酸イオンの放出は代謝性アシドーシスとはいわない．なぜなら，最初の生理的過程ではないからである．

metabolic alkalosis（代謝性アルカローシス）：血中重炭酸イオンの過剰の最初の生理的経過．これは低換気である．それは $Paco_2$ をあげる．もし，他に酸塩基平衡の障害がないと，代謝性アルカローシスは常に正常血液pHより高くなる．呼吸性アシドシースに見られる二次的重炭酸イオン貯留は代謝性アルカローシスとはいわない．なぜなら，最初の生理的過程ではないからである．

methemoglobine（メトヘモグロビン）：酸化状態の鉄（Fe^{3+}）を有するヘモグロビン分子．正常のヘモグロビンでは Fe^{2+} である．これは酸素を運ぶことができない重篤なチアノーゼの原因である．

mixed venous blood（混合静脈血）：全身の各部の静脈血の混合物．実際には肺動脈からの血液．

nitrogen（窒素）：大気，肺胞気，動脈血溶存ガスの78％を作る不活性ガスである．（不溶性）．F_{IO_2} の増加は肺胞と動脈の窒素を洗い出す．

obstructive（閉塞性）：気流の障害によって起きる種々な状態を示す語句．気道閉塞は吸気時にも呼気時にも存在する．閉塞性肺疾患には喘息，慢性気管支炎，肺気腫がある．

oncotic pressure（膠質浸透圧）：高分子物質，主として蛋白による圧．この圧は液を毛細管の中に保つ．静水圧の反対．

Ondine's curse（オンデン，ニンフ（水の精）の，のろい）：患者が中枢性呼吸刺激を失った無呼吸状態．これは特別な疾患とも原因ともいえない．

orthopnea（起坐呼吸）：横になった状態での呼吸困難．これは坐ったり立つたりすることで和らげられる．起坐呼吸はうっ血性心不全，喘息のごとき急性肺症状の患者によく見られる．

oxygen（O_2）（酸素）：生命維持に必要なガス．酸素は肺より組織へ供給される．酸素と炭酸ガスは血液と大気の間で交換される（ガス交換参照）

oxygen content（酸素含量）：血中の酸素量．単位は $mlO_2/100ml$ 血液．正常の動脈血酸素含量は $16 \sim 20 mlO_2/100ml$ 血液である．多くの酸素はヘモグロビンに結合して，血液中を運ばれる．

oxygen uptake（酸素摂取量）：肺から導入される酸素量，または1分間当たり代謝で消費される酸素量．安定した状態ではこの2容量は同じである．休んでいるときは酸素摂取は約 $250ml\ O_2/$分．

P_{50}：ヘモグロビンが酸素で50％飽和のときの Po_2．正常 P_{50} は約27mmHg．27mmHgより高い P_{50} は酸素解離曲線の右方移動を示す；27mmHgより低い場合は左方移動を示す．

partial pressure（分圧）：混合ガス中の各個のガスの示す圧．大気中または肺内の全空気圧は各ガス圧の総計である（ダルトンの法則参照）．

peak flow（ピーク・フロー）：強制肺活量検査実施中の最大フロー点；それは常にFVCの最初の1秒間に起きる．ピーク・フローは喘息発作の重症度や改善度を監視するのに用いる．

perfusion（潅流）：血流；肺潅流とは肺血管を通る心臓からのすべての心拍出量を示す．百万の肺胞－毛細管単位の中の潅流に対する換気の比はガス交換の効率を決定する．

pH：血液の酸度またはアルカリ度の測定値．pHは水素イオン濃度の負 log に相当する．

Pickwickian syndrome：肥満，低換気，昼間の眠気の症状を示す症候群．昼間の眠気を伴う肥満体質は最初に Dickens の Pickwick Papers に記載されたので，その名がとられた．

plethysmograph（プレチスモグラフ）：容積変化を測定するのに用いられる密閉構造．肺医学では，体プレスチモグラフは胸内ガス容積と気道抵抗を測るのに用いる．

pleura（胸膜）：胸腔の内側（壁側胸膜）と肺の表面（臓側胸膜）の薄い膜．

pleural effusion（胸水）：胸腔内の異常貯留液．滲出液と濾出液がある．

pleural space（胸腔）：壁側胸膜と臓側胸膜との間に形成される空間．

pneumoconiosis（塵肺）：塵埃の吸入の結果生じる肺の疾患（付録F参照）．

pneumonia（肺炎）：肺胞腔の感染．ウイルス，細

菌，または他の病原体の感染によって起きる（付録F参照）．

pneumothorax（気胸）：空気が胸腔へ漏れて生ずる肺または肺の一部の虚脱．空気は肺からまたは胸壁から胸腔へ侵入する．

polysomnography（ポリソムノグラフィー）：睡眠中の種々の生理学的変化を持続的に記録するもの．

positive end-expiratory pressure（PEEP）（終末呼気陽圧）：PEEPは一般に酸素化障害型呼吸不全患者の人工呼吸器による呼吸管理に用いられる．普通5-20cmH₂Oの域である．PEEPでは気道圧が呼気の最後のところで，大気圧より陽性に保たれる．

potassium（K⁺）（カリウム・イオン）：主なる細胞内陽イオン．カリウムは血清電解質の一部として測定される；正常値は3.5-5mEq/L．カリウム・イオンの上昇（過カリウム血症）はアシドーシスのとき見かける．

pressure（圧）：表面に作用する力．ガスはガス分子の運動の結果として圧を出す．海抜0で，大気圧は水銀柱760mm．肺生理では測定した圧はすべて，大気は一応0として計算している．そこで，陰圧は大気圧より少ないもの，陽圧は高いものとして取り扱っている．

pulmonary edema（肺水腫）：肺毛細管に関与する生理的因子ー静水圧の上昇，膠質浸透圧の減少と，または，毛細管透過性の亢進ーの変化結果起きる肺胞腔の過剰液．

rales（ラール）：断続性異常肺音．ラールは肺胞または終末細気管支内に液があること，または肺実質の繊維化があることを示し，ラールは心不全，肺炎，サルコイドージスのときも聞こえる．

residual volume（RV）（残気量）：最大呼気時の後，肺に残った空気量．

resistance（抵抗）：管を通る空気または血流の困難性を測定したもの．抵抗は圧を血流で割ったものである．；単位はmmHg/l/secまたはcmH₂O/sec．一定の流量の場合，より高い圧は低い抵抗管より高い抵抗管で生じる．レジスタンスの反対語はコンダクタンスである．

respiratory acidosis（呼吸性アシドーシス）：CO₂の貯留の結果の最初の生理的過程．呼吸性アシドーシスの代償は腎性の重炭酸イオン貯留である．もし，他に酸塩基平衡の障害がないならば，呼吸性アシドーシスはつねに血液pHが正常より低いことになる．代謝性アルカローシスによく見られる二次的CO₂貯留（低換気）は呼吸性アシドーシスとはいわない．なぜなら，最初の生理的過程ではないからである．

respiratory alkalosis（呼吸性アルカローシス）：CO₂の過剰排泄の結果の最初の生理的過程．呼吸性アルカローシスの代償は重炭酸イオンの排泄による．もし，他に酸塩基平衡の障害がないならば，呼吸性アルカローシスは常に血液pHが正常より高い．代謝性アシドーシスによく見られる二次的CO₂排泄（過換気）は呼吸性アルカローシスとはいわない．なぜなら，最初の生理的過程ではないからである．

respiratory distress syndrome（呼吸促迫症候群）：非心臓性急性肺浮腫，新生児ではヒアリン膜疾患とも呼ぶ（成人呼吸促迫症候群参照）

respiratory failure（呼吸不全）：肺のガス交換能の欠如．呼吸不全は常に正常Pao₂より低いことが特長；しかし高いPaco₂であったりする．異常性の度合いは任意である．

respiratory quotient（R, RQ）（呼吸商）：酸素摂取に対するCO₂産生率．静止状態では，肺の呼吸商（肺毛細血管が摂る酸素量に対するCO₂の排出量の比）と代謝呼吸商（代謝のための酸素摂取に対する代謝によって産生されるCO₂量の比）とは等しい．

restrictive（拘束性）：十分な深い呼吸ができない状態をいう語句．拘束性肺疾患は全肺気量の減少が特長的．例として，間質性肺疾患や胸壁虚脱がある．

retrolental fibroplasia（水晶体後方線維増殖症）：長期間の高濃度酸素投与による新生児，未熟児に見られる眼の合併症．水晶体後方の損傷と失明が特長．新生児網膜症ともいう．

rhonchi（ロンカイ）：ウィーズ（喘鳴）の別名．ある医師は低いピッチの喘鳴をラ音と分類しているものもいる．

sarcoidosis（サルコイドージス）：種々の臓器の肉芽腫を特長とする原因不明の疾患（付録F参照）．

shock lung（ショック肺）：重症な，または急な低血圧で起きる肺水腫．これはショックが先行した場合の成人呼吸促迫症候群と同意語である．

shunt（シャント）：一方が他を迂回するときをいう．肺生理では，シャントは解剖学的または生理学的なものがある．一般に使うときは，この語句は，血流が解剖学的に肺胞を通らないとか，たとえ，肺胞毛細管系を通っても，血液が十分に酸化されない場合に用いる（生理的シャント）．

silicosis（珪肺症）：シリカ（遊離珪酸）の粉塵を吸

入して起きる肺疾患（付録F参照）．

small airways disease（細気道疾患）：径2mm以下の気道に限った疾患．診断は普通，肺活量で測った残りのデータが正常で，MMF_{25-75}の減少が存在する場合に下す．

sodium（Na^+）（ナトリウム・イオン）：原則的には，細胞外のイオン．高ナトリウムとか低ナトリウムとかいう場合，細胞外の水とのバランスで決める．高ナトリウム(高ナトリウム血症)，低ナトリウム（低ナトリウム血症）は脱水か水分過剰による．

spirometer（肺活量計）：努力性肺活量とその因子を計る器械．

spirometry（肺活量測定法）：強制的肺活量を計るすべての方法を意味する．

STPD （standard temperature and pressure, dry の略；標準温度，圧，乾燥）：他の値とともに酸素摂取量やとCO_2排泄量を表現するのに用いる．

stridor（ストライダー）：主分岐点より上の上気道閉塞による高いピッチの吸気．

tachycardia（頻脈）：多い心拍数．患者の年齢(新生児，若年者，成人）によって決まる正常な心拍数がある．

tachypnea（頻呼吸）：速い呼吸．基準は年齢によって異なる．

tension（張力）：圧の別名．たとえば，動脈ガス張力．

theophylline（テオフリン）：基準的なメチルキサンチンで，気管支拡張剤．喘息の治療に用いる（付録F参照）．

thoracentesis（胸腔穿刺）：胸腔へ針を挿入する手技，及び胸水をとる手技．

tidal volume （1回換気量）：正常呼吸での吸気，または，呼気量．吸気のV_Tは呼気のそれよりや大である．なぜなら，呼吸毎にCO_2を出す量よりやや多くの酸素を摂るからである．

torr（トール）：mmHgの別名．イタリアの生理学者Evangelista Torricelli より派生．

total lung capacity （TLC）（全肺気量）：最大吸気の最後のところでの両肺内の空気量．これはlまたはmlで計る．TLCは次の4の基本的肺気量からなる；吸気予備量（IRV），換気量（V_T），呼気予備量（ERV），と残気量（RV）．

transudate（漏出液）：膠質浸透圧の減少，または静水圧の増加，あるいは両者により生ずる液（浸出液参照）．

tuberculosis （結核）：結核菌による疾患（付録F参照）．

venous(静脈)：静脈系に属する．生後，全身の静脈血は脱酸素され，肺静脈血は酸素化される．

venous admixture （静脈血混合）：肺で十分な酸化化が行われない右心拍出量の部分の総和．シャントの血液，低換気－血流比の領域の血液を含む．

ventilation（換気）：空気の肺への，及び肺からの動き．通常，分時換気量，全換気量，肺胞換気，死腔換気として特長ずける．

ventilation/perfusion （V/Q）**imbalance**（換気・血流比不均衡）：V/Q比の正常分布の異常．この不均衡は常にガス交換の異常をもたらす．

ventilation/perfusion （V/Q）**ratio**（換気・血流比）：1つまたはそれ以上の肺胞・毛細管単位での肺毛細管灌流に対する肺胞換気比．全肺のV/Q比は肺胞換気量を心拍出量で割ったものである．

ventilator （人工呼吸器）：ガス交換を改善するすべての機械的呼吸器具をいう．

vital capacity （VC）（肺活量）：吸気（吸気VC）または呼気(呼気VC)可能の最大容量．努力性肺活量は普通，肺機能検査に用いられる．

volume（気量）：肺内にある空気量．4基本肺気量がある．吸気予備量，1回換気量，呼気予備量，残気量．2またはそれ以上の肺気量は肺容量の構成要素である．

water vapor （水蒸気）：水のガス状態．水蒸気は温度だけで圧ができる．正常体温（37°C）では水蒸気圧（P_{H_2O}）は47mmHg．P_{H_2O}は他の乾燥ガス圧から引き算しなければならない．たとえば，もしF_{IO_2}が0.21，体温37°Cであれば，大気圧で，P_{IO_2} = 0.21(760−47)mmHg．

wedge pressure（楔入圧）：肺動脈の分岐部における肺動脈カテーテル（Swan-Ganz）を楔入して測定する．この圧は左房圧と左室拡張終期圧に関連して変化する．

wheeze（ウィーズ，喘鳴）：種々のピッチの異常呼吸音で，持続しているのが特長．狭い気道を空気が通ることによって起きる．喘鳴は普通，しかし必ずではないが，喘息発作に見られる．逆にいえば，喘鳴は喘息の常にある特長ではない．

付録F

臨床的によく遭遇する疾患

　この付録では，この本の中のもっともよくある臨床症状の簡単な説明を述べる．章の中の疾患は，章の文献に記録されている．ここの記載はできるだけ短く，そして，各章にあるものの補足だけを述べる．それぞれの診断についてより詳しいことを知りたい時は，付録Gの文献を読むように．

成人呼吸窮迫症候群（第2章参照）

アスベスト症（塵肺参照）

喘息

　喘息は臨床的に，呼吸困難，喘鳴を呈し，または咳を症状とする可逆性の気道閉塞の状態のものをいう．いろいろの刺激が，この症状のきっかけとなりうるので，喘息はしばしば過剰反応性または過敏性気道の状態ともいわれている．アメリカで喘息の患者は9百万人，約2000人が，毎年喘息で死んでいると推定されている．

　喘息の原因は不明である．喘息反応または発作は，1つ，あるいはそれ以上の刺激が，気管支平滑筋の収縮と，または気管支粘膜の増多をおこした時生じる．喘息のない人はこの気道過剰反応は起こらない．喘息反応を起す一般的刺激はアレルゲン（例：花粉）の吸入，運動中または運動しなくても，冷たい空気を吸い込む，ある種の食品，薬剤（例：アスピリン，ペニシリン），空気汚染（例：タバコ），精神的動揺，上気道感染などがある．

　もっともよくある刺激は，風邪などの上気道のウイルス感染である．喘息はアレルギーと同意義ではない．アレルギー（抗原－抗体反応）はそのうちの1つにすぎない．成人の喘息発作はアレルギーで起きるものではない．喫煙はたしかに喘息を悪化させるが，喫煙は喘息の原因ではない．（慢性気管支炎と肺気腫の原因ではあるが）

　多くの患者は，血液中または発作時の喀痰に，好中球の増多が見られる．好中球反応は非特異的で，刺激の何にかかわりなく起きる．喘息患者の胸写は発作の時，過度の膨張があれば別だが，通常は正常である．浸潤（肺炎か無気肺とによる）はあるかもしれないが一般的ではない．

生理学的検査（第3章参照）：喘息発作と発作の間，肺活量的には常に正常であるか，多くの場合わずかのMMF_{25-75}の減少が見られる．発作中は，肺活量的には異常であるが，通常，1回の気管支拡張剤の投与で改善する．直ちに改善しない場合は普通，重症の気道閉塞がある．特に濃厚分泌物と粘液が詰っている時である．特別な症例では，ただ咳だけの時があり，平常の肺活量検査は正常である．このような患者は気管支刺激（誘発）テストをして診断する．このテストは患者にメサコリンのような物質を吸入させる．これは真の喘息では，気管支収縮（気流の15%以上が減少）が起こり，そうでないものでは起こらない．

　血液ガス測定は一般に喘息発作間では正常である．軽ないし中の発作では普通，過剰換気でありPao_2は少し低い程度にすぎない．ピークフローまたはFEV_1で測って重症な喘息であればあるほど，Pao_2は低くなり，$Paco_2$の減少は少ない．発作の間$Paco_2$が正常か上昇する場合は発作は重篤であり，生命をおびやかすことがあると思わねばならぬ．

治療：喘息症状をもつ患者はたいてい薬剤を投与されるけれども，悪化させる可能性のあるものを患者より取り除くことが大切である．たとえば喫煙や花粉．

　4種主要薬理群の中の薬剤は使用せねばならぬ．

1）テオフィリン：テオフィリンとその誘導体は気管支拡張剤である．種々の投与形式また量で使用できる．最近の進歩では血中のテオフィリン量を測ることもできる．多くの合その使用量は10～20 mg/Lである．

2）ベーターアドレナリン刺激剤：これもまた気管支拡張剤に分類されている．テオフィリンと違って，吸入で使用できる．エロゾールの形でよく与えられ，効果がある．伝統的薬剤エピネフィリンやイソプロテレノールはあまり用いられない．ベーターアドレナリン刺激剤の方が長く作用し，心肺への副作用も少ない．この群には metaproterenol, albuterol, bitolterol がある．

3）コルチコステロイド：これはおそらくもっとも有効な抗喘息剤であり，慢性持続型または重症発作によく使われる．コルチコステロイドは抗炎症剤であり，真の気管支拡張剤ではない．喘息に対する機作は不明．喘息が重症であればあるほど，3種薬剤群のすべてがよく使用される．症状の予防と気管支痙攣を和らげるには theophylline かベーターアドレナリン刺激剤のみで効果がある．

4）抗コリン作用薬：これは別種の気管支拡張剤である．その中でアストロピンが良く知られている．

アストロピンと類似薬は長年使用されているが，現在米国では，ipratropium bromide が吸入用として発売されている．抗コリン剤は迷走神経反応を阻害し，気管支痙攣を和らげる作用がある．
5) クロモリン・ソディウム：クロモリン・ソディウムに代表される第5番目の薬剤は粉末または液体の形で，吸入用としてだけ使用されている．これは気管支拡張剤ではなく，発作予防，しかし発作の改善には用いられない．小児にはあまり使用されない．これらの薬剤の他に，また臨床症状次第で，抗生物質，酸素補給，去痰剤，静脈注射剤が用いられる．(喘息用薬物はまた慢性閉塞性肺疾患にも使用する．)（訳注：本邦では抗アレルギー剤という名称の下に多数の本系統の薬が開発・使用されている．)

気管支炎

気管支炎は気管支の炎症の総称である．急性気管支炎は熱，咳，喀痰を主症状とする．一般に細菌感染によって起きるが，刺激物（例：ガス，煙）の吸入によっても起きる．感染性のものは抗生物質が有効．

慢性気管支炎は一般に長期間の喫煙によって起こり，このさいは気道閉塞を伴うことがある．(慢性閉塞性肺疾患参照)

肺の腫瘍 （肺癌参照）

慢性気管支炎 （慢性閉塞性肺疾患参照）

慢性閉塞性肺疾患

慢性閉塞性肺疾患（COPD）は，治療でまったく回復しない気道の閉塞を一般化した用語である．COPDの患者は，慢性気管支炎か肺気腫かの臨床病理学的症状をもっている．

慢性気管支炎は古くから，引き続き2年間に少なくとも，1年あたり3カ月間，喀痰を伴う咳があるものをいうのである．肺気腫は肺組織の破壊があって，その結果，異常な大きさの（働きのない）気腔ができるものをいう．(第11章参照)

気管支炎の患者の胸写は正常か，肺基底部でわずかの気管壁の肥厚がある程度である．古典的には，重症な肺気腫では横隔膜の平坦化，胸骨後腔の増加（肺の過剰膨張の），肺脈管の肺末梢への先細りがみえる．典型的レントゲン像があってもCOPDは胸写のみで診断することはできない．

臨床的には，粘液増加と肺胞末梢の破壊が多くの患者で重なり合っている．治療は症状と気道閉塞の程度を基本に考え，特定の診断には左右されない．

生理学的検査：定義によると，肺機能検査は空気の流れの減少を示すが，これは吸入した気管支拡張剤に少ししか，またはまったく反応しないものである．しかし喘息の場合のようにすぐに気管支拡張剤に反応しなくても，長期間の気管支拡張剤とステロイドの投与で臨床的軽快がないとはいえない．

全肺気量（TLC），肺拡散能力（D_{LCO}—第5章参照）と肺コンプライアンスの測定を行うことによって，肺気腫と慢性気管支炎を正確に区別することができる．一般に，肺気腫患者はTLCが正常以上，D_{LCO}は減少，コンプライアンスは増加する．それはすべて，肺組織の破壊と肺弾力性の消失の結果である．慢性気管支炎患者の安定時では，これに反して，肺組織は破壊されていないので，これらのテストは正常か正常に近いものである．

血液ガス測定はCOPDでは広範な値幅を示す．Pa_{O_2}は正常から非常に低い値の幅があり，Pa_{CO_2}では正常か低いか高いか．(第5章参照)

治療：薬剤は，実際上は喘息と同じものを用いる．大きい違いは最終の反応である．真の喘息では完全に回復し，正常気流が得られる．COPDでは治療でやや改善するが，正常な空気の流れが得られない．

さらに臨床症状によって，COPDでは抗生物質，酸素補給，その他の薬剤で治療できる．呼吸の練習（呼吸の効果の増加）と気管支清浄をすること（気管ドレナージのような）は，またCOPDの時よく用いられる．

膠原病-血管炎疾患

膠原病-血管炎疾患は，関節，皮膚，その他の臓器，ことに腎と肺などの炎症を特徴とする異質性の特殊な疾患である．よく知られたものに全身性紅斑性狼瘡（SLE）とリウマチ様関節炎（RA）がある．両方とも，肺と胸膜にも病変がみられるのが普通である．もっともよくある肺合併症には間質性肺疾患（特にRA-間質性肺疾患参照），非感染性肺炎（SLE），胸水（RAとSLE），肺結節（RA）がある．

生理学的検査：間質性肺疾患，胸水の項参照．

治療：すべての場合，基礎になる膠原病-血管炎疾患について行う．ステロイドとより効果的免疫抑制剤が一般に用いられる．膠原病-血管炎疾患患者では，また肺の古典的感染症を起すので抗生物質の投与は有効である．

囊胞性線維症

　囊胞性線維症（CF）は，白人の間でもっともよく見かける遺伝的致命的疾患である．抗生物質が使われる前は，実際この患者は思春期以降まで生きたものはなかった．現在，平均余命は30歳である．

　この遺伝は常染色体劣性遺伝である．すなわち，両親がこの病気（ホモ接合性）を子供に遺伝するキャリア（ヘテロ接合性）と思われる．統計的には，この親から生れた4人中1人が病気になる．ホモ接合性病変のものとは反対に，CFキャリアは症状もなく健康である．

　CFは外分泌あるいは多くの臓器の分泌機能に障害を与える．ことに肺，膵臓，消化管．主な肺疾患は慢性粘液産生，粘液を清浄化することができず，再発性気管支感染を起す．感染は健康人では一般に病気にならない細菌（例・緑膿菌）から起こってくる．年余に及ぶ再発性感染は肺を破壊し，呼吸不全をきたす．思春期を過ぎたCF患者の死の主因である．

　CFの診断は，まず臨床的に予想できる．たとえば成長不良新生児，気管支炎を繰り返す新生児はCFであろう．CFの確認は，小血管のある皮膚を刺激して集めた汗の中の塩素の量を定量する．つねに正常値以上である．

生理学的検査：CF患者は，一般にいくらかの気流障害と肺の過膨張がある．その異常度は，病気の進展度と病期によって非常に異っている．炭酸ガス貯留は最終症状の所見である．

治療：遺伝欠損の基本的な治療はない．肺の治療は気管支清浄化（即ち，体位ドレナージ）と急性感染症の治療である．普通にはないこみ入った性質上，治療は，よく知られたCFセンター（National Cystic Fibrosis Foundation, 3379 Peachtree Rd, Atlanda Georgia 30326）のもとで行うのが最良である．

肺気腫　（慢性閉塞性肺疾患参照）

ギラン・バレー症候群　（神経筋性不全参照）

心不全　（第8章参照）

間質性肺疾患

　間質性肺疾患（ILD）とは，いろいろ異った疾患群の集合に与えられた一般的名称である．この疾患は普通，胸写で線状，結節状とまたは，網状浸潤の間質性所見を示す．

サルコイドーシスや塵肺を除外すれば，肺の生検は，診断を確かめるために必要である．ILDの患者は一般に呼吸困難を訴える．最終的に生検でILDと診断された多数のILD群の5～10％の患者は，胸写の異常所見はない．

　ILDを起す原因には慢性肺感染症，塵埃吸入（例・珪粉，アスベスト），膠原病-血管炎疾患，薬物反応がある．原因不明の場合もある．（たとえば，サルコイドーシス，好酸球性肉芽腫，特発性肺線維症）

　このように原因が多種なので，経過と治療は診断次第で非常に異る．（膠原病-血管炎疾患，塵肺，サルコイドーシスを参照）

生理学的検査：肺機能検査では古くから，肺容積の減少を伴う拘束性肺機能障害と，流速が正常から増加したものまである．またある例では（サルコイドーシスの如く），気道閉塞がみられることもある．肺コンプライアンスは間質組織の増加による繊維反応の増加の結果，減少する．拡散能力の減少は，一般に呼吸困難の程度に比例する．拡散能力の減少の結果として，Pao_2は運動の際，極度に低下する．（第11章参照）

　安静時の血液ガス測定は通常，正常の$Paco_2$をもつ低酸素血症，または中等度の過換気を示す．ILDの重症例では，極度の低酸素血症を示す．もっとも重症例，死の直前では，二酸化炭素の貯留が起きる．

治療：治療は基礎疾患によって異なるが，一般には薬物療法が行われる．多くのILD患者ではステロイドで治療する．これは特異的療法ではないが，劇的に軽快することがある．サイクロフォスファマイド（cytoxan）などの免疫抑制剤もある場合に用いることもある．

脊柱後側弯症

　脊柱後側弯症とは，脊柱が外側または斜めに異常に曲がったものである．脊柱後側弯症患者は，肋骨の内側へのひずみによる肺の圧迫のために，肺疾患をきたしやすい．慢性の肺の加圧は，繰り返す気管支感染症を起すことがある．特別高度な例では，最後に呼吸不全がくる．

生理学的検査：その症状の程度によるが，患者は正常の肺機能があるか，肺の種々の拘束が認められる．血液ガス値はいろいろであるが，肺底部圧迫のためにPao_2は減少する．$Paco_2$は死の直前，すなわち明らかな呼吸不全，まで上昇しない．

治療：繰り返す感染，臨床的低酸素症は治療しうるが，特別な場合は外科的手術による．

肺癌

　肺のどこにでも癌は起きるが，肺癌という場合は普通，肺に原発する癌のことをいう．気管支，小気管支，肺胞の細胞より発生する種々の型がある．組織学的には，肺癌を2型に大別する．すなわち小細胞性（oat cellとよぶ）と非小細胞性である．非小細胞癌はさらにそれを，扁平上皮癌（類上皮癌），腺癌，大細胞癌に分類する．肺癌では腺癌がもっとも多い．そして扁平上皮癌，小細胞癌がこれに次ぐ．診断は，生検または喀痰の中に悪性細胞の存在で確認する．90％以上が喫煙の結果である．あるものは工業汚染（アスベスト，クロム，ウラニウム）である．そこで働いている人がそれらを吸入したためである．癌はまた先在する瘢痕の中から発生することもある．

生理学的検査：肺癌に特別な所見は出てこない．肺活量及び血液ガス値は正常値から高度異常まである．それは肺癌の広がりの程度，基礎疾患の量による．

　多くの肺癌患者はヘビースモーカーであったか，あるいは現在もそうであるため，ある程度の慢性閉塞性肺疾患を合併している．

治療：外科的切除，X線照射，抗癌剤投与の3つが原則的治療法である．しかし，小細胞癌は診断の時，すでに広く拡がっている（転移）ので外科的処置はできないといわれている．そのためX線照射と抗癌剤が用いられる．

　外科手術は非小細胞癌の治療に有効である．不幸にして，患者の少数のもののみが外科手術の適応になる．それは転移がなく，肺機能がよい場合である．非小細胞癌で手術不可能の患者は，X線照射療法，時に化学療法を併用する．

　非外科的療法の結果はよくない．1985年には，推定14万の肺癌が診断された．過去の生残率，外科的切除を含めたすべての治療からこれらの患者の10％から15％が診断後，5年間の生存が得られる．

紅斑性狼瘡 （膠原病・血管炎参照）

重症筋無力症 （神経筋症参照）

筋ジストロフィー （神経筋症参照）

神経筋症

　神経筋症は，横隔膜とその他の呼吸筋を障害し，その結果，呼吸不全をもたらす．ポリオワクチンが開発される前は，ポリオはこの神経筋症呼吸不全のもっとも多い原因であった．アメリカでは現在，幸にもポリオは極めて稀である．比較的稀ではあるが，ギラン・バレー症候群，重症筋無力症，筋ジストロフィーの3疾患は，呼吸系を障害する疾患である．

　ギラン・バレー症候群は下肢の麻痺と筋力低下より始まり，呼吸筋と頭部神経の方へ上昇する．原因はおそらくウイルスの神経系への感染と思われる．ギランバレー症候群は，普通は自然緩恢するものであるが，重症例に限り呼吸不全をもたらす．このような患者には自力呼吸が回復まで人工呼吸器を使用せねばならぬ．効果的治療法はない．重症筋無力症は神経筋接合部をおかす広範な障害である．この接合部の中のアセチルコリン受容体の脱落により起きる．自己免疫反応（原因不明）と考えられている．多くの治療が試みられているが，成功したりしなかったりである．その中には抗コリンエステラーゼ剤（神経筋接合部におけるアセチルコリン量を増加させる），コーチゾン，免疫抑制剤，胸腺摘出（経験的に多くの患者に有効のようにみえる），及びプラズマフェレーシスがある．

　筋ジストロフィーは呼吸不全を起こす原発性筋疾患である．緩慢に進行性に進む筋肉の消耗で，原因不明．特別な治療法はない．

生理学的検査：多くの神経筋症は拘束性不全を来す．しかし，これが咽頭筋を侵すと，上気道閉塞が起きる．大部分の気道の主たる病態は粘液の停滞か誤嚥である．これらの神経筋症は直接には肺実質を侵すものではない．

胸水と胸膜疾患 （第3章参照）

塵肺

　塵肺は，塵埃吸入による肺疾患である．原則的には胸写で間質性所見が見られる．（間質性肺疾患参照）アメリカにおけるよく知られた3疾患は，石炭労働者の塵肺，珪肺，アスベスト肺である．

　どの塵肺でも診断は2条件で決められている．すなわち，労働歴と胸写である．それぞれの塵挨の型によって，胸写は労働歴に相応した特殊な所見を示し，診断が確定される．塵埃に曝露されたという経歴と，胸写所見がなくては正確な診断を下すことはできない．肺の生検は必要ではない．

　3種塵肺の中で最も良性な石炭労働者の塵肺は石炭粉の吸入によって起きる．石炭粉は，それ自体で重症な肺障害を起すことは稀である．呼吸障害がある鉱夫が，石炭粉とともに珪酸粉塵を吸入するか，それより多いのはたいてい重喫煙者の場合，疾病が起きる．

付録F．臨床的によく遭遇する疾患

珪肺は珪酸粉塵の吸入によって起こり，サンドブラスター，鋳造労働者(特に鋳型工)，炭鉱労働者の中では，地下のシリカ層の中で働く者にみられる．シリカ（遊離珪酸）は線維化誘起能があり，肺実質の塊状瘢痕を作ることがある．

アスベスト塵吸入で起きるアスベスト肺は，アスベスト鉱山夫，直接にアスベスト材料を使って働く人，たとえばボイラーの断熱業者やパイプ連結業者などにみやれる．アスベストの吸入は，最近肺癌やメゾテリオーマ(中皮腫)（胸膜や腸管膜より発生する腫瘍）に関連があるためにその重要性が増している．アスベスト肺の20％から40％は肺癌で死亡している．しかし，アスベストに長期間曝露されていたということは，胸写でアスベスト肺の所見を示さないまでも，肺癌が起こる可能性がある．

生理学的検査：間質性肺疾患参照
治療：治療は対症療法のみである．呼吸障害をもつ多くの患者は喫煙者である．そのため閉塞性肺疾患を伴っている．したがって，慢性閉塞性肺疾患の度合で治療する．なおも塵埃にさらされている患者は，できればその環境の仕事から離れることである．

肺炎

おおざっぱにいって，肺炎は肺胞部の急性炎症のことであり，毒物の吸引，吸入によって起きるものである．普通は，肺炎とは気腔の感染による炎症を指す．感染源は細菌，ウイルス，原虫，真菌など．もっとも一般に関連ある細菌には，肺炎球菌，マイコプラズマ・ニューモニエ，レジオネラ・ニューモフィラである．易感染個体では，一般健康者に感染しない所謂，日和見感染微生物が肺炎を起こす．ここにあげられる日和見感染微生物は多種で，原虫や真菌，異常細菌まで含まれる．

背腹方向，側面写真は常によく炎症部を示してくれる．しかし胸写のみでは診断できない．すなわち，的確な臨床所見が必要出ある．発熱，咳，倦怠感，喀痰中の細菌または炎症細胞（ウイルス性肺炎では少ないか無い）．

生理学的検査：肺炎は急性疾患であり，肺機能検査の対象にならない．しかし，検査するならば肺容積の減少を伴う拘束性所見を示している．

動脈血ガス測定では，軽度の低酸素症と過剰換気の所見を呈する．ある患者では低酸素血症がひどくて，生命をおびやかすことがある．低酸素血症の生理的基準は，換気－血流比不均衡である．（第5章参照）

治療：種々の抗生物質が感染性肺炎に使用される．抗生剤の選択は，喀痰検査，培養所見，患者の体質による．（年齢，重篤度，免疫抑制の可能性）

気胸（第13章参照）

ポリオ（神経筋症参照）

肺水腫（第11症参照）

肺塞栓症

肺血栓の場合は，下肢，大腿，骨盤または右心室に血塊ができて，肺動脈へ移動するものである．肺塞栓症はよくある疾患で，特に，慢性心疾患や肺疾患の患者によくみられる．アメリカでは，毎年60万人の肺塞栓症があるとされていて，約10万人がその直接結果として死亡している．

この主症状，すなわち，胸痛と呼吸困難は特異的なものではなく，実際どの心肺疾患でも起きるものである．単なる機械的肺脈管のブロック（遮断）では，これでみられる症状または不可逆性の低酸素血症は起きない．

非常に衰弱した患者または重篤な心疾患患者を除いては，もし血栓が小さくそして肺の一葉に局在していると，肺塞栓症で死亡することはない．しかし，小さく塊にならない血栓は低酸素血症と重篤な状態を引き起こし得るし，二次的血栓の前兆ともなり，診断は緊急であることが必要である．肺塞栓症による死亡は，大きな塊の血栓が肺循環の中につまった時に起きる．すなわち，大血塊は急速に右心室の出口の主幹部につまり，重篤な急性肺高血圧症を起す．

肺塞栓症は，臨床医学の中で最も診断のむずかしいものの1つである．症状，胸写，心電図，血液ガス測定，その他の血液検査は，診断のためにはまったく非特異的である．正確な診断は，少なくとも合致する高度の臨床像の所見，たとえば急におきた胸部痛，術後の患者では胸水などとともに，可能性の高い肺血流スキャンを必要とする．肺血流スキャンはおそらく，診断に唯一のもっとも重要な検査である．患者にラジオアイソトープで標識された物質（例・アルブミン）が注射されたのち，肺がスキャンされる．注射した物質は正常に平等に，全肺毛細血管に分布される．正常肺血流の欠損は，肺スキャンの中で明瞭な領域として出てくる．すなわち，潅流欠損である．完全な正常スキャンは，実際100％の正確さで臨床的な意義のある肺血栓を除外する．

潅流の欠損がある場合，その広さとパターンはしばしば肺血栓の可能性の度合を表現する．しかし，

一般には肺血流スキャンは，不確定なものであり，他の検査（例・右心カテーテルの肺アンギオ，あるいは足静脈にコントラスト色素を注入する足部静脈造影法）を実施せねばならぬ．患者は全臨床像のもとで治療されなければならないか（診断困難例では），あるいは診断は放棄されねばならぬこともある．

生理学的検査：肺血栓と記録された90％以上の患者は，ある程度の低酸素血症と過換気がある．低酸素血症のメカニズムは，ペプチドの放出と他の化学物質によって肺実質の換気・血流比の変化によるためと思われる．（第5章参照）胸痛，随伴する胸水，無気肺などのために，肺機能の拘束性障害が現われる．しかしそれでも，血液ガスの所見と肺機能の異常は非特異的で診断には役立たない．

治療：一般に，数週間より数ヵ月に及ぶ，抗凝固治療を行う．（非経口的にヘパリンを与え，そのあと経口ワーファリン〔血液凝固阻止剤-Coumadin〕）抗凝固剤治療は出血の危険を伴うので，肺塞栓症の診断は絶対に確実なものでなければならない．ヘパリン療法は，主として将来の血栓予防が目的なので，一般に劇的な臨床効果はない．時に，線維素溶解療法（例：ストレプトキナーゼ）を，ヘパリン治療開始前，2～3日間行うことがある．これは血栓を溶かすのに役立つのである．

肺高血圧（第8章参照）

呼吸不全（第11章参照）

リウマチ様関節炎（膠原病-血管炎参照）

サルコイドーシス

サルコイドーシスは方々の臓器に多発性，非乾酪性結節を作ってくる原因不明の全身病である．乾酪化，言葉をかえると壊死または組織の死亡，というのは結核結節の中心部に普通みられる所見である．サルコイドーシスでは一般にこういうことがない．サルコイドーシス患者の90％以上に肺に結節がみられる．また，肝，脾，皮膚，眼にもみられる．

サルコイドーシスは稀に重症の肺不全を起す．その結果，肺線維症を引き起こす．全サルコイドーシス患者のわずかな％（5～10％）に呼吸不全を起す線維症がみられる．

診断は一般に，正確な病歴と非乾酪性結節臓器の生検をもとにして行う．しかし胸写で両側性肺門腺腫症のある無症状の患者には生検は不必要．これらの患者にはサルコイドーシスがあるが，治療は不必要である．追加試験にはガリウムスキャンとACE（angiotension converting engyme）測定がある．すなわち，両側肺門リンパ腺のガリウム摂取の増加と，ACEの増加がみられる．しかしこのことも，サルコイドーシスに特異的なものではないので，確定診断が得られるものだと考えてはならない．

患者に症状があり，胸写で両側肺門リンパ腺腫大以外の所見がでておれば，生検（肺，肝，その他の臓器）は診断を確実にするために必要である．

生理学的検査：サルコイドーシスの患者は，原則的に拘束性肺障害の症状を現す．約1/3は気道閉塞がある．肺拡散能力（第5章参照）は一般に間質性変化の結果，減少している．血液ガスは正常か多少変化がみられる．

治療：サルコイドーシスの自然経過は多様である．軽症（不可逆的線維症前）では自然軽快し，特に重大な臓器障害があるときのみ治療する．効果的治療はコーチゾンのみである．普通，経口的にプレドニゾンを与える．プレドニゾンの治療量，治療期間は一定ではないが，1日，15～40mg，数ヵ月から1年またはそれ以上というのがもっともよく薦められている方法である．

睡眠時呼吸障害（第14章参照）

結核

結核菌によって起きる疾患．この抗酸菌は空気を介して人から人へ伝染する．病理学的には乾酪性結節を臓器に作る（サルコイドーシスと反対）．結核はプロテアン（protean）の症状がある（第13章に結核性滲出液について述べている）．結核菌が吸入によって体内に入り込むため，大多数の患者は特に肺尖に胸写で異常がみられる．患者は有熱性で，体重減少，寝汗などの症状がある．

胸写は診断と管理上，必須のものである．多くは熱，体重減少などの症状がないのに胸写で診断されている．さらに診断には，喀痰その他の組織中の抗酸菌の証明が必要であり，最終的には培養されねばならない．培養には4～6週間が必要だが，染色では数分で証明できる．

生理学的検査：結核の感染性疾患の性状から，一般に肺機能検査からでは何も得られない．重症例以外では，Pao_2と$Paco_2$にひどい変化はない．

治療：標準的抗結核剤は2またはそれ以上の併用療法である．もっとも広く使われるのは，INHとリファンピシンを毎日，約9ヵ月間投与する．または

INHとエタンブトールを2年間投与する．初発肺結核患者には前者の投与を次第に後者の投与に切り替える．

上気道閉塞（第3章参照）

　上気道閉塞は，異物吸入，気管腫瘍，感染，後咽頭筋肉の衰弱などの多くの原因で起きる．救急を要する急性上気道閉塞は喘鳴の症状を示してくる．クループというのは，小児における上気道感染と喘鳴の一般的呼称である．喘鳴（ストライダー）は高いピッチの吸気性喘鳴（ウィーズ）で聴診器がなくても聞き取れる．喘鳴（ストライダー）は肺基底部へ伝わり，喘息の喘鳴（ウィージング）に似る．（完全な上気道閉塞があると，患者は気道音を発生できない．この状態は，もし気道閉塞が緩和しないと，数分の間に致命的なものとなる）．頸部の側面レントゲン写真は，気管腔や声門腔の上にある塊を示すことがある．睡眠中の診断には一般にpolysomnographyが必要である．

　慢性上気道閉塞は一般に睡眠時のみを除けば，労作性呼吸困難が特徴である．この例では，昼間は傾眠が主訴である．（第14章の睡眠中の上気道閉塞についての項参照）

生理学的検査：診断に疑問がある時は（上気道か下気道か），肺活量測定は役立つものである．上気道閉塞は典型的 flow volume loop の "flat-topped（トップ平坦型）" 像を示す．（第3章参照）

治療：上気道閉塞の治療はつねに上気道の十分な確保から始める．重症例では気管切開または咽頭半月軟骨切開も必要である．いったん，適切な気道が確保されると，治療は一定の方針で進められる．たとえば，感染には抗生物質，腫瘍には外科手術など．もし閉塞性睡眠時無呼吸患者の如く，特殊な解剖学的閉塞がない場合は，治療は非常に困難である．（第14章参照）

付録G

文献

教科書

次の書籍は呼吸器病学や呼吸療法の分野で，基本的な参考文献になると思われるものである．実地臨床で，肺の生理学についてのより詳しい情報を得るために参考になるものである．

Baum, G.L., and Wolinsky, E., editors: Textbook of pulmonary diseases, Boston, 1983, Little, Brown & Co.
Burton, G.G., and Hodgkin, J.E., editors: Respiratory care—a guide to clinical practice, ed. 2, Philadelphia, 1984, J.B. Lippincott Co.
Crofton, J., and Douglas, A.: Respiratory diseases, ed. 3, Oxford, 1981, Blackwell Scientific Publications, Ltd.
Emerson, P.E., editor: Thoracic medicine, London, 1981, Butterworth & Co. (Publishers), Ltd.
Fishman, A.P., editor: Pulmonary diseases and disorders, New York, 1980, McGraw-Hill Book Co.
Fraser, R.G., and Pare, J.A.P.: Diagnosis of diseases of the chest, Philadelphia, 1977, W.B. Saunders Co.
George, R.B., Light, R.W., and Matthay, R.A., editors: Chest medicine, New York, 1983, Churchill Livingstone, Inc.
Guenter, C.A., and Welch, M.H.: Pulmonary medicine, Philadelphia, 1982, J.B. Lippincott Co.
Hinshaw, H.C., and Murray, J.F.: Diseases of the chest, ed. 4, Philadelphia, 1980, W.B. Saunders Co.
Scadding, J.G., Cumming, G., and Thurlbeck, W.M., editors: Scientific foundations of respiratory medicine, Philadelphia, 1981, W.B. Saunders Co.
Shapiro, B.A., Harrison, R.A., Kacmarek, R.M., et al.: Clinical application of respiratory care, ed. 3, Chicago, 1985, Year Book Medical Publishers, Inc.
Spearman, C.B., Sheldon, R.L., and Egan, D.F.: Egan's fundamentals of respiratory therapy, St. Louis, 1982, The C.V. Mosby Co.

生理学分野の文献

このテキストは肺生理や肺機能検査の基礎を集約したものである．

Bates, D.V., Macklem, P.T., and Christie, R.V.: Respiratory function in disease, Philadelphia, 1971, W.B. Saunders Co.
Comroe, J.H., Jr.: Physiology of respiration, ed. 2, Chicago, 1974, Year Book Medical Publishers, Inc.
Cotes, J.E.: Lung function—assessment and application in medicine, ed. 3, Oxford, 1975, Blackwell Scientific Publications, Ltd.
Fishman, A.P., editor: The respiratory system. In Handbook of physiology: a critical, comprehensive presentation of physiological knowledge and concepts, sec. 3, Bethesda, Md., 1986, American Physiological Society.
Forster, R.E., DuBois, A.B., Briscoe, W.A., et al.: The lung—physiologic basis of pulmonary function tests, ed. 3, Chicago, 1986, Year Book Medical Publishers, Inc.
Gibson, G.J.: Clinical tests of respiratory function, New York, 1984, Raven Press.
Murray, J.F.: The normal lung, Philadelphia, 1976, W.B. Saunders Co.
Ruppell, G.: Manual of pulmonary function testing, ed. 3, St. Louis, 1982, The C.V. Mosby Co.
Shapiro, B.A., Harrison, R.A., and Walton, J.R.: Clinical application of blood gases, ed. 3, Chicago, 1982, Year Book Medical Publishers, Inc.
Slonim, N.B., and Hamilton, L.H.: Respiratory physiology, ed. 4, St. Louis, 1981, The C.V. Mosby Co.
Tisi, G.M.: Pulmonary physiology in clinical medicine, ed. 2, Baltimore, 1984, The Williams & Wilkins Co.
West, J.B.: Pulmonary pathophysiology—the essentials, ed. 3, Baltimore, 1985, The Williams & Wilkins Co.
West, J.B.: Respiratory physiology—the essentials, ed. 2, Baltimore, 1981, The Williams & Wilkins Co.

シリーズの文献

次のシリーズは，臨床的問題についての最新のレビューを述べているもの．

Clinics in Chest Medicine, Philadelphia, W.B. Saunders Co. Published quarterly.
Current Pulmonology, D.H. Simmons, editor, Chicago, Year Book Medical Publishers, Inc. Published yearly.
Current Therapy of Respiratory Disease, R.M. Cherniack, editor, Philadelphia, Brian C. Decker, Publisher. Published yearly.
Lung Biology in Health and Disease, C. Lenfant, executive editor, New York, Marcel Dekker, Inc.
Pulmonary Disease Reviews, R.C. Bone, editor, New York, John Wiley & Sons, Inc. Published yearly.
Seminars in Chest Medicine, New York, Brian C. Decker, Publisher. Published quarterly.

付録H
マイクロコンピュータ・プログラム

コンピュータ・プログラム作製者と一緒に，私はいくつかの教育用マイクロコンピュータ・プログラムを作ってみた．これは IBM PC かそれと互換性のある機器で使用可能である．このプログラムは心臓・呼吸器病学分野のものであるが，この本の読者には無料で入手可能である．

血行動態プロファイル/血液ガス分析

このプログラムでは，30項目の心肺/血液ガス値と，患者に投与されている心臓作用薬を入力できる．データを入力した後，入力データとコンピュータ計算情報のリストを印刷する．たとえば，心拍出量を入力すると心係数と全身血管抵抗の計算に用いられる．血行動態記録はベッドサイド教育と患者のケアに使用できる．

呼吸不全—Tutorial（個人指導）はマルチプル・チョイス質問形式を用いて作られたテキストである．それは利用者に呼吸不全の定義，概念・管理について理解させる．それぞれの正解，誤りのためにスクリーンに短い説明が出る．質問問題と分けて収録してある用語説明集は，たとえば酸素解離曲線のような適宜な図表を用いてテキストの説明をするようになってる．
利用者は質問と質問の間，または用語説明集と質問との間を自由に行き来することができる．またプログラムはスコア（得点記録）も保存する．

心肺モデルは酸素カスケード(cascade)（表6-1）のコンピューターシミュレーションである．利用者は10の変数を自由に変えることができ，他の変数に及ぼす変化の効果をみることができる．このプログラムはまた特別な疾患の下で，たとえば肺水腫，ショック，高地でのカスケードの例を提供してくれる．

胸水診断は胸水の原因の診断補助のためにデザインされたプログラムの一部のシリーズである．利用者によって検査室や臨床の情報（例：胸水蛋白）が入力されたのち，プログラムは胸水の可能性のある原因のリストを印字する．また，たくさんの文献，抄録，さらに可能性の表を作るのに利用されるアルゴリズム（問題を解くための特定の操作）のリストが提供される．

著者ークイズはマルチプル選択質問を書くための，及びそれらを user-friendly クイズ形式に入力するための標準的システムである．このプログラムはまた，呼吸医学の正誤記入テストである "Pulmonary Trivia"（肺の3学科）も含んでいる．

これらのプログラムの必要な方は，プログラム当り1本の空のディスケット（diskette）を下記まで送られよ．
Laurence Martin, M.D.
Clief Pulmonary Division
The Mt. Sinai Medical Center
One Mt. Sinai Drive
Cleveland, Ohio 44016
送付ディスケット毎に送付住所を記入した封筒をつけること．送付には3週間を要す．

索　引

ア 行

REM（急速眼球運動）睡眠　230
RDS　245
ICU　179
IPPV　157, 164
IPPB　157
悪性胸水　217
悪性疾患　209
アシドーシス　105
アスピリン過量摂取　105
アスピリン中毒　105
アスベスト　299
　──症　209
圧　32
　──・量関係　45
　──損傷　181
　──波形　122
圧力　18
Anatomic shunt　79
アニオン・ギャップ（anion gap）　106
unmeasured anion　106
アプガースコア　246
アボガドロの法則　20
アミノフィリン　240
アミラーゼ　213
アルカリ血症　100, 104
アルカローシス　105
アレルギー検査　13
安静時の酸素摂取量　196
異常呼吸音　5
一次性酸塩基平衡異常　106
一次性酸塩基平衡障害の原因となる臨床病態　105
一次性変化と二次性（代償性）変化　106
1秒率　38
1秒量　38
胃腸管性 HCO_3^- 喪失　105
1回換気量　36, 161, 163
1回拍出量　124, 197, 199
　──係数（SI）　124
一酸化炭素　70, 89
　──吸入と障害　91
　──中毒　90, 91
　──（CO）ヘモグロビン　9
異物　47
陰イオン・ギャップ　289

inspiratory effort　161
inspiratory capacity　36
Inspiratory plateau　162
inspiratory pressure limit　161
inspiratory reserve volume　36
インダクタンスニューモグラフ　229
vital capacity　36
ウィーズ　6
ウィーニング　158
V/Q 不均衡　76
V_D/V_T　61
ウイルス　11
上大静脈　122
ウォーターシール　220
右心カテーテル検査　13
右心系　244
右心室　123
　──1回仕事量係数　124
右心不全　116
右心房　122
うっ血性心不全　206, 209
右方移動　89
運動耐容能　197
運動負荷　190
　──試験　13, 190, 192
　──試験のパラメーターの正常値　197
　──試験の臨床的応用　198
　──試験の臨床的解釈　198
　──中の最大の換気量　196
　──中の生理学的変化　193
　──中の Pa_{CO_2}　192
Alveolar air equation　64
HFV　164
HFO　165
HFJV　164
HFPPV　164
Hb A　245
Hb F　245
HbCO　89
ARDS　165, 179
　──患者　165
　──と IRDS の比較　258
　──の管理　181
ATP　191
ATPS　21
液化酸素システム　136
液化酸素容器　148

液相でのガス　22
expiratory reserve volume　36
Sa_{O_2}　88
STPD　21
エチレングリコール　105
NREM 睡眠　230
　──と REM 睡眠の生理的特徴　230
NOTT　149
FRC　180
F_{IO_2}　72, 142
　──計算方法　140
FEV_1 の正常値　287
FVC　287
　──曲線　41
エベレスト山頂　20, 74
METS　193
エリテマトーデス（SLE）　218
　──細胞　211
LVEDV　128
LVEDP　128
LAP　128
エルゴメーター　196
LDH　209
横隔膜　23, 24
O_2 パルス　199
オキシヘモグロビン　89, 92
オキシメーター　193, 229
温度　18, 20

カ 行

外傷性血胸　209
咳嗽反射　24
解剖学的死腔　54
解剖学的シャント　79, 177
海面位　18
外肋間筋　24
カイロマイクロン　213
顔マスク　63, 255
過換気　54, 57, 63
　──ユニット　82
核医学検査　13
拡散　26
　──勾配　70
　──障害　177, 200
　──能力　13, 69
喀痰検査　10
喀痰細菌塗抹　13
仮死　244

――状態　246
過熟児　244
過剰運動性前胸部　251
過剰塩基　108, 109
過剰換気　80
ガス圧　20, 22
ガス含量　22
　　――, 分画, 圧, 飽和　291
ガス希釈法　36
ガス交換　22, 54
ガスの一般法則　21, 32
ガスの性質　18
ガスの法則　20
家庭での酸素を供給する用具　147
カテーテル法　116
カフ　154
壁側胸膜　206
カリウム喪失　105
カルバミノ化合物　55
カルボキシヘモグロビン　89, 92
　　――測定　13
　　――濃度　91
換気　24
　　――・血流比　46
　　―――血流比不均衡　68, 255
　　―――血流(V/Q)分布の不均衡　60
　　――応答　59
　　――機能　32
　　――数(Respiratory rate)　161
　　――の変化
　　――補助　63
眼球運動を測定する装置　229
環境因子　248
換気予備力の低下　62
間歇的強制換気(IMV)　158
　　――回路の1例　159
　　――時の気道内圧　158
間欠的陽圧呼吸　63
還元型ヘモグロビン　92
肝硬変　209
間質液　176
間質性腎炎　105
間質性肺疾患　105, 301
緩衝系(Buffer system)　101
完全換気補助　160
感染症　209
癌胎児抗原(CEA)　214
冠動脈造影　13
肝不全　105
簡略肺胞 P_{O_2} 等式　289
気圧　20
機械換気　238

機械的人工換気　259
気管支　24
　　――炎　45, 300
　　――拡張剤　39
　　――拡張剤吸入　39
　　――拡張剤吸入前後　50
　　――拡張剤投与　50
　　――拡張剤投与前後　13
　　――動脈　69
　　――の構造　25
　　――攣縮　48
　　――内　259
　　――内挿管　63, 154
　　――内挿管と人工換気により起こりうる合併症　167
　　――内挿管と人工換気の適応基準　155
気管切開　238
気胸　37, 209, 219, 303
　　――を起し得る原因　219
基礎的な測定値　123
喫煙　25
喫煙者　46, 90
気道　23, 259
　　――抵抗　33, 35
　　――抵抗の測定　35
　　――内圧　32, 33, 163
　　――内陽圧　144
　　――の横断面　25
　　――の構造　23
　　――の抵抗　289
　　――閉塞　39, 43, 59
　　――誘発試験　13
　　――を障害するいろいろな腫瘍や異物　47
機能的残気量　36, 37, 253
揮発酸　101
capacity　36
吸引調整瓶　221
吸気感度(Sensitivity)　161
吸気と呼気　24
吸気入酸素分画(F_{IO_2})　68
吸気プラトー　162
吸収性無気肺　143, 178
急性呼吸性アシドーシス　109
急性呼吸性アルカローシス　109
急性喘息発作　59
急性二酸化炭素蓄積　108
吸入気圧制限値　161
吸入気酸素濃度(F_{IO_2})　161, 255
吸入気酸素分圧　68, 71
仰臥位における肺の3層構造　126
胸郭　23, 24

　　――運動の測定器　229
　　――ガス量(thoracic gas volume: TGV)　253
　　――穿刺　13, 210
　　――内圧　34, 259
胸水　206
　　――検査　13
　　――と胸膜疾患　302
　　――のアシドーシスの機序　215
　　――の動力学　206
　　――のpH測定検査　215
　　――の臨床検査　213
胸部レントゲン検査　6, 251
胸部レントゲン写真　206
胸壁変形　119
胸膜　23
　　――腔の癒着法　223
　　――生検　211
共軛塩基　101
局所低灌流　95
極端な肥満　235
ギラン・バレー症候群　301
気流障害　39
気量　36
キロポンドメーター　193
筋弛緩　156
筋ジストロフィー　302
筋電図　13
　　――(EMG)　229
空気　19
　　――の組成　19
口や鼻孔からの気流を測定するためのサーミスタ　229
駆動圧　35
クラックル　5, 251
繰り返す悪夢　228
クループ, 気管炎　47
グルコース　191
gradient　68
クロル含有酸　105
経口的　154
経肺圧　34, 77
経鼻的　154
経皮的及び動脈血測定による P_{O_2} と Pa_{O_2} の関係　254
経皮的ガス分析　253
経鼻的気道内持続陽圧　228
経壁圧　32
傾眠　228
血圧　116
血液学的変化　191
血液ガス　253
　　――分析　162

結核　216, 304
　　──及び肺塞栓症　206
血管拡張剤　119
血行動態評価　256
血行動態モニタリング　125
血漿　176
血清膠質浸透圧　177
血栓塞栓説　179
血流経路　116
ケトアシドーシス　105
Kelvin　18
嫌気性閾値　192, 200
　　──(AT)における生理学的変化　195
嫌気性運動　191
嫌気性代謝　191
　　──閾値　191
健常者のFVC曲線　40
元素と化合物　291
口蓋垂咽頭形成術(UPPP)　238
高カロリー輸液　105
高気圧酸素療法　145
好気性運動及び嫌気性運動における代謝性変化　191
好気性運動時　192
好気性代謝　191
好気的, 嫌気的ブドウ糖代謝　289
好気的運動　191
口腔内圧　35
膠原病－血管炎　209, 218
　　──疾患　300
好酸球　11
膠質浸透圧　176, 206
恒常状態　289
甲状腺機能検査　13
甲状腺腫　41
拘束性呼吸機能障害　47
拘束性肺疾患　60
高体温　74
高炭酸ガス血症　57, 59, 80, 104, 185, 235
　　──の危険性　62
高地順応　74
喉頭蓋炎　47
高濃度酸素　138
　　──吸入療法　142
紅斑性狼瘡　302
高頻度オッシレーション　164
高頻度換気　164
高頻度ジェットベンチレーション　164
高頻度振動法　165
高頻度陽圧換気　164

高流量　138
呼気ガス分析　259
呼気終末陽圧　259
　　──法　130
呼吸音　251
呼吸緩徐　249
呼吸器系　23
　　──を構成する因子　23
呼吸休止　249
呼吸筋　24
呼吸困難　176
　　──の原因診断　13
　　──の診断　12
　　──(dyspnea)の評価　11
　　──の評価と処置　12
呼吸商　56, 68, 71, 196, 289
呼吸障害のスクリーニング検査　39
呼吸数　249
呼吸性RQ　57
呼吸性アシドーシス　104
呼吸性アルカローシス　104
呼吸性因子　106
呼吸性酸塩基平衡障害　109
呼吸促拍症候群　245, 257
　　──の図示　257
呼吸中枢機能抑制　105
呼吸の調節　23
呼吸パターン測定　229
呼吸不全　304
呼気流量の決定　43
呼気炭酸ガス分析器　64
固定酸　101
コルチコステロイドの出生前投与　258
コルチコステロイドの適応　181
混合ガス　19
混合型睡眠時無呼吸　233
混合静脈血　76
　　──酸素含量　81
　　──酸素分圧　69
　　──酸素飽和度　94
　　──の酸素モニター　96
混合性酸塩基平衡障害　111
confidence band　107
コンプライアンス　162
　　──曲線　34
　　──の周波数依存性　45

サ 行

サーファクタント　245
臍静脈カテーテル　256
最大換気量　196, 201
最大吸気流速　161

最大吸気流量　41
最大吸気量　36
最大呼気中間気流量　45
最大呼気流量　38, 39, 40, 41
最大酸素摂取量　196
最大中間呼気流量　39
在宅酸素療法の適応　149
在宅酸素療法の方法　147
臍動脈カテーテル　256
細胞診検査　211
再膨脹性 re-expansion 肺水腫　211
酢酸透析液　74, 75
左室拡張終末圧　128
左室拡張終末容量　128
左室の充満圧　176
左心カテーテル検査　13
左心系　244
左心室1回仕事量係数　124
左心不全と肺塞栓症　116
左心房内血酸素分圧　69
左房圧　128
左方移動　89
左右シャント　95
サルコイドーシス　47, 209, 304
サルファヘモグロビン血症　91
酸塩基ノモグラム　103
酸塩基平衡異常　102, 108
　　──の臨床的診断法　112
酸塩基マップ　107
酸化型ヘモグロビン　92
残気量　36, 253
酸血症　59, 100, 104
　　──(acidemia)とアルカリ血症(alkalemia)　104
酸素移動　68, 69, 71
酸素運搬低下の代償メカニズム　95
酸素運搬量　87, 93
酸素化　68
酸素解離曲線　80, 88
　　──の移動　88
酸素拡散　69
　　──勾配　69
酸素化サイクル　87
酸素化障害型呼吸不全の症例　181
酸素化の障害　155
酸素化ヘモグロビン　9, 89, 92
酸素含量　80, 80, 88, 93, 178
酸素供給　86, 87, 93
酸素消費状態　75
酸素消費量　75, 81, 93, 124
酸素摂取量のための Fick 等式　289
酸素タンクやボンベ　147

索引

酸素テント　255
酸素と炭酸ガスの拡散　26
酸素取り込みの変化(組織での)　190
酸素濃縮器　148
酸素フード　255
酸素飽和度　80,87,228
酸素療法　144,255
　──の監視　145
　──の潜在毒性　142
　──の分類　139
　──の用語　138
シアン中毒　95
$C\overline{v}_{O_2}$　81
CVP　127
CO 移行量　70
CO-オキシメーター　10
C_{O_2} 産生　192
COPD における換気及び酸素化混合型障害の症例　185
CPAP　145,239
死腔　54
　──換気　54
　──換気量　60
　──換気量の増加　60
試行錯誤法(trial and error)　159
ジゴキシン　118
仕事率　193
仕事量　193
視診　4,249
持続的気道内陽圧(CPAP)　166
舌保持装置　239
質量　18
至適 PEEP　167
至適水素イオン濃度　100
脂肪　57
　──塞栓　181
嗜眠傾向　59
シャルルの法則　20
シャント　79,81
　──計算　178
　──式　177
重症筋無力症　302
重症のいびき　228
重症肺気腫　60
重症慢性閉塞性肺疾患　57
修正在胎週数　244,248
重曹透析液　74
重炭酸イオン　101
　──(予測値と実測値)　102
重炭酸緩衝系(bicarbonate buffer system)　101
終末吸気圧　163

終末呼気炭酸ガス分圧(Pet_{CO_2})　63
終末呼気陽圧(PEEP)　160,161,165,166
終末毛細血管内酸素分圧　69
従量式人工呼吸器　162
重力　76
　──依存性　77
主気管支　24
手術　238
出生後低酸素状態　245
出生時満期児　244
主肺動脈　123
腫瘍細胞　11
循環　27
　──動態測定より計算される一般的な指標　124
　──動態の測定と計算　123
　──動態モニター　132
　──動態モニター時の落し穴と合併症　132
上気道閉塞　41,42,257,305
小児の病歴　246
静脈系　176
静脈血混合　69,74,76,79,81,177,188
　──(Venous admixture)　75
　──率　81
触診　5
食道内圧　34
食道破裂　209
女性の FEV_1 と FVC の正常値　287
徐脈　249
心エコー図　13
呻吟　250
神経筋疾患　60
神経筋症　302
神経説　179
人工換気　154
　──のモードと F_{IO_2}　156
人工血液　147
人工呼吸　59,126
　──開始基準　155
　──器　63
　──器からの離脱　63
　──器からの離脱(ウィーニング)　169
　──器からの離脱(ウィーニング)するための各段階　168
　──器のコンプライアンス　163
　──器のセッティング(設定)　160
心室コンプライアンス曲線　130

心室中隔欠損孔　69
滲出液　208
　──の原因　211
滲出性胸水　209
腎性 HCO_3 喪失　105
新生児　244
　──の高体温　248
　──の体温　247
心臓カテーテル法　119
心臓の変化　190
心臓負荷試験　198
身体的運動負荷適合性不良　200
診断手技　210
陣痛の記録　247
心電図　46,193
　──(ECG)　229
腎尿細管性アシドーシス　105
塵肺　302
心拍出量　81,93,93,177,197,199
　──(Q_T),1 回拍出量(S_V)と心拍数(HR)との関係　289
　──計数　124
心拍数　248
　──(HR)　199
深部静脈　119
心不全　301
腎不全の初期　105
信頼帯域　107,109
水銀柱　18
水蒸気　18
　──圧と温度の関係　18
水晶体後線維増殖症(未熟児網膜症)　255
水晶体後線維症　144
水素イオン濃度の恒常性維持　100
睡眠時検査　13
睡眠時呼吸障害　304
　──を示唆する手がかり　228
睡眠時障害　228
睡眠時ポリグラフ検査　228
睡眠時無呼吸　232
　──症候群　256
　──症候群に対する特殊治療法　237
　──の治療　237
睡眠中の酸素消費量と炭酸ガス素産生量の変化　231
睡眠中の分時換気量(V_E)と炭酸ガス産生量(V_{CO_2})との関係　231
睡眠ポリグラフ検査　228,229,233
スターリング曲線は心筋伸展の程度　129
Starling の式　176

スターリングの抵抗器　126
スターリングの法則　129
ステロイド剤投与　105
ストライダー　6
ストレーンゲージ　229
スパイログラムの呼吸障害判定基準　48
スパイログラム曲線　49
スパイログラムの解釈　48
スパイログラムの臨床的価値　46
スパイロメトリー　9
small airway　45
――disease　35, 44
three-bottle system　221
スワンガンツカテーテル　119, 177
　――挿入　122
　――法　120
正常呼吸と人工呼吸器による換気の相違　156
正常新生児と呼吸促迫症候群新生児における肺気量　258
正常睡眠　230
成人呼吸窮迫症候群　299
成人呼吸促迫症候群　179
精神状態の評価　5
成人ヘモグロビン　245
静水圧　176, 206
静的気道内圧　259
静肺コンプライアンス　45
生理学的運動負荷試験　13
生理学的死腔　54
生理学的シャント　79, 177
脊柱後側弯症　301
sensitivity　161
全身血管抵抗　289
全身循環　28
全身の循環動態の変化　190
喘息　43, 45, 47, 299
　――寛解期　46
喘息患者　39
　――のFVC曲線　40
　――発作　11
　――誘発試験　13
セントラルサプライ　137
全肺気量　36, 289
全肺気量(total lung capacity:TLC)　252
前負荷　130
線毛　25
臓側胸膜　206
挿管　59
　――チューブ　154
挿入経路　121

僧帽弁逆流　118
僧帽弁狭窄　118
僧帽弁膜症　118
測定　121
組織酸素化　86
その他の治療　238

タ　行

大気　19
体血管抵抗　124
胎児　244
　――循環　244
　――のガス交換　245
　――の体位　250
　――ヘモグロビン　245
胎児ヘモグロビンの酸素解離曲線　245
代謝性アシドーシス　57, 59, 104, 109, 110
代謝性アルカローシス　104, 109, 110
代謝性因子　106, 108
代謝性酸塩基平衡障害　109
代謝の変化　190
体循環　95
代償過程　104
代償性過換気　57
代償反応　94
体組織循環　116
tidal volume　36
大動脈　244
胎盤　245
体プレチスモグラフ　35, 36
　――法　37
多血症　228
打診　5
脱酸素化ヘモグロビン　92
タバコ　185
ダルトンの分圧の法則　19, 289
単一の肺胞と毛細血管の断面図　25
炭酸　101
　――ガス含量　82
　――ガス産生　56, 75
　――ガス産生量　55, 58
　――ガス蓄積　185
　――ガスの解離曲線　81
　――ガスの蓄積　80
　――ガスの排出　55
　――ガス分圧　55
　――脱水酵素阻害薬　105
　――の解離恒数　101
胆汁胸 bilithorax　209
炭水化物　57

弾性支持組織　43
弾性収縮力　37
男性のFEV$_1$及びFVCの正常値　287
蛋白質　57
チアノーゼ　77, 86, 92, 245, 250
チェーン・ストークス呼吸(Cheyen-Stokes)　239
　――の換気パターン　240
チェストチューブドレナージ　220
チェリーレッド色　91
地球　19
中心静脈圧　127
中枢型睡眠時無呼吸　233
中枢神経系病変　105
中枢性の低換気　257
中性温度環境　248
中毒説　179
聴診　5
調節換気(Controlled ventilation)　157
調節中枢　240
低アルブミン血症　206
D_{LO_2}　70
D_{LCO}　70
低V/Q　177
低換気　54, 57, 80
　――ユニット　82
啼泣肺活量(crying vital capacity:CVC)　253
抵抗　35
低コンプライアンス　180
低酸素血症　77, 86, 105, 117, 185
　――(酸素飽和度の低下)とアシドーシスの平均肺動脈圧に及ぼす影響　117
低酸素症　87
低酸素性換気刺激の抑制　143
低出生体重児　91
低体温　250
低炭酸ガス血症　57, 104
低蛋白血症　209
低濃度　138
　――酸素吸入療法　139
difference　68
低流量　138
適応　121
テトラサイクリンが胸膜癒着　223
Thebesian血管　69, 177
電気眼位図(EDG)　229
テンシロン検査　13
デンバー　19, 74
動・静脈血酸素含量較差　93

等圧点(EPP) 43
　　——の発生 42
透光検査 251
橈骨動脈 119
糖尿病性ケトアシドーシスの患者 59
動肺コンプライアンス 44,45
動脈圧のモニター 119
動脈管 244
動脈血液ガス 10
　　——分析 179
　　——分析装置 10
動脈血ガス分析 9,58
動脈血酸素含量 76,289
動脈血酸素分圧 69,71,87,136,245
動脈血炭酸ガス分圧(Pa_{CO_2}) 197
動脈血 P_{O_2} 200
動脈硬化 91
動脈酸素供給量 289
動脈サンプル 253
動脈穿刺 253
動脈 P_{O_2} 254
total lung capacity 36
torr 18
突然死 91
トリグリセライドとコレステロール 213
努力性肺活量 38
努力非依存性(effort-independent) 44
トレッドミル 193,196

ナ 行

内肋間筋 24
軟骨輪 24
2,3-DPG 88,245
二酸化炭素 101
二酸化炭素解離曲線 83
二酸化炭素含量 82
二酸化炭素の体内滴定曲線 108
日中の耐え難い傾眠 235
乳酸 101
　　——(lactate) 197
乳酸アシドーシス 94,105
乳酸脱水素酵素 209
乳児 244
　　——突然死症候群 249,256
　　——突然死症候群(SIDS) 228,256
　　——の年齢 244
neutral thermal environment:NTE 248
妊娠歴 247

熱産生 247
熱喪失 247
ネフローゼ症 209
粘液 24
　　——栓子 48
　　——ブランケット 24,25
粘膜浮腫 48
年齢による胸郭の前後形状の変化 250
脳幹 23,240
脳波(EEG) 229
膿胞性線維症 47
囊胞性線維症 301
non-REM 睡眠(第Ⅰ,Ⅱ,Ⅲ,Ⅳ期) 230

ハ 行

パーキンソン病 47
％シャント 124
肺 23
肺炎 206,303
　　——随伴性胸水の胸腔ドレナージ 216
　　——随伴性の胸水 216
肺活量 36,253
肺癌 206
肺気腫 43,45,47,78,184,301
　　——患者 43
肺機能検査 252
肺気量 13,259
　　——分画 36
肺血管抵抗 124,245
敗血症 105
　　——性ショック 181
肺血栓 119
肺血流スキャン 79
肺血流量 126
肺高血圧 304
　　——症 116
　　——症の原因 117
　　——症の定義 116
肺コンプライアンス 33,76,259,289
　　——の測定 33
肺酸素拡散能力 69
肺疾患 28
肺循環 28,116
　　——動態の変化 190
肺静脈 177
　　——圧 126
肺水腫 176,303
肺生検 13
肺静水力学と膠質浸透圧 289

肺尖部 76
肺塞栓 119
肺塞栓症 209,218,303
　　——(症例による) 209
バイタルサイン 247
肺底区 76
肺動脈 177,244
　　——圧 126,197
　　——炎 119
　　——拡張期圧 125
　　——楔入圧 176
　　——楔入圧は何を意味するのか 127
　　——造影 13
　　——分枝 123
肺と循環における炭酸ガスの産生,運搬,排出 55
ハイドロニュウムイオン 100
肺の酸素移動 68
肺の酸素中毒症 142
肺の腫瘍 300
肺の弾性収縮力 43
肺胞―毛細管の酸素分圧勾配 69
肺胞―毛細血管間膜 69
肺胞―毛細血管単位 24,25
肺胞換気 54,74,87
　　——障害 155
　　——量 58,63,74,192
肺胞気―動脈血酸素分圧較差 71
肺胞気―動脈血 P_{O_2} 較差 289
肺胞気酸素分圧 69
肺胞気式 71
肺胞気炭酸ガス分圧 68
肺胞式 178
肺胞死腔 76
　　——量 77
肺胞内圧 33,35,126
肺胞 P_{CO_2} 等式 289
肺胞毛細管ユニット 76
ハイポキシア 86
ハイポキセミア 86
ハイムリッヒ弁 220
肺毛細管内赤血球通過時間 69
肺毛細血管内液 176
培養検査 13
肺容積と換気量の記号 291
肺をシャントした心拍出量 289
鼻カヌラ 140,255
鼻呼吸 250
パラアルデヒド 105
パラメーター 169
バルサルバ(valsalva)現象 249
バロトラウマ 167

BE　109
PEEP　127,130,180
Pa_{O_2}　72,197,201
　　——/F_{IO_2}　73
　　——/P_{AO_2}　73
　　——低値の原因　73
Pa_{CO_2}—酸素化及び酸塩基平衡との関係　64
Pa_{CO_2} 上昇による Pa_{O_2} の低下　62
Pa_{CO_2} 上昇による pH の低下　62
Pa_{CO_2} と換気補助の必要性　63
$P(A-a)_{O_2}$　72,197
Peak inspiratory flow rate　161
ピークフロー　48
　　——メーター　39
　　——メーターの使い方　40
pK　101
P_{50}　88,89,245
　　——測定　13
P_{CO_2} 式の臨床的重要性　58
P_{CO_2} 等式の導出　289
P_{CO_2} の非観血的測定法　64
P_{CO_2} モニター　255
BTPS　21
BPD(Bronchopulmanary dysplasia)　251
Biot(ビォー)呼吸　239
低い換気血流比　143
飛行機客室内　74
非再呼吸顔　142
非重炭酸緩衝系(nonbicarbonate buffer system)　101
Pickwickian(ピックウィッキアン)症候群　235
1つの瓶による胸腔ドレナージ方式　221
1つの瓶による方式(one-bottle system)　220
肥満患者　228
100％酸素吸入　177
100％酸素投与　79
標高　20
病歴　3,198
鼻翼呼吸　250
pink puffer　77
頻呼吸　176,250
頻脈　249
physiologic shunt　79
functional residual capacity　36
フィードバック機構　240
Fick の公式　93
不活性ガス希釈法　37
腹膜透析　209

不整脈　228
2つの瓶によるウォーターシール方式　220
2つの瓶による胸腔ドレナージ方式　221
ブドウ糖　213
部分再呼吸マスク　142
部分的換気補助　160
プラズマ・イオン濃度　100
プラトー圧　162
blue bloater　77
ブルーブローター　77
フルオゾール(Fluosol)DA　147
プロイラ・エバック胸腔ドレナージ方式　222
フローボリウム曲線　40,41
　　——ループ　41
分時換気　54
　　——量　54,63,289
分娩中の記録　247
平均気道内圧　259
平均肺動脈圧　117,118
平均肺胞 CO 分圧　70
閉塞型睡眠時無呼吸　233,234
閉塞型睡眠時無呼吸対する経鼻的持続気道内陽圧の効果　239
閉塞型睡眠時無呼吸における上気道の閉塞　235
閉塞型睡眠時無呼吸のリスクを増す因子　234
閉塞性　60
　　——肺疾患　47
Pe_{O_2}　196
Pe_{CO_2}　196
pH　215
　　——と水素イオン濃度　100
　　——の概念　100
ヘビースモーカー　91
ヘマトクリット　250
ヘモグロビン含量　80,81
ヘモグロビンの酸素結合能力　88
ヘモグロビンの電気泳動　13
Bernoulli の原理　140
ヘンダーソン・ハッセルバルヒの方程式　101,103
　　——のグラフによる解法　103
Haldane effect　295
Henderson-Hasselbalch　64
　　——equation　64
　　——等式　289
ベンチュリーの顔マスク　141
ベンチュリーマスク　140,141
ヘンリーの法則　22

ボイルの法則　20
防御機構　25
放射線治療後　209
Bohr 死腔等式　289
Bohr の死腔式　61
hold　162
補助・調節換気(Assist-control ventilation)　157
　　——時の気道内圧　158
補体　213,218
ホメオスターシス　112
volume　36
ポリオ　303
本態性肺高血圧症　119

マ 行

マイアミ　74
マイコプラズマ　11
慢性気管支炎　43,47,77,184,300
慢性呼吸性アシドーシス　109
慢性呼吸性アルカローシス　109
慢性的な低酸素血症　256
慢性閉塞性肺疾患　59,300
　　——(COPD)における呼吸不全　184
　　——の患者　228
右―左シャント　177
未熟児　244
3つの瓶による胸腔ドレナージ方式　221
3つの瓶方式　221
ミトコンドリア　95
mmHg　18
無気肺　209
無効換気　76
無呼吸　249
　　——期間　232
夢遊病　228
メイグス症候群　209
メキシコ市　74
メタノール　105
メチレンブルー　92
メトヘモグロビン　9,92
　　——血症　91
　　——測定　13
メドロキシプロジェステロン・アセテート　236,238
メニスクス　206
毛細管血流　87
毛細管静水力圧　128
毛細血管の膠質浸透圧　128
毛細血管 P_{O_2}　254
毛細血管漏出　179

ヤ 行

薬剤　238
　——としての酸素　136
薬物の過量投与　60
薬物分析　13
有水式のスパイログラム　46
輸液過剰説　179
輸血—Pa_{O_2}と酸素含量に対する効果
　　147
用語解説　292
容積　20
容量　36
予備吸気量　36
予備呼気量　36

ラ 行

Wright 染色　211
ラ音　5
卵円孔　69, 244
residual volume　36
リードヴィル・コロラド　74
リウマチ様関節炎（RA）　218
リウマチ様関節炎　304
理学的検査　4, 198, 249
recoil pressure　77
理想的ガスの一般法則　289
立位における肺の3層構造　125
利尿剤　13, 105, 118
硫酸　101
リュウマチ熱　119
流量　32
燐酸　101
燐脂質　245
臨床検査データ　198
臨床的評価　198
臨床におけるスターリング曲線
　　129
臨床の場における P_{CO_2}　58
臨床評価　86
リンパ管　176
暦年齢　244
連続モニターした Sv_{O_2} の変化　96
漏出液　208
漏出性胸水　209
肋間陥没　250

翻訳分担者名

古賀　俊彦　古賀病院副院長（呼吸器）
〒830　久留米市天神町106

林田　良三　古賀病院呼吸器外科医長
〒830　久留米市天神町106

渡辺　敏　北里大学医学部麻酔科教授
〒228　相模原市北里1-15-1

廣瀬　稔　北里大学病院MEセンター部主任

相澤　久道　九州大学医学部胸部疾患施設講師
〒810　福岡市東区馬場3-1-1

古賀　義久　東北大学医学部麻酔科講師
〒980　仙台市青葉区星陵町2-1

佐尾山信夫　国立善通寺病院外科医長
〒765　善通寺市仙遊町2-1-1

丸川征四郎　兵庫医科大学ICU助教授
〒663　西宮市武庫川町1-1

勝屋　弘忠　名古屋市立大学医学部麻酔科教授
〒467　名古屋市瑞穂区瑞穂町字川澄

樗木　等　佐賀県立病院好生館循環器科医長
〒840　佐賀市水ケ江1-12-9

篠崎　正博　和歌山県立医科大学麻酔科助教授
〒640　和歌山市七番丁27番地

林　明宏　久留米大学第一外科助手
〒830　久留米市旭町67

木山　程荘　熊本中央病院呼吸器医長
〒862　熊本市新屋敷1-16-1

永井　寛治　東京医科大学第一外科講師
〒160　新宿区西新宿6-7-1

雨宮　隆太　茨城県立中央病院医務局次長
〒309-17　茨城県西茨城郡友部町鯉渕6528

安本　和正　昭和大学医学部麻酔科助教授
〒142　品川区旗の台1-5-8

竹村　博　昭和大学医学部麻酔科助手

秦　恒彦　福岡市立こども病院麻酔科部長
〒810　福岡市中央区磨人町2-5-1

監訳者紹介

古賀 俊彦（こが　としひこ）

1971年	九州大学医学部卒業
	久留米大学第一外科入局
1972年	国立がんセンター研修
1973年	古賀病院勤務
1989年	第1回呼吸器療法セミナー会長
1990年	第2回呼吸器療法セミナー会長
1991年	第3回呼吸器療法セミナー会長
現　在	古賀病院副院長
所属学会	日本胸部疾患学会
	日本気管支学会
	日本結核病学会
論　文	「気管支ファイバースコープと非定型抗酸菌」（気管支学）
	「Home care mechanical ventilation（HCMV）の経験と展望（呼吸）」その他多数
著者編集	第1回呼吸療法セミナー・テキスト
	第2回呼吸療法セミナー・テキスト
	第3回呼吸療法セミナー・テキスト
	レスピラトリー・ケア・レビュー（東海大学出版会）

臨床の肺生理学──患者のケアと評価のエッセンシャルズ

1991年8月25日　第1版第1刷発行
2008年7月20日　第2版第1刷発行

監訳者　古賀俊彦
発行者　大塚　保
発行所　東海大学出版会
　〒257-0003　神奈川県秦野市南矢名3-10-35
　　　　　東海大学同窓会館内
　電話 0463-79-3921　振替 00100-5-46614
　URL http://www.press.tokai.ac.jp/
印刷所　港北出版印刷
製本所　石津製本所

ⒸToshihiko Koga　　　　　　　　　　　　　　　ISBN978-4-486-03707-1